CONNY

Mosaik
bei GOLDMANN

Peggy Vincent

Tagebuch einer Hebamme

Aus dem Englischen von
Ursula Bischoff

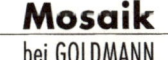
Mosaik
bei GOLDMANN

Umwelthinweis:
Dieses Buch und der Schutzumschlag wurden
auf chlorfrei gebleichtem Papier gedruckt.
Die Einschrumpffolie (zum Schutz vor Verschmutzung)
ist aus umweltfreundlicher und recyclingfähiger PE-Folie.

1. Auflage
© 2003 der deutschsprachigen Ausgabe
Wilhelm Goldmann Verlag, München,
in der Verlagsgruppe Random House GmbH
© 2002 Peggy Vincent
Originaltitel: »Baby Catcher«
Originalverlag: Scribner, a Division of Simon & Schuster, New York
Dieses Werk wurde vermittelt durch die
Literarische Agentur Thomas Schlück GmbH, 30827 Garbsen
Redaktion: Sybil Volks
Umschlaggestaltung: Heinz Kraxenberger, Unterföhring
Umschlagfoto: Bildarchiv Kraxenberger
Satz: Barbara Rabus, Sonthofen
Druck und Bindung: GGP Media, Pößneck
Printed in Germany
ISBN 3-442-39045-1
www.goldmann-verlag.de

*Dieses Buch ist
den Hebammen in aller Welt
gewidmet.*

Inhalt

Erster
Teil

ALLER
ANFANG IST
SCHWER

Hinlegen, schnell!

September 1962
Duke University, Durham, North Carolina

L egen Sie sich hin, bitte!«, flehte ich Zelda an. Die junge Schwarze, splitternackt und schweißgebadet, stand hoch oben auf ihrem Klinikbett und tigerte unentwegt zwischen Kopf- und Fußende hin und her. So ging das schon eine Viertelstunde, in der ich mit ausgestreckten Armen nebenher lief, in der vergeblichen Hoffnung, sie auffangen zu können, falls sie herunterfiel.

»Das ist gegen die Vorschriften!« Als Schwesternschülerin hatte ich Angst, mir Ärger einzuhandeln, wenn ich diese Verrückte nicht zur Räson brachte. »Sie könnten sich verletzen, ganz zu schweigen von dem Baby.«

Ja, das klang überzeugender. Aber mein Gejammer stieß auf taube Ohren. Stöhnend eilte sie zum Kopfende, trampelte mit ihren schwieligen Füßen auf dem Kissen herum und verzog das Gesicht, als die nächste Wehe einsetzte. Sie warf den Kopf hin und her und trommelte mit ihren knochigen Händen gegen die Wand.

»Gottogottogott hilf mir. Lieber Herr Jesus, steeeh mir bei. Amm-hmmm ...« Als die Wehe verging, murmelte sie »Danke, danke.«

Sie war zweiundzwanzig, stand kurz vor der Niederkunft ihres dritten Kindes und war spindeldürr. Trotz der Schwangerschaft zeichneten sich ihre spitzen Hüftknochen unter der braunen Haut ab. Man konnte deutlich die Fersen und Ellenbogen des Babys unter der straff gespannten Bauchdecke ausmachen. Sie war so ausgezehrt, als hätte ihr das Kind sämtliche Nährstoffe entzogen, wie Sand in einem Stundenglas, der von einer Kammer in die andere rinnt.

Kurz davor, Gewalt anzuwenden, da ich sie offenbar nicht mit guten Worten zum Hinlegen bewegen konnte, zog ich das Sicherheitsgitter hoch, aber es war zu niedrig, um einen Sturz zu verhindern. Kopfschüttelnd ließ ich es wieder herunter und überlegte krampfhaft, was Mrs. Purdue, die Lehrschwester, dazu sagen würde. Aber Vorschrift ist Vorschrift, wenn man sich noch in der Ausbildung befindet, und deshalb zog ich das Gitter wieder hoch. Zelda beobachtete das Hin und Her mit einem schiefen Lächeln vom Kopfende aus. Ich wurde rot, denn ich konnte mir vorstellen, was sie dachte: Rauf, runter, rauf, runter! Ob dieses Milchgesicht irgendwann mal weiß, was sie will?

Da Zelda ihre Wanderungen wieder aufgenommen hatte und ich befürchtete, dass sie über das Gitter stolpern und mit dem Kopf voran auf dem Fußboden landen könnte, klappte ich das Gitter wieder herunter, ein für alle Mal. Außerdem kam ich auf diese Weise besser an sie heran. Vielleicht konnte ich sie ja wie bei einem Rebound im Basketball auf das Bett zurückkatapultieren, sobald sie zu fallen drohte.

Zelda ignorierte mich die meiste Zeit. Ich wusste, dass ich genauso albern aussah, wie ich mir vorkam. Als ich heute Morgen meine blaue Schwesternschülerinnentracht angezogen hatte, konnte ich ja nicht ahnen, dass man mich einer starrköpfigen Schwangeren zuteilen würde, die nicht daran dachte, sich an die Vorschriften zu halten. Ein Jahr auf medizinischen und chirurgischen Stationen mit Patienten, von denen viele an seltenen oder tödlichen Krankheiten litten, hatte mich zu der Überlegung veranlasst, ob ich nicht doch lieber umsatteln und Grundschullehrerin werden sollte. Vielleicht war ich nicht geeignet für den Pflegeberuf.

Aber in der Woche zuvor hatte ich völlig unverhofft meine Liebe zur Geburtshilfe entdeckt. Die erste Entbindung, die ich hautnah miterlebte, war der Grund für die Entscheidung, meine Ausbildung als Krankenschwester fortzusetzen. Alles änderte sich an jenem Tag, als der winzige Säugling dem Arzt in die Arme glitt, die Hände hochriss und schrie. Ich war so gebannt, als hätte jemand einen Zaubertrick vorgeführt. Das Auffliegen einer weißen Taube aus den gewölbten Händen eines Magiers war nichts gegen das Erlebnis, ein Baby mit rosigen Fingernägeln und nassen Wimpern aus dem Mutterleib auftauchen zu sehen. Das war kein Hokuspokus, sondern real. In dem Augenblick wusste ich, dass ich meine Berufung im Leben gefunden hatte: Ich wollte Frauen beistehen, die ein Kind bekamen.

Gerüchte über einen Franzosen namens Lamaze und eine »Marotte«, natürliche Geburt genannt, kursierten in Geburtshelfer-Kreisen. Aber die Frauenärzte in Nordamerika glaubten noch immer, dass Niederkunft und Nierensteine zu den schmerzhaftesten Erfahrungen der Menschen zählten. Folglich hatten die wenigen Frauen, bei deren Entbindung ich zugegen gewesen war, während der Kontraktionen Schmerzmittel und während der Presswehen Lachgas erhalten. Bei Zelda lag der Fall anders. Sie weigerte sich, Schmerzmittel zu nehmen. Und damit machte sie mir das Leben schwer.

»Lass mich aus dem Bett, Mädchen! Ich muss laufen, wenn ich Schmerzen hab, kapiert?« Sie schwang einen Fuß über die Bettkante.

Ich pflanzte mich mit ausgestreckten Armen vor ihr auf. »Zelda, hier dürfen Frauen während der Wehen nicht in der Gegend herumspazieren. Beim besten Willen, ich kann Sie nicht aus dem Bett herauslassen! Sind Sie sicher, dass Sie kein Schmerzmittel wollen?«

»Ich und Nadeln? Kommt nich in Frage! Nein danke.«

»Aber das ist erst der Anfang, die Schmerzen werden noch schlimmer!«

»Werden se nich, wenn du mich endlich aus'm Bett lässt. Haste selber Kinder?«

Ich hätte gerne geflunkert. So in der Art: »Natürlich, zwei, und ich war eine folgsame Patientin und bin im Bett geblieben. Ich habe brav mein OP-Hemd getragen, anständig auf dem Rücken zugebunden, von oben bis unten. Und ich habe keinen Krach gemacht.« Aber das hätte sie mir nicht abgenommen. Obwohl ich gerade neunzehn geworden war, sah ich aus wie vierzehn. Über der blauen Tracht trug ich eine Schürze, die von der Wäscherei der Klinik dermaßen gestärkt wurde, dass sich der Stoff keinen Millimeter bewegte, selbst wenn ich die Hüften oder Knie beugte. Mit meinen blonden, im Nacken zusammengebundenen Haaren hatte ich mehr Ähnlichkeit mit Alice im Wunderland als mit einer Mutter von zwei Kindern.

»Nein, ich habe keine Kinder. Ich bin noch nicht verheiratet.«

»Mach dir nix draus, Mädchen, ich auch nich, aber ich hab zwei Kinder. Hat meine Granny in Tennessee auf die Welt geholt. Und eins sag ich dir, nächstes Mal geh ich wieder zu ihr! In dieses Krankenhaus kriegen mich keine zehn Pferde mehr. Bei meiner Granny durft ich rumlaufen und singen und tanzen, damit die Schmerzen weggehen. Oooh, da kommt wieder eine. Lieber Herr Jesus, komm und führ mich aus diesem Jammertal. Aah, oh lieber Herr Jesus! Ja, ja, ja, ja … Und ich danke dir.«

Lieber Himmel, dachte ich kopfschüttelnd. Diese Frau hatte mit Sicherheit ein völlig anderes Geburtsvorbereitungsbuch gelesen als alle anderen Frauen, die ich bei der Entbindung erlebt hatte. Zelda war eine Nummer für sich. Ich sah zum zigsten Mal zur Tür. Jede Minute konnte Mrs. Purdue wieder auf der Bildfläche erscheinen. Die Lehrschwestern ließen uns auf der Entbindungsstation, wo sich die Situation von einer Minute auf die andere dramatisch zuspitzen konnte, nie länger als eine halbe Stunde alleine.

»Warum guckst du dauernd zur Tür? Draußen is keine, die 'n Baby kriegt!« Sie blieb stehen und verrenkte sich den Hals, um an dem Vorhang neben dem Bett vorbeizuspähen.

»Nein, aber meine Lehrschwester kann jeden Moment auftauchen. Und ich glaube nicht, dass sie …«

»Dass sie was? Na red schon, Mädchen!« Sie hatte eine Hand in die Hüfte gestemmt und blickte mich mit zusammengekniffenen Augen an. Während ich auf ihre knochigen Knie starrte, wusste ich, dass sie mich abgeschrieben hatte: Ich war für sie eine dumme Gans, eine Weiße, die keine Ahnung vom Kinderkriegen hatte und ihr nicht erlauben würde aufzustehen.

»Zelda, bitte legen Sie sich hin. Ich habe noch nie gehört, dass jemand während der Entbindung auf dem Bett herumwandert.«

»Aha, kapiert. Sie wird sauer, und du musst es ausbaden.«

»So ungefähr …«

»Du lässt mich nicht raus aus'm Bett, oder?« Ich nickte so heftig, dass mir die Schwesternhaube über die Augenbrauen rutschte und ich sie wieder feststecken musste. »Dann werd ich dir mal was sagen, Schätzchen: Hier oben geht's mir gut, ich fall nich. Ich mach dir 'nen Vorschlag: Stell dich irgendwo hin, wo du sie kommen siehst, und gib mir ein Zeichen, dann lieg ich schneller im Bett, als du gucken kannst. Oh Gottogottogott, da kommt die nächste, eine groooße, Jeeesus, oh Herr steh mir bei, erhebe mich auf den höchsten Berg und lass mich deiner Gnade teilhaftig werden. Ja, oh ja, mein Retter … Puh, die hat mich zum Schwitzen gebracht, Mädchen, frag nich wie!«

Ich weiß nicht warum, aber ich ließ mich auf ihren Vorschlag ein. Sobald Mrs. Purdue in ihrer weißen gestärkten Tracht raschelnd nahte, ließ sich Zelda aufs Bett fallen, und ich bedeckte ihre Blöße mit dem Laken. Sie ergriff meine Hände, und ich strich ihr über die Stirn. Wenn Mrs. Purdue über die Schwelle trat, jedes noch so widerspenstige Haar an seinem Platz, boten Zelda und ich ein Bild mustergültiger Zusammenarbeit und fachkundiger Betreuung. Sobald sie uns den Rücken gekehrt hatte, nahm Zelda ihre Wanderung wieder auf und hielt nur inne, um ihre Litanei anzustimmen und mit den Fingerspitzen gegen die Deckenbeleuchtung zu trommeln. Dann zwinkerte sie mir zu und lachte, wobei ihre schadhaften Zähne sichtbar wurden, und ich wusste, dass wir in einem Boot saßen, wie zwei Verschwörerinnen. Auf diese Weise verging eine Stunde, und ich lächelte und nickte im Gleichtakt mit ihren Gospel-Rezitationen. Sie fiel nicht aus dem Bett, landete nicht auf dem Boden. Ich hatte das Gefühl, in einer Erweckungsversammlung gelandet und dem Geist einer neuen Religion verfallen zu sein. Die Geburt sah aus wie ein Kinderspiel, ein Tanz, bei dem ich am liebsten mitgemacht hätte.

Plötzlich veränderte sich der Tanz. Sie drehte mir den Rücken zu und lehnte die Ellenbogen gegen die schmuddelige Wand. Sie streckte ihr knochiges Gesäß heraus und ließ die Hüften kreisen wie beim Hula-Hoop. Und die ganze Zeit trommelte sie mit den Fäusten an die Wand und betete. »Oh Vida, Vida, Granny Vida. Hilf mir, hilf mir, oh Herr, mein Retter. Ich erhebe meine Augen zu dir auf den Hügeln, von … wo … meiiiine Hilfe kommt!!! Ammm-hmmm, oh ja … Was is jetzt, Baby, beeil dich, hörst du?«

Dann blickte sie zu mir hinunter. »Geht das so, oder bin ich zu laut? Is wenigstens das in Mr. Dukes vornehmer Klinik erlaubt? Ich meine, beim Kinderkriegen muss man doch den Mund aufmachen dürfen, oder?«

»Solange man sich nicht erwischen lässt, Zelda«, erwiderte ich kichernd.

»Danke, Schätzchen, danke. Ich werd weitersingen, aber leise. Möchte dich nich in Schwierigkeiten bringen, weil du wirklich nett zu mir bist. Du wirst mal 'ne prima Krankenschwester.«

Ungefähr eine halbe Stunde später begann sie zu ächzen und zu stöhnen. Ein barbarischer Geruch erfüllte den Raum. Verdutzt sah ich zu, wie sie sich bückte und die Hände auf die Oberschenkel stemmte; Schweiß glänzte auf ihrer Stirn, rann in Strömen den Rücken hinunter. Dann wurde sie still, nur hin und wieder keuchte sie und hielt den Atem an. Blutiger Schleim tropfte aus ihrem Körper, hinterließ scharlachrote Schmierflecken auf ihren Beinen und den Laken unter ihr.

Plötzlich dämmerte mir, was da oben auf dem Bett vor sich ging: Sie hatte Presswehen, trieb ihr Kind im Stehen aus.

Ich packte ihre Knie, versuchte, sie aufs Bett zu zerren und schrie: »Zelda, das geht nicht. Hinlegen! Hinlegen, schnell! Was ist, wenn das Baby rausfällt?«

Sie stieß meine Hände beiseite und blickte mich beschwörend an. Dann lächelte sie mit zusammengebissenen Zähnen: »Wenn das Baby rausfällt? Du bist ein Herzchen, das is doch das A und O bei 'ner Geburt, oder etwa nich?«

Ich starrte sie mit offenem Mund an, bis mir bewusst wurde, was sie soeben gesagt hatte. Das A und O bei einer Geburt. Natürlich, was sonst. Als sie aber in die Hocke ging und noch kräftiger zu pressen begann, landete ich unsanft auf dem Boden der Tatsachen.

»Oh Gott, ich muss den Arzt holen!«, murmelte ich und drehte mich um.

Zelda packte mich am Arm und krächzte: »Nein. Du schaffst das schon. Du und ich, wir beide, Mädchen.«

Ich war wie gelähmt. Meine Hände waren eiskalt. Wenn das rauskam, würde ich in hohem Bogen von der Schwesternschule fliegen! Doch im nächsten Augenblick erschien eine ganze Armee von Krankenschwestern und Ärzten auf der Bildfläche, eine Rollliege vor sich herschiebend. Zeldas Schreien und Stöhnen war nicht unbemerkt geblieben, und in null Komma nichts hatte man sie auf die Liege gezerrt und in den Kreißsaal geschoben. Sie brüllte wie am Spieß, trat mit den Füßen um sich und flehte, sie in Ruhe zu lassen, aber sie waren in der Überzahl. Mir blieb nichts anderes übrig, als hinterherzulaufen; ich sah ihre Hand, die sie nach mir ausstreckte, als sei ich ihre letzte Rettung.

Sie rollten sie von der Liege auf das Kreißbett, schnallten ihre Beine in den Steigbügeln und ihre Hände an den Seiten mit dicken Lederriemen fest, dann stülpten sie ihr die Maske über das Gesicht. Zelda kämpfte wie eine Besessene. Die Schwestern hatten ihre liebe Not, sie in Schach zu halten, da sie in ihrer Panik und Verzweiflung Bärenkräfte entwickelte.

»Sie will keine Medikamente und kein Lachgas«, flüsterte ich. »Sie möchte das Kind auf ihre Weise bekommen.«

»Was? Haben Sie was zu mir gesagt?«, murmelte der Doktor mit der Gasmaske, der zu kämpfen hatte, da Zelda den Kopf hin und her warf.

»Sie hat mir gesagt, dass sie kein Lachgas will.« Ich wurde knallrot, als er mich entgeistert ansah. Schwesternschülerinnen richteten nicht unaufgefordert das Wort an einen Arzt. Unter gar keinen Umständen!

»Das darf doch nicht wahr sein! Sie muss den Verstand verloren haben. Sie kriegt Gas und damit basta, sonst kann ich für nichts garantieren. Herrgott, so eine dumme Gans!«

Es gelang Zelda irgendwie, eine Hand aus den Lederfesseln zu befreien. Sie riss sich die Maske vom Gesicht, die sich daraufhin vom Plastikschlauch löste. Sie feuerte die verhasste Maske in den Kreißsaal, wo sie gegen die Metalltür des Schranks mit den sterilen Instrumenten prallte. Dann spuckte sie den Doktor an und streckte die Hand aus, um die Lederfesseln an der anderen Hand zu lösen. Zwei Schwestern eilten herbei und zurrten die Riemen so eng wie möglich an beiden Seiten um die knochigen Gelenke fest.

»Mein Gott, warum lassen wir zu, dass diese Wilden Kinder kriegen!«, fluchte der Arzt, der zwischen ihren Schenkeln Position bezogen hatte. Das Haar des Kindes, ein kleiner runder Fleck, tauchte im grellen Licht der Deckenstrahler auf. Eine Presswehe, höchstens zwei, würden reichen.

Zelda drehte sich zu mir um; ihr Blick ging mir durch Mark und Bein, traf mich bis in die Seele. Mit Tränen in den Augen biss ich mir auf die Lippe. Lautlos formte sie die Worte »Hilf mir«, als der Anästhesist eine neue Maske aus dem Schrank nahm. Sie holte tief Luft, bevor sich die Maske auf ihr Gesicht legte. Der Arzt erhöhte die Dosierung, in der Hoffnung, sie kaltzustellen, bevor sie erneut auf ihn losging. Aber Zelda atmete nicht.

Langsam, langsam trat der Kopf aus, und der Rest des kleinen Jungen purzelte kopfüber in den Schoß des Arztes. Ich lächelte Zelda ermutigend zu. Ihre Augen über der Maske quollen hervor, als würde sie jeden Moment explodieren.

Sie wusste, dass ihr Kind geboren war. Genau wie der Arzt. Warum nahm er ihr die Maske nicht ab?

»Fertig«, sagte ich, völlig überflüssigerweise. »Das Baby ist da.«

»Ich weiß, ich weiß.« Er erhöhte die Dosierung noch einmal. Zelda merkte, dass er entschlossen war, sie schachmatt zu setzen, wie auch immer. Sie kämpfte weiter, warf den Kopf hin und her und gab erstickte Laut unter der Maske von sich. Sie trat und wand sich mit letzter Kraft, aber es gelang ihr lediglich, das Kreißbett derart durchzurütteln, dass ich befürchtete, die Bolzen und Schrauben würden sich gleich lockern. Sie konnte ihren Widerstand nicht ewig aufrechterhalten, und ihr Gesicht wurde purpurrot, bevor sie schließlich doch einen Mund voll Lachgas einatmete. Fäuste und Wirbelsäule entspannten sich und ihr Kopf rollte zur Seite, als sie das Bewusstsein verlor. Als der Arzt die Maske von ihrem Gesicht hob, tropfte Speichel aus ihren Mundwinkeln auf das Kopfkissen.

»Gott sei Dank, das ist vorbei«, stöhnte der Arzt.

In meiner Schwesternschülerinnentracht stand ich hilflos neben Zelda, als man ihre Arme und Beine losband und sie auf die Liege umbettete. Eine Krankenschwester trug das gewickelte Baby zur Tür hinaus, und ich dachte, Zelda weiß nicht einmal, dass es ein Junge ist. Ich schob meine Finger in ihre Hand, während eine andere Schwester ihr unsanft eine weiße Monatsbinde zwischen die dunklen, blutigen Schenkel schob. Als sie ihr die Beine ausstreckten, sank ihr Bauch in sich zusammen wie ein Ballon, aus dem die Luft entweicht.

Ich blickte sie an; dann nahm ich ein Laken aus dem Wäscheregal und deckte sie zu, da sie noch immer nackt war. Ich hätte gerne mehr für sie getan.

Viel mehr.

Kinder, Kinder, Kinder

Wäre ich zehn Jahre später geboren, hätte ich vermutlich Medizin oder Jura studiert. Aber als ich 1958 kurz vor dem Ende der High School mit College- und Berufswahl zu kämpfen hatte, wurden brave Mädchen Sekretärin, Krankenschwester oder Lehrerin – und das war's.

»Du solltest Krankenschwester werden wie ich. Dann hast du immer dein Auskommen«, sagte meine Mutter. Sie freute sich darauf, in ihren Beruf zurückzukehren, sobald meine kleine Schwester alt genug für den Kindergarten war.

»Du solltest Krankenschwester werden«, bekam ich auch von meinem Vater zu hören. »Das ist die beste Vorbereitung auf die Rolle der Ehefrau und Mutter.«

Dad glaubte immer, Mutter zu sein sei die höchste Erfüllung für eine Frau. Ich selbst hatte das Gefühl, dass an dieser Denkweise etwas nicht stimmte, aber als gefügiges Kind der Fünfzigerjahre beherzigte ich den Rat meiner Eltern und schrieb mich an der Duke University ein, um eine vierjährige Ausbildung als Krankenschwester zu absolvieren. Ich konnte mich mit der Reformation, dem Unabhängigkeitskrieg und Rimbaud beschäftigen, während ich den theoretischen Unterricht und den praktischen Einsatz an der namhaften Universitätsklinik über die Bühne brachte. Außerdem war Duke tausend Meilen von meinem Elternhaus in Michigan entfernt, für eine Siebzehnjährige ein zusätzlicher Trumpf im Spiel des Lebens.

Genau wie allen anderen frisch gebackenen Studenten der Duke University mit Madrashemden und verträumtem Blick wurden auch den hundertzehn Schwesternschülerinnen im ersten Jahr sechs geisteswissenschaftliche Fächer aufgebrummt. Im folgenden Jahr kamen die berufsbezogenen Fächer hinzu, bis uns die Köpfe rauchten: Anatomie, Biologie, Physiologie, Chemie. Fast ein Drittel meiner Leidensgefährtinnen verließ das sinkende Schiff, doch ich hielt eisern durch.

Im zweiten Jahr brachte uns unsere zugeknöpfte Lehrschwester gleich am ersten Tag unseres praktischen Einsatzes bei, dass bei einem ordentlich gemachten Bett die Ecken spitz zulaufen und dass eine Schüssel zum Erbrechen Emesisschale genannt wird. Alle Patienten, die meinen Weg kreuzten, kamen wegen der Forschungseinrichtungen in die Universitätsklinik, und sie litten ausnahmslos an schweren, entstellenden und bisweilen unheilbaren Krankheiten. Nicht nach meinem Geschmack, wie meine irische Großmutter gesagt hätte. Ich dachte: »Meine Liebe, du hast einen Riesenfehler gemacht. Sieh zu, dass du nach Hause kommst, such dir eine anständige Sekretärinnenschule und lerne Steno.«

Doch kurz bevor ich das Handtuch werfen konnte oder mein Frühstück in der Emesisschale landete, fand der turnusmäßige Wechsel statt, und ich kam auf die Entbindungsstation. Als ich zum ersten Mal bei einer Geburt dabei war, lag die Mutter stöhnend auf dem massiven Kreißbett, während sich ihr riesiger Bauch bei jeder Wehe hob.

»Fester pressen!«, schrie die Krankenschwester, und dann lag ein zappelndes, kreischendes Baby in den Händen des Arztes. Ein großes Baby. Ich blinzelte, kämpfte mit den Tränen und dachte, ich hätte irgendeinen wichtigen Teil des rätselhaften Geschehens verpasst. Wie war das möglich? Ich spähte zwischen die Beine der Mutter. Die Nabelschnur führte durch eine kleine blutige Öffnung in eine dunkle, unbekannte Welt. Wie konnte dieser große Säugling durch eine so winzige Öffnung gelangen? Ich war fasziniert. Ich dachte, im Laufe der Zeit würde ich das fehlende Informationsbruchstück entdecken, das Geheimnis des Augenblicks, in dem aus einem Menschen plötzlich zwei werden. Doch selbst heute, nachdem ich Tausenden von Kindern beim Eintritt in unsere Welt zugesehen habe, ist es für mich ein Wunder. Ich knie zwischen den gespreizten Beinen einer Frau, halte ein acht Pfund schweres Baby in den Händen, starre die Vaginalöffnung an, und die wissenschaftlich geschulte linke Hirnhälfte will es nicht glauben. Unmöglich, sage ich mir. Ein Spiegeltrick. Das geht doch gar nicht.

Und dann kam Zelda. Nach ihrer Entbindung wusste ich, dass ich es schaffen musste: Chirurgie, Psychiatrie, öffentliches Gesundheitswesen, die ganze Skala rauf und runter. Mir war bewusst, dass meine Passion für die Geburtshilfe ein Leben lang andauern würde.

Während der Sechzigerjahre regten sich Passionen anderer Art in den amerikanischen Südstaaten. Obwohl damals keine farbigen Studenten die Duke University besuchten, hätten wir allein durch die Geographie einen Platz in den vordersten Reihen der Bürgerrechtsbewegung einnehmen müssen. Aber wir hörten und sahen aus einer Distanz zu, die von unseren Hausmüttern für sicher erklärt wurde, Frauen mittleren Alters, deren Dauerwellen genauso starr waren wie die verkrampften Vorschriften, die in unserem Studentenwohnheim herrschten. Es war, als hätten wir Stehplätze der Geschichte bekommen und wären gezwungen, uns den Hals zu verrenken, um über die Köpfe anderer hinweg einen Blick auf das gesellschaftliche Drama zu erhaschen, das sich damals in den USA abspielte. Groß angelegte Wahlpropaganda und Aufhebung der Rassentrennung in den Schulen. Gouverneur Wallace in Alabama mit seinen Hunden. Joan Baez und Bob Dylan mit ihren Protestsongs. Rassenkonflikte, die wie ein Flächenbrand um sich griffen. Von Detroit bis Los Angeles, von Selma bis Washington D.C. tobte der Kampf, aber er drang nicht bis in die geheiligten Hallen des gotischen Campus der Duke University vor. Unsere Idylle blieb unangetastet, geschützt und blütenweiß.

Wenn die Sonne am Ende dieser langen heißen Nachmittage unterging, quakten die Frösche in den Wäldern, die Magnolienblüten wehten ins Gras und die Westinghouse-Bremsen schwirrten in unsere Fenster. Wir saßen in unserer weißen Baumwollunterwäsche auf dem kühlen Linoleumfußboden und tauschten zwischen den einzelnen Bridge-Phasen die Neuigkeiten des Tages aus. Einige meiner Klassenkameradinnen schilderten die bizarren Verhaltensweisen in der geschlossenen Abteilung der Psychiatrie. Andere erzählten von Kindern, die mit Mukoviszidose oder Behinderungen zur Welt gekommen waren, weil die Mütter Lauge getrunken hatten, um abzutreiben. Krankheiten, von denen wir noch nie etwas gehört hatten, gaben unserer Unterhaltung bei Tisch die richtige Würze: Lupus, Sklerodermie, Huntingtonsche Chorea.

Meine Geschichten drehten sich ausnahmslos um Säuglinge. Schwarze und weiße Babys, große und kleine Babys. Steißgeburten, Zwillinge, Frühchen, Totgeburten. Das Drama der Geburt, das war es, wonach ich mich sehnte, nach dem Nervenkitzel, den urtümlichen Akt der Menschwerdung hautnah mitzuerleben, nach dem Adrenalinstoß, der mit dem Unerwarteten einhergeht. Das theoretische Grundgerüst der Geburtshilfe eignete ich mir aus den Lehrbüchern an, aber die hohe Kunst der Geburt lernte ich von den Säuglingen und ihren Müttern. Jedes Mal, wenn ein Kind wie ein Schmetterling aus dem schützenden Kokon des Mutterleibs schlüpfte, ließ ich das rationale Denken beiseite und akzeptierte ein Wunder. Einmal sah ich zu, wie sich eine Frau auf dem Kreißbett plagte und der Kopf des Kindes langsam erschien. Unter den blassgrünen sterilen Tüchern, die sie verhüllten, legte ich meine Hand auf ihren Bauch. Als die Schultern des Kindes geboren wurden, spürte ich eine Bewegung, die mir den Atem verschlug: das winzige Gesäß hob sich und stieß gegen meine Hand, als das Kind die Beine anzog. Im nächsten Augenblick streckte es die Beine und bewegte sie auf und ab, elegant wie ein Schwimmer, als es seine wässrige Umgebung verließ und sich den Weg in unsere Welt bahnte.

Ich hielt den Atem an, versuchte mir den Moment einzuprägen. Ich hatte das Gefühl, ein weiteres fehlendes Teil im Puzzle gefunden zu haben. Mir war damals nicht klar, dass mir die Antwort auf das Rätsel versagt bleiben würde, wie oft ich auch mit meiner eigenen Hand fühlte, dass ein Kind sich anschickte, den

Mutterleib zu verlassen, und mit eigenen Augen sah, wie es geboren wurde. Wie war das möglich?

Aber nicht alle meine Geschichten hatten einen glücklichen Ausgang. Da war Princess Ann, ein dreizehnjähriges Mädchen, das ihren Stoffhasen in die Klinik mitbrachte. Wie bei vielen Teenagern ging auch bei ihr die Geburt zügig voran. Als sie vor Schmerzen schrie, musste ich ihr eine Spritze geben, und sie dämmerte die nächsten Stunden vor sich hin. Plötzlich setzte sie sich kerzengerade und mit verzerrtem Gesicht auf, stumm und wie versteinert, voll gepumpt mit Medikamenten. Ihr kindliches braunes Gesicht wurde dunkelblau, und sie presste nur zwei Mal. Der Kopf war geboren, noch bevor der Arzt kam, um den Körper des mageren kleinen Jungen mit den hohen Wangenknochen und den eng beieinander liegenden Augen aufzufangen. Danach schlief die Mutter, den verstaubten Hasen unter ihrem Kinn, und ignorierte das lebendige Kind im Säuglingsbettchen neben ihr die meiste Zeit.

Princess Ann hatte fünf Schwestern unter achtzehn, und drei hatten im vergangenen Jahr ebenfalls ein Kind bekommen. Einen Monat nach der Entbindung fuhr ich mit dem Bus zur Nachsorge des Säuglings in eine heruntergekommene Vorstadtsiedlung jenseits der Bahngeleise, wo sie mit ihrer Familie in einer mit Teerpappe gedeckten, elenden Behausung lebte. Ein Foto von John F. Kennedy, aus einer neueren Ausgabe des *Life*-Magazins herausgerissen, hing an der Wand gegenüber der Eingangstür. Eine Schlafzimmertür stand einen Spalt offen, und ich erspähte in dem schummrigen Licht ein Gewirr von Armen und Beinen. An jedem anderen Tag hätte das Stöhnen und Wälzen in den Laken meine Aufmerksamkeit geweckt, aber zu meiner Linken entdeckte ich Princess Anns Sohn. Er lag auf einem voll gepackten Sessel und weinte, strampelte mit seinen kleinen Froschbeinen, keine Handbreit von einer zischenden elektrischen Gussstahlpfanne entfernt, die auf der breiten Armlehne hin und her schwankte.

Ich nahm das verschwitzte Baby hoch und bahnte mir meinen

Weg durch eine Schar quirliger Babys und Kleinkinder mit grauen Windeln, die ihnen bis in die Kniekehlen hingen. Wegen der auffallenden Ähnlichkeit – sie hatten die gleichen hohen Wangenknochen und eng beieinander liegenden Augen – dachte ich zunächst, es wären Geschwister, aber dafür war der Altersabstand nicht groß genug.

Eine von Annes Schwestern, Margaret Rose, entdeckte mich und drehte sich stolz zur Seite, posierte im Profil. Sie blieb reglos stehen, bis sie sicher sein konnte, dass ich es bemerkt hatte. Fünfter Monat, schätzungsweise. Plötzlich trat ein ebenholzfarbener Mann mit breitbeinigem Gang aus dem dunklen Schlafzimmer und lehnte sich lässig gegen den Türrahmen, während er seinen Gürtel zuschnallte. Unsere Blicke trafen sich. Er hatte eine überhebliche Miene, Augen, die eng beieinander standen, und hohe Wangenknochen, die mir inzwischen vertraut waren. Ein Mädchen, nicht älter als sechzehn, tauchte hinter ihm auf, lehnte sich gegen seine Hüfte und ließ ihre Finger über seinen nackten Brustkorb gleiten. Sie trug nur einen dünnen Unterrock, und einer der schmutzigen Träger war von der Schulter gerutscht.

Mit Schweißperlen auf der Stirn wandte ich den Blick als Erste ab und errötete. Als er es sah, lachte er, rau und bellend. Dann zündete er eine Zigarette an und zerrte das junge Mädchen, das noch ein halbes Kind war, hinter sich her zurück ins Schlafzimmer.

»Das ist der Freund meiner Mutter«, sagte Princess Ann.

Ich befeuchtete meine trockenen Lippen, untersuchte das Baby und floh so schnell ich konnte in die Geborgenheit und Vorhersehbarkeit des Lebens auf dem Campus. Am Abend erzählte ich meinen Freundinnen von Princess Ann, während ich meine Haare mit zitternden Fingern auf Lockenwickler in der Größe von Fruchtsaftdosen drehte.

»Du kannst nicht die ganze Welt retten«, lautete ihr Kommentar. Aber in jener Nacht tat ich kein Auge zu.

An einem anderen schwülen Abend, als wir Karten spielten

und Budweiser-Bier tranken, unterhielten wir uns über die Kinder, die Frauen von Universitätsprofessoren, Ärzten und Tabakbaronen zur Welt brachten, hübsche privilegierte Frauen, geschult in der Etikette der Südstaaten.

Es waren Frauen wie Melinda Bascomb, die sich ihre Haare mit dem Lockenstab eingedreht und frisches Make-up aufgelegt hatte, bevor sie in die Klinik zum Entbinden kam. Infolge des Dämmerschlafs, in den man sie versetzte, eine Kombination aus Betäubungs- und Rauschmittel, war es ihr zu dem Zeitpunkt, als das Kind kam, piepegal, wie sie aussah. Am folgenden Tag würde sie sich ohnehin an nichts mehr erinnern. Sie würde nicht mehr wissen, dass sie über das Seitengitter des Betts geklettert war und sich auf den Papierkorb gehockt hatte, um ihre Notdurft zu verrichten. Oder dass sie den Wasserkrug nach mir geworfen und Schimpfworte in den Mund genommen hatte, die ihr nie zuvor laut über die Lippen gekommen wären. Sie hatte um sich getreten, gekratzt und sich die Infusionsnadel herausgerissen, aber das alles würde wie ausgelöscht sein. Melinda gebar nach langem Hin und Her ihr Kind, schlaftrunken und blau angelaufen von den Medikamenten. Sie lächelte einfältig und dankte dem Arzt für die wundervolle Geburt, während ich nur den Kopf schütteln konnte und dachte: Wenn du wüsstest.

Ein paar Wochen später erzählte ich meiner Zimmergenossin Marcia von Mrs. Richardson, einer 45-jährigen Frau, die gerade ihr elftes Kind zur Welt gebracht hatte. Sie war blind, litt an einer angeborenen Linsentrübung und hatte die Krankheit an die Hälfte ihrer Nachkommen vererbt. Ihr drahtiger 76-jähriger Ehemann sprintete zwei Treppen zum Familienplanungszentrum hoch und war in Windeseile mit zwei Händen voll Kondome zurück, die dort kostenlos abgegeben wurden. Die jungen Assistenzärzte sperrten Mund und Augen auf.

Da bei Mrs. Richardson keine Blasenschwäche festgestellt wurde, wenn sie beispielsweise hustete, lehnten die Ärzte ihre Bitte um eine Tubenligatur – eine Unterbrechung der Eileiter – ab. Inkontinenz und mittelgradiger Schwachsinn waren die einzigen akzeptierten Gründe für eine Sterilisation. Wir haben unsere Vorschriften, hieß es. Die Vorschriften änderten sich gleichwohl noch vor meinem Abschlussexamen, und die Sterilisation wurde auf Verlangen der Patientin durchgeführt. Plötzlich hüpften Ärzte mit Klemmbrett im Twostep neben den Rollliegen mit völlig erledigten Sozialhilfeempfängerinnen her, die vor zwanzig Minuten entbunden hatten, um sie zur Unterschrift zu bewegen, solange die Erinnerung an die Schmerzen noch nicht verblasst war.

»Wie viele Kinder haben Sie?«, fragte der Arzt.

»Vier, Sir, ja, ich hab vier Babys«, lautete die kraftlose Antwort.

»Waren die Wehen schlimm? Sie sehen aus, als hätten sie Ihnen furchtbar zu schaffen gemacht.«

»Und ob, haben grässlich wehgetan.«

Ich wusste, was danach kommen würde.

»Wollen Sie nächstes Jahr wieder das Gleiche mitmachen, gute Frau?«

»Bloß nich, Sir. Jesus is mein Zeuge, nie wieder!«

»Dann unterschreiben Sie hier«, schnurrte der Arzt wie ein zufriedener Kater. Am nächsten Morgen wachte die Frau nach der Tubenligatur im Ruheraum auf, nicht sicher, was man genau mit ihr gemacht hatte.

Aber oft hatte ich erfreulichere Geschichten zu erzählen. Während wir an einem der großen runden Tische in der Cafeteria saßen und zum Frühstück Eier und Hafergrütze verschlangen, erzählte ich meiner Freundin Nancy von Marianna, einer Lehrerin, die mit Jerry verheiratet war, einem Medizinstudenten im dritten Jahr. Als sich die Wehen dem Ende näherten, rollten wir sie auf eine Liege, und Jerry begab sich in den Warteraum am anderen Ende des Ganges. Wir schoben Marianna durch zwei schwere Doppeltüren in den riesigen Kreißsaal, einen Raum mit Zuschauersitzen an einem Ende, fünf Reihen hintereinander, vier Meter breit. Wenn eine außergewöhnliche Geburt anstand, waren die Plätze gerammelt voll. Einstellungsanomalien, wenn beispielsweise ein Kind mit den Füßen voran geboren wurde oder bei Gesichtslage eine Zangenwendung unvermeidlich war, lockten viele Schaulustige an. Die Entbindung von Zwillingen oder Drillingen war für die Studenten auch noch interessant, oder die ungeheure Geschicklichkeit, die bei einer Zangenextraktion aus der Beckenmitte oder dem Beckenboden erforderlich ist. Heute würden solche Kinder die Welt ausnahmslos via Kaiserschnitt begrüßen.

Aber Mariannas Entbindung war reine Routine, und so hatte sich keine Zuschauermenge eingefunden. Ich stand neben ihr und sah zu, wie sie die Maske mit dem Betäubungsmittel auf ihr Gesicht zog. Als der Kopf des Kindes die Vaginalöffnung ausfüllte, schnappte sie ein einziges Mal hörbar nach Luft und stieß einen schrillen Schrei aus, der mir durch Mark und Bein ging. Er hallte in der Stille wider, aber plötzlich hörten wir noch ein anderes Geräusch.

Peng, machte die erste Doppeltür. Peng peng, fiel die zweite ins Schloss. Dann wurde die Tür zum Kreißsaal gegen die geflieste Wand gedonnert und Jerry schlitterte herein. Jerrys Bluejeans, das T-Shirt mit dem Kingston-Trio-Aufdruck und die zerknautschten Basketballstiefel stellten einen eklatanten Bruch mit dem Credo der Keimfreiheit dar, und ich wartete darauf, dass der Arzt ihn auf der Stelle hinauswarf. Aber Dr. Hammond, einer der wenigen saloppen Frauenärzte, brach in schallendes Gelächter aus, und Jerry stand vor Verlegenheit bewegungslos da. Fast jeder Arzt hätte den werdenden Vater angeherrscht, er solle raus gehen und sich gefälligst OP-Kittel, Maske und Überschuhe anziehen, was Jerry auf der Stelle getan hätte. Aber dann hätte er die Geburt verpasst, weil das Baby jeden Moment kommen konnte: Das kahle Köpfchen war schon zu sehen, so groß wie ein Tennisball unmittelbar vor dem Abschuss aus der Ballmaschine.

Jerry legte seinen Kopf auf die Schulter seiner Frau und schlang die Arme um sie, während er gebannt über den Hügel ihres schrumpfendes Bauches blickte. Ich schlug die Hände vor den Mund, und meine Augen füllten sich mit Tränen. Die Krankenschwester blickte Dr. Hammond an und deutete mit dem Kopf in meine Richtung. Dann musterten mich die beiden und bemerkten, dass eine ihrer Schwesternschülerinnen von einer sentimentalen Anwandlung ergriffen worden war. Ich hatte noch nie gesehen, dass ein Vater bei der Entbindung seines Kindes dabei war. Als ich Jerry und Marianna betrachtete, die beide vor Freude weinten, wusste ich, so sollte es bei der Geburt meiner eigenen Kinder auch sein.

Zum Glück kamen noch andere Frauen vom Kaliber einer Marianna und Zelda durch dieselben Schwingtüren in den Kreißsaal. Sie zogen mich an wie ein Magnet, mündige Frauen, die das Geburtsgeschehen autonom gestalten wollten und nicht zuließen, dass etwas ohne ihre ausdrückliche Genehmigung geschah. Sie waren Thema der besten, herzerwärmenden Geschichten, die ich meinen Freundinnen beim Bridge erzählen konnte.

Diese starken Frauen, die hin und wieder meinen Weg kreuzten, die anders waren, Herausforderungen liebten und ihren Gefühlen freien Lauf ließen, waren mein Lebenselixier. Frauen, die während der Wehen seufzten und stöhnten und tief durchatmeten, sich frei im Bett bewegten, meine Hände drückten und mir in die Augen blicken wollten. Die ihre verschwitzte Stirn an meine lehnten und zwischen zusammengebissenen Zähnen hechelten – und ich hechelte mit ihnen und zog die Vorhänge zu, um die Welt ringsum auszuschließen. Ich schloss die Türen und versuchte, sie ruhig zu halten, sie abzuschirmen, bis es zu spät zum Eingreifen war. Zu spät, um ihnen die Erfahrung einer selbstbestimmten Geburt zu nehmen. Sie waren diejenigen, die mein Herz berührten und das Feuer in mir entfachten.

MRS. PURDUE

John F. Kennedy starb zwei Tage nach meinem einundzwanzigsten Geburtstag. Von einem Tag auf den anderen hatte sich Camelot in ein Chaos verwandelt. Obwohl wir bis zur Abschlussprüfung noch ein halbes Jahr Zeit hatten, schien die Welt mit einem Mal aus den Fugen geraten. Stundenlang saß ich mit meinen Freundinnen gebannt vor dem Fernseher, der sich im Aufenthaltsraum im zweiten Stock befand.

Am folgenden Nachmittag trat ich bedrückt meinen Dienst im Krankenhaus an. Unterhaltungen in gedämpftem Ton und der Schock auf den Gesichtern ersetzten das übliche Tohuwabohu im Kreißsaal. Krankenschwestern in weißen Strümpfen und Ärzte in blauen OP-Kitteln verschränkten hilflos die Arme, schüttelten die Köpfe, wischten sich verstohlen die Tränen von den Wangen.

Ich war überzeugt, nichts könne schlimmer sein als das Ereignis, das eine ganze Nation in den Zustand der Lähmung versetzte, aber die Aufgabe, die mir zugewiesen wurde, versetzte mich derart in Panik, dass ich von meinen Gedanken an JFK zumindest für eine Weile abgelenkt war. Da Personalmangel herrschte, übertrug mir die Oberschwester die Betreuung der Frauen auf der Entbindungsstation, bei denen mit einer unkomplizierten Geburt zu rechnen war. Es gab nur eine: Mrs. Purdue, die im letzten Jahr meine Lehrschwester für Geburtshilfe gewesen war; sie würde nun meine Patientin sein.

»Aber-aber-aber«, stotterte ich.

»Tut mir Leid, meine Liebe, ich kann es nicht ändern. Aber Sie machen das schon!«, meinte die Oberschwester und entschwand im Zimmer einer Frau mit vorzeitigen Wehen.

Ausgerechnet Mrs. Purdue, dachte ich. Sie war ja ganz nett,

aber das änderte nichts daran, dass sie meine Ausbilderin gewesen war. Seufzend machte ich mich auf den Weg in den großen Kreißsaal. Mrs. Purdue lag im hintersten Bett auf der linken Seite. Ein Vorhang, der an einer Schiene von der Decke hing, schirmte sie von der Außenwelt ab. Ich spitzte die Ohren. Alles mucksmäuschenstill. Sollte ich anklopfen? Aber wie klopft man an einen Vorhang? Und was war, wenn ich sie auf der Bettpfanne antraf, nachdem man ihr ein Klistier verabreicht hatte? Jesus Maria und Josef, helft mir, meine Schicht zu überstehen, dachte ich. Sorgt dafür, dass ihr Kind erst kommt, wenn mein Dienst zu Ende ist. Lasst mich nach Dallas und zu Jacqueline Kennedys blutbespritztem, pinkfarbenem Kostüm zurückkehren. Selbst die Übertragung von Lyndon B. Johnsons Vereidigung auf der Air Force One wäre mir lieber gewesen, als den Vorhang zurückzuziehen und Mrs. Purdue zu begrüßen. Aber mir blieb keine Wahl, und so schob ich den blassgelben Baumwollvorhang zurück, wobei meine Haube verrutschte, und murmelte errötend: »Hallo, Mrs. Purdue.«

Um meine Verlegenheit zu kaschieren, senkte ich den Kopf und steckte die Haube wieder fest. Sie sah von ihrem Kissen auf; ihre mit Haarspray fixierte hochtoupierte Frisur war ein Abklatsch von Jacqueline Kennedys, nur dass Jackies Haare braun und Mrs. Purdues blondiert waren. Und Mrs. Purdue trug kein pinkfarbenes Kostüm, sondern ein blaugrau gestreiftes Kliniknachthemd, das aussah wie der Schlafanzug meines Großvaters.

»Peggy? Das darf doch nicht wahr sein, das können sie nicht machen!«

Ich wusste genau, was sie sagen wollte, war aber nicht erpicht darauf, es zu hören. »Können sie schon, Mrs. Purdue, leider. Ich kann es selber noch nicht fassen. Ich habe einfach …«

Sie unterbrach mich und legte die Hand auf meinen Arm.

»Was ist?«

Ich überlegte krampfhaft, was ich jetzt schon falsch gemacht haben könnte.

Aber sie lächelte mitleidig – und aufrichtig, wie man an ihren

Augen ablesen konnte, die weich wurden, als sie sah, dass ich mir nicht wie eine Schwesternschülerin im letzten Ausbildungsjahr, sondern wie eine blutige Anfängerin vorkam. »Ach Sie Ärmste! Bestimmt sind Sie schrecklich nervös.«

»Nervös? Warum denn, Mrs. Purdue?«, plapperte ich drauflos. »Ich bin nicht nervös. Aber Sie haben bestimmt erwartet, dass die Oberschwester sich um Sie kümmert.« Ich holte Luft, dann redete ich weiter, als wäre mir der Teufel auf den Fersen. »Aber wir sind heute knapp an Personal, und wir haben eine Patientin mit Schwangerschaftstoxikose und eine mit vorzeitiger Wehentätigkeit und eine mit Blutungen und ... Also deshalb müssen Sie leider mit mir vorlieb nehmen.«

»Pssst! Sie kommt!«

Verdutzt blickte ich über die Schulter, aber als ich Mrs. Purdue wieder ansah, merkte ich, dass die nächste Wehe gemeint war, die soeben eingesetzt hatte. Sie presste ihre Hände gegen die Matratze, schaukelte hin und her und atmete dabei tief und geräuschvoll aus dem Brustkorb, wie eine schnurrende Katze.

Ich überlegte fieberhaft, ob ich ihr irgendwie helfen sollte. Was erwartete sie von mir? Als die Wehe zu Ende war, legte ich ihr die Hand auf die Schulter. »Ähm, gut so«, sagte ich. »In welchen Abständen kommen die Wehen?«

»Vier oder fünf Minuten, also noch ziemlich weit auseinander, aber sie werden langsam stärker.« Sie setzte sich auf, schwang die Beine über den Bettrand und sah mich an. »Kann ich mich gegen Sie lehnen?«

»Natürlich, klar«, erwiderte ich hastig, dankbar, dass mir jemand sagte, was ich tun sollte. Eine halbe Stunde verging, und mit jeder Wehe wuchs mein Selbstvertrauen. Wenn der Schmerz nachließ, legte ich ihr die Hand auf die Schulter, schob den Träger des Nachthemds hoch, damit es nicht herunterrutschte, und legte ihr einen nassen Waschlappen auf den Nacken.

Es dauerte nicht lange, bis ich mich auf sie eingestellt hatte und beinahe vergaß, wer sie war. Ich befand mich auf vertrautem Terrain. Wir blickten uns an, und ich nickte ihr jedes Mal

zu, wenn es galt, tief und gleichmäßig durchzuatmen. Ich redete
sanft auf sie ein, ohne auf die Worte zu achten, nur abgestimmt
auf den Rhythmus der summenden Laute, die sie von sich gab.
Ich schaukelte mit ihr hin und her, und am Ende der Wehe ließ
sie sich erschöpft gegen mich fallen. Zwischendrin lächelte sie
und tätschelte mir die Hand. Ich kam mir immer noch vor wie
eine blutige Anfängerin, aber ich fühlte mich inzwischen wesentlich wohler in meiner Haut. Sie entspannte sich und atmete
auf. Ich auch.

»Wir schaffen das schon. Und wir werden viel Spaß haben, Sie
werden schon sehen«, flüsterte sie.

Na, da war ich mir nicht so sicher. Was den Spaß anging, meine ich. Ich kannte keine Frau, die allen Ernstes behauptet hätte,
die Geburt habe ihr »Spaß« gemacht. Das überstieg mein Vor-
stellungsvermögen. Und obwohl es mir zunehmend besser gelang, eine Patientin wie jede andere in ihr zu sehen, die kurz vor
der Niederkunft stand, war sie zwischen den Wehen meine
Lehrschwester. »Mrs. Purdue, möchten Sie …«

»Peggy, hören Sie auf damit.«

»Entschuldigung, womit?«

»Mich Mrs. Purdue zu nennen. Sagen Sie einfach Kay. Wenn
es nachher richtig zur Sache geht, reagiere ich nicht auf
Mrs. Purdue; also gewöhnen Sie sich lieber so schnell wie möglich an Kay.«

»In Ordnung … Kay. Natürlich.« Ich fragte mich, ob sie wohl
gerne ihren Mann bei der Geburt dabei gehabt hätte. Das war
zwar nicht die Regel, aber neuerdings machten sie in der Klinik
eine Ausnahme für die Prominenten und die Frauen von Ärzten, und dieses Privileg erstreckte sich vermutlich auch auf
Mrs. Purdue. »Mrs. Pur… Kay, soll ich die Ärzte fragen, ob Ihr
Mann bei der Geburt dabei sein darf? Ich nehme an, dass nichts
dagegen spricht.«

»Oh, das habe ich bereits mit Dr. Hammond abgeklärt, ich
möchte nicht, dass John bis zum Ende im Kreißsaal bleibt, man
weiß ja nie, wie lange es dauert. Er muss sich um unseren Sohn

kümmern, und unser kleiner Timmy ist alles andere als erfreut, wenn er bei unserer Nachbarin abgeliefert wird.«

»Aber Dr. Hammond hat heute frei. Dr. Atkinson hat Dienst.«

»Chuck – Dr. Hammond – hat versprochen, dass er mich entbindet, auch mitten in der Nacht. Wir haben vereinbart, dass wir die Schmerzen mit Hypnose unter Kontrolle bringen.«

»Hypnose? Na so was! Hört sich toll an. Haben Sie die Methode bei Ihrem ersten Kind auch schon ausprobiert?«

»Nein, leider nicht. Ich habe Timmy in einem Militärhospital zur Welt gebracht. Ein Albtraum! Die Erinnerung verfolgt mich noch heute, und als ich wieder schwanger wurde, schlug Dr. Hammond vor, es mit Hypnose zu versuchen. Schlimmer als das, was ich damals erlebt habe, kann es nicht werden.«

Ich erfuhr, dass es bei der Geburt ihres ersten Kindes weder Komplikationen noch irgendein Risiko gegeben hatte, nur nackte Angst. Man hatte ihr Medikamente verabreicht und sie stundenlang sich selbst überlassen. Dieses Mal wollte Mrs. Purdue mehr Kontrolle über das Geburtsgeschehen haben.

Wir beobachteten gemeinsam, wie die Sonne unterging, und um sechs Uhr abends kamen die Wehen in immer kürzeren Abständen. Sie saß kerzengerade mit gespreizten Beinen auf der Bettkante. Ich stand zwischen ihren Knien, die Hände auf ihre Schultern gelegt, und sie schaukelte mit mir hin und her, einem inneren Rhythmus folgend, den ich nur erahnen konnte. Zwischen den Kontraktionen lehnte sie den Kopf an meine Brust, und ich massierte ihr die Schultern, während wir auf die nächste Wehe warteten.

Sie nickte sogar ein paar Mal kurz ein, ein Verhalten, das ich nur bei Frauen kannte, die während der Entbindung starke Schmerzmittel erhalten hatten. Aber Mrs. Purdue schlief auch ohne Medikamente zwischen den Wehen, und ich merkte oft noch vor ihr, wann die nächste begann. Sie wurde unruhig, ihre Wirbelsäule versteifte sich und ihr Atem ging schneller. Dann wachte sie mit einem Ruck auf, atmete tief durch und schaukelte hin und her wie Zelda. Und genau wie Zelda begann sie, mit sich selbst zu reden. Die Wortwahl war anders, aber der Tenor war derselbe. »Ja, öffne dich, öffne dich, öffne dich weit, keine Anspannung, keine Angst, kein Schmerz. Nur Offenheit und Akzeptanz. Mmmmm, ich schaffe das schon. Ja … ich schaffe das schon.«

Zelda und Mrs. Purdue. Ich konnte nicht umhin, die Ähnlichkeit im Verhalten zu bemerken. Vielleicht war das die übliche Reaktion bei Frauen, die während der Wehen nicht unter dem Einfluss von Medikamenten standen. Die ihre Kinder ohne Angst bekamen. Aber mit jeglicher Unterstützung.

Mrs. Purdue veränderte ihre Position; ich sollte ihr den unteren Wirbelsäulenbereich massieren. Als sie den Oberschenkel anhob, sah ich hellrotes Blut auf der Baumwollunterlage. Sie sah es auch.

»Vielleicht sollten Sie mal nachschauen«, schlug sie vor und benutzte das feuchte Nachthemd, um sich den Schweiß von den Wangen zu wischen. Ihre Augen wirkten noch grüner als sonst, wie Libellenflügel inmitten der verlaufenen Wimperntusche. Auf meinem Schürzenlatz waren Schmierflecken von ihrem Lippenstift.

»Moment, ich hole jemanden …« Ich wollte hinauslaufen.

»Peggy, das ist Ihre Aufgabe. Schauen Sie nach, wie weit der Muttermund eröffnet ist.«

»Klar, kein Problem«, murmelte ich und lief feuerrot an. Ich wusste nicht, wie mir geschah. Ich drehte ihr den Rücken zu, während ich den sterilen Handschuh überstreifte. Als ich mich umdrehte, lag sie auf dem Rücken, die Knie angewinkelt, die Beine gespreizt, völlig entblößt. Das Nachthemd mit den Großvaterstreifen unter die Achselhöhlen geklemmt, war sie nackt von den Brüsten bis zu den Zehen. Ich blickte zur Decke, als ich ihr zwischen die Beine griff und nach markanten Punkten in der anatomischen Landschaft tastete. Schließlich fand ich die Hügel und Täler, die mir sagten, dass ich mich an der richtigen Stelle befand. Acht Zentimeter war der Muttermund bereits eröffnet! Und die Fruchtblase wölbte sich auch schon weit vor. Kein Wunder, dass blutiger Schleim abgegangen war, dass es »zeichnete«. Falls sie einen Blasensprung hatte, würde das Kind in null Komma nichts da sein. Allerhöchste Zeit, ihren Mann und Dr. Hammond zu holen. Eile war geboten. Ich rannte durch den Flur und bat, die beiden zu benachrichtigen.

In meinem Bestreben, Mrs. Purdues Schamgefühl nicht zu verletzen, hatte ich zu lange gewartet, um Dr. Hammond zu rufen; die Wehen kamen in immer kürzeren Abständen, und in der nächsten halben Stunde machte ich mir Vorwürfe, dass ich es versiebt hatte. Mrs. Purdue stand ebenfalls unter Hochspannung, je näher die Geburt rückte, und sie hörte sich immer mehr an wie Zelda. Sie schwitzte und begann zu zittern: »Mmm-mmm-mmm, ja, ich schaffe es, ich schaffe es, ich schaffe es. Öffne dich, ja, noch weiter! Entspannen, ganz ruhig, ja. Ruhig. Ruhig. Ruhig. Ahhhh.«

Sie setzte sich wieder hin, die Füße baumelten eine Handbreit über dem Fußboden. Sie schlug mit den Fersen gegen das Bettgestell, schaukelte stöhnend hin und her. Ihre Stimme wurde immer schriller, als sie meine Schultern packte und mich vor- und zurückzerrte, bis ich mich wie ein junger Baum fühlte, der von einem Wirbelsturm erfasst und gebeutelt wird. Es war ein Geburtstanz ganz eigener Art, aber sie hatte klar die Führung übernommen. Ich konnte nur eines für sie tun: ihr folgen. Ich stöhnte mit ihr, schwankte mit ihr, redete beschwichtigend auf sie ein und erwiderte den Druck, wenn sie zudrückte. Am Ende jeder Wehe lächelte Mrs. Purdue mich an. Ich strich ihr die feuchten Haare aus der Stirn, rieb ihre verkrampften Schultern, fächelte ihr Luft mit der leeren Handschuh-Verpackung zu, gab ihr Eiswürfel zum Lutschen und erwiderte ihr Lächeln.

Endlich, nach einer halben Ewigkeit, tauchten Dr. Hammond und Mrs. Purdues Mann auf. Ihre breiten Schultern stießen im engen Gang zusammen, der eine im blauen OP-Kittel, der andere im blau karierten Madrashemd. Mrs. Purdue streckte die Arme aus und rief »John!«, als die nächste Wehe begann. Ich trat zurück. Sie versuchte, mit John genau das Gleiche zu tun wie mit mir – zerren, schwanken, schaukeln –, aber er war gerade erst zur Tür hereingekommen und wusste nicht, wie ihm geschah.

»Ist ja gut, Kay. Halt still. Entspann dich«, beschwor er sie und versuchte, die Führung zu übernehmen.

»Öffnen, weit öffnen. Aaah, beweg dich mit mir, John!« Sie schüttelte ihn, versuchte ihn zu zwingen, sich auf ihren Rhythmus einzustellen, aber er packte ihre Schultern und hielt sie fest. »Pssssst, Kay. Ruhig. Entspann dich.«

»Auaaaaa!«

Dr. Hammond schaltete sich ein. »Schau mir in die Augen, Kay, blinzeln, langsam ...«

»Für den Mist ist es zu spät!«

Ich starrte sie an. Fluchen? Schreien? Bis die beiden Männer auf der Bildfläche erschienen waren, hatten wir zwei Frauen einen Pas de deux getanzt. In perfekter Harmonie. Irgendetwas hatte sich verändert.

»Ich hole jemanden, der ihr eine Spritze gibt«, sagte der Arzt.

»Nein! Nein-nein-nein-nein-nein! Keine Medikamente, verdammt! Ich will sie!« Sie packte mich am gestärkten Schürzenlatz meiner Schwesternschülerinnentracht und zerrte mich zu sich heran.

Zelda, jung, schwarz, arm und Sozialhilfeempfängerin, eine Null in den Augen der etablierten Gesellschaft, hatte keine Chance gehabt, ihre Wünsche durchzusetzen. Aber Mrs. Purdue? Eine Weiße mit Privatversicherung, Lehrschwester an einem Universitätsklinikum, mit einem Professor verheiratet und eine bevorzugte Patientin des Chefarztes? Sie besaß genug Einfluss, um ihre Forderungen geltend zu machen. Die beiden Männer erstarrten bei ihrem gebieterischen Ton. Sie schauten sprachlos zu, wie wir beide abermals zu einer Einheit verschmolzen. Sie schaukelte hin und her, zog mich mit, rhythmisch, wieder und wieder, bis die endlose Wehe abklang. Wieder strich ich ihr das Haar zurück, fächelte ihr Luft zu und lächelte sie an. Sie drückte meine Schultern, ließ den Kopf auf meine Brust sinken. Ich spürte, wie sich ihre Wirbelsäule entspannte. Sie schlief ein.

Dr. Hammond lachte und sagte: »Ich glaube, es dauert nicht mehr lange, bis sie ihr Kind bekommt, aber auf ihre Weise.«

Ich dachte an Zelda. Ihr hatte man dieses Privileg nicht zugebilligt.

Plötzlich wich Mrs. Purdue zurück und sah mir in die Augen. Sie sagte kein Wort, aber ihr Gesicht wurde purpurrot, und ihre Fingernägel krallten sich in meine Schultern. Ich wusste, wie sich eine Maus auf der Wiese fühlen muss, wenn sich eine Eule aus dem Himmel herabstürzt und sie mit ihren Klauen packt. Ich zuckte zusammen, aber sie packte mich nur noch fester, als hätte sie Angst, ich könnte einen Fluchtversuch wagen.

Dr. Hammond lief zur Tür und brüllte eine unverständliche Anweisung in den Gang, die mit den Worten endete »... Beeilung, sie hat Presswehen!«

Leute in Blau und Weiß kamen mit einer Rollliege angerannt, die sie in fliegender Hast neben die Bettkante schoben. Dr. Hammond tastete blind zwischen Mrs. Purdues Beinen herum. John hatte die geballten Fäuste unter sein Kinn gepresst und wich erschrocken zurück, als wollte er in der Wand verschwinden.

Mrs. Purdue zog mein Gesicht auf ihre Brust, bei ihren scharfen Fingernägeln gab es kein Entkommen. Ich roch ihren Schweiß. Ihr Kinn grub sich in meinen Schädel, als sie sich krümmte und erneut presste, stumm und mit aller Kraft, wie ein olympischer Gewichtheber, nur in die andere Richtung.

Ein Pfleger versuchte, sie an den Schultern in Richtung Rollliege zu ziehen, aber Dr. Hammond stieß ihn beiseite und brüllte: »Herrgott, lassen Sie die Finger weg. Das Baby ist gleich da!«

Eine völlig aufgelöste Schwester herrschte ihn an: »Los, Instrumente holen!«

Mrs. Purdue keuchte, als die Fruchtblase platzte und Dr. Hammonds Arme in hohem Bogen vom Ellenbogen abwärts mit Fruchtwasser überschwemmte. Er zuckte zurück, dann beugte er sich mit einem Satz vor und presste die ganze Handfläche auf ihren Schritt. Von meinem Aussichtspunkt auf ihrem Brustkorb, in unmittelbarer Nähe des Geschehens, sah ich, wie der

Doktor seine gespreizten Finger über einen wachsenden dunklen Haarschopf legte, als hielte er einen flaumigen Tennisball in der Hand.

»John, von da hinten können Sie doch gar nichts sehen!«, sagte Dr. Hammond erstaunlich ruhig. »Kommen Sie her.«

»Schon gut. Ich bleibe lieber hier.« John klang nicht annähernd so gelassen wie Dr. Hammond. Ich konnte ihn nicht sehen, weil Mrs. Purdue beide Arme um meinen Kopf geschlungen hatte, als wollte sie bei einem Wasserball die Luft herauslassen.

»Langsam, Kay, langsam!«, sagte Dr. Hammond, als die nächste Presswehe kam. »Hören Sie? Schnauben oder brüllen Sie, was auch immer, aber nicht pressen. Das Kind muss doch nicht *noch* schneller kommen, oder?«

Also schrie sie – mir direkt ins Ohr, hoch und gellend, wie im Gruselfilm. Das Geräusch hallte in meinem Kopf wider und erstarb, als ein anderes Geräusch den Raum füllte, der leise, zaghafte Schrei eines Säuglings, der zum ersten Mal seine Lunge ausprobiert.

Plötzlich ließ Mrs. Purdue meinen Kopf los. Langsam stand ich auf, ließ meinen Kopf kreisen, zuckte mehrmals die Schultern und bewegte meinen Kiefer hin und her. Als ich mich reckte, um die Wirbelsäule zu strecken, knackte es. Dr. Hammond warf mir einen raschen Blick zu und lächelte, als er die Nabelschnur abklemmte. John trat näher und riskierte einen Blick. Mrs. Purdue stemmte sich auf die Ellenbogen und blickte ihre zappelnde Tochter an, die inzwischen mit größerer Selbstsicherheit schrie.

Der Geruch der Geburt hing schwer in der Luft. Der scharfe Schweißgeruch, der süßliche Geruch von geronnenem Blut, der Geruch des Fruchtwassers, der schwach an Chlorbleiche erinnerte. Und der penetrante Geruch der Betadin-Lösung in einer Schale, die mit einem Mal an Dr. Hammonds Ellenbogen auftauchte.

Ich mischte mich unter die Profis, die mit lächelnder Miene die Wöchnerin umringten. John berührte mit der Fingerspitze das Baby, und Mrs. Purdue ergriff seine freie Hand, um sie an ihre Lippen zu führen. Eine Säuglingsschwester hob die Kleine hoch, trocknete sie ab und wickelte sie in ein riesiges Bündel flauschiger Decken, bis sie einem Eskimobaby glich, verloren in den Tiefen eines pelzgefütterten Parkas. Sie machte Anstalten, das Kind auf die Säuglingsstation zu bringen, aber Mrs. Purdues ersticktes »Neiiin …« ließ sie innehalten. Die Säuglingsschwester blieb stehen und sah Dr. Hammond fragend an. Wenn die frisch gebackenen Mütter bei Bewusstsein waren, durften sie einen kurzen Blick auf ihr Kind werfen, bevor es in die Säuglingsstation gebracht wurde, wo es die obligatorische Viertelstunde unter Beobachtung stand. Die meisten Mütter waren indes so mit Medikamenten voll gepumpt, dass ihnen alles egal war.

Dr. Hammonds Blick wanderte zwischen Mrs. Purdue und der Schwester hin und her. »Geben Sie ihr das Kind«, entschied er.

»Aber Doktor, was ist, wenn sie es fallen lässt?«

»Ich glaube, das ist ziemlich unwahrscheinlich. Ich übernehme die volle Verantwortung.«

Ich sah, wie die Säuglingsschwester mit den Vorschriften kämpfte, aber sie kehrte zurück und legte das Baby in Mrs. Purdues ausgestreckte Arme. Dann packte sie mich am Ellenbogen und schob mich näher zum Bett. »Bleiben Sie hier stehen, junge Dame, machen Sie sich nützlich. Passen Sie auf, dass sie das kleine Würmchen nicht fallen lässt!«

Mrs. Purdue löste ihren Blick von den großen forschenden Augen des Babys und sah mich an. »Das war nicht ganz so, wie ich geplant hatte, aber ich kann mich nicht beklagen. Nicht im Geringsten. Ohne Sie hätte ich es nicht geschafft. Vielen Dank.«

»Oh, gern geschehen, Mrs. Purdue.« Ich war stolz wie Oskar über das Kompliment. »Es war Klasse, und Sie hatten Recht: Es hat wirklich Spaß gemacht!«

»Kay. Für Sie bin ich Kay. Ein für alle Mal.«

»In Ordnung. Kay.«

Als ich abends die Treppe zu den Schlafräumen hinaufging, mied ich den Aufenthaltsraum am anderen Ende des Korridors, wo das bläuliche Licht des Fernsehgerätes auf stille, ernste Gesichter fiel. Damit konnte ich mich jetzt nicht auseinander setzen, mit dem Attentat, der Trauer, den zerbrochenen Träumen, dem Schmerz einer ganzen Nation. Ich musste das Erlebnis der Geburt in mir nachklingen lassen, die Harmonie zwischen Kay und mir, den Anblick des Babys direkt vor meinen Augen, Dr. Hammonds Freundlichkeit, seine Unterstützung. Die Gerüche und Geräusche einer Geburt der besonderen Art.

Ich war Zeugin einer Entbindung geworden, wie ich sie nie zuvor gesehen hatte. Einer Entbindung, bei der die Frau selbst die Entscheidungen über das Geburtsgeschehen traf. In sechs Monaten würde ich mein Examen ablegen und in eine Welt hinausgehen, in der Lyndon Johnson im Weißen Haus saß, während der Vietnamkrieg die jungen Männer in unserem Land vorzeitig ins Grab brachte. Jim Ashton, mein Tanzpartner beim Abschlussball der High School, flog mit seinen Jets Aufklärungsflüge über dem Mekong-Delta; er kam nie mehr nach Hause. Genau wie Bill Heep, ein sanfter Junge, für den ich mit fünfzehn geschwärmt hatte. Oder Sean, der sommersprossige Rothaarige, der im Geschichtsunterricht an der Duke University neben mir gesessen hatte. Protestmärsche der Bürgerrechtsbewegung, Studentendemonstrationen, der Tod von vier Studenten der Kent State University, die bei einer Protestkundgebung gegen den Vietnamkrieg von der Nationalgarde getötet wurden. Die Hippies, Haight Ashbury – das Szeneviertel in San Francisco. Millionenerbin und Entführungsopfer Patty Hearst; blutjunge Mädchen, in weißen Kleidern aufgebahrt, die Opfer eines Bombenattentats auf eine Baptistenkirche in Birmingham geworden waren. Das Land erzitterte unter den Geburtswehen einer neuen Zeit, die Welt befand sich im Umbruch.

Einschließlich der Geburtshilfe. Ich wollte Teil dieses Veränderungsprozesses sein. Ich wollte meinen Anteil zu diesem Wandel beitragen. Ich wollte mehr Frauen rückblickend über die Geburt ihres Kindes sagen hören: »Es hat Spaß gemacht.«

Der Hippie-Effekt

Wie kam es, dass ein kreuzbraves Mädchen aus dem mittleren Westen der USA 1970 in Berkeley, Kalifornien landete, mit zweiundzwanzig zotteligen Hippies, die ihr Wohnzimmer bevölkerten? Die Liebe war schuld, was sonst. Die Liebe zu einem Mann, der eine Aversion gegen extreme Temperaturen hatte. Roger Vincent, der Bursche, der mein Mann werden sollte, entschied sich für eine Universität im Süden, weil er die Wintermonate in Boston ebenso hasste wie die Sommermonate und unbedingt in Kalifornien leben wollte.

Während wir beide die Duke University besuchten, brachte er mir bei, mich beidhändig in seinem Ford Modell A, Baujahr 1931, festzukrallen, wenn wir die kurvigen, von Hartriegel gesäumten schmalen Straßen zwischen Durham und Chapel Hill entlangbretterten, und wir verlobten uns in Duke's Rose Garden. Im Juni 1965, als die Schatten auf dem Rasen der efeubewachsenen Episkopalkirche in Michigan länger wurden, schritten wir Arm in Arm zum Traualtar, danach verbrachten wir unsere Flitterwochen auf den Bermudas, in einem Cottage, dessen Pastellfarbe auffallende Ähnlichkeit mit unserer Hochzeitstorte hatte.

Nach unserer Rückkehr luden wir die Hochzeitsgeschenke in den Kofferraum unseres neuen blauen Buick Skylark, verstauten Gepäck und Reiseproviant auf der Rückbank und fuhren schnurstracks nach Westen, in Richtung Pazifischer Ozean. Entgegenkommende Autos blendeten auf und machten uns darauf aufmerksam, das Fernlicht auszuschalten. Wir blinkten zurück, um ihnen zu zeigen, dass es gar nicht eingeschaltet war. Die geplagten Autofahrer konnten nicht wissen, dass unser Kofferraum mit der Ausbeute der Hochzeit das Heck des Wagens zu

Boden drückte, während die Nase nach oben wies wie bei einem Flugzeug auf der Startbahn, das drauf und dran ist, abzuheben.

Heute finde ich alles ganz normal, aber damals, mit einem Ehering am Finger, der wie eine frisch geprägte Münze glänzte, war Berkeley gewöhnungsbedürftig: Nebelverhangene Sommer, kalt genug, um sich einzuigeln, Herbsttage, warm genug, um als Sommer durchzugehen, verregnete Wintermonate, so kurz, dass ich sie kaum bemerkte, und ein Frühling, der im Februar ausbrach, mit Freesien und Mohnblumen, Lupinen und Schwertlilien.

»Hier gibt es lauter Gerichte, die mit A beginnen«, schrieb ich nach Hause. Ich lernte, eine Artischocke nach allen Regeln der Kunst zu verzehren, löffelte das Fruchtfleisch einer Avocado aus der gewölbten Hand, schwelgte in Aragula-Salaten und Abalone-Muscheln mit Zitrone und Kapern, und aß zum ersten Mal Asparagus, frischen Spargel.

In den ersten vier Jahren meiner Ehe arbeitete ich als Krankenschwester im öffentlichen Gesundheitsdienst, in einem mexikanischen Viertel. Es waren die Jahre, in denen das Land unter dem Einfluss der Protestkundgebungen von Gegnern des Vietnamkrieges und der daraus resultierenden Friedensbewegung um seine Identität rang. Der öffentliche Gesundheitsdienst war während meiner Ausbildung an der Duke University nicht gerade mein Traum gewesen, aber ich erlag der Versuchung einer geregelten Arbeitszeit, eines ansehnlichen Sachleistungspakets und einer Gehaltsstufe, die 25 Prozent höher lag als eine vergleichbare Tätigkeit im Krankenhaus.

Ich machte Hausbesuche bei älteren TBC-Patienten, führte Vorsorgeuntersuchungen bei Schwangeren durch, impfte Hunderte von Babys mit dunklen Haaren und großen Augen gegen Polio und Diphtherie und hob einen Kurs zur Geburtenkontrolle aus der Taufe, den ersten, der jemals in dieser mexikanischen Gemeinde abgehalten wurde. Viele Bürokraten schworen, dass keine Frau aus dem Viertel es wagen würde, eine Klinik aufzusuchen, die Empfängnisverhütungsmittel wie Pille und Spirale anbot, aber binnen einer Woche standen die Frauen Schlange in der gefliesten Eingangshalle, bis auf die Straße hinaus.

»Ich bin katholisch, aber *so* katholisch auch wieder nicht«, sagte eine verlegene Matrone, als ich routinemäßig nach ihrer Religionszugehörigkeit fragte und notierte, was sie bisher an Medikamenten genommen hatte. Sie verließ die Klinik an jenem Tag mit einer Dreimonatspackung Antibabypillen.

Dank des Unterrichts an der Berlitz School, den ich zweimal in der Woche besuchte, reicherte ich meine an der High School erworbenen Spanischkenntnisse so weit mit medizinischen Fachbegriffen, Zeitformen von Verben und einer Fülle neuer Substantive und Adjektive an, dass ich mich auch ohne Dolmetscher verständigen konnte. Ich benutzte mein Spanisch darüber hinaus, um mittags mein Essen in einem der lebhaften Familienrestaurants im Viertel zu bestellen. Ich probierte *albóndigas*, *quesadillas*, *menudo* und *flautas* und lauschte der lauten Mariachi-Musik, die im Wechsel mit Songs von Jimi Hendrix, Janis Joplin, Bob Dylan und den Beatles gespielt wurde.

Obwohl mir die Arbeit Spaß machte, das kleine mexikanische Viertel mir ans Herz gewachsen war und ich es wirklich genoss, von Wochenend- und Nachtdiensten befreit zu sein, begann ich, die Spannung im Kreißsaal zu vermissen und mich zu fragen, was ich eigentlich in der Schwesterntracht des öffentlichen Gesundheitsdienstes machte. Mir fehlte die Intensität der Geburt, der Augenblick, in dem die Schmerzen auf Anhieb vergessen sind und einem unbeschreiblichen Glücksgefühl Platz machen, das die Gesichter der Frauen verwandelt, wenn sie mit einer letzten Presswehe ihr Kind zur Welt bringen. Da die Erinnerung an jene glücklichen Jahre noch sehr lebendig war, gab ich meinen beschaulichen Tagesjob auf und nahm eine Stelle als Krankenschwester auf der Entbindungsstation am Alta Bates Hospital an.

Das Alta Bates war und ist ein Begriff für alle, die in der Bay Area leben. Als ich 1970 dort zu arbeiten begann, befand es sich noch in Privatbesitz, galt aber damals schon als eine der besten Kliniken in Kalifornien. Alice Minor Bates, eine winzig kleine, zielstrebige Frau mit ungewöhnlichem Einfühlungsvermögen, gründete sie im Jahre 1905, und im Verlauf der nächsten zwanzig Jahre wurden die acht Betten auf einhundertzwölf aufgestockt. Inzwischen wurde ein medizinisches Zentrum mit fünfhundertfünfundfünfzig Betten und einer Belegschaft von mehr als neunhundert Ärzten auf dem ursprünglichen Gelände errichtet. Von Anfang an war das Alta Bates Hospital als *die* Entbindungsstation in der gesamten East Bay bekannt, und dieses Renommees kann es sich heute noch rühmen.

Genau drei Stunden waren an meinem ersten Arbeitstag, der eigentlich der Orientierung dienen sollte, vergangen, als mir ein aufgelöster Krankenpfleger aus der Notaufnahme eine Rollliege in die Hand drückte, »Sie hat schon Presswehen« rief und das Weite suchte. Die Patientin, das Gesicht purpurrot, krallte ihre Fingernägel in mein Handgelenk, als ich mit der Liege in den nächstgelegenen leeren Kreißsaal rannte. Ich riss mich aus ihrer Umklammerung los, zerrte ihr die Schwangerschaftshosen nach unten und fing, als die nächste Presswehe kam, das zappelnde, schreiende Kind mit den bloßen Händen auf; für Formalitäten wie sterile Handschuhe blieb keine Zeit. Glitschiges Fruchtwasser tropfte von meinen Ellenbogen, und ich wusste: Hier war mein Platz, an einem Ort, wo ein Paar eng anliegende Schwangerschaftshosen das einzige Geburtshindernis darstellen können, wo sich der Rhythmus des Tages in Windeseile zu ändern vermag. Dieser Wunsch, den unvorhersehbaren, sich blitzschnell wandelnden Rhythmus wieder mitzuerleben, hatte mich in den Kreißsaal zurückgebracht.

Die Hippie-Ära mit ihrer »Zurück-zu-den-Wurzeln«-Philosophie, der Lust am Brotbacken und der Forderung nach befreiter Sexualität brachte die Überzeugung mit sich, dass es nichts Natürlicheres gab als die Geburt eines Kindes, und der Name Lamaze wurde äußerst populär. Zumindest was dieses Thema betraf, befand ich mich endlich auf einer Wellenlänge mit den Angehörigen einer Subkultur, die den Schnickschnack der Wohlstands- und Konsumgesellschaft ablehnten. Ich bot nach

entsprechender Schulung eine sechswöchige intensive Geburtsvorbereitung nach der Lamaze-Methode in Abendkursen bei
mir zu Hause an.

Ich war mir sicher, dass durch diese gezielten Atem- und Entspannungstechniken eine schmerzlose oder zumindest weniger
schmerzhafte Geburt möglich war. Zelda hatte mir damals etwas
Wichtiges zu zeigen versucht, aber vermutlich wäre das Umher-
marschieren und Singen nicht notwendig gewesen, wenn sie mit
der Lamaze-Methode vertraut gewesen wäre.

Die eingangs erwähnten elf Hippie-Pärchen, die sich an jenem
Abend in meinem Wohnzimmer eingefunden hatten, wussten
nicht, dass ich mein erstes Kind erwartete und im dritten Monat
schwanger war. Als ich Zelda vor acht Jahren während der Entbindung betreut hatte, war ich versucht gewesen, ihr vorzuflun-
kern, dass ich selbst Kinder hatte, um meinen Verhaltensvor-
schriften mehr Nachdruck zu verleihen. Meine Kinderlosigkeit
war für mich immer noch ein Problem. Wie kam ich dazu, andere Frauen zu belehren, wie sie die Wehen handhaben sollten?
Warum sollten sie kluge Ratschläge von mir annehmen, wo ich
doch selbst nie ein Kind geboren hatte? Aber sie ließen sich auf
meine Vorschläge ein. Ich hatte oft Angst, dass mich irgendwann jemand als Scharlatan entlarven könnte. Ich würde das
Gefühl haben, qualifizierter für die Lamaze-Kurse zu sein, wenn
ich aus eigener Erfahrung ein Wörtchen mitreden konnte.

Ich betrachtete die neue Elterngruppe. Die Männer, größten-
teils bärtig, trugen Latz- oder Schlaghosen. Die Frauen, größ-
tenteils langhaarig, trugen wallende lange Röcke und keinen
BH. Alle umklammerten jeweils zwei Kopfkissen, und alle hatten das gleiche Ziel: die Lamaze-Methode zu erlernen, damit die
Frauen die Geburt hellwach und bei vollem Bewusstsein erlebten. Ihre Partner würden dabei sein, sie mit ihrem Zuspruch
durch die Wehen begleiten, ihnen die Stirn abwischen und die
aufregenden Augenblicke rund um die Geburt aus erster Hand
kennen lernen.

Die Frauen musterten einander verstohlen, vermutlich um

festzustellen, welche von ihnen schon am meisten zugenommen haben könnte. Die Männer wussten, dass sie Revolutionäre waren und zu neuen Ufern aufbrachen, nicht nur an der politischen Front. Seit Jahrhunderten hatte die Geburt als reine Frauensache gegolten, doch nun strebten sie danach, Geburtspartner zu sein und ihren Frauen in die Lamaze-Arena zu folgen. Einige, die mit sanfter Gewalt überredet worden waren, einen Abend in der Woche zu opfern, um sich Gespräche über Sodbrennen, Krämpfe in den Beinen, Hämorrhoiden, Rückenschmerzen, milchige Absonderungen aus der Brustdrüse, Zervixdilatation und alles Mögliche anzuhören, was die Scheide betraf, hatten offensichtlich das Gefühl, in der Falle zu sitzen. Sie starrten an die Decke, auf ihre Fingernägel, auf die abgetragenen Sandalen, überall hin, nur nicht auf die schwangeren Bäuche, von denen sie umzingelt waren. Allem Anschein nach also eine ganz normale Elterngruppe.

Als Erstes stellte ich Fragen. Ich wandte mich an einen der Männer, und mit einem Blick auf das Namensschild sagte ich: »Steve, was ist für Sie das Wichtigste bei diesem Geburtsvorbereitungskurs? Was möchten Sie hier lernen?«

Steve, der einzige Mann im Raum mit kurzen Haaren und ohne Bart, trug eine Latzhose, die sauberer aussah als die meisten anderen, und ein Hemd, das allem Anschein nach gebügelt war. Vermutlich ein Neuzugang, den es aus dem ländlich-sittlichen Iowa hierher verschlagen hatte. Er faltete die Hände im Schoß. »Ich möchte lernen, ein Kind zu entbinden.«

»Das ist aber eigentlich nicht das Hauptthema. Es ist unwahrscheinlich, dass Sie solche Kenntnisse jemals anwenden müssen.«

»Da täuschen Sie sich aber. Ich hätte sie sogar sehr gut gebrauchen können. Draußen. Im Regen. Dieses Mal möchte ich besser vorbereitet sein.« Totenstille. Alle starrten ihn an, vor allem die Männer.

Steve lächelte wie ein Zweitklässler in der ersten Reihe, der es kaum noch erwarten kann, dass der Unterricht anfängt.

»Das müssen Sie uns genauer erklären, Steve.«

Steve machte ein überraschtes Gesicht angesichts der Aufmerksamkeit, die ihm plötzlich zuteil wurde. »Also, Polly und ich sahen fern«, sagte er und legte den Arm um die schmächtige Mia-Farrow-Doppelgängerin an seiner Seite. »Sie war ziemlich zappelig. So eine innere Unruhe, wisst ihr. Sie stand auf, um ins Bad zu gehen, aber kaum hatte sie vier Schritte gemacht, ließ sie sich auf den Boden fallen und schrie, das Kind kommt. Sie zerrte sich die Hosen runter, diese hautengen Caprihosen mit Elastikeinsatz über dem Reißverschluss, den man offen lassen kann. Sie waren klatschnass und blutig, und sie schrie und wälzte sich auf dem Fußboden. Also hob ich sie auf und trug sie zum Auto.«

Seine blonde Frau sprang in die Bresche. »Wir wohnten damals in einem Apartment im zweiten Stock, mit Außentreppe.«

»Ja, und dann musste ich das Kind, unseren Jason, entbinden. Ich möchte nur wissen, wie ich es besser machen kann, falls uns beim nächsten Mal das Gleiche passiert.« Er sah mich ruhig an, dachte wohl, damit sei seine Geschichte zu Ende.

»Das war alles? Mehr hast du uns nicht zu erzählen?«, fragte ein stämmiger Bursche mit aufgeplusterten Haaren und einem Bart wie Rockmusiker Jerry Garcia. »Red weiter, Mann, spann uns nicht auf die Folter.«

»Ich möchte nicht zu viel Zeit vom Kurs …«

Ich lachte. »Steve, wir sind alle ganz Ohr. Mir würde ohnehin niemand zuhören, bevor wir nicht wissen, was im Einzelnen passiert ist.«

»Na gut. Also … Ich nahm sie auf die Arme und lief aus der Wohnung. Draußen regnete es in Strömen, und ich hatte Slipper an, wie ich mich erinnere. Kurz bevor ich den ersten Absatz der Außentreppe erreichte, zappelte sie in meinen Armen wie eine nasse Flunder und ließ sich auf die Stufen plumpsen.«

Er hielt inne und gab seiner jungen Frau einen Kuss, während sie verlegen ihren Ehering am Finger drehte. »Dann fing sie wieder an, an diesem Elastikeinsatz zu fummeln. Und dabei krümmte sie sich und schrie wie am Spieß. Und presste. Das sah ich ganz genau, ich sah, wie sie presste! Ich schrie: ›Um Gottes willen, nicht pressen!‹, aber sie brüllte bloß: ›Die Hose! Zieh mir die Hose runter!‹«

Polly lugte unter dem Vorhang ihrer glatten Haare hervor. »Er hatte ein Brett vorm Kopf, half mir einfach nicht. Warf mich über die Schulter wie ein Feuerwehrmann!«

»Ist ja nicht wahr«, entgegnete Steve empört. »Ich habe dich wie ein rohes Ei behandelt, wie Scarlett O'Hara auf Händen getragen.«

»Quatsch, Stevie. Du hast mich über die Schulter geworfen. Ich weiß es genau, denn als ich nach unten sah, entdeckte ich, dass dir die Hosennaht am Allerwertesten geplatzt war.«

Die Spannung ließ einen Augenblick nach, als die Paare Blicke tauschten und lachten. Steve zuckte die Achseln und machte ein betretenes Gesicht. »Auf jeden Fall brachte ich sie heil runter, obwohl sie die ganze Zeit kreischte und um sich trat, doch dann packte sie mit einem Mal das schmiedeeiserne Geländer, so dass ich um ein Haar gestolpert wäre. Und schon hatte sie sich wieder frei gestrampelt und hockte in den Ringelblumen neben dem Weg, grub ihre Hacken in den Schlamm und zerrte an ihren gottverdammten Hosen. Und die ganze Zeit goss es aus Kübeln!«

Die Männer im Raum saßen da, die verschränkten Hände zwischen den Knien, den Mund vor Staunen aufgerissen. Die Schwangeren starrten Polly an, dann tauschten sie untereinander vielsagende Blicke, schickten sicher ein Stoßgebet zum Himmel, dass ihnen das erspart bleiben möge.

»Ich konnte kaum die Hand vor Augen erkennen«, fuhr Steve fort. »Aber ich lief zu unserem VW-Käfer, der in der Parkbucht stand, und klappte den Beifahrersitz nach vorne. Das dauerte nur wenige Sekunden, aber in der Zeit hatte Polly es geschafft, sich die Hose bis zu den Hüften herunterzuziehen.«

»Keinen Handschlag hat er getan, um mir dabei zu helfen«, sagte Polly noch einmal mit ihrer Kleinmädchenstimme.

»Ich dachte, die Hosen sind wahrscheinlich das Einzige, was

das Baby *drinnen* hält, und das war für mich das Beste, was passieren konnte, wenn ihr wisst, was ich meine.«

Kräftiges Nicken von sämtlichen Männern.

»Aber es hat höllisch wehgetan!«, entgegnete Polly hartnäckig.

Kräftiges Nicken von sämtlichen Frauen.

»Dann verfrachtete ich sie auf den Rücksitz des Käfers«, fuhr Steve mit einem ungeduldigen Blick auf seine Frau fort.

»Mit dem Kopf voran, auf dem Rücken, und nur zur Hälfte. Der Rest von mir war draußen im Regen«, warf sie ein.

»Stimmt. Ich weiß heute noch nicht, warum ich sie so herum ins Auto geschoben habe. Ich meine, auf dem Rücken. Kein Wunder, dass ich sie nicht in voller Länge ins Auto bekam.« Er schüttelte den Kopf, als ihn die Erinnerung überkam. »Dann hob ich ihre Hüften an und zerrte die Hose runter, über ihr Gesäß, und in dem Moment kam Jasons Kopf heraus, direkt in den Zwickel der Caprihose.«

»Was!«, schrie der Jerry-Garcia-Verschnitt. »Heiliges Kanonenrohr!« Er drehte sich um und deutete auf seine Frau. »Komm ja nicht auf so eine Idee!«

»Da die Hosen immer noch um die Oberschenkel gewickelt waren, hatte ich keinen Platz, um den Rest des Kindes hin und her zu bewegen und es herauszuholen; also zog ich die Hosen noch ein Stück weiter herunter. Polly schrie einmal auf, richtig gellend, dann presste sie, und dann war unser Sohn vollständig draußen. Und ich fing ihn auf.« Er hielt inne und sah sich im Raum um. Zehn sprachlose Paare, die an seinen Lippen hingen. Ich auch. »Ich stand also im strömenden Regen und hielt den schreienden Säugling im Arm. Ich überlegte fieberhaft, was jetzt? Und schon flog in hohem Bogen die Nachgeburt raus und klatschte auf die Straße. Ich trat drauf, damit sie nicht wegschwamm, mitsamt der Nabelschnur. Die war ja noch dran. Ich war inzwischen bis auf die Haut durchnässt, hatte ein nacktes Baby auf dem Arm und meinen Slipper auf der blutigen Plazenta im Rinnstein. Und Polly hatte die Beine um meine Knie geschlungen und fiel halb aus dem Wagen. Und es regnete und regnete, die reinste Sintflut, und zu allem Überfluss war es auch noch kalt, eiskalt. Ich wusste nicht, was ich machen sollte.«

»Und was haben Sie gemacht?«, flüsterte eine junge Frau.

»Was wahrscheinlich jeder von euch gemacht hätte, schätze ich: Ich schrie ›Hilfe‹, so laut ich konnte. Plötzlich kam dieses nette Ehepaar aus dem Haus gelaufen, mit Schirm und Taschenlampe. Die Frau kümmerte sich um Polly, schob sie richtig auf den Rücksitz und wickelte das Baby in ihre Jacke. Die hatte Nerven, Mann, wie Drahtseile. Sie faltete Zeitungspapier um die Plazenta und legte sie neben das Baby. Sie meinte, das sei schon in Ordnung mit der Nabelschnur und so.«

»Aber muss man sie denn nicht gleich durchschneiden oder so?«, warf eine Frau in einem langen Patchwork-Rock ein.

Alle sahen mich erwartungsvoll an, und ich erklärte, dass es damit keine Eile habe und dass die barmherzige Samariterin Recht gehabt hatte. »Die Blutzirkulation in der Nabelschnur hört gleich nach der Geburt auf. Es war jedoch besser, mit dem Abnabeln zu warten, bis Sie in der Klinik waren, weil man dort über sterile Nabelschnurscheren verfügt.«

»Genau das hat sie auch gesagt«, meinte Steve, und alle Augen richteten sich wieder auf ihn. »Und dann legte sie mir ihren Regenmantel um. Ihr Mann ging ins Haus und rief die Ambulanz, danach kam er mit Decken und einer Flasche Brandy zurück. Alles ging gut. Jason ist inzwischen drei und entwickelt sich prächtig. Aber so was möchte ich nicht noch einmal erleben.«

Totenstille. Ich räusperte mich, und alle Gesichter wandten sich wie auf Kommando zu mir um. »Deshalb mache ich Ihnen einen Vorschlag: Wie wär's, wenn wir am ersten Abend über Notmaßnahmen sprechen? Für alle Fälle. Hat jemand Einwände?«

Zweiundzwanzig Teilnehmer schüttelten den Kopf. Als ich das A und O beim Unterstützen des Dammes, bei der Geburt des Kopfes und der Schultern, die Grundlagen der Wiederbelebung bei Herz- und Atemstillstand und die Frage erläuterte, wohin mit Nabelschnur und Plazenta, starrte keiner der anwesenden Männer auf seine Sandalen oder inspizierte seine Fingernägel. Nicht ein einziger.

Blieben noch fünf Kursabende. Genug Zeit, um ihnen die La-maze-Methode und das kleine Einmaleins der schmerzlosen Geburt beizubringen. Und genug Zeit, mich gespannt zu fragen, wie meine eigene Entbindung verlaufen mochte.

*Zweiter
Teil*

DAS
GESPRÄCH MEINES
HERZENS

Schmerzlose Geburt?

August 1971
Berkeley, Kalifornien

Als ich mit unserem ersten Kind 1971 schwanger war, dachte ich, die Wehen würde ich mit links wegstecken. Ich gab seit zwei Jahren Kurse, in denen die natürliche Geburt im Mittelpunkt stand. Ich hatte Hunderte von Entbindungen gesehen. Obwohl viele dieser Frauen mit der Lamaze-Methode vertraut waren, verlangten die meisten dann doch Schmerzmittel. Ich nahm an, dass sie ihre Atem- und Entspannungstechniken nicht genug geübt hatten. Bestimmt würde die Entbindung bei mir völlig problemlos über die Bühne gehen. Schließlich war niemand besser vorbereitet als ich.

Als es endlich losging, war alles ganz anders. Eine Stunde nach Beginn der Wehen war mein Kopf völlig leer. Die Fruchtblase platzte kurz nach Mitternacht. Unmittelbar danach setzten die Wehen ein, mit voller Wucht, alle drei Minuten. Ich wimmerte wie ein kleiner Hund, den man mutterseelenalleine in einen großen, dunklen Garten gesperrt hat. Die drei Lamaze-Atemtechniken waren für die Katz. Ich wusste nicht, ob es zu viele waren, unter denen man auswählen konnte, oder zu wenige. Ich krümmte mich und stöhnte, während ich zusah, wie auf dem Zaun vor dem geöffneten Fenster ein Opossum hin und her huschte. Es blickte mich an, während ich schnaufte und keuchte. »Uff-hii, uff-hii, uff-hii.«

Im Lamaze-Lehrbuch hieß es: »Wecken Sie Ihren Partner erst dann, wenn es nötig ist.« Ich holte die Broschüre aus dem voll gestopften Bücherregal, um mich zu vergewissern. »Gönnen Sie ihm den Schlaf, damit er Ihnen später zur Seite stehen kann, wenn es heftiger wird«, las ich. Noch heftiger? Daran wollte ich lieber nicht denken. Ich hatte genauso viel Ähnlichkeit mit der beherrschten Frau in der Broschüre wie ein Frosch mit einem

Prinzen. Ich hielt mir den Bauch und wälzte mich auf den zerknüllten Laken. Die Prinzessin aus dem Lamaze-Werbetext saß gegen ihre Kissen gelehnt da, völlig entspannt, die zarten Fingerspitzen auf ihren gewölbten Leib gelegt, und lächelte. Ich wette, die Gute hatte keine Wehen, als die Aufnahme entstand.

Mein Blick fiel auf eine weitere Zeile im Text: »Die Schmerzen haben Ähnlichkeit mit Krämpfen während der Menstruation.« Aha. Meine nicht. Sie fühlten sich an, als würde mein Unterbauch durch den Fleischwolf gedreht. Stumm entschuldigte ich mich bei den vielen Frauen, zu denen ich gesagt hatte: »Ruhig atmen. Entspannen. Langsam, langsam.«

Meine Wehen entwickelten sich sehr schnell zu einer globalen Erfahrung. Meine Zehennägel rollten sich ein. Die Haarwurzeln schmerzten. Die Finger verkrampften sich. Es schien, als sei jeder Muskel in meinem Körper mit der Gebärmutter verbunden, und ich krümmte mich zusammen wie ein schlapper Medizinball. Ich explodierte innerlich, stürzte in ein mit unbeschreiblichen, unerbittlichen Schmerzen angefülltes schwarzes Loch … in dem ich verschwand. Das war nicht mehr ich. Ich war die Wehe geworden.

Ich hatte kein Zeitgefühl mehr. Ich starrte den Minutenzeiger an, der mich zu verhöhnen schien und keinen Sinn ergab, wie eine Dalí-Uhr, die über einer Tischkante schmolz. Ich versuchte, den Beginn jeder Wehe auf einem Spiralblock zu notieren, aber die verzweifelt hingekritzelten Zahlen gerieten in Schieflage und rutschten über den Rand des Papiers.

Ich dachte nicht ein einziges Mal an das Baby. Was ich erlebte, hatte epische Breite, war weit größer als ein einzelnes Kind. Es war die Geburt einer Galaxie, einer Supernova. Verloren in der Leere des Universums, irrten meine Gedanken wie die Lichtblitze eines Feuerwerks umher.

»Ein kräftiges Ziehen aus dem Innern«, hieß es in der Broschüre. Bei mir nicht, meine Wehen spielten sich dicht unter der Oberfläche ab, und ich kratzte mir den Bauch, verzweifelt bemüht, die Schmerzen in den Griff zu bekommen. Ich war im

Außen, hatte das Gefühl, ich müsste einen Tunnel graben, um dem Ursprung meiner Schmerzen auf den Grund zu gehen. Gleichzeitig war ich aber auch im Innen, war ein Teil der Schmerzen.

Meine Wehen besaßen keine klare Struktur, keine erkennbare Jetzt-geht-es-wieder-los-Phase. Im Gegensatz zum Pauken- und-Trompeten-Mantra, das immer wieder in meinem Kopf erschallte, donnerten die Paukenschläge hinter den Kulissen los, ohne Vorwarnung, wie Protestrufe in einer Heldensymphonie. Jede Wehe trommelte mit voller Wucht auf mich ein. Zwischen den Schmerzattacken versank ich im Nichts, wo atemlose Stille und Leere herrschte. Eine Leere, die nie länger als eine Minute dauerte, angefüllt mit Warten, angespanntem Warten. Dann brach wieder die Hölle los, und ich fühlte mich verloren. Die Wucht und Turbulenz der Wehen löschten alles aus, was meine Persönlichkeit, mein Ich ausmachte.

Ich weiß aus eigener Erfahrung, dass Erdbeben laut sind. Das Dröhnen der Erderschütterungen verschluckt jeden klaren Gedanken. So fühlten sich meine Wehen an, als ob sich der Schmerz im Getöse der tektonischen Verschiebungen, der verrutschenden Beckenknochen fortpflanzte und die ganze Welt ringsum in den Hintergrund rückte. Ich hörte das alles, aber sonst nichts.

Gegen drei Uhr morgens kauerte ich auf dem Fußboden des Badezimmers und untersuchte mich. Vier Zentimeter war der Muttermund eröffnet. Viel zu früh für die Klinik, dachte ich, den Tränen nahe. Gegen fünf Uhr morgens krallte ich mich an den Rücken meines Mannes. Er drehte sich um.

»Was ist los?«, flüsterte er.

»Blasensprung. Wehen. Klinik. Jetzt.«

Eine halbe Stunde später trafen wir in der Klinik ein. Ich biss die Zähne zusammen, verdrängte das unzähmbare Verlangen nach Schmerzmitteln, bis die Frühschicht begann und meine Lieblingshebamme ihren Dienst antrat. Sie untersuchte mich.

»Sieben Zentimeter«, lautete ihr Urteil.

Ich tastete blind nach ihrer Hand, und flehte: »Medikamente. Halbe Dosis.«

Bei ihr musste ich mich meiner Schwäche nicht schämen. Sie hatte nie Kinder gehabt und war überzeugt, dass die Wehen höllisch schmerzten. Sie hatte oft gesagt, sie könne nicht verstehen, warum Frauen die Geburt ohne Medikamente durchstehen wollten. Sie lachte, tätschelte mir die Hand und ging zum Medikamentenschrank.

Das Mittel bewirkte, dass ich mich benommen fühlte und meine Zunge schwer war, aber ich hatte nicht länger den Drang, vom Bett aufzuspringen und gegen den Türrahmen zu hämmern. Eine Stunde verging in diesem Nebel, dann riss ich die Augen auf, als sich eine Dampfwalze in meinem Bauch in Bewegung setzte. Ohne Vorwarnung presste ich. In dem kleinen Lügenbrevier hatte gestanden: »Pressen ist eine Erleichterung. Endlich können Sie mit Ihrem Körper arbeiten.« Davon war ich überzeugt gewesen. Ich hatte es selbst brav wiederholt, vor vielen ahnungslosen schwangeren Frauen. »Pressen ist eine Wohltat. Sie werden froh sein, weil Sie wissen, dass es jetzt nicht mehr lange dauert.«

Alles Humbug! Die Presswehen waren das Schlimmste überhaupt.

Ich schrie, ohne Rücksicht auf Verluste. Rog, mein Mann, wich zurück. Schwestern kamen herbeigestürzt. Der Doktor erschien wie der weiße Wirbelwind auf der Bildfläche, untersuchte mich, blickte mich über den Rand seines dunklen Brillengestells an und meinte: »Ihr Steißbein ist verbogen!«

Das Steißbein sollte theoretisch wie eine Schwingtür funktionieren, aber meine war verriegelt. Er führte die Geburtszange wie ein Salatbesteck mit extralangen Griffen ein, und vor meinem inneren Auge entstanden Bilder von der Inquisition, von Männern mit Kapuzen und verhüllten Gesichtern, Schreien aus anderen, dem Blick verborgenen Folterkammern, von rasselnden Ketten und monoton tropfendem Wasser. Die Zangengriffe rasteten ein, und als der Arzt daran zog, heulte ich auf. Es fühl-

te sich an, als würde er mit aller Gewalt mein Innerstes nach außen stülpen.

»Pressen!«, schrien alle wie aus einem Munde.

Irgendwie gelang es mir, und mit einem Krachen, das sich anhörte wie eine Granate, die im Schützengraben explodiert, brach
mein Steißbein. Und dann … lag mein Sohn in meinen Armen.

»Es ist ein Junge! Colin! Er ist wunderschön!«, flüsterte ich.

Niemand stimmte mir zu. Kein Wunder. Er war überwiegend
rot, bis auf die blauen Flecken im Gesicht, die aussahen, als hätte man mit matschigen Pflaumen nach ihm geworfen. Sein Kopf
verlief gerade nach oben, dann neigte er sich nach rechts, wo
zwei riesige Hämatome wie Mickymaus-Ohren mit Schlagseite
saßen. Das ganze Gesicht war asymmetrisch und der linke Augenwinkel durch ein Blutschwämmchen entstellt.

»Zangentrauma«, erklärte jemand. »Keine Bange, das hinterlässt keine Narben.« Aber es blieb doch ein kleiner Krater, wie
eine Erinnerung an die Windpocken.

Während ich meinen Sohn in den folgenden Wochen stillte,
hatte ich viel Zeit zum Nachdenken. Zugegeben, die Geburt war
ungewöhnlich verlaufen. Blitzwehen und Steißbeinbruch waren
nicht gerade die Norm, aber es wurmte mich immer noch, dass
ich nach Schmerzmitteln verlangt hatte. Ich dachte an Zelda. Ich
hatte das Gleiche tun wollen wie sie: aus dem Bett steigen, stöhnen, schaukeln, tanzen, mich krümmen, mich schütteln, wenn
die Wehen kamen. Ich hatte gedacht, Singen und rhythmische
Bewegungen seien deshalb unerlässlich gewesen, weil Zelda
noch nie etwas von der schmerzlosen Geburt nach der Lamaze-
Methode gehört hatte. Nun kamen mir Zweifel. Schmerzlose
Geburt? Gab es die überhaupt?

Ich war wütend wegen der Ammenmärchen, die man mir auf-
getischt hatte, wunderte mich über die Verschwörung, die ange-
zettelt worden war, um das Wort Schmerzen zu vermeiden. Die
Wehen hatten höllisch wehgetan, und ich wusste, ich würde nie
wieder mit einer Nullachtfünfzehn-Schablone an meine Geburtsvorbereitung herangehen. In den folgenden zwei Jahren

schöpfte ich bei meinen Kursen aus allen möglichen Informationsquellen.

»Jede Geburt ist anders«, sagte ich den Frauen. »Da Sie nicht wissen, wie Ihre Wehen verlaufen, können Sie sich im Grunde auch nicht bis ins Kleinste darauf vorbereiten. Geben Sie sich die Erlaubnis, zu experimentieren und zu sehen, was für Sie persönlich am besten ist.«

In jedem Kurs verbrachte ich eine ganze Stunde damit, die Entbindung in einem Rollenspiel zu simulieren. Ich bat die Männer, mich zu unterstützen, immer zwei gleichzeitig, damit sie eine Vorstellung erhielten, wie es wirklich ist, bei der Geburt dabei zu sein. Ich fluchte, brüllte, krallte mich an ihren Gürtelschlaufen fest, presste meine Stirn gegen ihre und nötigte sie, mit mir zu schaukeln, wie bei einem Tanz, dessen Ursprünge vermutlich im afrikanischen Busch lagen. Ich führte ihnen ein kunterbuntes Sammelsurium von Verhaltensoptionen vor. Ich wollte den Frauen das Gefühl geben, dass alles annehmbar war, wonach ihnen der Sinn stand, solange es half. »Jede Frau muss ihren eigenen Weg durch das Labyrinth der Geburt suchen«, sagte ich.

Die Rollenspiele entpuppten sich als der beliebteste Teil meiner Kurse. Andere Frauen, die Geburtsvorbereitung machten, kamen als Beobachterinnen und bauten die Technik in ihre eigenen Kurse ein. Ein frisch gebackener Vater sagte mir nach der Entbindung: »Es war kein Problem, während der Geburt bei Rachel zu sein. Sie verhielt sich genau wie Sie, so dass ich das Gefühl hatte, alles schon einmal durchgemacht zu haben.«

Einmal, während eines Rollenspiels des Geburtsakts, entdeckte ich plötzlich Angst in der Miene einer Teilnehmerin. Besorgt, dass ich es übertrieben haben könnte, rief ich sie nach der Entbindung an, um mich zu erkundigen, wie es ihr ergangen war. »Alles ganz normal«, sagte sie. »Übrigens, ich habe mich wesentlich besser gehalten als Sie!«

Als ich 1973 feststellte, dass ich zum zweiten Mal schwanger war, schwor ich mir, auf meine innere Stimme zu hören. Aber auch dieses Mal machten mir die Wehen einen Strich durch die Rechnung. Drei Wochen vor dem errechneten Geburtstermin wachte ich mit dem Gefühl auf, als ob sich irgendetwas in meinem Innern ausweitete. Keine Wehen und ganz gewiss keine Schmerzen, aber den ganzen Morgen über spürte ich so etwas wie Wellen, als würde sich der Muttermund dehnen, alle zwölf bis fünfzehn Minuten. Ich legte Wäsche zusammen, knabberte Zimttoast, half Colin bei einem Puzzle, und jedes Mal, wenn eine Welle kam, stand ich auf und schaukelte.

»Tut es weh?«, fragte Rog, der mich beim Summen und Schaukeln beobachtete.

»Überhaupt nicht. Aber ich fühle mich dann besser.«

»Sind das Wehen?«

»Nein, eher Dehnungen.«

So ging es den ganzen Morgen. Ich überlegte, ob es tatsächlich losgehen könnte, und schleppte mich mit einem sterilen Handschuh ins Bad, konnte aber den Muttermund nicht ertasten. Wahrscheinlich zu schwierig in der Yoga-Position, die ich einnehmen musste, um über den Bauch hinweg in meine Vagina zu gelangen.

Deshalb rief ich Linda an, eine befreundete Krankenschwester, und bat sie, nachzuschauen. Sie begrüßte mich mit einem Lächeln, aber ihre Miene erstarrte, als sie mich untersuchte. »Du bist so weit; der Muttermund ist vollständig eröffnet.«

»Quatsch. Das kann nicht sein. Ich habe keine Schmerzen, und wenn es sich um Wehen handeln sollte, dann kommen sie in viel zu großen Abständen.«

Sie untersuchte mich abermals und zog die Hand noch schneller heraus. »Ich sage dir doch, es geht los. Du musst in die Klinik. Jetzt.«

Rog lieferte Colin bei unserer Nachbarin ab, packte mich in seinen uralten VW-Bus und preschte los. Während der Fahrt in die Klinik, die etwa eine Meile entfernt war, folgten die Wehen dichter aufeinander und der Druck im Unterleib wuchs, so weit unten, wie es möglich war, ohne dass etwas herauskam. Ich ertrug es kaum, auf diesem Druck zu sitzen, also kniete ich mich auf den Fußboden des Wagens und klammerte mich am Griff über dem Handschuhfach fest.

Mittags um zehn nach eins betrat ich die Klinik und schlingerte durch die Gänge wie eine Seiltänzerin. Die Arme zu beiden Seiten ausgebreitet, warnte ich jeden, mir aus dem Weg zu gehen, als hätte ich eine Ladung Dynamit am Körper, die bei der kleinsten Berührung zu explodieren drohte.

Die Geburt stand unmittelbar bevor, sodass die Hebamme den erstbesten Arzt auf der Station anschleppte, dessen sie habhaft werden konnte. Er kam im Dauerlauf herein und sprengte die Fruchtblase. Bis dahin hatte ich alles unter Kontrolle gehabt, auch wenn ich vor Anstrengung, innerlich ruhig und gelassen zu bleiben, unter Hochspannung stand. Aber als das Fruchtwasser in hohem Bogen herausschwappte und die Brust des Doktors nass spritzte, setzte erneut das Beben der Geburt ein.

Ich schrie, und dann hatte ich das Gefühl, als verließe mein Geist den Körper. Nur die Tatsache, dass der Kreißsaal eine hohe Decke hatte, bewahrte mich davor, wie eine Rakete in den Orbit zu schießen. Von meiner Aussichtsplattform neben der Deckenbeleuchtung nach unten blickend, kam ich mir vor wie ein himmlischer Beobachter, der einer völlig Fremden beim Gebären zusieht. Um zwanzig nach eins kam meine Tochter zur Welt. Der Doktor hatte nur einen einzigen Gummifingerling an und fasste zweimal ungeschickt zu, bevor er in die Hocke ging und sie in seinem Schoß auffing.

»Jill! Es ist ein Mädchen!«, rief ich.

»Nein Schatz, es ist noch ein Junge«, sagte mein Mann benommen, der sich noch vor wenigen Minuten auf stundenlange Wehen eingestellt hatte. »Aber macht nichts. Wir lieben ihn trotzdem.«

Verdutzt sah ich ihn an. Dann fiel mein Blick wieder auf meine Tochter, und ich verstand Rogs Verwirrung. Die Nabelschnur hatte sich um ihre Hüften gerollt und bildete eine Schlinge neben den Schamlippen, die geschwollen waren wie die Genitalien aller Neugeborenen. Mir war klar, warum er sie mit einem Jungen verwechselt hatte.

»Es ist ein Mädchen«, wiederholte ich, aber er schüttelte den Kopf. Ich stemmte mich hoch und ergriff die Füße meiner Tochter. Der Arzt blickte mich entgeistert an, als ich ihr die Beine spreizte. »Es ist ein Mädchen, glaub mir. Ich weiß, wie Mädchen aussehen.«

Am nächsten Morgen fuhren wir nach Hause. Ich war überglücklich, platzte fast vor Stolz. Ich konnte mir gratulieren – weil ich auf den Trick hinter der schmerzlosen Geburt gekommen war. Weil mir nicht ein einziges Mal der Gedanke an Medikamente gekommen war. Weil ich nun einen Jungen und ein Mädchen hatte. Ich fühlte mich himmlisch, wie Miss America mit Krone, Umhang und einem Strauß langstieliger Rosen.

In den nächsten Wochen, während ich Colin in einem und meine Tochter beim Stillen im anderen Arm hielt, dachte ich abermals über das Geburtsgeschehen nach. Warum hatte ich keine Schmerzen verspürt? Warum hatte ich, als ich dachte, es wäre falscher Alarm, geschaukelt und gesungen, statt meine Atemübungen zu machen? Ich hatte mir die Erlaubnis gegeben, Dinge zu tun, die ich mir bei der ersten Geburt versagt hatte. Wäre die Entbindung bei Colin anders verlaufen, wenn ich mich anders verhalten hätte? Ich konnte es nicht glauben, dass ich zehn Jahre gebraucht hatte, um die Lektion von Zelda und Mrs. Purdue zu verinnerlichen.

Einen Monat später saß ich am Küchentisch und stillte Jill, während Rog mit einem Messer die stacheligen Spitzen der Artischocken entfernte. Ich sagte: »Stell dir vor, die Fruchtblase wäre zu Hause geplatzt? Wäre das nicht ein Ding gewesen?«

»Du lieber Himmel, Peggy, wir hätten es nie bis zur Klinik geschafft.«

»Dann wäre sie zu Hause geboren.« Ich deutete auf eine Stelle in der Mitte des Küchenfußbodens. »Vermutlich dort. Und du hättest sie entbunden.«

»Oh Gott.« Er starrte mich an, das Messer reglos in der Hand.

»Das wäre doch wunderbar gewesen.«

»Wunderbar?« Seine Stimme klang skeptisch.

»Ja. Lass uns überlegen, ob wir das Nächste nicht zu Hause bekommen wollen, mit einer Hebamme.«

Er legte das Messer hin und sah mich fassungslos an. »Hebamme? Zu Hause? Das Nächste?«

Ich lächelte.

SEIN ODER NICHT SEIN

Ich hatte mich nie besonders für die lokalen Laienhebammen interessiert. Sie führten ein Schattendasein am Rande der organisierten Medizin. Doch als ich erkannte, wie nahe ich bei Jill an einer ungeplanten Hausgeburt ohne sachkundigen Beistand gewesen war, begann ich, nach diesen geheimnisumwobenen »Weisen Frauen« Ausschau zu halten. Sie waren schwer zu finden.

Sie tauchten natürlich nie auf, wenn ihre Hausgeburten ohne Zwischenfälle verliefen. Wir bekamen sie nur zu Gesicht, wenn während der Entbindung Komplikationen eintraten und die Frauen in die Klinik mussten. Die meisten Hebammen verschwanden an der Schwelle zur Notaufnahme, nur wenige begleiteten ihre Patientinnen und gaben vor, eine Schwester oder Freundin zu sein. Normalerweise tauchten sie ins Badezimmer ab oder nahmen Deckung hinter einem Pfeiler, wenn ein Arzt oder eine Krankenschwester nahte. Keine von ihnen besaß eine staatliche Zulassung oder Belegbetten in einer Klinik, und nur wenige hatten einen Frauenarzt oder eine Ärztin, die sie bei Bedarf hinzuziehen konnten.

Mir wurde bewusst, dass dieses Fluchtverhalten keinen Mangel an Vertrauen in die eigenen Fähigkeiten widerspiegelte. Sie scheuten ganz einfach das Licht der Öffentlichkeit. Wenn ein Wehenstillstand eintrat oder Probleme auftauchten, hatten die Laienhebammen zwei Möglichkeiten: die Schwangere im Stich lassen oder bleiben und Strafverfolgung riskieren, weil sie ohne Zulassung einen medizinischen Beruf ausübten. Kein Wunder, dass sie sich rar machten.

1974 litt das Alta Bates Hospital nach einem Arbeitskampf unter einem derart gravierenden Personalmangel, dass die Ärz-

te einen großen Bogen um die schmutzigen Kreißsäle machten
und viele Patientinnen in andere Kliniken verlegt werden mussten. Auf diese Weise lernte ich Carole Hagin kennen. Der Chefarzt der Geburtshilfe bat sie, die Frauen während der Entbindung zu betreuen, um die Krankenschwestern zu entlasten.
Endlich bot sich mir die Gelegenheit, eine der angesehensten
Laienhebammen weit und breit bei der Arbeit zu erleben.

Carole hatte selbst sieben Kinder geboren, bevor sie Geburtsvorbereitungskurse gab. Sie war oft als so genannte *doula* oder
Geburtsbegleiterin bei Entbindungen dabei gewesen und hatte
bald in eigener Regie Babys »gefangen«. Es hieß, sie sei die ge-
borene Hebamme. Mich daran erinnernd, beobachtete ich sie bei
ihrer Tätigkeit. Sie wiegte die Frauen in den Armen, schaukelte
mit ihnen hin und her, und ich fragte mich, ob sie ihnen Zau-
bersprüche ins Ohr flüsterte. Die Frauen blickten ihr in die Augen, folgten ihr blind und sangen ihr Lob in den höchsten Tönen. Als ich sie später fragte, was für ein Zaubermittel sie an-
wende, lachte sie nur und sagte: »Verbalanästhesie. Ich spreche
sie durch die einzelnen Phasen der Geburt.«

Ich fragte mich, wie es sein mochte, wenn man so ruhig und
liebevoll von einer Weisen Frau betreut wurde. Und wie wunderbar es wäre, wenn ich diese Weise Frau wäre. Zum ersten Mal
kam mir der Gedanke, ob ich nicht umsatteln und Hebamme
werden sollte.

Anfang und Mitte der Siebzigerjahre fand eine Revolution
auf dem Gebiet der Gesundheitsfürsorge für Frauen statt. Der
Hippie-Ethos, der sich Ende der Sechzigerjahre entwickelt hatte,
wurde auf ein breiteres Fundament gestellt und bezog die femi-
nistische Politik mit ein. Viele Frauen wandten sich der alternativen Medizin zu, beispielsweise der Kräuterheilkunde und
Akupunktur. Medizinische Ratgeber für die Selbstbehandlung
erschienen in den Regalen der Buchhandlungen, und Frauen benutzten ein Einweg-Spekulum aus Plastik, um ihre eigene Gebärmutter zu untersuchen. Sie machten gegenseitig Abstriche,
lernten einfache Methoden der Abtreibung und standen einan-

der bei der Geburt bei. Sie wollten mehr als die Erlaubnis, Lamaze- oder Bradley-Techniken anzuwenden: Sie verlangten nach der vollen Palette der Geburtsoptionen. In jenen Jahren entsprachen meine Geburtsvorbereitungskurse genau dem, was vielen Frauen in Berkeley vorschwebte.

Die etablierte Medizin schwankte, dann beugte sie sich den Wünschen der Schwangeren. Das erste alternative Geburtszentrum, ausschließlich mit Hebammen besetzt, wurde 1975 im San Francisco General Hospital eröffnet. 1976 gründete das Mt. Zion Hospital ebenfalls ein Geburtshaus und stattete einen Raum mit Farnen, die in Makramee-Ampeln hingen, einem breiten Messingbett und einem runden Eichentisch aus; von der typischen Krankenhauseinrichtung weit und breit keine Spur. Ich fand es spannend, beim Phänomen der Geburtshäuser aus eigener Erfahrung mitreden zu können, und fuhr mehrmals im Monat über die Bay Bridge, um im Mt. Zion »schwarz« zu arbeiten.

Das Alta Bates Hospital in der East Bay war eine der beiden Kliniken, deren Entbindungsstation nun finanziell zu kämpfen hatte. 1977 gelangte man in Berkeley zu der nüchternen Schlussfolgerung, dass jedes Krankenhaus, das sich eines Geburtszentrums mit liberaler Politik rühmen durfte, aus dem Vollen schöpfen konnte. Zwei Verwaltungsangestellte und eine Frauenärztin, die Geburtshilfe leistete, erhielten grünes Licht von den entsprechenden Ausschüssen. Die Idee eines alternativen Geburtszentrums wurde mit erstaunlicher Schnelligkeit umgesetzt, aber plötzlich merkte man, dass man jemanden für die Koordination brauchte. Da ich ein halbes Jahr lang praktische Erfahrung im Mt. Zion gesammelt hatte, trug man mir die Aufgabe an.

»Nur wenn ich auch bei der Planung ein Wörtchen mitreden kann«, machte ich zur Bedingung, und sie waren einverstanden. Um das theoretische und praktische Rahmenwerk in anderen alternativen Geburtszentren auf die Situation im Alta Bates Hospital abzustimmen – eine Klinik, die kein fest angestelltes geburtshilfliches Personal hatte –, saß ich etwas mehr als eine Woche rund um die Uhr an der Schreibmaschine, bis die Leitlinien auf unsere spezifischen Bedürfnisse zugeschnitten waren. Ich rechnete mit Turbulenzen angesichts der einen oder anderen Neuerung. Es sollte Schluss sein mit routinemäßigen Infusionen und CTG, da sie die Bewegungsfreiheit einschränkten, der Zugang zu Schmerzmitteln sollte beschränkt werden und die Epiduralanästhesie ganz entfallen. Als die Protokolle beinahe ohne Beanstandung den Geburtshilfe-Ausschuss passierten, wurde mir klar, dass die Ärzte nicht ahnten, was für eine Lawine sie losgetreten hatten.

In den nächsten beiden Wochen wurde ein Ruheraum für die Zeit nach der Geburt eingerichtet, mit einem breiten Bett, Ausziehcouchen, Messinglampen und so vielen Topfpflanzen, dass wir in der Lage gewesen wären, einem Urwald den Rang abzulaufen. Mit Teppichboden, Farbe und Mobiliar in den Tönen Salbei, Terrakotta und Grünblau verliehen Innendekorateure dem sterilen Chrom- und Linoleum-Raum eine gemütliche Atmosphäre wie in einer Familienpension der gehobenen Mittelklasse. Das Planungskomitee der Ärzte schätzte, dass sich sechs bis acht Frauen im ersten Monat zur Entbindung anmelden würden. Vierzig besuchten die Einführungsveranstaltung, von denen zwanzig innerhalb der nächsten Wochen Geburtstermin hatten.

In den Anfangsjahren der alternativen Geburtszentren, die eine Revolution in der Medizin darstellten, schienen die meisten Ärzte nicht recht zu wissen, was sie von dem ganzen Konzept halten sollten. Sie hatten die schmerzlindernden Techniken, die seit Jahrhunderten von den Weisen Frauen, Hexen und Hebammen angewendet wurden, nie erlernt. Manchen fehlte die Fähigkeit, den Geburtsverlauf ohne technische Hilfsmittel einzuschätzen. Da sie seit langem keinen normalen Geburtsverlauf mehr zu Gesicht bekommen und keine Ahnung hatten, wie sich Frauen verhalten, wenn sie keine Medikamente nehmen und künstliche Barrieren entfernt sind, verstanden sie nicht, was an den alternativen Geburtszentren so anders sein sollte. Wir Krankenschwestern sonnten uns dagegen in unserer neuen Machtposition. Wir machten freiwillig Überstunden, weil uns die Choreografie einer ganz besonderen Geburt befriedigte, von der die Frauen eine Erfahrung erhofften, die ihr Leben grundlegend verwandelte.

Julie, eine Krankenschwester auf der Entbindungsstation, die ihre beiden Kinder im Geburtszentrum zur Welt brachte, sagte später: »Es hat unheimlich wehgetan, aber es waren *meine* Schmerzen, und die wollte ich mir von niemandem nehmen lassen.«

Julies Einstellung, die viele Frauen teilten, fanden die Ärzte befremdlich; sie konnten sich einfach keinen Reim darauf machen. Eines Abends, während der Anlaufphase, sah mich Dr. Clark verunsichert an, als er neben mir im Korridor stand. Er warf einen kurzen Blick ins Geburtszentrum, wo seine Patientin auf dem breiten Bett in den Wehen lag, während ihre sieben oder acht »geladenen Gäste« fröhlich Brie aßen und Chardonnay tranken.

»Was soll ich da eigentlich?«, fragte er.

Ich lächelte. »Nichts. Sie kommt prima alleine zurecht. Es reicht, wenn Sie das Baby auffangen.«

»Zum Teufel damit. Ich habe nicht Medizin studiert, um bei der Geburt dabeizustehen und Däumchen zu drehen!«

»Aber was gibt es denn für Sie zu tun, wenn die Geburt normal verläuft?«

»Eine solche Diagnose kann man nur im Nachhinein stellen«, sagte er. »Der Geburtsverlauf lässt sich erst dann als normal bezeichnen, wenn es Fakten gibt, die das belegen. Alle Geburten sind kompliziert, bis das Gegenteil erwiesen ist.« Die Schultern straffend, betrat er den Raum.

Verdutzt stand ich im Korridor und blickte seinem entschwindenden Rücken nach. Mir wurde bewusst, dass er mir gerade den Unterschied zwischen Ärzten und Hebammen vor Augen geführt hatte. Hebammen gehen davon aus, dass eine

Geburt normal verläuft, bis das Gegenteil erwiesen ist. Ärzte nicht.

Ich hatte schon seit einigen Jahren die Möglichkeit in Betracht gezogen, umzusatteln und eine Hebammenschule zu besuchen, aber die Tragweite dieser Entscheidung lähmte mich. Ich hätte viel aufgeben müssen: mein geregeltes Einkommen, einen sicheren Arbeitsplatz, Tagesschichten, fünf Wochen bezahlten Urlaub im Jahr und Gesundheitsvorsorge für mich und meine Familie. Obwohl Rog meinte, die Hebammenschule sei zwangsläufig der nächste Schritt in meiner beruflichen Laufbahn, zögerte ich, wohl wissend, welche Konsequenzen er für unser aller Leben haben würde. Dr. Clarks Feststellung beendete mein Dilemma. Wie hätte ich auch weiterhin die Anweisungen von Ärzten befolgen sollen, die der Meinung waren, eine normale Geburt sei eine Diagnose, die man nur im Nachhinein stellen könne? Das widerstrebte meinen innersten Überzeugungen.

Angesichts der Freiheiten in den alternativen Geburtszentren, die plötzlich wie Pilze aus dem Boden schossen, entdeckten Krankenschwestern, Hebammen und die schwangeren Frauen aufs Neue ein intuitives Wissen, das jeder Methode, die wir dem natürlichen Prozess aufzupfropfen versuchten, überlegen war. Der weibliche Körper verfügt über ureigene und nahezu perfekte Kenntnisse des Geburtsgeschehens; erst wenn sich das Gehirn einschaltet, können Probleme entstehen. Wenn wir dem Verhalten der Frauen während der Entbindung starre Regeln aufzwingen, läuft die Geburt unter Umständen aus dem Ruder. Das intuitive Wissen der Frauen wird sabotiert, wenn sie in ein klinisches Umfeld verpflanzt werden, umgeben von Fremden und angeschlossen an Maschinen, die ihre Bewegungsfreiheit einschränken. Dann besteht die Gefahr, dass sie von Gefühlen wie Angst, Einsamkeit, Zweifel und Misstrauen gequält werden, negative Kräfte, die ungeheure Macht haben und die Schmerzen noch vergrößern. Ihre Hoffnungen auf eine normale Geburt verflüchtigen sich ebenso schnell wie die Lösung im Tropf, an dem sie hängen.

Bei einer normalen Geburt und in einer unterstützenden, toleranten Umgebung sind Frauen in der Lage, das Geburtsgeschehen autonom zu gestalten. Erforderlich ist lediglich eine ruhige, erfahrene Begleitung, eine Frau, die der werdenden Mutter auf ihrem schwierigen Weg durch das Labyrinth der Geburt Orientierungshilfen zu geben vermag.

Im Geburtszentrum der Alta-Bates-Klinik erlebte ich hautnah mit, wie eine Entbindung verlief, wenn Frauen die unbeschränkte Vollmacht hatten, alles zu tun, was ihnen ihr Körper befahl. Niemand, der auf eine bestimmte Methode schwor, befahl ihnen, flacher oder tiefer zu atmen, durch die Nase zu blasen, beim Pressen den Atem anzuhalten oder laut auszustoßen, sich an die Zwerchfell- oder Brustatmung zu erinnern, kurz und schnell oder lang und langsam zu atmen, die Augen zu öffnen oder zu schließen. Mit anderen Worten: Keiner sagte ihnen, dass sie alles falsch machten.

Ich sah Frauen, die nach der Rockmusik von Grateful Dead tanzten. Die klassische Oldies sangen, die ächzten wie der Wind, der durch den Schornstein hinabfährt, die in flackerndes Kerzenlicht starrten, stundenlang duschten, in die Hände klatschten, sich an Türgriffe klammerten und schaukelten, die hin und her schwankten, während sie sich an die Gürtelschlaufen ihres Mannes klammerten, die treppauf, treppab marschierten, die Zimmerdecke anheulten, auf allen vieren vom Bett ins Badezimmer krochen, den Kopf wie ein Zirkuspony zurückwarfen oder sich einfach den nächstbesten warmen Körper schnappten und sich an ihm festhielten, als gelte es ihr Leben. Einige benutzten mentale Tricks wie das Aufsagen von Multiplikationstabellen oder subtrahierten bunt durcheinander gewürfelte Zahlen von Hundert. Eine Frau zitierte Wordsworth, eine andere wählte Shakespeare. Eine Jüdin bat mich, zum Erstaunen ihres Mannes, ein Ave Maria nach dem anderen für sie zu beten, während sie in der Wanne saß und ein heißes Bad nahm.

Viele Frauen reagierten musikalisch auf das Geburtsgeschehen, und es machte Spaß, den Ursprung ihrer Melodien zu erra-

ten. Gregorianische Choräle? Byzantinisch? Indianische Gesänge? Klang das nach einem jüdischen Kantor? Ein paar Frauen
produzierten glockenhelle, hohe Töne, aber die meisten neigten
zu den tieferen Tonlagen der tibetischen Mönche. Eine Cellistin
umgab sich mit vier musikalischen Freundinnen aus dem Sym-
phonieorchester von San Francisco und verlangte, dass jede den
Part eines anderen Instruments aus Beethovens Ode »An die
Freude« summte, während sie in den Wehen lag. Sie übernahm
die Hauptmelodie, und die Stimmen ihrer Begleiterinnen setzten die Kontrapunkte, lauter, wenn die Wehen ihren Höhepunkt
erreichten, und leiser, wenn der Schmerz nachließ. Mit Tränen
in den Augen kniete ihr Mann neben ihr und beobachtete ehrfürchtig, wie sie mit ausladenden Handbewegungen ihr Ge-
burtsopus dirigierte.

Mit den Erinnerungen an die reinen Stimmen, deren Ode
»An die Freude« noch in meinem Kopf nachklang, fuhr ich nach
Hause, klebte eine Briefmarke auf einen Umschlag und brachte
meine Anmeldung für die Hebammenschule zur Post.

Wenn du dabei bist

Die Schwangeren pilgerten in Scharen in das alternative Geburtszentrum der Alta-Bates-Klinik, mit Styroporsitzkissen, Blumen, Champagner, Räucherstäbchen und Musikinstrumenten, aufgeregte Kinder und fassungslose Großeltern im Schlepptau. Um der Nachfrage gerecht zu werden, wurde es in aller Eile um zwei Geburtsräume erweitert.

Die Krankenschwestern, die geburtshilflich tätig waren, unterstützten beinahe einhellig das Konzept der natürlichen Geburt und die Freiheit von den strikten Regeln, die im normalen Klinikbetrieb bei der Entbindung herrschten. Sie organisierten Vorbereitungskurse für Geschwister und Workshops, um die Großeltern über Neuerungen in der Betreuung von Schwangeren und Wöchnerinnen, in der Neugeborenen- und Säuglingspflege zu informieren. Meine Freundin Sandi, deren viertes Kind jeden Tag erwartet wurde, bot an, ihre Geburt filmen zu lassen, als Anschauungsmaterial in den Vorbereitungskursen.

In der Ärzteschaft gingen die Meinungen über das alternative Geburtszentrum dagegen auseinander. Einige wenige hielten es für die beste Idee, seit das Chloroform aus dem Kreißsaal verbannt worden war. Das andere Extrem war eine Gruppierung, die sich aufführte, als habe man ihre berufliche Kompetenz anzuzweifeln gewagt. Die Mehrheit rangierte in der Mitte der Skala und hoffte vermutlich, auch dieser Kelch möge an Berkeley vorübergehen wie andere kurzlebige Marotten in der Geburtshilfe: die Akupressur bei der Behandlung der Anämie, die Haaranalyse bei der Diagnose von Fehl- und Mangelernährung, die Moxibustion bei der Wendung des ungeborenen Kindes von der Steiß- in die Kopflage, eine der Traditionellen Chinesischen

Medizin entlehnte Methode, oder die makrobiotische Kost als Allheilmittel.

Dr. Rider gehörte zu der Gruppe, die sich angegriffen fühlte; seine Gegenoffensive ging über das Geburtszentrum hinaus, schloss Praktikanten und Hospitanten, Hebammen und Krankenschwestern ein, die praktische Geburtshilfe in gleich welcher Form leisteten.

»Habe ich recht gehört? Sie wollen die Hebammenschule besuchen?«, raunzte er mich an, als er das Geburtszentrum betrat, wo ich gerade seine Patientin betreute.

»Ja, aber erst in einem Jahr.«

»Ich hoffe, Sie kommen nicht auf die Idee, Hausgeburten durchzuführen! Kochen ist was für zu Hause, aber nicht Kinderkriegen. Demnächst bilden sich die Leute auch noch ein, dass sie zu Hause sterben wollen.«

Ich schwieg, aber Erica, seine Patientin, runzelte die Stirn. »Wenn Sie mich fragen, ich würde lieber zu Hause als in so einer unpersönlichen, sterilen Klinik sterben. Was ist dagegen einzuwenden?«

»Geburt und Tod gehören in ein Krankenhaus; wo kämen wir denn da hin?« Dr. Rider untersuchte sie und verließ wortlos den Raum.

Erica blickte ihm nach, dann sagte sie zu ihrem Mann: »Hast du das bemerkt? Er hat mir nicht ein einziges Mal ins Gesicht gesehen! Für den bin ich nur eine Nummer.«

Ich hatte nie besonders viel für Dr. Rider übrig gehabt, und Erica schienen plötzlich auch Zweifel an der Wahl ihres Arztes zu kommen. Er war ein Trauerkloß mit verkniffenem Mund und unstetem Blick, und er hatte garantiert nicht erwartet, dass sie auch nur in Betracht ziehen könnte, im alternativen Geburtszentrum zu entbinden. Er gehörte zu denen, die alles unter Kontrolle haben mussten, und er mochte seine Patientinnen am liebsten leicht weggetreten von Schmerz- und Beruhigungsmitteln, auf dem Rücken, von Kopf bis Fuß mit sterilen Baumwolltüchern verhüllt und gefügig.

Erica, eine eigenwillige Frau mit langen schwarzen Haaren und üppigen Formen, hatte sich ohne vorherige Absprache mit ihm im alternativen Geburtszentrum angemeldet. Er erfuhr erst davon, als er sie auf der regulären Entbindungsstation nicht finden konnte.

»Die ist im Geburtszentrum«, sagte eine der Krankenschwestern und deutete auf das andere Ende des Korridors.

Er war nicht zufrieden mit seiner aufsässigen Patientin, wie Erica zu spüren bekommen hatte. »Er hat sich nach mir zu richten«, sagte sie, als er weg war. »Ich gehe jetzt duschen, und ich werde hier bleiben. Ich sage Ihnen Bescheid, wenn ich das Gefühl habe, dass die Presswehen beginnen.«

»Nichts dagegen einzuwenden«, erwiderte ich. »Aber ich muss hin und wieder überprüfen, ob das Kind versorgt ist, und lassen Sie mir Zeit, um Dr. Rider herzuholen, wenn es losgeht.«

»Hat Erica Ihnen gesagt, dass sie auf dem Fußboden entbinden will? Auf allen vieren?«, erkundigte sich Jordan, ihr Mann.

Ich lachte schallend. »Nur zu! Dr. Rider wird ausrasten!«

»Der wird sich schon wieder einkriegen«, konterte Erica. Sie warf aufmüpfig den Kopf zurück und verschwand in der Dusche.

Eine Stunde später steckte sie den Kopf durch die Glasschiebetür. Die Haare hingen ihr ins Gesicht, und sie stöhnte: »Ich glaube, ich habe Presswehen.«

Ich prüfte, wie weit der Muttermund eröffnet war, während sie in der Dusche stand, wobei ich ebenfalls klatschnass wurde. Dann benachrichtigte ich auf der Stelle Dr. Rider. Er kam im Dauerlauf ins Geburtszentrum und rastete aus, wie ich vorhergesagt hatte. Ein Blick auf Erica, die nackt auf einer Decke am Fußboden kauerte, im Vierfüßlerstand, genügte, dann zog er mich auf den Korridor hinaus.

»Das darf doch nicht wahr sein! Können Sie mir mal sagen, was ich mit ihr machen soll, da unten auf dem Boden?«

»Nichts, nur das Baby entbinden. Auffangen. Sie macht das prima, finden Sie nicht?«

»Auf allen vieren!«

»Ja, das ist ihr am liebsten.«

»Nicht zu fassen.« Er schnaubte vor Wut, dann beschloss er, im Bereitschaftsraum zu warten, bis das Köpfchen sichtbar war, um so wenig Zeit wie möglich in »diesem Babyzentrum oder Geburtshaus … was auch immer« zu verbringen.

Als ungefähr noch drei Kontraktionen übrig blieben, holte ich ihn abermals. In voller Rüstung – OP-Kittel und sterile Handschuhe, als handle es sich um eine Operation am offenen Herzen – ließ er sich auf ein Knie nieder und fing das Baby auf. Abgesehen von der Anweisung: »Pressen … Jetzt nicht mehr pressen!«, war er stumm wie ein Fisch. Kaum war die Plazenta in das Becken aus rostfreiem Stahl geglitten, schüttelte er Jordan die Hand und rauschte hocherhobenen Hauptes hinaus.

Erica und ich sahen uns an und brachen in schallendes Gelächter aus. »Habe ich richtig gehört? Sie wollen die Hebammenschule besuchen?«, fragte sie, als wir uns einigermaßen beruhigt hatten.

»Ja, nächstes Jahr im Dezember.«

»Gut. Ich möchte mein nächstes Kind nämlich zu Hause zur Welt bringen, aber nur, wenn Sie dabei sind.«

»Abgemacht, ich freue mich.«

Tags darauf füllte ich gerade die Vorratsschränke im Geburtszentrum auf, als Sandi anrief; die Wehen hatten angefangen, und um Punkt zwölf trudelte sie ein. Klein und zierlich, im pinkfarbenen T-Shirt, das knapp den Po bedeckte, marschierte sie im Raum hin und her, um die Wehen voranzutreiben. Steve, ihr Mann, eilte bei jeder Kontraktion an ihre Seite. Die beiden ältesten Kinder, zehn und elf Jahre alt, warfen ihr hin und wieder einen Blick über die Schulter zu, aber ihr Interesse galt in erster Linie dem Picknickkorb, den Sandi mitgenommen hatte. Er enthielt Evian-Mineralwasser, Camembert, belgische Schokolade, frische Himbeeren, Baguette und Pastete – nicht gerade das, was Kinder normalerweise gerne essen, aber Sandis Sprösslinge waren Feinschmecker und zogen die Gourmet-Version von Chips und Cola vor. Sie schmierten den zerlaufenden Käse auf das Weißbrot, dann wandten sie die Aufmerksamkeit wieder ihrem Monopoly-Spiel zu. Sie gaben sich alle Mühe, weltläufiger zu erscheinen als ihr kleiner Bruder.

Der fünfjährige Seth, der mit seinen braunen Locken und den blauen Augen wie ein Cherubim von Raphael aussah, drückte einen Teddybären gegen seine Brust und blickte seine Mutter fortwährend an. Während sein Bruder und seine Schwester Gleichmut angesichts der bevorstehenden Geburt vorschützten, die sich direkt vor ihrer Nase abspielte, konnte er den Blick nicht von seiner Mutter lösen. Wenn sich ihr Mienenspiel änderte, konnte man es an seinen Augen ablesen. Seth grub die Nase in den Kopf des Teddybären und spähte zwischen den pelzigen Ohren zu seiner Mutter hinüber. Immer, wenn Sandi stehen blieb, weil eine Wehe kam, runzelte er die Stirn, drückte sich an Steve oder umklammerte die Rückenlehne des Stuhls.

Als meine Schicht zu Ende ging, war der Muttermund bei Sandi sechs Zentimeter eröffnet und die Wehen wurden stärker. Trotzdem hatte ich geplant, zu bleiben und bei der Geburt dabei zu sein. Sandi sagte: »Peggy, willst du deine Kinder nicht herholen? Vielleicht haben sie Lust; eine Geburt mitzuerleben ist doch etwas Besonderes. Ich habe nichts dagegen. Was ist mit euch, Steve, Kinder?«

Als Steve und die Kinder mit einem Achselzucken ihr Einverständnis andeuteten, war ich weg wie der geölte Blitz, in der Hoffnung, rechtzeitig wieder zurück zu sein. Colin und Jill hatten mir oft mit dem Wunsch in den Ohren gelegen, bei einer Entbindung dabei zu sein, und so eine Gelegenheit bot sich nicht alle Tage. Ich brauste unsere Auffahrt hoch, lief ins Haus und rief: »Hallo Kinder, was ist, wollt ihr mitkommen? Sandi bekommt ihr Baby!«

»Was? Wann? Jetzt?« Sie rappelten sich hoch, und wir stürmten zur Tür hinaus, ließen den Fernseher laufen.

Auf der Rückfahrt in die Alta-Bates-Klinik kamen mir dann doch Bedenken. Ich hatte keine Zeit gehabt, den siebenjährigen Colin und die fünfjährige Jill auf das turbulente Geburtsgeschehen vorzubereiten, das sie erwartete. Im Geschwisterprogramm des Geburtszentrums wurden die Kinder auf den Anblick, die Geräusche und typischen Gerüche bei einer Geburt vorbereitet. Was sie darüber wussten, hatten sie lebenslang bei unseren Tischgesprächen aufgeschnappt, bei denen es nicht selten um Blasensprung, »Zeichnen« – wie man den Abgang von blutigem Schleim aus der Vagina im Fachjargon nennt –, den Abstand zwischen den Wehen und die Auswirkungen des Geschlechtsverkehrs zu Beginn der Eröffnungsperiode ging, Themen, die zu erwähnen anderen Familien nicht im Traum eingefallen wäre, schon gar nicht beim Essen.

Während ich meine Kinder durch die elektronisch gesteuerten Türen und im Aufzug nach oben brachte, war mir nicht besonders wohl in meiner Haut. Aber es gab kein Zurück, sie liefen bereits vor mir her ins Geburtszentrum. Ich schickte ein leises Stoßgebet zum Himmel, drückte die Daumen, dass alles gut ging, und folgte.

»Wir haben es geschafft«, flüsterte Jill mir zu. Ich umarmte sie fest und nickte, dann blickte ich mich in dem Raum um, der mit fünf Kindern, einer Fotografin, zwei weiteren Freundinnen von Sandi zur Beaufsichtigung der Kinder, zwei Kolleginnen von Sandi, Sandi, Steven und meiner Wenigkeit aus allen Nähten zu platzen drohte.

Colin hielt sich im Hintergrund, die Arme vor dem Körper verschränkt. Offenbar hatte er den goldenen Mittelweg entdeckt: Seine Haltung erlaubte ihm, mäßiges Interesse zu heucheln und trotzdem seine grenzenlose Neugierde zu befriedigen. In der Nachmittagssonne war die Narbe am Augenwinkel deutlich zu erkennen, und ich dachte an seine eigene Entbindung, an den blutigen Abdruck der Geburtszange, von dem es hieß, das Mal werde spurlos verschwinden. Es war immer noch da, aber mein Sohn war nicht auf den Kopf gefallen und pflegte seinen Klassenkameraden zu erzählen: »Das ist nur ein Kratzer, der von einer Rauferei mit einem Taschendieb stammt.«

Jill hatte sich dagegen zum Fußende des Bettes durchgeschlängelt. Sie stützte die Ellenbogen auf die Matratze und das Kinn auf die Hände, direkt zwischen Sandis Füßen. Ab und zu schaute sie kurz hoch, in Sandis verzerrtes Gesicht, aber meistens fixierte sie die dunkle, feuchte, leicht blutige Öffnung zwischen Sandis Oberschenkeln, wo jeden Augenblick der Kopf des Babys auftauchen konnte. Es sah aus, als wäre sie am liebsten noch näher herangekrochen, damit ihr nichts entging.

Seth war ein Kapitel für sich. Sein Unbehagen wuchs. Ich versuchte, die Angst um seine Mutter zu beschwichtigen, und sagte: »Das ist harte Arbeit, Seth, aber deine Mutter macht das ganz prima. Sie hat es gleich geschafft.«

Er nickte und lächelte zaghaft, wagte aber nicht, seine Mutter aus den Augen zu lassen. Er umklammerte den Teddybären und zitterte bei jedem Atemzug.

Dr. Bill Stallone, ein hoch gewachsener Italiener mit dem Profil eines römischen Feldherrn, kam zur Tür herein. Er zuckte mit keiner Wimper beim Anblick eines Massenaufgebots an Kindern, Käse, Schokolade und Chardonnay. Seine Augen waren sanft, als er das Wort an Jill und Seth richtete. Er war einer der wenigen Ärzte, die das alternative Geburtszentrum nicht notgedrungen akzeptierten, sondern aus vollem Herzen unterstützten. Dr. Stallone nahm ein Stück Schokolade, lächelte Sandi ermutigend zu, als er ihr die Haare aus der Stirn strich, und nahm neben meiner Tochter am Fußende Platz.

Genau in dem Moment, direkt vor Jills Nase, platzte die Fruchtblase. Meine Tochter wich zurück, aber der Wasserschwall konnte sie nicht bewegen, ihren Sitz in der ersten Reihe aufzugeben. Sobald wir alles aufgewischt hatten, belegte sie ihren angestammten Platz wieder mit Beschlag.

Seth hatte sich erschrocken. Sandi drehte den Kopf zur Seite und lächelte ihn an. »Keine Bange, Seth. Mir geht es gut.«

Er sah aus, als würde er jeden Moment in Tränen ausbrechen, und flüchtete in Steves Arme, mitsamt seinem Teddybären.

Sandi stieß einen Schrei aus, als die erste Presswehe kam, der allen durch Mark und Bein ging. Dr. Stallone stellte einen Schemel ans Fußende des Bettes, direkt hinter Jill. Er nahm Platz, öffnete sein Instrumentenset und lächelte den Kindern zu, die sich an seinen Ellenbogen drängten. Monopoly-Geld und Schokoriegel lagen vergessen auf dem Tisch.

Bei der zweiten Presswehe wurde die ovale Öffnung runder, und ein winziges Stück des kahlen Köpfchens wurde sichtbar. Sandis ältester Sohn riskierte einen kurzen Blick und meinte: »Aha, das Gehirn.«

Dr. Stallone und ich lachten, und ich erklärte ihm: »Du hast Recht, das sieht wirklich so aus wie Aufnahmen vom Gehirn. Wie eine verschrumpelte Walnuss, oder?«

Er nickte. »Das ist die Kopfhaut, die sich durch den Druck zusammenschiebt, wenn das Kind durch den Geburtskanal muss. Sobald es draußen ist, wird sie wieder glatt.«

»Klasse!«

»Wow, schon wieder!«, rief mein Sohn, als die nächste Presswehe kam, begleitet von Sandis markerschütterndem Schrei. Das Baby rutschte weiter nach unten. Noch eine Presswehe, dann war es geschafft. Seth schloss jedes Mal die Augen und hielt sich die Ohren zu, wenn seine Mutter schrie, während meine Tochter das Getöse überhaupt nicht zu registrieren schien: Wie gebannt rutschte sie näher an Sandi heran und streckte die Hand nach dem Köpfchen aus, das die Öffnung zwischen den Beinen nun beinahe ausfüllte.

»Jill!«, rief ich meine vorwitzige Tochter zur Ordnung, und sie zuckte zurück.

»Möchtest du es anfassen?«, fragte Dr. Stallone, und Jill nickte stumm. Er führte ihre Hand. Mit zwei Fingerspitzen strich sie behutsam über das glänzende Köpfchen, strahlte dabei über das ganze Gesicht.

»Das ist ganz warm und glitschig«, flüsterte sie.

Abgesehen von Seth, der den Kopf in den Achselhöhlen seines Vaters versteckte, rückten auch die anderen Kinder heran, um das Schauspiel aus der Nähe zu betrachten. Jill schob sich immer weiter nach oben und versperrte dem Arzt die Sicht.

»Jill, könntest du mir ein kleines bisschen Platz machen?«, bat er. Jill rutschte zurück und setzte sich kurzerhand auf sein Knie. Bevor ich einschreiten konnte, war der Kopf des Babys draußen. Lachend und mit meiner Tochter auf dem Schoß, entband Dr. Stallone Sandis Kind.

Ein Mädchen, mit 2650 Gramm ein Leichtgewicht, schwappte dem Doktor mit einer zweiten, noch größeren Fruchtwasserwelle in die Hände. Die Kleine riss die Arme hoch, als wollte sie sagen: »Soooo groß bin ich!«, und stimmte mit einem munteren Krähen in die Jubelrufe aller Anwesenden ein. Dr. Stallone legte Sandi das Kind in die Arme, und eine der Schwestern legte ihm locker eine vorgewärmte Decke über.

Seth ließ den Teddybären fallen und kroch zu Sandi auf das Bett, ans Kopfende. Seine Angst war ausgestanden, wie man an seiner Stirn sah, die sich geglättet hatte, und die Locken hingen ihm ins Gesicht, als er seine kleine Schwester begutachtete. Jill sprang von Dr. Stallones Schoß und kroch über das Bett zu Sandis Schulter. Sie betrachtete die Arme des Babys, die sich wie Dreschflegel bewegten, und hielt eines der zappelnden Händchen fest. Mit dem typischen Klammerreflex der Neugeborenen packte es Jills Finger.

»Sie tickt im Kopf«, sagte Jill, als sie die Fontanelle bemerkte, dann rief sie aufgeregt: »Schaut mal, sie macht Pipi.«

Eine halbe Stunde später gelang es mir endlich, meine Tochter von dem Baby und meinen Sohn von der belgischen Schokolade wegzulotsen, um die beiden mit sanfter Gewalt zur Tür zu bugsieren. Auf dem Gang hüpften sie neben mir her, überschäumend vom Eindruck des soeben Erlebten. Als die Fahrstuhltür aufging, zog ich Colin an mich und fragte: »Na, was war das für ein Gefühl, bei der Geburt von Sandis Baby dabei zu sein?«

»Klasse, Mom. Genau wie die Tricks in den Science-Fiction-Filmen. Ich finde es irgendwie unheimlich, auch wenn es ein Mensch und kein Monster ist, was da herauskommt. Aber toll! Trotzdem, ich bin froh, dass ich ein Junge bin und das nicht selber machen muss.«

Jill sah ihren Bruder, dann mich und zum Schluss wieder Colin mit einem merkwürdigen Gesichtsausdruck an. Ich konnte beinahe sehen, wie ihre kleinen grauen Zellen auf Hochtouren arbeiteten, als ihr vermutlich zum ersten Mal im Leben bewusst wurde, dass Frauen das überlassen bleibt, was man als »Kinderkriegen« bezeichnet.

»Und was ist mit dir, mein Schatz? Wie fandest du es?«, flüsterte ich, ging neben ihr in die Knie und blickte sie an.

Sie legte die Arme um meinen Hals und seufzte bühnenreif. »Mom, ich will fünfundzwanzig Babys kriegen.«

»Fünfundzwanzig? Bist du sicher?«

»Ja. Aber nur, wenn du dabei bist.«

NEBEL

Ich fuhr mit einem Ruck hoch, als das Telefon neben meinem Bett läutete. »Verdammt«, fluchte ich leise und sah auf den Wecker: 00:07 Uhr. »Hallo?«, brachte ich endlich heraus, noch immer schlaftrunken.

»Peggy, Maria hier. Habe ich dich geweckt?«, fragte eine sanfte Stimme.

»Maria, du bist es! Hast du Wehen?« Erst jetzt bemerkte ich, dass Rog aus dem Bett gesprungen war, als das Telefon klingelte. Er hatte seinen Bademantel angezogen und stand an der Bettkante wie ein Schlafwandler, die Arme baumelten kraftlos zu beiden Seiten herab. »Rog, was ist los, was machst du da?«

»Der Wecker«, murmelte er.

»Nein, Liebster, das war das Telefon. Es ist Mitternacht. Geh wieder ins Bett.«

Er schlüpfte gehorsam unter die Decke; vermutlich würde er sich morgen früh beim Aufwachen wundern, wieso er im Bademantel geschlafen hatte.

»Entschuldigung Maria. Also, was gibt's?«

»Es geht los. Ich habe seit einer Stunde Wehen. Könntest du vorbeikommen und nachschauen, ob es an der Zeit ist, Carole Bescheid zu sagen?«

»Kein Problem«, erwiderte ich. »Bin schon unterwegs.«

Eine Hausgeburt. Meine erste Hausgeburt. Als Krankenschwester in der Geburtshilfe war ich bei Tausenden von Entbindungen dabei gewesen, in Kreißsälen, Ruheräumen, alternativen Geburtszentren, Operationssälen, in der Notaufnahme oder auf der Rollliege in der Eingangshalle irgendeines Krankenhauses und im Aufzug, sogar gleich mehrmals. Aber noch nie bei einer Hausgeburt.

In zwei Wochen sollte meine Ausbildung zur Hebamme beginnen, gemeinsam mit elf anderen Frauen. Im Gegensatz zu mir hatten die meisten von ihnen schon einige Jahre als Laienhebamme gearbeitet und etliche Hausgeburten hinter sich. Was sie nicht hatten, war ein Abschluss an einer staatlich anerkannten Hebammenschule und somit auch keine Zulassung. Sie übten ihren Beruf in einer juristischen Grauzone aus und waren im medizinischen Establishment nicht anerkannt. Ihre Kenntnisse stammten von erfahrenen Hebammen, bei denen sie »in die Lehre« gingen. Typisch für ihre Herangehensweise an die geburtshilfliche Praxis waren Experimentierfreudigkeit, eine ganzheitliche Sicht des Menschen und Offenheit gegenüber Methoden und Techniken aus den unterschiedlichsten Schulen der alternativen Medizin. Nicht alle hatten eine Ausbildung als Krankenschwester. Das war gleichwohl Voraussetzung für die Aufnahme in einer Hebammenschule und folglich für den Weg in die »Legalität«, plus ein daran anschließender Praxisblock in der Entbindungsstation eines Krankenhauses.

Diesen Weg war Carole Hagin gegangen. Seit unserer ersten Begegnung in der Alta-Bates-Klinik vor fünf Jahren hatte sie eine Ausbildung als Krankenschwester absolviert, in der Nähe ihres Hauses in Martinez hospitiert und im General Hospital in San Francisco erfolgreich die Hebammenausbildung beendet, die für mich in zwei Wochen beginnen sollte. Ich gehörte zu den Einsteigerinnen, die den umgekehrten Weg einschlugen. Die medizinische Philosophie, strikt reglementiert, allopathisch und westlastig, hatte seit Jahren jede Sphäre meines Gehirns mit Beschlag belegt; ich sehnte mich danach, das verkrustete Denken aufzubrechen, frischen Wind hereinzulassen, die Leerstellen in meinem Kopf mit neuen Ideen zu füllen. Akupressur, Kräuterheilkunde, rituelle indianische Gesänge, Reflexzonenmassage, Homöopathie – darüber wusste ich nichts.

Als meine Freundin und Berufskollegin Maria mich also bat, Carole Hagin bei der Hausgeburt ihres dritten Kindes zu assistieren, war ich Feuer und Flamme. Und jetzt war es so weit. Endlich bot sich mir eine Gelegenheit, Carole Hagin und ihre Zauberkünste aus erster Hand mitzuerleben. Es hatte fast eine Viertelstunde gedauert, bis ich startklar war. Aber zumindest war ich inzwischen hellwach und erhielt einen Vorgeschmack auf meine berufliche Zukunft. Es herrschte dichter Nebel, und mir dämmerte, dass ich mich häufiger solchen Wetterverhältnissen ausgesetzt sehen würde. Alleine. Und mitten in der Nacht.

Mit zusammengekniffenen Augen fuhr ich durch die menschenleeren Straßen. Vor einer Kreuzung ließ ich den Wagen stehen und lief ein Stück weiter zur Haltebucht hinüber, weil ich befürchtete, ich hätte mich verfahren. Ich hielt mich am Metallpfosten des Straßenschildes fest, um den Straßennamen zu entziffern, da man kaum die Hand vor Augen sah. Fünfundzwanzig Minuten später klopfte ich an Marias Haustür. Ihr Mann Steve öffnete, dann sah er den Nebel.

»Ach du meine Güte!«, sagte er entgeistert.

Maria kauerte auf einem Futon, der auf dem Fußboden vor dem offenen Kamin lag. Sie hatte schwarze Haare, die in Wellen bis zur Mitte des Rückens fielen, ein strahlendes Lächeln und feurige braune Augen, wie viele Frauen argentinischer Herkunft. Jetzt kniete sie vor mir, still und in sich versunken, wiegte sich in einem Rhythmus, der überall auf der Welt der Gleiche ist, als würde er vom Auf und Ab der Gezeiten bestimmt. Sie ließ sich auf alle viere herab, als die nächste Wehe kam. Ihr Kopf pendelte hin und her, ihre langen Haare streiften wie Meereswellen über den Futon.

Ich kniete mich neben sie, überprüfte die Herztöne des Kindes und ertastete mit den Fingerspitzen die Stärke der nächsten Kontraktion, während sie langsam und tief atmete, bis der Schmerz nachließ. Die Wehen waren stark, der Abstand betrug nicht mehr als drei Minuten. Ich rief Carole an. Die Austreibungswehen hatten noch nicht begonnen, aber man konnte nie wissen: Es war Marias drittes Kind, und ihre Hebamme hatte eine anstrengende Fahrt vor sich, wie ich aus leidvoller Erfahrung wusste.

»Hallo, Carole Hagin am Apparat.« Ihre Stimme klang putz-munter um diese Uhrzeit. Ob man so was lernen kann?, dachte ich.

»Hallo Carole, Peggy hier. Ich bin bei Maria. Hoffentlich habe ich Ihren Mann nicht aufgeweckt.«

»Bob? Soll das ein Witz sein? Es stört ihn schon seit fünfzehn Jahren nicht mehr, wenn mitten in der Nacht das Telefon läutet. Hören Sie ihn schnarchen? Und, wie geht es Ihnen? Das ist Ihre erste Hausgeburt, oder?« Ich wollte gerade den Mund aufma-chen, kam aber nicht dazu. »Ich erinnere mich noch, wie aufge-regt ich damals war, vor allem, weil das Ganze in meinem eige-nen Haus stattfand. Die Schwangere war eine Freundin von mir, die auf dem Weg in die Klinik war und bei mir Station machte, weil man wegen des Nebels die Hand nicht mehr vor Augen sah, und zwanzig Minuten später war das Kind da. Alle meine Kin-der waren …«

Sie redete und redete. Wie schaffte es ihr Mann, dabei seelen-ruhig weiterzuschlafen? Als sie das nächste Mal Luft holte, unterbrach ich sie. »Heute ist es auch sehr neblig. Und bei Ma-ria dauert es nicht mehr lange. Vielleicht wäre es besser, wenn Sie sich langsam auf den Weg machen.«

»Natürlich, ich bin in drei Minuten fertig. Routine, wissen Sie. Ich habe immer …« Ich befürchtete, sie würde weiterreden, bis sich der Nebel gelichtet hatte, aber schließlich sagte sie: »Na gut, wenn das so ist, mache ich mich wohl besser auf den Weg. Bis dann, spätestens in einer Stunde bin ich da.«

Die Stunde verstrich. Maria gab während der Wehen keinen Muckser von sich. Wenn das so weiterging, würden ihre beiden Kinder, die nur ein paar Schritte entfernt in ihrem Zimmer schliefen, nichts von der Geburt mitbekommen. Mit ihrem langärmeligen Häkelpullover, den bunten peruanischen Knie-strümpfen und den Garfield-Pantoffeln sah sie aus, als wollte sie einen gemütlichen Abend zu Hause verbringen. Nachdem sie ei-ne Weile im Wohnzimmer mit Steve auf und ab gegangen war, um die Wehen voranzutreiben, ging sie ins Bad. »Ich gehe duschen«, sagte sie. Steve folgte ihr. Ich schenkte mir noch eine Tasse Kaffee ein, lauschte dem Plätschern des Wassers und dachte darüber nach, wie es mir wohl im nächsten Jahr gehen mochte, wenn ich die Hebammenschule, meine Arbeit, Ehe und zwei Kinder unter einen Hut bringen musste. Immer wieder spähte ich durch die Wohnzimmergardinen nach Carole aus.

»Peggy?«, rief Steve plötzlich. »Könnten Sie mal schnell kommen?« Mit einem letzten verzweifelten Blick aus dem Fenster eilte ich ins Bad.

Der Dampf war genauso undurchdringlich wie der Nebel draußen, aber in dem kleinen Raum war es wesentlich wärmer. Maria saß auf der Toilette, nackt und klatschnass. Der Spiegel war völlig beschlagen, das Kondenswasser lief in Strömen herab. Steve wischte sich immer wieder mit dem Handrücken über die Brillengläser, aber die Wirkung hielt nicht lange an. Bei den tropischen Temperaturen hatte er sich bis auf seine Jeans ausgezogen. Er sagte: »Sie gibt mir keine Antwort, sondern ächzt und stöhnt nur noch so seltsam. Ich glaube, sie hat Presswehen.«

»Maria, hast du Presswehen?«

Schweigen. Das war kein Grund zur Panik: Ich hatte diesen abwesenden Gesichtsausdruck schon bei vielen Frauen während der Geburt beobachtet. Maria war in ihre eigene Welt abgetaucht, unerreichbar, sah und hörte nichts mehr. Sie sackte zur Seite, den Kopf auf Steves Brust gestützt.

»Steve, hat Maria hier irgendwo ihre Instrumente? Ich meine die geburtshilflichen – Klemmen, Schere und so weiter?«

»Ja, hat sie, aber ich weiß nicht wo.«

Maria richtete sich wieder auf und beugte sich vor, legte die Hände auf den Bauch. Ich sah, wie sie zu pressen begann, und dank meiner Erfahrungen im Kreißsaal schob ich instinktiv meine bloßen Hände zwischen ihre Schenkel, ohne sterile Fingerlinge. Ich bekam einen Mordsschrecken, als ich die Fruchtblase in der Vaginalöffnung ertastete, die sich wie eine reife Grapefruit vorwölbte, und der Kopf des Kindes befand sich unmittelbar dahinter, wie ich vermutete.

»Maria, wo sind deine Instrumente? Ich brauche Klemmen! Schnell! Maria!«

Kein einziges Wort. In meiner Verzweiflung fiel mein Blick auf Steve, der neben dem Toilettensitz kniete. Seine Brillengläser waren völlig beschlagen, es war fraglich, ob er überhaupt mitbekam, dass es kritisch wurde. Mit meinen Händen auf der prall gefüllten Fruchtblase sah ich Maria an. Sie war nicht ansprechbar, aber heiter und zuversichtlich. Was man von mir nicht behaupten konnte. Wo blieb Carole, zum Teufel? Ich spitzte die Ohren, meine Nerven lagen blank.

Dann die nächste Wehe. Maria erschrak, als die Fruchtblase aus heiterem Himmel platzte. Das Wasser ergoss sich über meine Hände und Arme, mit so viel Druck, dass es den Naturgesetzen trotzte und nach oben schwappte, bis zur Schulter und in mein T-Shirt hinein. Das heiße Wasser rann an meinem Körper hinab und durchweichte meine ganze rechte Seite. Dann landete der Kopf des Kindes in meiner gewölbten Hand. Ich blinzelte. »Oh nein!«

Es gab zwei Möglichkeiten: in Panik geraten und das Kind entbinden – oder Ruhe bewahren und das Kind entbinden. Natürlich wusste ich rein theoretisch, wie das ging. Schließlich hatte ich mehr als fünfzehn Jahre lang Frauen während der Geburt betreut und sogar bei rund fünfzig Kindern selbst Hand angelegt, als der Geburtshelfer nicht rechtzeitig zur Stelle gewesen war. Aber in einem Badezimmer, umnebelt von Wasserdampf, ohne Unterstützung, Ausrüstung, Hilfe und das ganze Drumherum, falls Komplikationen auftreten … der blanke Horror. Ich hatte nichts, keine Menschenseele. Außer einem halbnackten Blinden, der mit seiner beschlagenen Brille nichts sah, und einer Stummen, die wie gelähmt wirkte. Und ihr Kind obendrein noch auf der Toilette zur Welt bringen wollte.

Maria sah mich nur mit großen Augen an; ihr Gesicht verzerrte sich, und sie packte ihre Knie, presste das Kind mit einer einzigen Wehe vollständig heraus. Es fiel mir direkt in die Hand. Ich versuchte, das Baby hochzuhalten, das ja kopfunter an der

Nabelschnur hing, und gleichzeitig die andere Hand zwischen Marias Schenkel zu schieben, damit ich es im Gleichgewicht halten konnte, aber der zappelnde, glitschige kleine Körper rutschte weg. Den Kopf hatte ich fest in der Hand, der Rest landete mit einem Platscher in der Kloschüssel. Der neue Erdenbürger, ein Junge, brüllte wie am Spieß und strampelte, als seine Beine im Wasser landeten, um diesem ungewohnt kalten Element endlich zu entkommen.

Maria erwachte aus ihrer Trance, als hätte der Hypnotiseur mit den Fingern geschnippt, und strahlte. Wir brachen in Gelächter aus, hievten gemeinsam ihren Sohn aus der Toilette und trockneten ihn ab. Steve setzte die Brille ab und blinzelte, um zu sehen, was der Trubel zu bedeuten hatte, und meinte: »Das ging aber schnell.«

Dem Kind fehlte nichts, außer liebevoller Zuwendung, um sich nach der dramatischen Geburt vom Schock zu erholen. Wir wickelten es in ein sauberes Frotteehandtuch, und es machte Fingertanz-Spiele mit seiner Mami, während wir auf die Nachgeburt warteten. Da ich nicht auch noch die Plazenta aus der Kloschüssel angeln wollte, schnappte ich mir den kleinen blauen Eimer, der am anderen Ende der Badewanne stand. Gerade rechtzeitig, denn Maria stöhnte: »Aah, ich glaube, sie kommt.«

»Moment noch, der Eimer!«, murmelte ich. Als ich ihn in die Toilette bugsiert hatte, presste sie ein einziges Mal, und schon war die Nachgeburt im Eimer.

Wir mussten schleunigst raus aus dem Bad, aber ich war patschnass. Steve gab mir etwas Trockenes zum Anziehen, ein langes Nachthemd, das an der Badezimmertür gehangen hatte. Es war nicht ganz das, was ich mir vorgestellt hatte, aber ich stieg in die Badewanne, zog den Duschvorhang zu, pellte mich aus den nassen Sachen und zog das geblümte Flanellnachthemd an. Dann marschierten wir im Gänsemarsch ins Wohnzimmer. Steve führte die Prozession an, rückwärts, bis zur Taille entblößt, und hielt seine Frau an den Schultern fest, um sie zu stützen. Dann folgte Maria, nackt und ebenfalls rückwärts, das Kind auf dem Arm, während sie mit der anderen Hand das vordere Ende des Handtuchs zwischen ihren Beinen umklammerte. Ich bildet die Nachhut im Flanellnachthemd, das andere Ende des Handtuchs in der einen und den Eimer mit der Plazenta in der anderen Hand. Die Nabelschnur baumelte zwischen Eimer und Kind, wie beim Seilhüpfen.

Wir legten Maria auf dem Futon vor dem Feuer ab, und Steve fand eine Schere. Eine Schere, mit der man Nähfäden abschneidet, wohlgemerkt. Aber besser als gar nichts. Nachdem ich die Schere in einem Topf mit Wasser abgekocht, sprich sterilisiert hatte, klemmte ich die Nabelschnur in Ermangelung eines Besseren mit Zahnseide ab, und Steve durfte sie durchtrennen.

Als ich die drei ansah, atmete ich auf. Ich hatte gerade meine erste Hausgeburt durchgeführt, ganz alleine. Plötzlich hatte ich weiche Knie. Ich musste mich mit der Hand an der Wand abstützen, als ich in die Küche ging, wo ich mich an der Kante der Arbeitsplatte festhalten konnte.

Jahrelang hatte ich ohne Nachzudenken die Anweisungen der Ärzte befolgt, die für die Geburtshilfe zuständig waren. Es war vorgekommen, dass ein paar Babys nicht warten konnten und ich selber zupacken musste, aber es war immer Hilfe in der Nähe, und der Arzt hatte sich normalerweise mit wenigen Sekunden Verspätung eingefunden. Diese Form der geburtshilflichen Praxis stand auf einem völlig anderen Blatt, wie ich soeben am eigenen Leib erfahren hatte. Ich war völlig auf mich selbst gestellt. Keiner, der die Regie und Verantwortung übernahm, keine Krankenschwestern in Reichweite, keine sterilen Instrumente in Hülle und Fülle, kein Arzt und Geburtshelfer, der im Eilschritt durch die Tür kam. Und überhaupt – wo blieb eigentlich Carole?

Eine Stärkung für Leib und Seele, das brauchte ich jetzt. Wenn ich als Kind krank war, hatte mir meine Mutter das Frühstück ans Bett gebracht: Tee mit viel Zucker, eine in Scheiben geschnittene Orange, ein weich gekochtes Ei und Toast, mit Butter bestrichen und mit Zimt und Zucker bestreut. Eier und Orangen war zu viel verlangt, aber den Toast schaffte ich gerade noch. Zimt? Auf dem Regal direkt vor mir. Zucker? In der Schale auf dem Tisch. Butter, Brot, Toaster, alles da. Binnen zehn Minuten hatte ich Berge von Toast gemacht, genug, um einen Trupp halb verhungerter Pfadfinder zu verköstigen. Mehr als zwei Stunden waren seit meinem Anruf bei Carole vergangen, und langsam begann ich mir ernsthaft Sorgen zu machen. Während ich die Toastscheiben auf eine Platte stapelte, spähte ich aus dem Küchenfenster. Immer noch dichter Nebel; wo steckte sie nur?

Dann klopfte es an der Tür, und Steve öffnete. Carole trat ein und legte umgehend los, als hätten wir sie bei einem Selbstgespräch auf der Veranda unterbrochen. »Ihr macht euch kein Bild, was ich hinter mir habe. Dieser Nebel! In Martinez ist es noch schlimmer, so nahe am Fluss …«

Ihre Instrumente hatte sie in Umhängetaschen verstaut, die zu beiden Seiten ihres Körpers herabhingen. Unter der braunen Strickmütze quoll ein Kranz ergrauender Locken hervor, auf denen Kondenswassertropfen glitzerten wie ein Heiligenschein. Sie strahlte Zuversicht und Humor aus, als sie das Wohnzimmer betrat.

»Ich musste dreimal aus dem Auto aussteigen, weil ich den Weg nicht sehen konnte«, fuhr sie fort. »Bei mir zu Hause, auf meiner eigenen Auffahrt … Oh.« Endlich hatte sie das Neugeborene bemerkt, das Maria inzwischen angelegt hatte. »Ich dachte mir schon, dass das Kind vor mir da sein könnte. Aber das ist ja kein Problem, Maria hat ja bestimmt alles an Ausrüstung da, was man braucht, oder? Sind Sie im Nachthemd hergekommen, Peggy? Sie hätten sich nicht so beeilen müssen. Sind Sie nicht halb erfroren bei dieser Kälte? Wann kam das Kind denn?«

Ich war überfordert, wusste nicht, welche Frage ich zuerst beantworten sollte. Vor allem auf die letzte hatte ich keine Antwort: Ich hatte keinen einzigen Gedanken an die Geburtszeit verschwendet.

»Keine Ahnung«, sagte ich und blickte Hilfe suchend Steve an, der die Schultern zuckte.

»Interessieren Sie sich denn nicht für Astrologie?«, fragte Carole ihn. Verdattert schüttelte er den Kopf. Dann lächelte sie, als ihr Blick auf den Zimttoast fiel. »Na, dann ist es egal. Suchen Sie sich eine Zeit aus.«

Unglaublich. In einer Klinik, in der alles bis ins Kleinste reglementiert ist, ist die Dokumentation des Geburtsvorgangs einschließlich Geburtszeit das A und O. Ich hatte bereits meine ersten beiden Lektionen als Hebamme gelernt: Das Wetter ist wichtiger als die Geburtszeit, es sei denn, man interessiert sich für Astrologie.

Ich saß da, die Arme um die Knie geschlungen, und atmete tief den Duft nach Kaffee, Zimt und brennenden Holzscheiten ein, der den gemütlichen Raum füllte. Lächelnd schaukelte ich hin und her und sah zu, wie Carole ein weißes T-Shirt über den Kopf des Babys zog. Ich knabberte an meinem Toast. Noch genau zwei Wochen, bis die Hebammenschule begann.

ADIDAS KONTRA BIRKENSTOCK

Schon vor Jahren hatte ich von Gaia gehört, Hippie und Laienhebamme mit zehnjähriger Berufserfahrung. Sie war eine Legende, die Frauen durch Mund-zu-Mund-Propaganda weiterverbreiteten, in Naturkostläden wie Monterey Foods, im Wartezimmer der Massagepraxen von Feldenkrais-Jüngern, in Szene-Buchläden wie Black Oak Books in der Shattuck Avenue und beim Babyturnen. Es stand in den Sternen geschrieben, dass sich unsere Wege irgendwann kreuzen würden: Wir wurden Klassenkameradinnen in der Hebammenschule.

Obwohl Lichtjahre voneinander entfernt, was Lebensstil und Lebensphilosophie betraf, befanden sich unsere Häuser in unmittelbarer Nähe. Wir bildeten eine Fahrgemeinschaft, um die Bay Bridge nicht noch mehr zu verstopfen, und ich verdanke den Staus unbezahlbare Stunden mit dieser wandelnden Legende. Wenn ich zuhörte, wie sie über Künstler, Außenpolitik, die aktuellen Nachrichten und ihre Biografie als Kriegsgegnerin sprach, kam ich mir vor wie eine Landpomeranze. Die politisch korrekten Meinungen der damaligen jungen Generation, die sie natürlich vertrat, ließen mich verstummen, bedurften aber zum Glück keiner Diskussion. Meine Eltern waren Stammwähler der Republikaner, doch das musste ich ihr ja nicht auf die Nase binden.

Gaia repräsentierte ein Frauenbild, von dem ich nur träumen konnte: erfahren, selbstsicher, weltläufig und lässig. Ich zog Bilanz, um dem Geheimnis ihres Auftretens auf die Spur zu kommen. Haare: Meine waren kinnlang, mit wenig originellen dunkelblonden Wellen; ihre waren schwarz und lang, geringelt wie das Schlangenhaupt der Medusa. Die Mähne war mit einem bunten guatemaltekischen Webgürtel gebändigt und zu einem lockeren, zerzausten Knoten verschlungen. Stimme: Meine war hell und zwitschernd, sogar in meinen eigenen Ohren; ihre klang schleppend und kehlig. Wir bildeten ein tolles Gespann: Landei und Vamp. Kleidung: Ich lief meistens in Jeans, Sweatshirts und Adidas-Turnschuhen herum. Sie in Jeansröcken, bestickten mexikanischen Blusen und Birkenstock-Sandalen. Birkenstocks. Das hätte ich mir eigentlich denken können. Obwohl der stahlgraue Himmel im Januar Regen ankündete, trug Gaia braune Birkenstock-Sandalen. Zwischen den Riemchen lugten purpurfarbene Socken hervor, ein kleines Zugeständnis an das Wetter. Dennoch – Birkenstocks im Januar?

Sie war ein Hippie vom Scheitel bis zur Sohle. Und ich? Ein ewiger Möchtegern-Hippie. Nicht, dass ich mir keine Mühe gegeben hätte, mich in einen zu verwandeln. Seit Jahren probierte ich es schon, aber ich hatte den Bogen nicht raus. In der Batik- und Natur-pur-Ära hatte ich meine gelockten Haare mit dem Brenneisen gerade gebügelt, damit sie aussahen wie Marianne Faithfulls, war ohne BH unterwegs und trug lange Fransenröcke – aber bei mir war das eine modische Aussage und keine Weltanschauung. Ich versteckte meine Hippie-Staffage unter dem Bett, wenn meine Eltern zu Besuch kamen.

Während Rog und ich die Anzahlung für ein Häuschen mit zwei Schlafzimmern zusammengekratzt hatten, führte Gaia mit einer Gruppe naturverbundener Idealisten, die sich Schritt für Schritt die Küste entlanghangelten, ein Vagabundenleben. Als sie sesshaft wurden, ließen sie sich auf einem unbebauten Stück Niemandsland nieder, um Bienen zu züchten, Kinder großzuziehen, Pilze und Marihuana anzubauen. Die Männer rodeten und pflügten das Land im Schweiße ihres Angesichts, sammelten Feuerholz. Die Frauen wurden schwanger und standen sich gegenseitig bei der Entbindung bei. Gaia kam zur Geburtshilfe wie viele Frauen in der damaligen Zeit. Da sie mehr Schneid und gesunden Menschenverstand besaß als andere, war sie in der Hippiekommune bald für Hautausschläge, Verbrennungen, Horrortrips und Wehenschmerz zuständig. Sie entband Kinder zwischen den Rotholzbäumen in Mendocino, ich betreute Frauen bei der Geburt in einem sterilen, weiß gekachelten Kreißsaal. Ihre eigenen Kinder hatten ausgefallene Namen wie Sunrise und Arabesque, meine konventionelle wie Colin und Jill. Sie baute Marihuana an und tat sich an Mescal-Buttons gütlich – ein starkes Rauschmittel –, ich pflanzte Petersilie und aß gelegentlich Steinpilze, wenn unser Budget es erlaubte. Ihr Mann fuhr in die Stadt, um am Protestmarsch in der Telegraph Avenue teilzunehmen und die Cops von Berkeley zu beschimpfen. Meiner schnallte sich unseren Sohn in der Trage auf den Rücken und marschierte zu Fuß ins Dwight Way Hardware, um dort Kindersicherungen für die Steckdosen zu kaufen.

Aber alles im Leben hat einmal ein Ende. Nachdem sie etliche Jahre in einer Blockhütte gehaust hatte, sehnte sie sich nach einem richtigen Bett in einem richtigen Haus und einer richtigen Lizenz als Hebamme, um ihre Brötchen zu verdienen. Ich wollte aus dem durchorganisierten Klinikbetrieb aussteigen, als freiberufliche Hebamme in Berkeley Routine erwerben und Hausgeburten durchführen. Trotz unserer unterschiedlichen Biografie und Weltanschauung hatten wir beide das gleiche Ziel, nämlich ein Stück Papier: die Zulassung als Hebamme.

Unsere Unterrichtshebammen waren acht Frauen mit Mumm und Pioniergeist. Zu ihnen gehörten eine Nonne, zwei Lesben, eine Freiberuflerin, die Hausgeburten durchführte, und nur eine einzige Frau, die selbst ein Kind geboren hatte.

»Von Praxisnähe kann da wohl kaum die Rede sein«, flüsterte Gaia.

Im Gegensatz zum Lehrkörper war unsere zwölfköpfige Klasse durchwachsen und »handfest«: Wir konnten auf eine Kommunistin, eine Zeugin Jehovas und fünf Laienhebammen verweisen. Elf von uns hatten eigene Kinder, die Hälfte davon zu Hause entbunden. Zwei Frauen waren jahrelang politisch sehr aktiv gewesen und hatten ein ansehnliches Strafregister erworben; mehrere waren allein erziehende Mütter; und eine, die in den Bergen von Santa Cruz wohnte, fand trotz der weiten Anfahrt noch Zeit, jeden Tag drei Stunden zu meditieren. Und dann war da noch ich, die Landpomeranze. Kurzum: Wir alle hatten seit Jahren mit mehreren Bällen jongliert. Als unsere Schulhebammen meinten »Nebenher arbeiten zu gehen könnt ihr vergessen. Ihr werdet dieses Jahr so viel lernen müssen, dass euch nicht einmal Zeit bleibt, Liebe zu machen oder das Katzenklo zu säubern«, verdrehten wir nur die Augen. Die Ausbildung auf die Reihe zu bekommen, ohne die anderen Bälle fallen zu lassen, war schwierig, aber nicht unmöglich.

Obwohl sich die kollektive geburtshilfliche Praxis unserer Gruppe sehen lassen konnte, haperte es an der Theorie, und unsere Schulhebammen sorgten dafür, dass wir die Wissenslücken füllten. Beckenuntersuchung, Abstrich, Einsetzen eines Intrauterinpessars, auch Spirale genannt, Auswahl der richtigen Antibabypille und Nähen nach einem Dammschnitt waren für uns böhmische Dörfer. Gaia und ich befestigten Zwirn an einem Knauf am Armaturenbrett des Wagens und übten auf der Hin- und Rückfahrt einhändig Knoten.

»Nicht schlecht«, sagte meine Lehrerin zwei Wochen später, als sie mir beim Nähen zusah. »Sie haben geübt.«

Gaia grinste und machte das Victory-Zeichen.

Während des Praktikums in der Pränatalklinik musste ich erst einmal beweisen, dass ich wusste, wie man Schwangere untersucht. Mit der Schulhebamme im Nacken schwitzte ich Blut und Wasser, weil das Spekulum ständig stecken blieb, aber in Gegenwart der illustren Patientinnen von San Francisco ein Bild der Ruhe zu bieten erhöhte oft noch den Nervenkitzel.

Als Vinnie und Rosebud das Untersuchungszimmer betraten, sperrte ich Mund und Nase auf. Vinnie spürte, dass ich völlig perplex war.

»Mach den Mund zu, Schätzchen, du bist nicht mehr in Kansas«, sagte er affektiert und knallte mir um ein Haar seine bonbonrosa Boa um die Ohren, als er sie lässig über die linke Schulter warf. Was er nicht wissen konnte, war, dass ich in meiner Kindheit wirklich neun Jahre in Kansas gelebt hatte. Ich kam

erst recht nicht mehr aus dem Staunen heraus, als er mich seiner
schwangeren Freundin vorstellte, einer zwei Zentner schweren
schwarzen Prostituierten namens Rosebud. Die zarte »Rosen-
knospe« war zwei Monate vor Vinnies Operation, die ihm zu einer Geschlechtsumwandlung verhelfen sollte, von ihm schwanger geworden. Auf seinem knochigen Brustkorb sprossen bereits
brandneue Implantate. Dazu trug Vinnie hautenge Hosen aus
Goldlamee, purpurfarbene hochhackige Schuhe, ein knappes,
purpurrotes Stricktop und besagte zwei Meter lange Boa, von
der er nicht die Finger lassen konnte. Falsche Wimpern, ein
tadelloses Make-up und ein kurzer androgyner Haarschnitt
rundeten die Aufmachung ab.

»Gefallen dir meine Ohrringe, Mädchen? Oder warum glotzt
du so?«, sagte er kopfschüttelnd, wobei die limonengrün flim-
mernden Triangeln das Sonnenlicht reflektierten. Grüne Lichtblitze huschten über die rissigen Wände, als er den Kopf hin und
her drehte, damit ich sie besser bewundern konnte. Nur die
Wölbung in seinen hautengen Hosen verriet sein ursprüngli-
ches Geschlecht.

Die beiden bildeten ein Gespann, das sich hervorragend er-
gänzte: Rosebud, ein Koloss mit einer Haut und Gesichtszügen,
die man nur bewundern konnte, saß schweigend da und lächelte
wie eine nachsichtige Mutter. Vinnies Haut war fast blau-
schwarz, während Rosebuds an Kaffee mit reichlich Sahne erinnerte. Vinnies Haare waren kurz geschnitten, Rosebud hatte
glänzende Locken, die ihr in das Mondgesicht hingen. Vinnie
war drahtig, schien nur aus Sehnen und Muskeln zu bestehen,
Rosebud wirkte formlos unter dem bodenlangen Kleid mit dem
afrikanischem Muster. Sein Make-up stach ins Auge, ihr von
Natur aus hübsches Gesicht war ungeschminkt bis auf den
dunklen, rotbraunen Lippenstift.

Als Rosebud fünf Monate später mit Wehen in die Klinik
kam, hatte sie sich äußerlich nicht im Geringsten verändert: Bei
ihrer Leibesfülle steckte sie die Schwangerschaft locker weg.
Wenige Stunden später brachte sie ruck, zuck ein acht Pfund

schweres Kind zur Welt. Vinnie führte im Hintergrund einen Freudentanz auf, in einem Cowgirl-Kostüm, das die legendäre Wildwest-Lady Annie Oakley hätte vor Neid erblassen lassen. Auch als der kurze weite Rock um seine mageren Schenkel flatterte, konnte ich nicht feststellen, ob die Geschlechtsumwandlung vollzogen war. Obwohl ich mir sicher war, dass es ihm nichts ausgemacht hätte, erschien es mir angesichts der Umstände unpassend, ihn danach zu fragen.

Während unserer Ausbildung durften wir uns einen ganzen Vormittag lang Filme anschauen, die nicht jugendfrei waren. Sie sollten uns gegen eine kunterbunte Palette von Lebensgewohnheiten und sexuellen Praktiken abhärten, für welche die Bay Area bekannt ist. Mittags waren wir dank dieser Aufklärungsfilme mit allen Wassern gewaschen. »Die hätte ich früher sehen sollen«, sagte ich zu Gaia. »Dann wäre ich besser auf Vinnie und Rosebud vorbereitet gewesen.«

Unsere Schulhebamme Sister Margaret Marie, die Ordensschwester, führte uns nach dem Mittagessen mit der Brainstorming-Technik wieder auf den Pfad der Theorie zurück. »Brainstorming heißt, ihr versucht so viele Begriffe wie möglich für die männlichen und weiblichen Geschlechtsorgane und die verschiedenen sexuellen Praktiken zu finden, die wir in den Aufklärungsfilmen gesehen haben«, forderte sie uns auf. »Alles, was euch dazu einfällt, und ohne zu werten.«

Innerhalb von zehn Minuten war die Tafel voll. »Ihr seid gut«, staunte sie. »Ich hätte nicht einmal die Hälfte gewusst.«

»Aber immer noch mehr als die meisten Nonnen«, flüsterte Gaia mir zu, und wir kicherten.

Als der kühle Sommer in den warmen Herbst überging, fragte mich eine Schulhebamme: »Wissen Sie schon, was Sie nach dem Examen machen wollen?«

»Ich möchte mich als Beleghebamme in der Alta-Bates-Klinik bewerben. Ich habe dort in den letzten zehn Jahren als Krankenschwester gearbeitet und weiß, dass es dort ein paar progressive Geburtshelfer gibt, die ich notfalls hinzuziehen kann. Ich möchte ein oder zwei Jahre praktische Erfahrung mit Klinikentbindungen sammeln, bevor ich mich auf Hausgeburten spezialisiere.«

»Ich persönlich bin der Ansicht, dass Sie Perlen vor die Säue werfen«, erwiderte sie. »Die Ärzte im Alta Bates sind daran interessiert, den Status quo zu erhalten, was im Klartext bedeutet, sie sahnen das Geld ab, und die Hebammen gehen leer aus. Warum fragen Sie nicht, ob einer Sie in seiner Praxis beschäftigen möchte?«

»Bloß nicht!«, sagte ich. Dr. Clarks Behauptung, eine normale Geburt sei eine Diagnose, die man nur im Nachhinein stellen könne, spukte immer noch in meinem Kopf herum, und von dieser medizinischen Philosophie wollte ich mich ja distanzieren. Abgesehen davon, hatte ich das Bedürfnis, endlich meine eigene Herrin zu sein, nachdem ich fünfzehn Jahre lang den Anweisungen der Ärzte gefolgt war. Doch als ich meine Bewerbungen als Beleghebamme zu schreiben begann, wurde mir klar, dass sie Recht gehabt hatte: Die Hürden würden fallen, irgendwann einmal, aber gewiss nicht dann, wenn ich mein Examen in der Tasche hatte und einen Job suchte. Da die Prüfungen im Dezember näher rückten und sich immer noch nichts tat, wuchs mein Interesse an der Möglichkeit, mich sofort als freie oder ambulante Hebamme zu betätigen. Ich sprach mit Carole, Marias Hebamme, über meine Überlegungen, und die Kunde verbreitete sich im Handumdrehen unter den Schwangeren von Berkeley. Vierundzwanzig Stunden später hatte ich meine erste Patientin, eine Lehrerin an der Krankenpflegeschule der Cal-State-Hayward-Universitätsklinik, die ihr erstes Kind erwartete, und im November ging es Schlag auf Schlag, mit mindestens einer telefonischen Anfrage pro Woche. Wie es aussah, war ich im Geschäft.

Eines Morgens, Ende November, warf ich einen verstohlenen Blick zu Gaia hinüber, die auf dem Beifahrersitz meines VW-Käfer saß und Knoten übte. Sie trug schwarze enge Hosen, einen Strickpullover bis zum Knie und Birkenstock-Sandalen. Ich musterte meinen Kakirock, die Kniestrümpfe und die Laufschuhe von LL Bean. Ein Drama. Sogar Carole, Vorstadtpflanze, Mutter von sieben Kindern und nicht mehr die Jüngste, trug Birkenstock-Sandalen. Wie alle, erfuhr ich, als sie mir von einer Hausgeburt in einem Haus erzählte, das man nicht mit Schuhen betreten durfte.

»Ich musste meine Sandalen draußen vor der Tür ausziehen, wo schon tausend andere standen. Als ich gehen wollte, merkte ich, dass alle Birkenstocks trugen. Sie glichen sich wie ein Ei dem anderen, alle zwanzig, die auf dem Haufen lagen.«

»Und, wie hast du deine wiedergefunden?«

»Ich bin mir nicht sicher, ob es meine sind. Ich habe so lange probiert, bis ich das Gefühl hatte, die passen. Zu Hause habe ich die Absätze mit einem dicken roten Stift markiert, damit mir das nicht wieder passiert.«

In der letzten Woche vor dem Examen setzte ich mich in der Mittagspause neben Gaia und packte das mitgebrachte Hühnersandwich aus, sie ihr Tabbouleh in Pita-Brot. Sie trank Karottensaft, ich eine Dose Cola light. Ich inspizierte Gaia von Kopf bis Fuß. Als ambulante Hebamme in Berkeley musste ich dem Berufsbild auch optisch entsprechen. Und mich neu ausstaffieren.

»Wo hast du eigentlich die Birkenstocks gekauft?«, fragte ich.

Sie sah mich an, und ich kam mir wieder einmal vor wie Dorothy, die Vogelscheuche aus dem *Zauberer von Oz*, die nichts als Stroh im Kopf hat. »Meine *Birkies*, meinst du?«

»Ja. Wo hast du sie gekauft?«

»Im Earthly Goods am Walnut Square. Warum?«

»War nur eine Frage.« Am selben Nachmittag machte ich mich auf den Weg nach North Berkeley und erstand mein erstes Paar Birkenstock-Sandalen. Aber meine waren purpurfarben. Aubergine, genauer gesagt. Hieß es zumindest auf dem Etikett. Zu Hause angekommen, markierte ich die Innenkante beider Absätze mit einem roten, wasserfesten Stift.

Von mir aus konnte es losgehen.

Der Wein,
der trunken
macht

Gummiente

Sandis private Weihnachtsfeier im kleinen Kreis fand genau drei Wochen nach meinem Examen statt. Zwischen Cassoulet und Weihnachtsliedern brachte sie einen Toast auf mich und meine künftige berufliche Laufbahn aus. Dann trank ich auf sie. Sandi würde mir bei den Hausgeburten assistieren.

Zwei Monate später rief ich sie um vier Uhr morgens an. »Sandi, Peggy hier. Nadine hat Wehen; da es ihr viertes Kind ist, könnte es fix gehen.«

»Wir treffen uns dort«, sagte sie, wie sie es auch bei den kommenden Malen immer wieder sagen würde. Man hatte den Eindruck, als gäbe es für sie nichts Schöneres, als aus den warmen Federn zu springen und mit einer selbst ausgetüftelten Wegbeschreibung in der Hand durch die nächtlichen Straßen zu kurven. Ich wusste, dass ich sie oft aufweckte oder bei den Bade- und Bettgeh-Ritualen mit ihren Kindern störte, aber sie gab mir nie das Gefühl, mich entschuldigen zu müssen.

Seit ich als ambulante oder »fliegende« Hebamme arbeitete, hatten alle Babys anstandslos kooperiert und flugs das Licht der Welt erblickt. Nadines spielte ebenfalls mit. Als die Sonne aufging, schlichen die drei älteren Kinder herein, gerade rechtzeitig, um zu sehen, wie ihr kleiner Bruder geboren wurde. Sandi und ich waren ein eingespieltes Team. Sie assistierte mir bei Entbindung, Nachgeburt, Nähen und Dokumentation des Geburtsvorgangs und übernahm die Betreuung des Neugeborenen.

Nadines Sohn lag selig nuckelnd an der Brust, dann durften die älteren Geschwister ihn nacheinander halten, und der Vater verknipste einen ganzen Film. Der Kleine zeigte eine bemerkenswerte Geduld, während er von einem Arm zum anderen wanderte. Schließlich holte Sandi ihre Instrumente für die erste Untersuchung des neuen Erdenbürgers heraus: Maßband, Waage, Thermometer, Stethoskop. Als ich den Kokon aus warmen Decken auseinander wickelte, konnte ich mir das Lachen nicht verkneifen. Er hatte so ausgiebig seinen Darm entleert, dass ihm die braune Brühe zwischen den Zehen hervorquoll. Da er in seinem Flanellnest gezappelt hatte, war der Rücken bis zum Haaransatz verschmiert. Auf der Vorderseite sah er nicht besser aus: Genitalien, Beine und Füße waren mit schleimigem, schwarzgrünlichem Mekonium bedeckt – dem im Uterus gebildeten Stuhl, den man auch als »Kindspech« bezeichnet.

Ihm war das egal, aber seine drei Geschwister lachten sich krank. Seine vierjährige Schwester, das älteste der in kurzen Abständen geborenen Kinder, jubelte: »Oh, toll, da können wir ihn gleich baden!«

Ich hatte nichts dagegen. Wir überließen Sandi Nadine und Nadine die Dusche und nahmen mit dem Spülstein in der Küche vorlieb, um den kleinen Pechvogel zu waschen. Nadines Mann meinte versonnen: »Das Zeug könnte man bestimmt gut vermarkten. Vielleicht lassen sich damit ja Dachziegel abdichten.«

Kopfunter hängend sah er aus wie eine Gliederpuppe, die in Kuhfladen gewälzt und anschließend im Regen vergessen worden war. Die drei älteren Kinder hüpften munter neben mir her, wollten wissen, ob sie ihm die Haare waschen dürften, ob er schwimmen oder Blasen machen könne, was wäre, wenn er Pipi ins Wasser mache, und ob er lieber mit der gelben Gummiente oder dem blauen U-Boot zum Aufziehen spielen würde? Ich ließ warmes Wasser ins Spülbecken laufen, und meine drei kleinen Helfer holten Stühle herbei und postierten sich um das Becken. Normalerweise badete ich Babys nicht gleich nach der Geburt, weil es schwierig war, sie anschließend wieder zu wärmen. Dafür musste es schon gute Gründe geben. Es gab Frauen, die mit ihrem Neugeborenen in die Badewanne gingen, um die Mutter-Kind-Bindung zu fördern, und einige wenige, die es gebadet und gewickelt in den Arm gelegt haben wollten. Gelegentlich schrie ein Kind ununterbrochen nach der Geburt, und wenn es sich nach einer Stunde nicht beruhigt hatte, versuchten wir, den kleinen Tyrannen mit einem Bad zu beschwichtigen. Ein Kind zu baden, weil es schmutzig war, war der letzte Grund.

Während die drei Kinder neben mir schnatterten, dachte ich an die Siebzigerjahre und das Leboyer-Bad, eine Welle, die eine Zeit lang die Population der Schwangeren erfasste. So konnte sich der Säugling unmittelbar nach der Entbindung in einem warmen Bad entspannen und vom Geburtstrauma erholen. Die »sanfte Geburt« nach Leboyer sah außerdem ruhige Bewegungen, gedämpftes Licht und leise Stimmen beim Eintritt des Kindes in die Welt vor. Viele Eltern – vor allem beim ersten Kind – waren der Überzeugung, dass die Methode zum Weltfrieden beitragen und eine optimale körperliche und geistige Entwicklung fördern würde, finanziellen Erfolg eingeschlossen. Für die Geburtshilfe-Profis waren der liebevolle Umgang mit den Neugeborenen und die sanften Stimmen vorrangig, die im allgemeinen Trubel der Entbindung oft untergingen. Trotzdem hielten einige verbissen am Leboyer-Bad fest.

Als Krankenschwestern auf der Entbindungsstation hatten wir in diesem Jahrzehnt viele Marotten kommen und gehen sehen und waren somit skeptisch, aber wir bemühten uns, die frisch gebackenen Mütter wunschlos glücklich zu machen. Wir entwickelten dabei ein System, das meistens recht gut funktionierte. Wir füllten eine Plexiglaswanne im Handwaschbecken mit ungefähr zwanzig Liter Wasser, der Höchstmenge, die wir stemmen konnten, ohne uns einen Bruch zu heben, und stellten sie auf einen Rollwagen aus Metall. Den Rest fügten wir hinzu, kurz bevor wir den Wagen in den Kreißsaal schoben. Irgendetwas war immer am Leboyer-Bad auszusetzen: Das Wasser war zu kalt, zu heiß, zu wenig, zu viel. Da niemand den genauen Zeitpunkt der Geburt voraussagen kann, kühlte das Wasser oft ab, wenn sich der neue Erdenbürger Zeit ließ, so dass er *unsanft* empfangen wurde, wenn er in der Wanne saß, und keineswegs leise, weil er selbst brüllte wie am Spieß, bis er wieder heraus durfte. Außerdem war die Methode sehr arbeitsintensiv: Das Wasser schwappte meistens über, der Fußboden musste aufgewischt, die Wanne geleert, geschrubbt und desinfiziert werden, und bis dahin war der Boden wieder nass. Kein Wunder, dass wir stöhnten, wenn das Leboyer-Bad auch nur erwähnt wurde.

Anders war es bei den Hausgeburten, wenn die Mütter mit ihrem Neugeborenen in die Badewanne gingen, wie Debbie, eine Stunde nach der Entbindung. Wortlos hatte sich ihre zweijährige Tochter den Daffy-Duck-Schlafanzug ausgezogen, um ebenfalls hineinzuklettern. Tasha, die Dreijährige, vervollständigte das Quartett und sagte: »Wir sind Daddys kleine Meerjungfrauen.«

»Schade, dass für mich kein Platz mehr ist«, erwiderte Papa Sam.

Tasha zog ihre Schwester näher. »Mach Platz für Daddy«, sagte sie.

Wir ließen Wasser ab, da bereits Hochwasser herrschte, und Debbie rutschte nach vorne. Sam zog sich aus und ließ sich vorsichtig hinter seiner Frau nieder. Sie lehnte sich an seine Brust, das Baby in der Leistenbeuge. Die beiden älteren Mädchen saßen zu ihren Füßen.

»Das muss ein Bild für die Götter sein!«, sagte Debbie. Das Foto, das ich damals machte, gehört heute noch zu meinen liebsten.

Die Kinder, die sich jetzt um meine Ellenbogen geschart hatten, holten mich in die Wirklichkeit zurück. Sie erklärten beharrlich, das Wasser im Waschbecken habe die richtige Temperatur, und so war es. Ich ließ den kleinen Schmutzfink vorsichtig in das warme Nass und sah erfreut, dass es ihm gefiel. Er paddelte mit den Füßen, wieder im vertrauten Element, und durchnässte dabei mein T-Shirt. Seine ältere Schwester drückte einen Klecks Babyshampoo auf seine Haare, die einer seiner Brüder zu einer stacheligen Irokesen-Frisur formte. Die Kinder hatten einen Riesenspaß. Sobald sie den Kleinen gewaschen und die Gummiente über seinen kleinen Froschbauch hin und her gezogen hatten, sahen die älteren Kinder still zu. Ich tauchte seine Ohren ins Wasser, damit er das Gefühl hatte, wieder im Mutterleib zu sein. Er sah friedlich, neugierig und vertrauensvoll aus, als er schwerelos im warmen Wasser lag und in der Morgensonne badete, die durch das Fenster hereinströmte. Nach dem monatelangen Aufenthalt in seiner dämmrigen, an Außenreizen armen Umgebung staunte er über die reizvolle neue Welt, in die er geraten war.

Das war es, was Dr. Leboyer meiner Ansicht nach im Sinn gehabt hatte. Die unnatürlichen Zwänge in einem klinischen Umfeld hatten das rituelle Bad in Vergessenheit geraten lassen. In der richtigen Atmosphäre, mit lachenden Helfern und einer quietschenden Gummiente, entpuppte es sich als einmaliges Erlebnis.

Gute und schlechte Neuigkeiten

Ich saß auf dem Rücksitz des Wagens, der in vollem Tempo dahinraste, den Po eines bereits zur Hälfte geborenen Babys in der Hand. Die Mutter, Catherine, kauerte neben mir, einen Fuß in meinem Schoß, den anderen gegen die Fensterscheibe gestemmt. Meine Gedanken überschlugen sich, während der Wagen viel zu nahe am Abgrund entlangfuhr. Würden wir die Klinik rechtzeitig erreichen oder musste ich das Baby im Auto entbinden, Steißlage hin oder her? Hoffentlich war mit dem Kind alles in Ordnung! Bloß jetzt kein Unfall!

Außerdem hatte ich Angst, dass meine Laufbahn als Hebamme, vor fünf Monaten hoffnungsvoll begonnen, schon wieder zu Ende sein könnte. Es hatte bisher noch nie Komplikationen bei einer Hausgeburt gegeben, die Kunsthilfe erforderten, und ich wusste nicht, wie man mich in der Klinik aufnehmen würde, zumal ich die Kindslage nicht früher erkannt hatte.

Todd, Catherines Mann, fuhr und blickte jedes Mal nach hinten, wenn seine Frau schrie. Prompt gerieten wir auf der schmalen, kurvenreichen Straße, die vom Grizzly Peak Boulevard steil abwärts führte, gefährlich ins Schlingern. Ein weiterer Zentimeter rutschte in meine Hand, aber Todds Zickzackkurs ängstigte mich mehr als die Aussicht, auf dem Rücksitz seines Autos ein Kind in Steißlage zu entbinden.

»Todd, fahren Sie bitte vernünftig. Wenn das Baby kommt, halten wir an, damit Sie nichts verpassen. Also bitte, schauen Sie während der Fahrt nach vorne, ja?«

Catherines Schreie waren für mich ganz normal, aber ihm fiel es schwer, sich dabei auf die Straße zu konzentrieren. Es gelang ihm jedoch, uns sicher hügelabwärts auf den Freeway zu bringen, ohne sich umzudrehen.

Catherine, sportlich und gertenschlank, mit kurzen blonden Locken, hatte noch drei Wochen bis zum errechneten Geburtstermin. Als ich bei der letzten Vorsorgeuntersuchung ihren Bauch abgetastet hatte, war ich unschlüssig gewesen. Harte runde Form? Oder weichere, unregelmäßige Form? Sandi, meine Assistentin, und ich hatten gute zehn Minuten lang den Bauch abgetastet und abgehorcht, um Kopf und Gesäß zu unterscheiden.

Schließlich waren wir zu der Schlussfolgerung gelangt, dass es der Kopf war, der sich direkt über Catherines Schambein befand. Um sicherzugehen, hatte ich einen Termin bei Dr. Stallone für sie ausgemacht, mit dem ich zusammenarbeitete. Aber bei Catherine hatten einen Tag vor diesem Termin die Wehen eingesetzt, und sie hatte mich an diesem Morgen um sieben Uhr angerufen. »Meine Fruchtblase ist vor einer halben Stunde geplatzt, aber ich habe nur leichte Kontraktionen, eher wie Bauchschmerzen.«

Mich an meinen leisen Zweifel in der vorherigen Woche erinnernd, hatte ich gesagt: »Ich komme gleich, sobald meine Kinder in der Schule sind, nur um sicherzugehen, dass sich das Kind richtig eingestellt und Kopflage hat.«

»Und was ist, wenn nicht? Muss ich dann in die Klinik?«

»Ja, Steißlagen-Entbindungen sollten nicht zu Hause durchgeführt werden. In der Austreibungsphase kann sich die Lage schnell zuspitzen, und dann ist es unter Umständen zu spät für die Klinik. Der Kopf kommt zuletzt und die Nabelschnur kann eingeklemmt werden zwischen Becken und …«

»Zwischen mir und meinem Baby?«, unterbrach sie mich.

»Genau. Aber keine Sorge. Ich möchte mich lieber noch einmal vergewissern, dass alles in Ordnung ist, bevor die Eröffnungswehen beginnen.«

Eineinhalb Stunden später erreichte ich den Gipfel des Hügels und parkte meinen Wagen hinter Catherines, einem roten Jaguar mit dem Aufkleber an der Heckscheibe »Ich wäre gerne Barbie. Das Biest hat alles«. Hoch über einer Hügellandschaft mit Efeu, Wildblumen und Manzanita klammerte sich das Rotholzhaus vertrauensvoll an den Rand des Abgrunds. Zwanzig grob behauene Natursteinstufen führten zu einer blauen Eingangstür hinab. Ich läutete und bückte mich, um eine freundliche dreifarbige Katze zu tätscheln, die plötzlich zu meinen Füßen auftauchte. Niemand öffnete. Ich läutete noch einmal, dann klopfte ich. Nichts. Ich drehte am Knauf: Die Tür war unverschlossen, und ich trat ein. Die Katze rannte an mir vorbei, eine lange Treppe hinunter, die zu den Schlafzimmern führte.

Ich lauschte. Stille, mit Ausnahme eines Teekessels, der auf dem Ofen vor sich hin zischte. Die Sportseite des *Chronicle* lag aufgeschlagen auf dem Küchentisch neben einem angebissenen Muffin. Ich hörte Wasser in der Dusche rauschen, und mir wurde klar, warum mich niemand gehört hatte. Plötzlich ein Schrei, typisch für Frauen im fortgeschrittenen Stadium der Wehen. Ich rannte los und erreichte die unterste Stufe just in dem Moment, als Catherine nackt aus der Dusche stürzte und sich auf das Bett fallen ließ. Ich holte einen sterilen Handschuh aus meiner Hebammentasche, während ich in fieberhafter Eile nach allen möglichen und unmöglichen Erklärungen suchte. Die Wehen hatten erst vor zwei Stunden begonnen!

Todd, ebenfalls nackt, folgte Catherine aus der Dusche. Als er mich entdeckte, drehte er sich rasch um und zog Kakishorts an. »Ich versteh das nicht«, sagte er, während er den Reißverschluss zuzog. »Catherine ist normalerweise hart im Nehmen. Die Wehen haben erst vor einer Stunde begonnen, und ich dachte nicht, dass sie dabei gleich so jammert und schreit.«

Meine Finger waren nicht einmal fünf Zentimeter tief in der Scheide, als sie auf die weiche, unregelmäßige runde Form stießen, die eindeutig das Gesäß war. Mein Mund wurde trocken. Die Geburt stand unmittelbar bevor. Das Kind lag falsch herum. Ich war auf mich alleine gestellt, vom Ehemann konnte ich keine Hilfe erwarten. Wir mussten schleunigst ins Tal, den ganzen Hügel hinunter. Und das mir, am Anfang meiner Hebammenlaufbahn.

Es ist erstaunlich, wie schnell das Gehirn Prioritäten setzt und Handlungsalternativen sortiert, annimmt und verwirft, Notfallmaßnahmen überdenkt und auswählt, was als Erstes getan werden muss und was man getrost lassen kann. Im Bruchteil von Sekunden machte ich meine mentale Gymnastik. Schnelligkeit war das Wichtigste. Die 911 anrufen und darauf warten, dass die Ambulanz hier heraufkam, würde zu lange dauern. Ich rief die Klinik an und bat, Dr. Stallone zu benachrichtigen und alles für eine Steißgeburt vorzubereiten. Todd würde uns fahren, und ich musste Catherine notfalls im Wagen entbinden, wenn es nicht anders ging. Zumindest waren wir näher an der Klinik, wenn das Kind Kunsthilfe brauchte. Ich nahm den Hörer in die Hand und wählte. Während das Freizeichen ertönte, klärte ich Catherine und Todd auf. »Ich habe gute und schlechte Neuigkeiten. Die gute ist, dass es nicht mehr lange dauert bis zur Geburt. Die schlechte ist, dass Ihre Tochter Steißlage hat. Wir müssen in die Klinik. Jetzt sofort.«

Catherine erstarrte.

»Meine Frau ...«, stammelte Todd.

In dem Moment nahm jemand am anderen Ende der Leitung den Hörer ab. Die Folgen für meine knospende Reputation fürchtend, atmete ich tief durch und sagte ruhig und professionell: »Hallo Susan, hier ist Peggy Vincent. Ich bin gerade auf dem Grizzly Peak mit einer nicht diagnostizierten Steißlage. Der Muttermund ist vollständig eröffnet, und es wird knapp werden, aber wir kommen mit dem eigenen Wagen. Bitte rufen Sie Dr. Stallone für mich an, er soll in der Notaufnahme auf uns warten. Und ...«

»Alles klar. Wir werden alles vorbereiten. Viel Glück, Peggy.«

Am liebsten hätte ich sie umarmt. Ich konnte es nicht fassen. Sie klang weder entsetzt noch entrüstet. Aber sie arbeitete in der Telefonzentrale, und die Konfrontation mit den Krankenschwestern in der Entbindungsstation und Dr. Stallone würde mir nicht erspart bleiben.

Todd stand immer noch in seinen Kakishorts da, die Hände

hingen schlaff an den Seiten. »Tochter? Ist es denn ein Mädchen?«

Ich hatte nicht einmal bemerkt, dass ich das Geschlecht des Kindes nach meiner Untersuchung unabsichtlich verraten hatte. »Ja, es ist ein Mädchen, aber …«

In dem Moment kam die nächste Wehe. Catherine packte ihre Knie und begann zu pressen, aber ich schrie »Nein!« Ich umfasste ihr Gesicht mit beiden Händen und trichterte ihr jedes Wort einzeln ein. »Catherine. Schreien. Brüllen. Kreischen. Alles. Aber *nicht* pressen!«

Sie bemühte sich. Sie bemühte sich wirklich.

»Es ist ein Mädchen«, lächelte Todd mit glasigen Augen.

»Todd, holen Sie etwas zum Anziehen für Catherine. Wir müssen los!« Er nahm die Autoschlüssel.

Catherine sah zur Treppe hinüber. »Wie soll ich die Stufen raufkommen?«

»So schnell Sie können«, erwiderte ich. Todd rannte bereits nach oben.

»Halt! Sie hat nichts an, Todd!«, schrie ich. Er drehte sich um und hob etwas Rotes von einem Stuhl auf. Dann polterte er barfuß die Treppe hinauf, lieferte sich ein Kopf-an-Kopf-Rennen mit der zu Tode erschrockenen Katze.

Catherine begann, Selbstgespräche zu führen. »Keine Bange, Catherine, du schaffst es. Du musst. Bis zur nächsten musst du oben sein. Los jetzt.«

Sie holte tief Luft und lief die Treppe hinauf, und nur ihrer eisernen Willenskraft war zu verdanken, dass sie bis zur Haustür gelangte. Todd saß mit laufendem Motor im Wagen, die hintere Tür sperrangelweit offen. Die kleine Katze saß sprungbereit auf der Hälfte der Steintreppe vor dem Haus, neben einem Büschel rosa Steinkraut, mit gesträubtem Fell und Panik in den Augen. Sie konnte jederzeit die Flucht ergreifen, gleich ob treppauf oder treppab, je nachdem, welche Richtung Catherine einschlug. Catherine hielt inne, um zu verschnaufen, immer noch nackt, dann lief sie die glatten Steinstufen hinauf, am Steinkraut, an der

Katze und am Efeu vorbei, bis zum Wagen. Ich schaltete den Teekessel aus, sperrte die Haustür zu und rannte ihr nach. Sie hielt sich an der geöffneten Autotür fest und stöhnte, als die nächste Wehe kam, versuchte, nicht zu pressen. Ich streckte die Hand nach Todd aus und schnippte mit den Fingern.

»Kleid!«, murmelte ich, und er warf es mir zu. Aber es war kein Kleid. Nicht einmal annähernd. Nur ein knallrotes Gymnastik-Oberteil, das nicht einmal bis zum Bauchnabel reichte, als ich es ihr über den Kopf gezogen hatte. Pech gehabt, dachte ich, als ich auf den Rücksitz kletterte, wo Catherine kauerte, den Kopf gegen die Tür der Fahrerseite gelehnt. Sie legte die Beine über meinen Schoß, und die rasende Fahrt durch die Hügelland-schaft von Berkeley ins Flachland begann. Ein Blick zwischen ihre Beine reichte aus, um mich zu überzeugen, dass wir es nicht schaffen würden. Durchgerüttelt von der Achterbahnfahrt im Beckenraum der Mutter wölbte sich der purpurrote Popo inzwi-schen gute fünf Zentimeter vor. Als ich meine Hand darunter hielt, um ihn zu stützen, tropfte ein Mekoniumklecks hinein.

Ungefähr 25 Prozent der Kinder setzen schon vor der Geburt Mekonium ab, was auf einen intrauterinen Notfall oder eine Ri-sikogeburt hindeuten kann. Bei Steißlage ist das hingegen die Norm. Durch den Druck im Geburtskanal wird die zähklebrige Masse wie Zahnpasta herausgedrückt. Mit jeder Wehe wölbte Catherine den Rücken und hob die Hüften an. Sie hielt sich an meinen Rat und schrie, ohne zu pressen, aber trotzdem rutschte das Kind durch die Kontraktionen immer tiefer.

Dr. Stallone, die dunklen Augen auf unseren Wagen gerichtet, der mit halsbrecherischer Geschwindigkeit nahte, wartete mit einem Rollstuhl vor dem Eingang zur Notaufnahme, als Todd die Rampe hinaufraste. Der Doktor erbleichte, trotz seines oliv-farbenen Teints, als er sah, dass ich das gesamte Hinterteil des Babys in der Hand hielt.

Catherine wuchs ein weiteres Mal über sich hinaus. Sie kroch aus dem Wagen und hockte sich auf die Kante des Rollstuhlsit-zes. Dr. Stallone packte die Lenkstangen und lief los.

Catherine hielt den Po ihres Kindes mit der einen Hand fest, während sie sich mit der anderen an die Armstütze des Rollstuhls klammerte. Sie schrie ohne Unterlass, als wir mit ihr durch die Notaufnahme rasten. Überall erschienen Leute an den Türschwellen, Besucher und Personal. Eine Krankenschwester brüllte ins Telefon »Gebärende im Anmarsch, Kind halb geboren!«

Ein Pfleger eilte voraus, hielt die Tür zur Eingangshalle für uns offen und lief weiter, um den Fahrstuhl zu holen. Wir kamen an einer leeren Rollliege vorüber. An Catherines Zustand denkend, riss ich das Laken herunter und warf es mit Schwung über sie. Sie verschwand völlig darunter, mitsamt dem Rollstuhl, wie ein Gespenst an Halloween, das kreischend durch die Gänge flog.

Rein in den Fahrstuhl, rauf in den zweiten Stock, einen weiteren Gang entlang, durch mehrere Doppeltüren, und endlich, endlich der Kreißsaal. Alles war bereit. Hilfreiche Hände hoben Catherine auf das Kreißbett. Andere halfen Todd in sterile Überzüge für die nackten Füße, OP-Kittel und Maske. Ein Kinderarzt überprüfte das Beatmungsgerät, während der Anästhesist begann, die Nadel für die IV zu legen. Das alles geschah zwischen zwei Kontraktionen.

Dr. Stallone zog Kittel und Handschuhe an und ging mit der Piper-Zange zur Vorderseite des Kreißbetts. Diese Zange wird benutzt, um den Kopf eines Kindes in Steißlage zu entbinden, der zu dick und rund sein kann, um problemlos durch das Becken der Mutter zu gelangen. Die unbekannten Faktoren bei einer Steißgeburt, ganz zu schweigen von der dramatischen Ankunft in der Klinik und dem Tempo des bisherigen Geburtsverlaufs, sorgten für atemlose Spannung, als nun Schlag auf Schlag Beine, Bauch und Brustkorb des Kindes auftauchten. An diesem Punkt hätten auch die Arme draußen sein müssen, aber sie waren über den Kopf gestreckt, was eine weitere Verzögerung bedeutete.

Da die Nabelschnur, für die lebenswichtige Versorgung des

Kindes zuständig, zwischen dem Kopf und Catherines Becken-knochen eingeklemmt war, zählte jede Sekunde. Dr. Stallone schob seine Hand in die Vagina und zwei Finger unter den Kopf des Kindes, bis er einen Ellenbogen ertastete. Er beugte den Arm und zog ihn heraus. Während der schlaffe Torso auf seinem Unterarm lag und die Beine rechts und links herunterbaumel-ten, wiederholte er den Handgriff mit dem anderen Arm.

»So, Catherine, und jetzt pressen, so fest es geht. Wir müssen schnell sein. Los, Catherine. Pressen!«

Sie presste. Sie presste wie eine Maschine, stumm und wir-kungsvoll. Sie presste mit solcher Kraft, dass die Adern an ihrem Hals hervortraten. Todd stand abseits, gelähmt vor Angst, die Hände vor den Mund geschlagen, die Augen weit aufgerissen. Ich packte ihn am Ellenbogen und führte ihn näher ans Bett; er legte seine Hand auf Catherines schweißnassen Arm, schien Mut aus ihrer Kraft zu schöpfen. Aber der Kopf kam nicht.

Im Kreißsaal wurde es schlagartig still. Dr. Stallone nahm die Zange. Ich hielt den schlaffen Körper des Babys mit bloßen Händen hoch, während der Doktor niederkniete, um die Zange in Position zu bringen.

»Pressen!«, rief er, und eine gewaltige Presswehe später war das Mädchen draußen, der Körper schlaff und schneeweiß, der Kopf purpurfarben wie eine reife Aubergine. Die geöffneten Au-gen waren starr. Sie schlenkerte in meinen Händen hin und her wie eine zerbrochene Gliederpuppe.

Ich hielt die Kleine, während Dr. Stallone die Nabelschnur durchtrennte, dann übergab ich sie dem Reanimationsteam. Die Klemme am Ende der Nabelschnur schlug klirrend gegen die Seite des metallenen OP-Tisches, als die Profis sich an die Arbeit machten.

Schluchzend barg Todd sein Gesicht an Catherines Hals. Ich beugte mich zu ihnen hinunter und erklärte im Flüsterton, was sie mit dem Kind machten. Doch dabei ging mir nur ein Gedan-ke durch den Kopf: Atme, Baby, atme, atme, betete ich lautlos, während ich Catherine über das Haar strich. Atme für dich, atme für deine Mutter und für deinen Vater. Und für mich. Fünf Monate lang hatte ich eine Hausgeburt nach der anderen gehabt, ohne die Komplikationen, die eine Fahrt in die Klinik erfordert hätten. Und nun die Steißlage, die ich nicht rechtzeitig erkannt hatte, und ein Kind, das bleich und leblos auf dem Wärmebett lag.

Ich hörte die Stakkato-Ansagen des Kinderarztes. »Herzfrequenz 95. Pupillen reagieren auf Licht.«

Wunderbar, dachte ich, und fasste Mut.

»Das ist gut«, sagte ich zu Catherine und Todd. Ich ging näher an den Reanimationstisch und sah, wie die Kleine rosig wurde, als die OP-Schwester in kurzen Stößen Sauerstoff in die Lungen pumpte. Eine halbe Minute später begann sie, alleine zu atmen.

»Herzfrequenz 120 ... 140 ... 150 und stabil.«

Sie hustete ein Mal, atmete tief ein, hielt die Luft an und blinzelte. Ein Funken Interesse an der Welt flammte in ihren Augen auf. Dann kniff sie die Augen in dem grellen Licht zusammen und stieß einen ohrenbetäubenden Schrei aus, wie ihre Mutter während der Autofahrt, als wir mit den Rädern halb über dem Abgrund hingen.

Ich lachte, genau wie die anderen, doch dann füllten sich meine Augen mit Tränen, Tränen der Freude und Dankbarkeit, weil alles gut gegangen war für das Kind und die Eltern ... und Tränen der Erleichterung. Es war mir egal, ob ich mein Gesicht oder meine Glaubwürdigkeit verlor, oder sogar den Arzt, mit dem ich zusammenarbeitete. Hauptsache, dem Kind ging es gut.

Später, als der Säugling friedlich in Catherines Armen lag und Todd mit benommenem Blick daneben stand, setzte ich mich zu Dr. Stallone, der noch mit der Dokumentation des Geburtsverlaufs beschäftigt war. Er sah mich lächelnd an, trank einen Schluck Kaffee und füllte die nächste Zeile auf dem Formular aus. Ich sagte: »Vielen, vielen Dank, Bill. Sie waren fantastisch. Ich weiß, ich hätte die Steißlage schon bei der Vorsorgeuntersuchung erkennen müssen. Die Geburt war für mich der reinste Horror, aber bei Ihnen sah es beinahe wie ein Kinderspiel aus.

Ich verstehe nicht, wieso ich es vorher nicht bemerkt habe. Die Steißlage, meine ich.«

Er beugte sich nach vorne und rollte mit dem Stuhl so weit zurück, dass es aussah, als wollte er mir ins Gesicht springen. Mein Herz klopfte wie verrückt. Jetzt kommt das dicke Ende, dachte ich. Dann sagte er: »Ich habe im Lauf der Jahre mit verschiedenen Hebammen zusammengearbeitet, wie jetzt mit Ihnen, und es macht mir Spaß. Wenn wir Ärzte hinzugezogen werden, übernehmen wir das, was wir gut können, nämlich die Notfälle, die Entbindungen mit Komplikationen oder Regelwidrigkeiten. Es macht mir Spaß, mich hin und wieder von Ast zu Ast zu schwingen, Geburtshilfe zu leisten, wenn's brennt, und ich weiß, Ihnen ergeht es nicht anders. Aber dieser Dauerlauf durch die Klinik hat mich Jahre meines Lebens gekostet. Gönnen Sie mir eine kurze Verschnaufpause, bevor Sie sich wieder so etwas einfallen lassen.«

Wieder? Hatte er wieder gesagt? Am liebsten wäre ich ihm um den Hals gefallen. »Heißt das, Sie arbeiten trotzdem noch mit mir zusammen?«

Er lachte. »Peggy, wir machen alle Fehler, erkennen eine Steißlage nicht, oder dass es Zwillinge sind. Sie wissen, wie das ist. Das passiert nun mal, leider. Als Krankenschwester waren Sie mehr als einmal meine Rettung. Jetzt hatte ich die Gelegenheit, mich zu revanchieren.«

»Wow« war alles, was ich dazu sagen konnte. Maggie und Rita, zwei Krankenschwestern, mit denen ich befreundet war, standen hinter ihm, lachten und hoben die Daumen.

Eine gute Neuigkeit. Ich war noch im Geschäft.

DIE STÜTZE

Ich bat alle Paare, die sich für eine Hausgeburt entschieden, noch eine andere Person dabeizuhaben, wenn es so weit war, als »Stütze«. Diese Stütze war dazu da, um überall dort einzuspringen, wo es gerade nötig war: die älteren Kinder betreuen, Brote schmieren, fotografieren, die werdende Mutter während der Entbindung mit Zuspruch und Tipps begleiten oder chauffieren, für den Fall, dass eine Fahrt in die Klinik angesagt war. Im Idealfall sollte die Stütze auch als Haushaltshilfe während des Wochenbetts verfügbar sein, Wäsche waschen, kochen und putzen, während sich die frisch gebackenen Mütter und Väter von den Strapazen der Geburt erholten.

Die meisten Frauen wählten Mutter, Schwester, Tante oder die beste Freundin für diese vielschichtige Aufgabe aus. Viele besorgten sich gleich mehrere Geburtsbegleiter. Wenn sich ein Massenaufgebot eingefunden hatte, wusste ich, dass hinterher ein Umtrunk größeren Ausmaßes stattfinden würde. Bei den meisten Geburten waren die weiblichen Stützen weit in der Überzahl, aber als eine der besten habe ich Steve in Erinnerung, einen Homosexuellen, der so gefragt war, dass er insgesamt fünfmal den Geburtsbegleiter spielte. Seine untrügliche Intuition und Engelsgeduld machten ihn unbezahlbar. Weniger enthusiastisch reagierten die künftigen Großväter, wenn sie eine Einladung als Geburtsbegleiter erhielten. Verunsichert, welche Rolle ihnen bei diesem Spektakel zugedacht war, verdrückten sich die in Ehren ergrauten Männer in den hintersten Winkel des Raumes oder suchten sich gleich eine dringende Beschäftigung in der Garage.

Sofias Vater war eine Ausnahme. Er nahm seine Rolle als Geburtsbegleiter und Stütze ernst. Er steckte den Kopf durch die

Tür des Zimmers, in dem sie in den Wehen lag, und geizte auch nicht mit Zuspruch: »Sofia, gleich hast du es geschafft. Ich wärme schon mal die Decken im Ofen vor.«

Sofia blickte mich verdutzt an. Da ich sie erst vor zehn Minuten untersucht hatte, wussten wir, dass der Muttermund gerade sechs Zentimeter eröffnet war und von Presswehen und Geburt noch nicht die Rede sein konnte.

»Wie kommt er denn auf die Idee, Sofia? Bis dahin liegt noch ein ordentliches Stück Arbeit vor Ihnen«, sagte ich. Im Hintergrund hörten wir das Quietschen der Ofentür. Ich wusste, dass die sechs Wärmedecken für das Baby, in Alufolie verpackt, kohlschwarz sein würden, wenn sie über Stunden im Backofen lagen.

Das Anwärmen der Babydecken war für die Mutter ein Signal, dass nicht mehr viel schief gehen und die Geburt mit großer Wahrscheinlichkeit zu Hause vonstatten gehen würde, so wie sie es sich gewünscht hatte. Es war ein Symbol des Glaubens und Vertrauens, und ein Ansporn für die Mutter, den man nicht unterschätzen sollte: Wenn die Hebamme mit ihrer praktischen Erfahrung das Zeichen gab, konnte es nicht mehr lange dauern, bis das Kind kam. Wurden die Decken dagegen zu früh angewärmt, hätte die Mutter aus dem Geruch nach Angesengtem schließen können, sie werde den Erwartungen der Hebamme trotz aller Anstrengungen nicht gerecht, was sich wiederum negativ auf das Geburtsgeschehen auswirkt.

Als eines von zehn Geschwistern und Spross einer italienischen Familie hatte Sofia eine Schwester, ihre Mutter und ihren Vater gebeten, sie bei der Geburt ihres zweiten Kindes zu begleiten. Ihr Vater, Allgemeinarzt und in einem Alter, in dem die meisten seiner Kollegen längst den wohlverdienten Ruhestand genossen, betrieb noch eine Privatpraxis und hatte auch jetzt nicht vor, sich auf sein Altenteil zurückzuziehen.

Ich sah über die Schulter zu Sofias Schwester hinüber. »Donna, die Decken werden anbrennen. Bitte nehmen Sie sie aus dem Ofen und sagen Sie Ihrem Vater, dass es noch zu früh dafür ist.«

Donna schlich auf Zehenspitzen in die Küche und nahm die

sechs Babydecken, paarweise in Alufolie gewickelt, heraus. Die Ofentür quietschte erbärmlich, und prompt erschien ihr Vater auf der Bildfläche.

»Was machst du da?«, fragte er stirnrunzelnd.

»Peggy sagt, es sei noch zu früh. Sie könnten anbrennen.«

Er murrte, zog sich aber ins Wohnzimmer zurück, wo seine Frau saß und strickte.

Sofia lächelte. »Es gefällt ihm nicht, dass ich mein Kind zu Hause zur Welt bringen möchte, aber der Gedanke, nicht dabei zu sein, hat ihm auch nicht behagt. Tut mir Leid, wenn er nervt.«

Ich versuchte, mich zu entspannen. Er nervte abgrundtief, um der Wahrheit die Ehre zu geben, aber ich würde schon mit ihm fertig werden. Sofias Mann würde kein Machtwort sprechen: Er hatte alle Hände voll mit dem älteren Kind zu tun, das gerade laufen konnte und ziemlich munter war.

Als der Muttermund sieben Zentimeter eröffnet war und es nur schleppend voranging, marschierte ich mit ihr im Flur auf und ab, um die Wehen richtig in Gang zu bringen. Wir kamen am Wohnzimmer vorbei. Sofias Mutter strickte irgendetwas Zartgelbes für das Baby. Ihr Vater lief ruhelos hin und her. Mit der einen Hand strich er sich immer wieder über die gelichteten Haare, mit der anderen rückte er Bücher, Stifte und anderen Krimskrams auf dem Schreibtisch zurecht. Als er seine Tochter bemerkte, eilte er zu ihr, schob mich beiseite und ergriff ihre Schultern. »Sofia, was machst du hier? Marsch ins Bett. Wieso läufst du hier herum. Was ist, wenn das Baby kommt?«

Sofia schob seine Hand zur Seite, drehte sich um und nahm ihren Marsch wieder auf. »Das wäre zu schön. Von mir aus auch im Flur, Hauptsache bald.«

Sofias Mutter klopfte auf den freien Platz neben ihr. »Ernest, setz dich endlich hin. Ein Kind kommt dann, wenn es so weit ist, das weißt du doch.« Ihre Stricknadeln klapperten noch schneller, als ihr Mann sich seufzend neben ihr auf der Couch niederließ. Aber der Friede dauerte nicht lange.

»Ich werde mich mal um die Decken kümmern«, sagte er und sprang wieder auf. Noch einmal quietschte die Backofentür. Dieses Mal genügte ein Blick, und Donna sprintete los. Trotz unserer Wachsamkeit gelang es ihm schließlich doch, die Decken unbemerkt in den Ofen zu schmuggeln. Wir wurden erst darauf aufmerksam, als der Geruch nach versengtem Flanell herüberdrang, und ich ernannte Donna offiziell zum Ofen-Wachposten.

»Nicht zu auffällig, aber achten Sie auf das Quietschen. Er wird bestimmt nicht kampflos aufgeben«, sagte ich.

Später hörten wir ihn brummen: »Ständig nimmt jemand die Decken heraus.«

Er schaffte es noch dreimal, uns auszutricksen, aber kaum hatte er den Rücken gedreht, waltete Donna ihres Amtes.

Das Thema Decken nervte, aber noch lästiger war, dass er auch bei den Wehen seiner Tochter das letzte Wort haben wollte. Ständig erzählte er ihr, gleich sei es geschafft. Wenn er nicht gerade im Gang auf und ab marschierte oder ihr Verhaltensmaßregeln durch die offene Tür gab, nahm er mich aufs Korn. »Wieso dauert das so lange? Das Kind sollte längst da sein.«

Ich merkte, dass ich kurz davor war, aus der Haut zu fahren. Die Erinnerungen an die alten Kommunikationsprobleme zwischen Geburtshelfern und geburtshilflichen Krankenschwestern stiegen gallebitter in mir hoch. Ich zwang mich zur Ruhe. »Doktor, der Geburtsverlauf ist völlig normal, Sofia und dem Kind geht es gut. Es besteht kein Grund zur Besorgnis.«

Aus dem Wohnzimmer kam die gelassene Stimme der Großmutter. »Ernest, jetzt komm endlich her. Du führst dich ja auf wie eine alte Glucke, und wenn du so weitermachst, gehst du *mir* auf die Nerven!«

Als Sofias Vater das nächste Mal rief: »Du musst pressen, Sofia, dann ist es schneller draußen!«, sah ich, dass sie völlig ungerührt auf seine Einmischungen reagierte. Sie wusste, dass es Ewigkeiten her war, seit er ein Kind entbunden hatte, und dass er nicht mehr auf dem neuesten Stand war. Ich wünschte, ich hätte ihn genauso locker ignorieren können.

Als der Endspurt dann wirklich begann, wurde seine Stimme genauso laut wie die seiner Tochter. »Sofia, pressen! Fester!!!« Dass ich Sofia gerade aufgefordert hatte, noch nicht zu pressen, schien ihn nicht zu stören. »Mach weiter. Pressen!!! Du hast es gleich geschafft!«

»Dad«, stöhnte sie und verdrehte die Augen, mit ihrem Latein am Ende. Um ihm zu entgehen, ging sie in einer Ecke hinter einen ausladenden Sessel in Deckung, hielt sich an der Rückenlehne fest und schwankte bei jeder Wehe hin und her.

»Hörst du, Sofia? Du musst pressen!« Er ließ nicht locker, zog an dem Sessel, um nichts ins Hintertreffen zu geraten. Mit gleicher Entschlossenheit zog Sofia den Sessel zurück, sparte aber dabei ihre Kräfte.

»Der Muttermund ist noch nicht vollständig eröffnet, und ich möchte, dass sie noch mindestens eine Viertelstunde mit dem Pressen wartet«, warf ich mit einer Selbstbeherrschung ein, die mich selbst verblüffte. Er ist ein alter Mann, sagte ich mir immer wieder, wie ein Mantra. Er hat nicht gelernt, bei einer Entbindung die zweite Geige zu spielen, und das ganze Konzept der Hausgeburt widerstrebt ihm. Dennoch hätte ich ihn am liebsten gefesselt und geknebelt.

»Wunderbar, Sofia, jetzt geht es los!«, rief er. Sofia blickte mich an, und ich schüttelte den Kopf. Dann nahm ich ihn etwas beiseite.

»Der Muttermund ist noch nicht vollständig eröffnet«, sagte ich, mich mühsam beherrschend.

»Ich weiß«, erwiderte er munter. »Aber das macht Mut, wenn die Frauen wissen, dass es gleich ausgestanden ist.«

Ich hatte gerade mit ihm streiten wollen, aber in dem Moment ging mir schlagartig ein Licht auf. Ihm ging es nur darum, Sofia zu helfen, damit sie die Geburt gut über die Bühne brachte. Und sie verlief ja auch wie am Schnürchen, alles perfekt – wenn es mir gelang, *mich* zurückzuhalten, denn Sofias Vater zurückzuhalten war aussichtslos. Er war kein Narr. Er wusste genau, dass Donna die Decken wieder aus dem Ofen nahm. Es war

ihm egal. Donna auch. Und Sofia, die sich hinter dem Sessel ver-
barrikadiert hatte, erst recht. Ich war die Einzige, die ein Problem mit dem Mann hatte.

Als mir das klar wurde, konnte ich loslassen. Ich musste nicht
beweisen, dass ich das Kommando hatte, über alles, einschließlich der Decken. Wenn angesengte Decken und ein angeschlage-
nes Ego der einzige Schaden war, der bei diesem Machtkampf
entstand, war der Preis gering. »Dr. Genovese«, sagte ich zu
ihm. »Würden Sie jetzt so nett sein und die Decken vorwärmen?«

Er kam der Aufforderung nach, sich stillvergnügt ins Fäust-
chen lachend. Donna runzelte die Stirn, aber ich sagte: »Es ist
noch ein bisschen früh, aber jetzt dauert es wirklich nicht mehr
lange. Schnuppern Sie ab und zu mal, für den Fall, dass sie anbrennen.«

»Vielleicht gibt er dann endlich Ruhe«, sagte Donna lachend
und legte den Arm um seine Schultern, als er zurückkam.

»Was ist? Was ist los?«, fragte er, als er die belustigten Gesichter sah.

»Nichts, Dad. Die Decken werden die perfekte Temperatur haben; so, und jetzt lass uns endlich zuschauen, wie Sofia dein
sechzehntes Enkelkind zur Welt bringt.«

Ungefähr vierzig Minuten später, gerade als die gut überbackenen Decken leicht angesengt rochen, kam Sofias Sohn zur
Welt, ein Italiener von Kopf bis Fuß, wie gemacht für einen Anzug von Armani.

»Doktor, würden Sie mir bitte ein Paket Decken holen?«, bat
ich ihn, und als er sprang, konnte ich mir nicht verkneifen, ihm
nachzurufen: »Die beiden anderen Pakete können Sie noch im
Backofen lassen, aber schalten Sie ihn aus. Dann bleiben sie
warm, und ich brauche sie später noch.«

Die heißen Decken auf den ausgestreckten Armen tragend
wie Melchior seine Morgengabe für das Jesuskind, kehrte
Dr. Genovese mit triumphierender Miene ins Schlafzimmer zurück.

Nachdem er dieses Scharmützel gewonnen hatte, ging er in die Küche, um mit der Entschlossenheit eines Feldherrn für alle das Frühstück zu bereiten. Als ich sein Reich betrat, um Eiswürfel zu holen und den geschwollenen Damm zu kühlen, war er gerade dabei, seine ungebremste Energie erneut auf den Ofen zu richten. Wie ein Koch im Fastfood-Restaurant drehte er auf gut Glück an den Schaltern, dieses Mal, um die Herdplatten zu erhitzen und drei Bratpfannen gleichzeitig zu überwachen.

Während ich Sofia beim Anlegen des Kindes half, hörten wir, wie ihr Vater wieder ganz in seinem Element war. »Donna, toaste schon mal das Brot. Wir brauchen mindestens sechzehn Scheiben, und leg ein Handtuch drüber, damit sie warm bleiben. Finger weg vom Ofen! Die Flamme ist *nicht* zu hoch! Ich habe alles unter Kontrolle. Schinkenspeck ist reichlich vorhanden, und ich denke, dass zwanzig Eier reichen; wie viele Personen sind wir? Acht. Na gut, acht. Mary, lass die Pfanne in Ruhe! Ich weiß, wie man Spiegeleier brät, Himmeldonnerwetter! Kümmere du dich lieber um den Kaffee. Beeilung, Beeilung, meine Damen. Wer presst freiwillig den Orangensaft aus? Donna, deck den Tisch. Dalli dalli! Die Eier sind doch schneller fertig, als ich dachte.«

Der Geruch nach Schinkenspeck, Eiern, Toast und Kaffee füllte das Haus. Ich schnupperte. Oh nein – die restlichen Babydecken! Ich lief in die Küche; wieso hatte niemand den Qualm bemerkt, der aus der Backofentür drang? Sofias Vater hatte sämtliche Schalter ausprobiert und dabei den Backofen auf die höchste Stufe gestellt, ohne ihn wieder auszuschalten. Ich riss die Tür auf: Die verkohlte Alufolie fiel von den Decken, die bereits Feuer gefangen hatten. Sofias Vater schob mich energisch beiseite, zerrte sie mit bloßen Händen heraus und ließ sie prompt wieder fallen – auf den Linoleumboden. Dann schob er sie mit dem Fuß zur Fliegengittertür hinaus, wo der Holzboden der Veranda Feuer fing.

Zu dritt traten wir die Glut mit den Füßen aus, was mehrere Minuten in Anspruch nahm. Sofias Mutter lief mit dem Nudeltopf herbei wie beim Staffellauf und kippte Wasser auf den verkohlten Haufen. Als die Gefahr gebannt war, warf ich einen verstohlenen Blick auf den alten Mann neben mir. Er strahlte. Er war eine echte Stütze gewesen – hatte die Decken für die Geburt seines Enkelsohnes vorgewärmt, ein Frühstück für acht Personen organisiert und das Haus davor bewahrt, bis auf die Grundmauern niederzubrennen.

So gesehen hatte er Recht: Was hätten wir ohne ihn getan?

Wie war der Name?

Wenn ich durch Berkeley fuhr, sah ich häufig Autoaufkleber mit Sprüchen, die das Gefühl in mir weckten, zu einer kleinen Truppe handverlesener Untergrundkämpferinnen zu gehören.

>»Hebammen entbinden exklusiv«
>»Hebammen machen es zu Hause«
>»Hebammen – individuelle Betreuung«

Ich hatte lediglich ein Schild mit der Aufschrift »Hebamme« an meinem VW Käfer, und wenn ich unterwegs anderen Mitgliedern unseres »elitären« Clubs begegnete, hupte ich, und wir tauschten mit erhobenem Daumen einen Gruß aus. Die ahnungslosen Fahrer, die uns verdutzt ansahen und nicht wussten, wie ihnen geschah, taten mir Leid.

Ich war stolz, zum Club zu gehören, und überzeugt von den Slogans auf den Aufklebern. Wenn ich niederkniete, um »Babys zu fangen«, zollte ich einem Wunder die angemessene Ehre. Nicht nur dem Wunder der Geburt, sondern auch dem Wunder einer grundlegenden Verwandlung: Aus einem Mädchen oder einer Frau wurde eine Mutter und, für einen kurzen Augenblick, eine Göttin, die neues Leben schuf. Jede Geburt ist auf ihre Weise einzigartig. Wenn ich in meinem Geburtsjournal blättere, fallen mir auch heute noch, nach Jahren, auf Anhieb die charakteristischen Merkmale jeder einzelnen Entbindung wieder ein.

Die Entstehung des Journals habe ich Cindy zu verdanken, und deshalb wird sie mir unvergessen bleiben. Der Schock, mit den Abgründen meines Erinnerungsvermögens konfrontiert zu werden, führte zu einer dauerhaften Veränderung meiner Gewohnheiten. So etwas würde mir nie wieder passieren.

Ich war bereits mit einem Fuß aus der Tür, als das Telefon läutete. Ich zögerte. Es war schon spät, und ich musste mich sputen für den Besuch bei einer Wöchnerin, die ich vor drei Tagen entbunden hatte. Aber vielleicht hatte eine meiner Schwangeren Wehen. Seufzend nahm ich den Hörer ab.

»Peggy? Hier ist Miriam Bishop.«

»Ja bitte?«

»Ähm …«

Ungeduldig warf ich einen Blick auf meine Uhr, in der Hoffnung, die Umstandskrämerin möge endlich zur Sache kommen. »Entschuldigen Sie, aber ich habe es eilig. Was kann ich für Sie tun, Mrs. Bishop?«

»Wir haben uns gefragt, also … Sagten Sie nicht, dass Sie bei Cindy vorbeischauen wollten?«

»Wie war der Name …?« Cindy, Cindy, überlegte ich krampfhaft. Der Name kam mir irgendwie bekannt vor.

»Bishop. Ich bin die Mutter von Cindy! Vielleicht war das ein Missverständnis, aber Sie haben ihr Baby vor vier Nächten entbunden und …«

Cindy! Plötzlich fiel es mir siedend heiß ein: Anruf um zwei Uhr morgens, rasante Fahrt, noch rasantere Geburt, Rückfahrt und sofort ab ins Bett. Am nächsten Morgen, *nada*, nichts, alles weg. Ein Gedächtnis wie ein Sieb, mit so großen Löchern, dass mir die Geburt eines neun Pfund schweren Kindes und der Nachsorgetermin entfallen waren! Oh nein, bitte nicht!

»Cindy, natürlich! Ich konnte den Namen Bishop nicht gleich zuordnen. Natürlich komme ich. Sie haben mich gerade noch an der Haustür erwischt, ich war schon auf dem Weg zu Ihnen.« Ich strich den Nachsorge-Termin in einem Außenbezirk der Stadt und fuhr zu Cindy. Inzwischen arbeitete mein Gedächtnis wieder auf Hochtouren. Da hatte ich noch einmal Glück gehabt, mehr Glück als Verstand.

Als ich den Tunnel unterhalb Oakland Estuary passierte, dachte ich an die Geburt vor drei Nächten zurück. Der Anruf weckte mich auf, aber ich hob schon beim ersten Läuten ab, sodass Rog nichts mitbekam und friedlich weiterschlief.

»Hallo?«

Schniefen am anderen Ende der Leitung, dann ein unter-
drücktes Stöhnen.

»Hallo?«, wiederholte ich ein wenig lauter.

»Peggy? Miriam Bishop, Cindys Mutter. Ich fürchte, wir haben zu lange mit unserem Anruf gewartet. Cindy bekommt gerade ihr Kind …«

Rog zuckte nicht einmal mit der Wimper, als ich mir in Windeseile das Nachthemd auszog, den Trainingsanzug anzog, meine Clogs schnappte und zum Auto rannte. Die Straßen und Bürgersteige waren menschenleer. Ein Obdachloser tauchte aus den
Schatten auf, aber ich begegnete nicht mehr als fünf Autos, als
ich wie der Blitz nach Alameda fuhr. Mein Wagen geriet ins
Schlingern, als ich ein riesiges Schlagloch umrundete und mit
Karacho in die Straße einbog, in der Cindy wohnte. Ich hielt in
der Auffahrt des Hauses und sah zum Gartenhäuschen hinüber
– ein winziger Raum ohne sanitäre Anlagen –, wo die neun-
zehnjährige Cindy mit ihrem Mann und Sohn wohnte. Die
Fenster waren stockfinster.

Das Haus selbst war taghell erleuchtet, und deshalb lief ich die
Treppe hoch und trommelte gegen die Fliegengittertür. Ein
Mädchen im Teenageralter mit Babydoll-Nachthemd und Lo-
ckenwicklern machte mir auf und deutete wortlos auf einen Flur,
der zur Küche führte. Da ich den schweren Hebammenkoffer –
eine ausklappbare Werkzeugkiste aus dem Laden für Anglerbe-
darf – mit beiden Händen tragen musste, konnte ich mich nur
im Tango-Doppelschritt durch den schmalen Gang schlängeln.

Die Szene in der Küche erinnerte an einen Stummfilm, mit
sieben oder acht Statisten, die zur Salzsäule erstarrt waren. Von
Cindy, der Hauptperson, fehlte jede Spur. Ihr Mann Tommy
hielt mit der einen Hand seine rutschenden Jeans und an der anderen seinen Sohn. Cindys Mutter umklammerte schreckens-
bleich ein blutiges Handtuch. Ein Mädchen in T-Shirt und win-
zigem Slip rührte in einer Tasse Kakao, während Cindys Vater
auf der Stuhlkante thronte, eine Dose Budweiser-Bier in der

Hand. Ein kleines Mädchen, nicht älter als acht, mit spindeldürren Beinen und einem Nylon-Schlafanzug, aus dem sie längst herausgewachsen war, balancierte auf seinem Knie.

Wo steckte Cindy?

»Wo ist …«, sagte ich, aber bevor ich weitersprechen konnte, wurde die Tür aufgerissen und knallte gegen die Wand. Cindy kam mit ihrem Kugelbauch aus dem Badezimmer gerannt, von hinten durch eine nackte Glühbirne angestrahlt. Die blauen Augen funkelten wie Talmi-Edelsteine, als sie über den Linoleumboden schlitterte, die Hand im Schritt. Sie lief tonlos an mir vorbei durch den Gang. Ich jagte ihr nach. Plötzlich eine scharfe Biege nach rechts und wir hatten das Ziel erreicht, ein breites Doppelbett, das den ganzen Raum ausfüllte. Sie ließ sich auf die Kante fallen, die Beine in der Luft. Mit gebleckten Zähnen packte sie ihre Knöchel, ächzte, und mit einer einzigen Presswehe war der Kopf des Kindes geboren.

Ich hatte meinen Hebammenkoffer noch in den Händen. Ich ließ ihn fallen, gerade rechtzeitig, um den Rest des Kindes in luftiger Höhe aufzufangen.

»Geschafft!«, sagte ich, als ich den schreienden Säugling sicher in den bloßen Händen hielt; er hatte es so eilig gehabt, dass für sterile Fingerlinge keine Zeit geblieben war.

»Ich hab's geschafft! Jetzt ist der Stress endlich vorbei«, sagte Cindy erleichtert. Sie strich sich das feuchte Haar aus den Augen und lächelte.

»Sie haben es geschafft!«, flüsterte Cindys Mutter hinter mir. »Ich hätte nie gedacht, dass Sie rechtzeitig hier sind.«

»Gerade noch rechtzeitig«, warf ihr Vater ein.

Ich drehte mich um: Sie erinnerten mich an die Zeichnungen von Norman Rockwell aus dem Kleine-Leute-Milieu, wie sie sich alle an der Türschwelle drängten, um bei der Geburt dabei zu sein. Wobei ich das Wort Geburt hier maßlos übertrieben fand; Zwangsräumung wäre zutreffender gewesen.

Irgendjemand reichte mir ein Handtuch, ein anderer zwei vorgewärmte Decken für das Kind und eine Obstkuchenform für die Plazenta. Dann trocknete ich das Baby ab, durchtrennte die Nabelschnur und kümmerte mich um die Nachgeburt. Ich untersuchte Cindys Damm, dem man die Geburt nicht ansah, wog das Baby, das stramme neun Pfund auf die Waage brachte, und war so gut wie fertig mit meiner Arbeit. Ich holte einen Kugelschreiber aus meiner Handtasche und erledigte die Dokumentation des Geburtsvorgangs, über den es nicht viel zu berichten gab. Eine halbe Stunde nach der Entbindung stand Cindy auf und duschte. Ihre Schwester wechselte die Bettwäsche. Ihre Mutter machte Campbell-Nudelsuppen aus der Dose heiß, und ich stärkte mich, während ich zusah, wie die anderen die Aufräumarbeiten erledigten, die ich normalerweise übernahm.

Tommy legte seinen schlafenden Sohn auf der Couch im Wohnzimmer ab, wo drangvolle Enge herrschte und Cindys Vater zur Feier des Tages eine weitere Dose Bier öffnete. Gelächter ertönte aus dem Fernseher. Ich überprüfte ein letztes Mal Cindys Blutungen und Blutdruck: Perfekt. Gebärmutter fest, direkt am Bauchnabel: Perfekt. Dem Baby ging es ebenfalls bestens: Rosig und pausbäckig nuckelte es im Schlaf, die Augen fest geschlossen zum Schutz gegen das grelle Licht. Die erste kritische Stunde nach der Geburt verging völlig ereignislos. Alle sahen schläfrig aus. Ich hatte das Gefühl, dass nur ich die Gastgeber daran hinderte, ins Bett zu gehen. Zu tun blieb eigentlich nichts mehr. Also fuhr ich nach Hause, schlüpfte unter die Decke und war im Handumdrehen eingeschlafen.

Als ich am nächsten Morgen aufwachte, fühlte ich mich frisch und ausgeruht. Ich chauffierte eine Fuhre lärmender Kinder zur Schule, auf dem Rückweg schleppte ich einen Einkaufswagen voll Lebensmittel aus dem Safeway-Supermarkt nach Hause. Am Nachmittag vermaß ich eine Reihe schwangerer Bäuche und hörte die Herztöne von mehreren ungeborenen Kindern ab. Ich bereitete Tacos zum Abendessen zu, half Colin bei seinem Aufsatz und machte den Abwasch, während Rog mit Jill das Einmaleins übte. Ich ging reinen Gewissens zu Bett. Wie auch am nächsten Abend. Und am übernächsten.

Dann kam Miriam Bishops Anruf, der die schlimmsten Gewissensbisse meiner beruflichen Laufbahn in mir weckte. Ich betete inständig um die Gnade, kein Kind mit fortgeschrittener Gelbsucht und keine walnussgroßen Hämorrhoiden bei der Wöchnerin vorzufinden.

Ich sah Cindy bereits von weitem, durch die Fliegengittertür des Gartenhäuschens. Sie kauerte auf dem Doppelbett, über ihr Kind gebeugt, und wechselte die Windeln. Bei meinem Eintritt stand sie auf. Sie hatte ihr T-Shirt in die Jeans gesteckt, Größe 38 wohlgemerkt, und den Reißverschluss bis oben zugezogen – vier Tage nach der Geburt. Diese Teenager, beneidenswert!

»Es tut mir Leid, dass meine Mom Sie angerufen hat. Es wäre gar nicht nötig gewesen. Uns beiden geht es prima.« Sie entschuldigte sich bei mir! Meine Schuldgefühle wuchsen. »Das ist doch selbstverständlich, die Betreuung von Mutter und Kind nach der Geburt gehört bei mir dazu.« Wenigstens wurde ich noch rot dabei. »Es geht auch ganz schnell.«

Bei beiden war natürlich alles in bester Ordnung, und ich versuchte, mein schlechtes Gewissen mit dem Gedanken zu besänftigen, dass sie andernfalls angerufen hätten. Aber hätten sie das wirklich? Menschen wie die Bishops, die der Arbeiterklasse angehörten, ein wenig gehemmt auf dem gesellschaftlichen Parkett, aber mit viel Herzensbildung, die zusammenhielten wie Pech und Schwefel und niemanden behelligen wollten?

»Ich wollte Sie nicht zu früh aus dem Bett holen«, erklärte Cindys Mutter, als ich sie fragte, warum sie mich nicht gleich zu Beginn der Wehen benachrichtigt hatte. »Schließlich war es mitten in der Nacht, und Sie haben eine Familie und einen harten Beruf.«

Die Rücksichtnahme hatte im Wettstreit mit der Notwendigkeit gesiegt. Deshalb hatten sie den Anruf zu lange hinausgezögert. Ich war noch einmal mit einem blauen Auge davongekommen, aber das änderte nichts daran, dass ich die Geburt eines Kindes vergessen hatte. So etwas durfte nie wieder passieren.

Rog fragte mich morgens gewöhnlich, wie eine Entbindung gelaufen war, aber auch darauf war kein Verlass mehr. Er hatte inzwischen so viel Routine, dass er offenbar nicht einmal mehr bemerkte, wenn ich mich nachts aus dem Haus schlich. Deshalb entwickelte ich eine Methode, um meinem Gedächtnis auf die Sprünge zu helfen. Ich gewöhnte mir an, die Dokumentation immer vorne auf den Schreibtisch zu legen, in die Mitte, sobald ich von einer nächtlichen Entbindung nach Hause kam.

Ich vergaß nie wieder, dass ich ein Kind entbunden hatte, und Cindy blieb mir ebenfalls in lebhafter Erinnerung. Ich dachte jedes Mal an sie, wenn ich morgens nach unten kam und meine Gedächtnisstütze auf einem Wust von Papieren liegen sah. Ungeachtet dessen, an wen sie mich erinnern sollte, mein erster Gedanke galt ihr.

HALLIES RUF

Rog und ich machten 1982 Urlaub mit der ganzen Familie: Wir fuhren auf dem Highway 49 ins »Goldgräberland«. Colin, damals zehn Jahre alt, runzelte die Stirn, als er aus dem Fenster blickte.

»Warum sieht es hier ganz anders aus als bei uns zu Hause?«, fragte er, als wir die schmalen Straßen in den Ausläufern der Sierra Nevada entlangfuhren.

»Vielleicht wegen der hohen Berge im Hintergrund«, meinte Rog.

»Oder weil es hier so viele kleine Ortschaften mit ulkigen Namen wie Volcano oder Rough and Ready gibt?«, schlug ich vor. Aber er schüttelte nachdenklich den Kopf. Dann hellte sich sein Gesicht auf. »Rollstühle! Hier gibt es keine Rollstühle!«

In Berkeley, behindertengerecht lange bevor der Ausdruck geprägte wurde, sieht man vermutlich mehr Rollstühle als irgendwo sonst. Die Haltebuchten an jeder Kreuzung haben eine abgeschrägte Bordsteinkante für die Rollstühle, was auch Radfahrer, Rollerblader und Skateboarder freut.

Tom, ein junger Autor, den ich in einem Workshop für kreatives Schreiben kennen lernte, hatte Darcy geheiratet, die an beiden Beinen vollständig gelähmt war. Auf dem Hochzeitsfoto sah man eine strahlende Braut im weißen Kleid mit wehendem Schleier. Sie fuhr mit ihrem elektrischen Rollstuhl den Bürgersteig entlang, ihren Ehemann im Schlepptau, der mit Smoking, Zylinder und Champagnerglas auf dem Skateboard stand.

Auch Hallie und Ian gehörten zu den für Berkeley typischen unkonventionellen Paaren. Ich kannte Hallie schon aus der Zeit, bevor ich ihre Hebamme wurde. Sie war als Stütze bei der Geburt mehrerer Freundinnen dabei gewesen und hatte mich mit ihrer gelassenen, geradlinigen Art beeindruckt. Sie wusste sich in jeder Situation zu helfen. Ihr unkonventioneller Lebensstil hätte ihren Vater, ein hohes Tier beim Militär, mit Sicherheit veranlasst, sie zu enterben, wenn sie der Enge ihres Elternhauses nicht schon vorher entflohen wäre. Noch als Teeanger hatte sie in Virginia mit einem Pappkoffer von der Heilsarmee den Greyhound-Überlandbus nach San Francisco bestiegen und dort als Erstes einen Tattoo-Shop in Haight Ashbury aufgesucht.

Hallie stürzte sich Hals über Kopf in die sexuelle und politische Revolution, die Anfang der Siebzigerjahre die gegen die bürgerliche Moral gerichtete amerikanische Subkultur prägte. Sie versuchte, als Tarotkarten-Leserin, Masseurin und Tätowier-Künstlerin ihre Ausbildung am College zu finanzieren, und lebte in einer Kommune, in der die Schlafzimmer keine Türen hatten. Da es ihr nur mit Mühe gelang, sich über Wasser zu halten, nahm sie einen Job als Betreuerin bei einem sanften Iren an, der nach einem Autounfall an den Rollstuhl gefesselt war. Kost und Logis waren inbegriffen.

Als Betreuerin lernte sie viele »Krüppel« kennen, wie sich die Behinderten oft nannten. Sie freundete sich mit anderen jungen Frauen an, die mit Behinderten in einem Haushalt lebten, und zog bald darauf mit Ian in eine Kommune, die von Bjorn gegründet worden war, einem an beiden Beinen Gelähmten, der Charisma besaß. Da er sprachbehindert war und sich nicht klar verständlich machen konnte, hatte er sich einen Zeigestock um die Stirn gebunden, mit dem er seinen Rollstuhl und die vor ihm aufgebaute Computertastatur bediente, in die er Anweisungen an seine Hausgenossen eintippte.

Inzwischen hatte Hallie mindestens zwanzig Tätowierungen am Körper und hatte in der Behindertengemeinde von Berkeley den Ruf erworben, gemeinsam mit Ian der autokratischen Herrschaft Bjorns ein Ende gesetzt zu haben.

»Anfangs lief das Ganze nach dem Motto, jeder mit jedem«, erklärte Ian mir während einer Vorsorgeuntersuchung. »Und Bjorn bestimmte, wer mit wem. Erst da haben Hallie und ich bemerkt, dass wir uns ineinander verliebt hatten. Es ist einfach so passiert, ohne dass wir es wollten, und deshalb kaufte ich eine Schlafzimmertür und sperrte sie ab.«

»Bjorn gefiel das natürlich nicht, dass seine Autorität angefochten wurde«, fügte Hallie hinzu.

»Ja, er verließ die Kommune ein paar Wochen später, und danach stiegen auch andere aus. Vier Paare und eine Horde Kinder blieben, aber in getrennten Schlafzimmern.«

Fünf Jahre später begegnete ich den beiden zum ersten Mal. Hallie hatte in dieser Zeit ihren Collegeabschluss erworben, ihr erstes Kind zur Welt gebracht und sich als politische Aktivistin einen Namen gemacht. Sie gehörte schon fast zum Inventar bei den Stadtratssitzungen in Berkeley und Oakland, als Sprachrohr für die Obdachlosen, Unangepassten und Behinderten.

»Hallie macht das schon«, sagte ein Stadtrat respektvoll.

Ihr Unabhängigkeitsbedürfnis erstreckte sich auch auf die Entbindung, was mir erst klar wurde, als sie mich nicht rechtzeitig zur Geburt ihres zweiten Kindes benachrichtigte. Als ich wissen wollte, warum sie so lange mit dem Anruf gewartet hatte, sagte sie: »Beim ersten Kind hatte ich länger als vierundzwanzig Stunden Wehen, also dachte ich, dass mir massenhaft Zeit bliebe.«

»Massenhaft Zeit! Dass ich nicht lache!«, schnaubte Ian in seinem Rollstuhl. Hallies Bizeps wölbte sich unter dem Tattoo aus Stacheldraht und Rosen, als sie mit der einen Hand ihren Mann aufrecht hinsetzte und mit der anderen ihren Sohn Jonah fest im Griff hielt, der gerade laufen lernte.

»Aber Sie leben doch in einer Wohngemeinschaft mit zig Leuten. Wo waren denn Ihre Mitbewohner?«, fragte ich.

»Unterwegs. Auf der Suche nach Gardenien.« Als Hallie meinen verständnislosen Blick bemerkte, fügte sie hinzu: »Als die Wehen anfingen, hatte ich nur einen Wunsch: Ich wollte Gardenien um mich haben, die duften so gut. Also habe ich alle losgeschickt, um so viele zu kaufen, wie sie auftreiben konnten.«

Alleine in dem großen Haus, verging eine Stunde, während

Hallie im Rhythmus der Wehen hin und her schaukelte. Dann verschwand sie in der großen Gemeinschaftsdusche, und Ian behielt sie von der Tür aus im Blick. »Hallie, sollten wir nicht lieber die Hebamme rufen?«

»Nein, nein. Ist noch viel zu früh«, sagte sie und ging in dem gefliesten Badezimmer auf und ab. Als ihre Stimme immer lauter und schriller wurde, unterbrochen von Pausen, in denen sie stumm hin und her marschierte, fuhr Ian mit dem Rollstuhl in den Flur, wo sich das Telefon befand, und rief mich an.

»Peggy, ich halte es für das Beste, wenn Sie herkommen. Hallie ›singt‹ schon eine Weile in der Dusche, aber inzwischen halten die Wehen sie ganz schön auf Trab.«

Ich zuckte zusammen. Wenn die Wehen sie auf Trab hielten, sollte ich dabei sein. Ich rief Sandi an und fuhr los.

Sandi und ich trafen kurz nacheinander ein und eilten die Zickzack-Rampe für Rollstuhlfahrer hinauf; die Eingangstür war nur angelehnt. Als wir eintraten, sahen wir ein Bild vor uns, das an die Krippenszenen in der Kirche erinnerte, mit Ausnahme des Rollstuhls und der Nackten.

Ian saß in seinem Rollstuhl, mitten im Raum. Hallie, die nichts weiter als eine Korallenhalskette trug, kniete auf einem karierten Flanellhemd neben ihm. Sie summte und wiegte sich hin und her, während sie das Kind in ihren Armen betrachtete. Ihre weichen blonden Haare fielen nach hinten, als sie hochsah, und ihre blauen Augen strahlten vor Stolz. Ians rundes Gesicht beugte sich zu ihr hinab, die Brille mit dem schweren dunklen Gestell war ihm auf die Nase gerutscht. Seine Hand lag auf Hallies Kopf, und die Tränen hatten sichtbare Spuren auf seinen Wangen hinterlassen.

»Heilige Muttergottes, ich konnte ihr nicht helfen«, sagte er.

Das Baby lag friedlich im Arm seiner Mutter und fuchtelte mit der Faust wie ein Dirigent, der nicht mehr ganz nüchtern ist. Sandi trocknete den Kleinen ab und wickelte ihn in eine saubere Decke, während ich Ian half, die Nabelschnur zu durchtrennen. Fehlte nur noch die Nachgeburt.

Hallie legte ihre Hand auf meine und fragte: »Das würde ich gerne selber machen. Meinen Sie, das schaffe ich?«

»Hallie, ich würde Ihnen inzwischen zutrauen, dass Sie sogar Ihre eigene Zahnwurzelbehandlung durchführen. Natürlich schaffen Sie das.«

Hallie reichte Ian das Baby, und Sandi sorgte mit einem Kissen dafür, dass es ihm nicht aus dem Arm rutschte. Dann hockte sich Hallie über eine große Lasagne-Auflaufform, presste einmal kräftig, zog leicht an der Nabelschnur, und schon war die Plazenta draußen.

Die Wohngemeinschaft konnte jeden Moment zurückkehren, lärmend und mit Gardenien beladen, und Hallie wollte sich etwas anziehen. Sie stand auf und küsste zuerst den Scheitel des Babys und danach Ians, hochaufgerichtet, stolz und nackt bis auf die Korallenkette, die auf ihrer blassen Haut schimmerte. Sie legte seine Hand auf ihre Wange und sah ihn mit ihrem Madonnenblick an.

Hallies Ruf als Einzelkämpferin nahm geradezu legendäre Ausmaße an. Als sie ihr drittes Kind erwartete und zur ersten Vorsorgeuntersuchung zu mir kam, sprachen wir über ihre Solovorstellung.

»Sollte ich damals Feuerwehr spielen, für den Fall dass es brennt? Haben Sie mit Absicht so lange gewartet?« Sie stritt es ab, und ich glaubte ihr, aber ein leises Misstrauen blieb. »Hallie, es ist nichts dagegen einzuwenden, dass Sie die Geburt wieder im Alleingang bewältigen, aber es wäre besser, wenn ich dabei wäre, nur für den Notfall.«

Hallies Wehen setzten an einem kalten Nachmittag im Sommer ein, als sich Nebel unter der Golden Gate Bridge ausbreitete, die Bucht durchquerte und in Berkeley Einzug hielt. Wie ich sie gebeten hatte, rief sie mich dieses Mal sofort an. Mit leichten Wehen im Abstand von mehr als fünfzehn Minuten musste ich noch nicht dabei sein. Aber ich hielt eine Warnung für angebracht. »Hallie? Sie erinnern sich?«

»Ja, ja, ich weiß. Versprochen.«

Ich verstaute meine Ausrüstung im Wagen, dann hielt ich neben dem Telefon Wache, hob hin und wieder den Hörer ab, um zu sehen, ob es funktionierte. Vier Stunden später klingelte es.

»Hallo Peggy«, ertönte Ians tiefe Stimme. »Hallie hat mit ihrer Singerei angefangen, aber sie marschiert noch nicht auf und ab. Dieses Mal bleibt wahrscheinlich ein bisschen mehr Zeit.«

In weniger als einer Viertelstunde stand mein Auto in der Auffahrt. Haus und Garten sahen wesentlich ordentlicher als bei meinem Besuch vor drei Jahren aus. Seit Hallies letzter Entbindung war der Haushalt geschrumpft. Nur Rick, ein hagerer Mann mit Zerebrallähmung, seine Frau Artemis und ihre drei Kinder gehörten noch der Wohngemeinschaft an. Die Tür war angelehnt, wie gehabt, genau wie das Bild, das sich uns bot: Ian mitten im Raum im Rollstuhl und Hallie auf dem Fußboden neben ihm, nackt. Aber dieses Mal war sie noch schwanger und besser vorbereitet. Sie kroch über Handtücher und saugfähige Reinigungstücher. Eine Erste-Hilfe-Ausrüstung einschließlich Schere und Watte lag auf einem niedrigen Tisch in Reichweite.

Durch den Rollstuhl und seine Behinderung in seiner Bewegungsfähigkeit eingeschränkt, wirkte Rick durch die Anwesenheit von fünf Kindern, seine eigenen drei und die beiden Söhne von Hallie und Ian, überfordert. Artemis, die neben Hallie gesessen hatte, stand auf, warf ihre langen braunen Haare über die Schulter und eilte ihm zu Hilfe. Sie nahm mit ihrem weiten Rock anmutig auf dem Fußboden Platz, und binnen Sekunden hatten sich alle fünf Kinder um sie geschart. Sie sah wie eine Navajo-Puppe, die Geschichtenerzählerin, aus. Als ich bei der Untersuchung feststellte, dass die Geburt unmittelbar bevorstand, erstaunte das niemanden.

»Möchten Sie wirklich alles alleine machen?«, fragte ich.

Hallie nickte schweigend. Sie war vollauf damit beschäftigt, keinen Laut von sich zu geben, um die Kinder nicht zu erschrecken, die wie tollpatschige junge Hunde übereinander purzelten, um genau zu sehen, was vor sich ging. Rick verteilte Fruchtdrops-Rollen, damit sie beschäftigt waren, und bald waren das Aufreißen des Einwickelpapiers und das Lutschen die einzigen Geräusche in dem warmen Raum.

Hallies Gesicht verzerrte sich stumm, als die erste Presswehe kam. Ich kniete mich neben sie, als Stütze, und sie schlang einen Arm um meine Schultern. Die andere Hand zwischen ihre Oberschenkel schiebend, ließ sie sich auf einem Knie nieder. Sie legte ihre Stirn an meine, und ich flüsterte: »So ist es richtig, lassen Sie die Hand dort, damit Sie das Köpfchen spüren. Es geht jetzt schon ziemlich schnell, also nicht durch Pressen beschleunigen. Möglichst nicht pressen, sondern den Austritt lenken.«

Ian tätschelte ihren Kopf und murmelte: »Mädchen, das machst du Spitze, einfach Spitze.«

Ein paar Wehen später erstarrte Hallie. Ein schneller Blick zwischen ihre Beine zeigte, dass sie den größten Teil des Kopfes bereits unter ihrer Hand spürte, aber an ihrer ratlosen Miene erkannte ich, dass sie offenbar nicht wusste, wie es jetzt weitergehen sollte.

»Nur noch einmal ganz kurz pressen, dann ist der ganze Kopf draußen. Aber ganz leicht, damit er nicht zu schnell kommt.«

»Hallie, ich sehe ihn schon, Liebes. Toll, einfach toll.«

»Perfekt. Der Kopf ist geboren, die Augen sind offen. Sehen Sie, Ian?«

»Jesus, Maria und Josef, und ob. Es ist wunderbar, Hallie, du bist wunderbar.«

Hallie hatte seit meiner Ankunft keinen Laut von sich gegeben. Die Kinder blickten sie gebannt an. Sie sperrten Mund und Augen auf vor Staunen, kein einziges Papier knisterte. Hallie entspannte sich, als der Druck nachließ, holte ein paar Mal hechelnd Luft und sah mich mit einem fragenden Ausdruck an.

»Hallie, Hallie«, sagte Ian immer wieder, seine Hand an ihrer Wange.

Sandi kam herein und ging nach einem kurzen Blick zwischen Hallies Beine zum Ofen, um die vorgewärmten Babydecken zu holen. Sie legte sie neben mich und holte weitere Tücher und

Handtücher, um daraus einen Damm für den Wasserschwall zu bauen, der oft unmittelbar nach dem Baby kommt.

»Hallie, hocken Sie sich auf die Fersen und legen Sie den Kopf des Kindes auf den Boden. Jetzt nehmen Sie die Hand weg – keine Sorge, es kann sich nicht verletzen. Sie greifen jetzt ganz vorsichtig in Ihre Scheide und tasten nach oben, damit wir sicher sein können, dass Ihr Kind die Nabelschnur nicht um den Hals hat.«

Sie rührte sich nicht.

»Sie schaffen das schon!«, ermutigte ich sie. »Es dauert nur eine Sekunde oder zwei, aber es muss sein; sollten Sie dort die Nabelschnur ertasten, müssen Sie sie dem Baby über den Kopf streifen, vor der Geburt des Körpers.«

Sie sah mich nur an.

»Schaffen Sie das?«

Sie schüttelte den Kopf und brachte nur ein einziges Wort über die Lippen: »Sie!«

Also schob ich einen Finger, ohne Handschuh, in die Vaginalfalten, an einer weichen Ohrmuschel vorbei nach oben, über die Wangen und Kiefernmuskulatur des Kindes bis zu den Nackenfalten. Ich konnte keine Nabelschnur um den Hals ertasten, und die letzte Wehe setzte just in dem Moment ein, als ich meinen Finger herauszog.

Die obere Schulter glitt problemlos heraus. »Perfekt. Wenn die andere Schulter austritt, schieben Sie die Hand darunter. Am besten beide Hände, ja?«

Sandi stand hinter Hallie, die sich gegen ihre Beine lehnte. Hallie nahm den Arm von meiner Schulter und umfing mit beiden Händen den Körper des Kindes, als er weich auf den Handtüchern landete.

»Ein Mädchen, Hallie, es ist ein Mädchen!«, jubelte Ian. »Wir haben ein Mädchen! Kommt her, Jonah und Michael, schaut euch eure kleine Schwester an. Mein Gott, das ist ein Wunder, ein Wunder!«

Der Schrei des Neugeborenen, Musik in aller Ohren, erfüllte

den Raum. Sandi wickelte die Kleine in eine vorgewärmte Decke und rubbelte ihre schwarzen flaumigen Haare ab. Während die fünf Kinder sie umringten, berührte Ian mit einem Finger sanft die kleine schrumpelige Hand. Hallie strich sich das feuchte Haar aus der Stirn und strahlte mich an. »Dieses Mal habe ich Sie rechtzeitig geholt.«

»Ja, das stimmt, gerade noch rechtzeitig. Sind Sie bereit für die Nachgeburt? Sie haben schließlich Ihren Ruf als Solokämpferin zu verteidigen.«

Sie überlegte einen Moment, dann schüttelte sie lachend den Kopf. »Nein danke, die Nachgeburt überlasse ich dieses Mal Ihnen. Für heute reicht es mir.«

Nur das Nötigste

Janelle, eine meiner ersten Hausgeburt-Patientinnen, stellte sich mit dem Zusatz vor: »Ich bin Anhängerin der Christlichen Wissenschaft.« Ich hatte keine Ahnung, was das bedeutete, außer, dass sie vermutlich an die heilsame Wirkung des Gebets glaubte statt an die Wunder der modernen Medizin. Als es bei ihr losging, musste ich feststellen, dass die Lektionen, die ich in den fünfzehn Jahren meiner Arbeit mit Gebärenden gelernt hatte, bei ihr nicht griffen. Sie reagierte anders als alle anderen Frauen: Sie ließ überhaupt keines der üblichen Anzeichen für eine fortgeschrittene Wehentätigkeit erkennen. Als ob sie die Schmerzen gar nicht spürte.

Nachdem sie fünf oder sechs Mal gepresst hatte, wölbte sich die intakte Fruchtblase zwischen ihren Beinen wie die Kristallkugel einer Hellseherin. Ich sah die Haare des Kindes wie Seetang bei Ebbe und Flut hin- und herwogen. Janelle plauderte seelenruhig mit ihrem Mann über den Hund einer Nachbarin, der laut bellte. Plötzlich platzte die Fruchtblase mit einem hörbaren Plopp, und alle erschraken.

»Ach du meine Güte«, sagte Janelle und sah mich gelinde überrascht an. Das war die einzige Reaktion auf das gesamte Geburtsgeschehen. Neunzig Sekunden später lehnte sie sich entspannt zurück, die Arme hinter dem Kopf verschränkt, und verfolgte die sanfte Geburt ihres Babys genauso gelassen, als sähe sie sich eine Show im Fernsehen an.

Nach Janelle kamen einige andere Frauen, die der Glaubensgemeinschaft der Christlichen Wissenschaft angehörten. Sie verhielten sich nicht alle wie sie, aber auch nicht so wie meine anderen Schwangeren. Ich pfiff auf mein Lehrbuch und versuchte, mit Hilfe anderer Kriterien schlau aus ihnen zu werden, aber ich bin mir nicht sicher, ob es mir jemals wirklich gelang. Ich lernte nur, sie während der Geburt scharf im Auge zu behalten.

Als Susannah sagte, bei ihr hätten die Wehen begonnen, wusste ich: Hier war Vorsicht angesagt. Auch sie gehörte zur Christian Science. Ihr Mann Paul hatte die ersten drei Kinder zu Hause entbunden, mit nichts weiter als seinem Glauben, zwei Handbüchern über fetale Notsituationen während der Geburt und der grenzenlosen Gnade, mit einer Frau verheiratet zu sein, die von Natur aus gebärfreudig war. Bei der vierten Niederkunft mussten sie gezwungenermaßen eine Hebamme hinzuziehen, weil ihre Glaubensgemeinschaft wegen ihrer starren Haltung gegenüber der Gesundheit von Neugeborenen und Kindern in das Kreuzfeuer der Kritik geraten war. Fragen nach den juristischen Aspekten wurden laut, als Eltern entschieden, für ihre unmündigen Kinder keinerlei medizinische Versorgung in Anspruch zu nehmen. In einigen Fällen hatte der Staat die Kinder zeitweilig unter die Vormundschaft der Gerichte gestellt, um durchzusetzen, dass sie bei Erkrankungen wie Lungenentzündung und Meningitis behandelt wurden. Unter diesem Druck hatten Susannah und Paul wohl beschlossen, nach einer Hebamme Ausschau zu halten, und von einer Angehörigen ihrer Glaubensgemeinschaft meinen Namen erhalten.

»Ich brauche keine Ärzte, um mein Kind zur Welt zu bringen. Wären Sie bereit, sich auf das Nötigste zu beschränken, um dem Gesetz Genüge zu tun?«

Ich war einverstanden. Als ich erklärte, es sei mir aber zu riskant, auf die andere Seite der Bucht zu fahren, um Geburtshilfe zu leisten, weit weg von dem Arzt, mit dem ich in Notfällen zusammenarbeitete, beschlossen sie, das Kind im Haus von Susannahs Eltern in Oakland zu bekommen, eine Stunde Fahrt von Marin County, wo sie wohnten, entfernt.

An einem milden Nachmittag im Spätsommer rief Susannah an, um mir mitzuteilen, dass ihre Fruchtblase geplatzt sei und die Wehen begonnen hätten. Sie würden jetzt ihre Söhne ein-

fangen und losfahren. Hmmm, sagte ich mir. Drei leichte Geburten, Christian-Science-Anhängerin. Eine Stunde Fahrtzeit
von ihrem Haus hoch droben an einem Hang des Mt. Tamalpais
und rund um die Bucht. Ich beschloss, gleich aufzubrechen und
bei ihren Eltern auf sie zu warten. Sie lebten in einem geräumigen, modernen Haus in den Hügeln von Oakland. Meine Ausrüstung war im Gästezimmer ausgebreitet, lange bevor der
graue Subaru-Kombi von Susannah und Paul in die Zufahrt
einbog. Als der Wagen hielt, purzelten drei Struwwelköpfe Hals
über Kopf aus den beiden hinteren Türen und schrien: »Gramma, Grampa, wir sind da, und Mama kriegt heute ihr Baby!«

Paul öffnete die Heckklappe und holte eine Tüte mit Reiseproviant, Windeln und eine Baby-Wippe heraus. Susannah trug
den Rest – einen Strauß Cosmea und Freesien für ihre Mutter.
Aus der Ferne hätte sie für achtzehn durchgehen können. In ihrem beigefarbenen Schwangerschaftskleid mit pinkfarbenem
Blümchenmuster, das über dem ausladenden Bauch mit einer
Schleife zugebunden war, den pinkfarbenen Ledersandalen und
einem breitkrempigen Strohhut mit Seidenblumen, die auf einer Seite über den Rand quollen, sah sie aus wie auf einer Oster-
karte von Hallmark. Lange blonde Haare wehten um ihr Gesicht, als sie mit dem anmutigen Gang einer Ballerina das Haus
betrat. Anhand ihrer Bewegungen wäre man nie auf die Idee gekommen, dass sie schwanger sein könnte, ganz zu schweigen davon, dass die Geburt bevorstand. Nur der gewölbte Bauch verriet sie.

Ich nahm an, dass die Wehen wieder aufgehört hatten. Sie begrüßte ihre Eltern, machte es den Jungen im Fernsehzimmer gemütlich und brühte sich eine Tasse Kräutertee auf. Ich sah keinerlei Anzeichen, die auf Kontraktionen hindeuteten. Sie unterhielt sich angeregt, ohne zu stocken oder innezuhalten, um sich
an der Wand abzustützen oder sich den Bauch zu reiben. Sie
schnaufte und seufzte nicht – nichts, rein gar nichts.

»Wie steht es mit den Wehen? Ist während der Fahrt ein Stillstand eingetreten?«, erkundigte ich mich.

»Nein, kann man nicht sagen. Die Wehen verlaufen ganz nach Gottes Plan«, lautete die Antwort, begleitet von einer vagen Handbewegung. Ihre blasse Haut glühte, aber sie schwitzte nicht. Sie nahm den Hut ab und legte ihn auf die Ablage im Flur, die auf Hochglanz poliert war. Dann holte sie ein Kinderbuch aus dem Beutel mit den Windeln, nahm ihren zappeligen Zweijährigen auf den Arm und ging mit ihm in das Schlafzimmer, in dem meine Instrumente auf dem Toilettentisch aus Nussbaum lagen, in der Reihenfolge, in der sie für gewöhnlich gebraucht wurden. Die hohe Tür nach draußen stand weit offen, und man sah eine Weide, deren Zweige in einen Bach hinabhingen, der sich durch einen Garten im japanischen Stil schlängelte.

Susannah streifte die Sandalen von den Füßen und nahm auf einem Handtuch Platz, das an der Bettkante lag. Ihr Sohn kuschelte sich an sie und lutschte am Daumen, während sie ihm die Geschichte von einer Katzenmutter namens Snowy und ihren vier Katzenkindern vorlas. Sie ließ kein einziges Wort aus. Einmal verlagerte sie ihr Gewicht und dehnte die Wirbelsäule, wobei sie sich zur Seite neigte, als sei ihr beim Sitzen der Rücken steif geworden. Aber das war alles.

Als ich das weite, locker fallende Kleid hochschob, um die Herztöne des Kindes zu überprüfen, sah ich, dass sie keinen Schlüpfer trug. Piekfein angezogen, als wollte sie in die Kirche gehen, aber keine Unterwäsche. Interessant. Ich sah sie verdutzt an. Sie las lächelnd weiter. Als noch ungefähr vier Seiten in dem Buch übrig waren, klappte sie es zu und gab es ihrem Sohn. Er wollte protestieren, aber Susannah hob ihn vom Bett herunter und sagte in einem Ton, der keinen Widerspruch duldete: »Geh zu Gramma, Peter. Sie liest dir den Rest vor.«

Er verließ rückwärts den Raum, die Augen bis zur Türschwelle auf ihr Gesicht geheftet. Sie saß reglos da, die Hände im Schoß. Ein Muskel zuckte an Susannahs Schläfe. Sie blinzelte, und ich sah, dass sie die Zähne zusammengebissen hatte. Peter zögerte. Sie sah ihn streng an und sagte noch einmal: »Peter, geh zu Gramma. Auf der Stelle.«

Er drehte sich um und lief los.

»Paul!«, brüllte Susannah, und ich zuckte zusammen.

Als Paul am anderen Ende des langen Ganges auftauchte und sich im Laufschritt dem Schlafzimmer näherte, stellte Susannah die gespreizten Füße auf den Boden und stemmte die Fäuste auf das Bett zu beiden Seiten der Hüften. Sie hob das Gesäß ein paar Zentimeter über dem Handtuch an und lehnte sich nach hinten.

Einen Augenblick lang war mir nicht klar, was da passierte. Aber die Art, wie sie die Luft anhielt, die bedächtigen Bewegungen und die Behutsamkeit, mit der sie ihr Gesäß höher schob, veranlassten mich, das Kleid wieder hochzuziehen. Das Gesicht eines Babys sah mich an, Blasen auf den rosigen Lippen.

Während sie sich langsam weiter aufrichtete, wurde der Rest des Kindes geboren. Nichts Anstrengendes, Dramatisches. Es sah eher so aus, als hätte sich Susannah nur von dem Baby erhoben, das bereits auf dem Bett lag.

»Um Himmels willen«, murmelte ich. Ich schob das Baby von der Bettkante zurück und deckte es mit dem Handtuch zu; es war ein Mädchen. Meine Instrumente und anderes Zubehör befanden sich in fünf Meter Entfernung. »Warum haben Sie nichts gesagt?«

»Das war nicht nötig«, erwiderte sie, fasste die Haare im Nacken zusammen, wirbelte sie und steckte sie oben auf dem Kopf fest. Sie lächelte wie eine Katze, die Sahne genascht hat, und tupfte sich anmutig zwei Schweißtropfen von der Oberlippe.

»Was ist?«, fragte Paul, als er auf der Türschwelle erschien.

Das Baby stieß probeweise einen Schrei aus, genauso manierlich wie die Geburt selbst. Pauls Augen weiteten sich, er blieb reglos stehen, lauschte.

Susannah stand auf dem flauschigen, makellosen jadegrünen Teppichboden, die Nabelschnur noch mit dem Kind verbunden. Ein einzelner Blutstropfen fiel zu Boden, aber jeden Moment konnte ein richtiger Schwall folgen. Ich riss die Tagesdecke und Laken beiseite und schob Susannah auf eine Plastikunterlage.

»Aber … ist unser Baby? Um Himmels willen, Susannah!«

Paul starrte das maunzende, in Handtücher gewickelte Bündel hinter seiner Frau fassungslos an.

»Natürlich, was sonst!«

»Aber …«

»Meine Güte, Paul, jetzt kriegen Sie sich wieder ein!«, sagte ich, als ich die Nabelschnur abklemmte. »Sie hat mir auch nicht gesagt, dass es kommt.«

»Su-saaa-nnah!!«

»Was regst du dich auf? Ist doch alles in bester Ordnung. Es war wie Eierlegen. Jetzt weiß ich, wie die Hühner es machen.«

Die Geburt der Plazenta verlief genauso sang- und klanglos wie die Geburt des Kindes. Ich legte sie in eine Auflaufform und sagte: »Aber Hühner gackern, und Sie haben keinen Ton von sich gegeben. Nicht mal mit den Flügeln geflattert!«

»Das war nicht nötig«, sagte sie und legte das Baby an ihre Brust.

»Und, was ist es?« Paul schlich näher.

»Ein Mädchen, Schatz, ein Mädchen. Wie ich gesagt habe.«

»Du erzählst mir seit fünf Monaten, dass es ein Mädchen wird. Bist du sicher? Hast du überhaupt nachgeschaut, Susannah?« Die Frage stellte ich mir auch gerade, da ich das Kind mit einem Handtuch zugedeckt hatte, bevor Susannah sich umgedreht hatte.

»Das ist nicht nötig. Ich weiß, dass es ein Mädchen ist.«

Paul sah mich verzweifelt an, und ich erlöste ihn aus seinem Elend. »Es stimmt, Paul. Sie haben eine Tochter.«

Eineinhalb Stunden nach meiner Ankunft hatte Susannah geduscht und sich angezogen, einschließlich Unterwäsche. Wir saßen im Garten, tranken Tee und knabberten Makadamia-Nussplätzchen. Ich glaube nicht, dass der kleine Peter an jenem Nachmittag zu hören bekam, wie die Geschichte mit Snowys Kätzchen ausging, aber in der Aufregung über die kleine Schwester schien ihn das nicht weiter zu stören. Ich untersuchte Susannah und das Baby mehrmals gründlich, dann fuhr ich nach Hause.

Rog saß am Küchentisch und schnitt Pfirsiche in Scheiben für die selbst gemachte Eiskreme. Er sah mich überrascht an. »Das ging ja fix. Ich habe dich nicht so bald zurückerwartet. War wohl ein Fehlalarm, oder?«

»Nein.«

»Du meinst, du hast das Kind schon entbunden?«

Ich nahm eine saftige Pfirsichscheibe und steckte sie mir in den Mund. Dann leckte ich mir lächelnd die Finger ab.

»Das war nicht nötig.«

Der Urschrei

Als mein Zahnarzt mich beschuldigte, mit den Zähnen zu knirschen, wusste ich, dass meine Bemühungen um Wohlverhalten in den Sitzungen der Klinikausschüsse ihren Tribut forderten. In der festen Überzeugung, dass Ausschüsse keine Ahnung haben, wovon sie reden, war es mit meiner Geduld nicht weit her, wenn es um Verhandlungen um nichts und wieder nichts ging, die für solche Gremien typisch sind. Aber sie sind unabdingbar, um überhaupt etwas zu bewegen, und deshalb lächelte ich, machte gute Miene zum bösen Spiel – und knirschte mit den Zähnen.

Die Alta-Bates-Klinik, der Mount Everest im medizinischen Establishment, hatte sich als unbezwingbar für eine Hebamme ohne Seilschaft erwiesen. Dr. Joe Weick, stets ein Fürsprecher der Benachteiligten und der Arzt, der mit mir zusammenarbeitete, seit Dr. Stallone nach Südkalifornien gezogen war, sprang in die Bresche. Er reichte offiziell Beschwerde bei der Fair Trade Commission ein und machte die Wettbewerbshüter auf eine Benachteiligung im Wettbewerb und somit auf einen Verstoß gegen den Fair Trade Act aufmerksam, weil die Klinik keine Beleghebammen zuließ. Mit dem drohenden Verlust staatlicher Zuschüsse konfrontiert, zimmerte die Geburtshilfe-Abteilung Ende 1983 in aller Eile ein Rahmenwerk für die Zulassung zusammen.

Ich las das Dokument und pfefferte es auf Joes Schreibtisch. »Das ist eine Kriegserklärung. Wenn uns derart die Hände gebunden werden, hätten wir zum Teil weniger Befugnisse als eine Krankenschwester. Keine Hebamme würde unter diesen Umständen im Alta Bates arbeiten.«

»Genau das wollen sie ja damit erreichen, Peggy. Sie entsprechen dem Gesetz, aber hoffen, dass sich keine Hebamme um die Zulassung bewirbt. Machen Sie ihnen einen Strich durch die Rechnung, bewerben Sie sich, jetzt erst recht.«

»Oh nein, ich nicht. Dafür bin ich nicht die Richtige. Ich gehe leicht an die Decke bei diesem bürokratischen Blödsinn.«

»Sie sind genau die Richtige. Sie waren beliebt und respektiert, als Sie im Alta Bates als Krankenschwester gearbeitet haben. Als Hebamme sind Sie ein Feind, aber ein Feind, den man kennt.«

»Aber ...«

»Sie müssen. Es mag denen nicht gefallen, dass Sie jetzt als Hebamme tätig sind, aber sie wissen zumindest, was sie sich mit Ihnen einhandeln. Wenn man den Fuß erst einmal in der Tür hat, kann man leichter etwas verändern.«

Ich folgte seinem Rat. Aber allein dadurch, dass ich am Status quo rüttelte, machte ich mir Ärzte zum Feind, zu denen ich früher eine gute Arbeitsbeziehung gehabt hatte. Mit verschränkten Armen saßen sie auf der anderen Seite des Verhandlungstisches und weigerten sich, mir in die Augen zu schauen, als sie mir vorwarfen, den Geburtshelfern ins Handwerk zu pfuschen.

»Ich leiste praktische Geburtshilfe als Hebamme«, konterte ich.

Nach achtzehn Monaten voller strapaziöser Besprechungen, zäher Verhandlungen und akribischer Kleinarbeit an den Verfahrensfragen stimmte ich einem Dokument zu, das mir endlich gestattete, Kinder ohne ständige ärztliche Überwachung zu entbinden. Aber ich wusste, dass sie trotzdem jeden meiner Schritte unter die Lupe nehmen würden. Bis ich auch meinen ärgsten Widersacher in der Ärzteschaft eines Besseren belehrt hatte, musste ich mit eingehender Kontrolle, feindseligen Blicken und ständigen Überprüfungen meiner Dokumentation durch die Aufsichtsgremien rechnen. Meine Zukunft, und die anderer Hebammen, die unweigerlich in meine Fußstapfen folgen würden, hing von meinen Leistungen ab. Das galt vor allem während der ersten zehn Entbindungen, bei denen stets ein Arzt anwesend sein würde, um das Geburtsgeschehen zu beobachten und einen ausführlichen Bericht für den Leiter der Geburtshilfe-Abteilung zu schreiben. Mir durfte nicht der geringste Schnitzer während dieser »Probezeit« unterlaufen.

Kati gehörte zu den ersten Frauen, die ich im Alta Bates entband. Sie rief mich an einem Sonntagmorgen in aller Frühe an und sagte:»Ich hatte gerade einen Blasensprung, und es sieht so aus, als ob ein bisschen Mekonium im Fruchtwasser wäre.«

Sie wollte erst dann in die Klinik kommen, wenn die Wehen richtig in Gang waren, aber da Mekonium ein Hinweis auf einen intrauterinen Notfall sein kann, musste ich die Herztöne des Kindes sofort kontrollieren. Ich parkte vor ihrem anheimelnden Bungalow, in der Hoffnung, ihr versichern zu können, dass es sich nicht um Mekonium, sondern um bräunlichen Schleim handelte, vermischt mit Fruchtwasser. Als ich durch den verwunschenen Garten zur Eingangstür ging, erspähte ich Carl durch das geöffnete Fenster, der auf einem Futon saß. Kati stand vor ihm; bei ihren Anblick traf mich fast der Schlag. Ihre dunkle Mähne war zerzaust, Gesicht und Schultern schweißnass, und das nackte Gesäß lugte unter dem abgeschnittenen T-Shirt hervor. Seit dem Anruf war nicht einmal eine halbe Stunde vergangen, aber ihrem Aussehen nach zu urteilen hatte sie bereits starke Wehen. Dann sah ich, wie sie das Gesicht verzerrte, Carls Schultern packte und in die Hocke ging. Wie der Blitz lief ich durch die unverschlossene Tür ins Wohnzimmer, wobei ich um ein Haar über die dreijährige Alyssa gestolpert wäre, die in einem roten Schaukelstuhl saß.

Als ich ihr auswich, flüchteten zwei Hasen unter die Matratze.

Eine dunkle Lache breitete sich auf einem weißen Handtuch zwischen Katis Füßen aus, das zuvor erwähnte Mekonium, von dem ich gehofft hatte, es nicht zu sehen. Ihre Oberschenkel waren mit schleimigen Blutflecken verschmiert. Als ich eine Packung steriler Fingerlinge aufriss, sagte sie: »Tut mir Leid, dass ich die Pferde scheu mache. Ich habe erst seit einer Dreiviertelstunde Wehen, aber irgendwie kriege ich das nicht gut hin.«

Ich kniete mich hin, um sie zu untersuchen, und mein Verdacht bestätigte sich: Die Geburt stand kurz bevor. Eine schnelle Überprüfung der kindlichen Herztöne beruhigte mich, aber bei der Entbindung konnte es Komplikationen geben. »Sie machen das prima«, sagte ich. »Sie haben in der letzten halben Stunde Fortschritte gemacht, für die die meisten Frauen zehn bis zwölf Stunden brauchen, aber …«

»Guck mal, Peggy, gefällt dir mein neues Kleid?« Alyssa stand neben mir und wartete darauf, dass ich ihr blaugeblümtes Hängerchen bewunderte.

Ich konnte mich nicht mit ihr befassen, weil ich sah, wie Kati auf das Badezimmer zusteuerte. Wenn sie die Toilette erreichte, würde ich sie nicht mehr aus dem Haus bringen. Ich nahm sie am Arm, steuerte sie am Bad vorbei und sagte: »Es geht gleich los, Kati, es hat sich bereits Mekonium abgesetzt. Wir müssen in die Klinik. Jetzt. Sie müssen nicht auf die Toilette, der Druck entsteht durch das Baby.«

Ich hob Alyssa hoch und setzte sie ihrem Vater auf den Arm. »Carl, Sie bringen Alyssa ins Auto, ich rufe im Alta Bates an. Dann sperre ich zu und komme mit Kati.«

Eine weitere Wehe, und Kati ging zu Boden. Sie umklammerte meine beiden Knie, nagelte mich fest, so dass ich nicht ans Telefon herankam. Carl sah mich merkwürdig an, und vermutlich dachte er, Kati und ich hätten einen Hang zum Dramatischen. Seufzend ging er mit Alyssa auf der Hüfte nach draußen, in der freien Hand einen schweren Seesack mit allem, was man für einen Klinikaufenthalt braucht. In der Zwischenzeit hangelte ich mich zentimeterweise den Flur entlang, Kati mit mir schleppend, die meine Oberschenkel mit eisernem Griff umklammerte. Ein neugieriger Hase hoppelte hintendrein. Ich bekam das Telefon zu fassen und wählte die Nummer der Entbindungsstation.

Während es läutete, überlegte ich, wie unsere Pläne für diese Geburt durchkreuzt worden waren. In Folge einer seltenen Komplikation hatte Kati die erste Schwangerschaft mit einem

Kaiserschnitt im siebten Monat beendet. Beim zweiten Kind hatte sie die Geburt sorgfältig geplant. Carl und sie hatten eine Wunschliste für den Verlauf geschrieben: zu Hause bleiben, bis die Wehen weit fortgeschritten waren, sanftes Licht, leise Musik, Privatsphäre, eine anheimelnde Umgebung und ein Leboyer-Bad für das Neugeborene. Bei ihrem Anruf vor knapp einer Stunde hatte ich die Sorge in ihrer Stimme gehört, nicht nur um das Kind, sondern auch wegen der Möglichkeit, das Geburtsgeschehen nicht mehr autonom gestalten zu können. Für uns beide stand bei dieser Entbindung viel auf dem Spiel. Die Geburtshilfe-Mannschaft würde mich mit Argusaugen überwachen, und ich befürchtete, dass man uns das Heft aus der Hand nehmen könnte.

Endlich ging jemand ran. »Susan, ich bin's, Peggy. Ich bringe eine Schwangere, Schnellspur, neun Zentimeter, Mekonium zähflüssig, vorheriger Kaiserschnitt. Ich bin noch unter Supervision, brauche also Dr. Weick. Würden Sie ihn bitte benachrichtigen? Wir sind in einer Viertelstunde da.«

Ich zog Kati hoch und streifte ihr ein blaues Schwangerschaftskleid über den Kopf, während sie ihre schweren Clogs anzog. Wir hatten es beinahe bis zum Wagen geschafft, als die nächste Wehe kam. Ein älterer Herr, der mit seinem Beagle Gassi ging, blieb verwundert stehen, als Kati auf dem Bürgersteig mitten zwischen den blühenden Cosmea und dem blauen Toyota Corolla auf die Knie fiel. Als der Beagle sie stöhnen hörte, stimmte er mit lautem Geheul ein.

Ich kletterte auf den Rücksitz, wollte Kati neben mich ziehen. Aber da saß schon Alyssa, hinter dem Beifahrersitz angeschnallt. Kati krabbelte nach vorne, und Carl fuhr los. Und ich nahm auf dem Rücksitz Platz mit einer unermüdlich plappernden Dreijährigen zu meiner Rechten und Kati außerhalb meiner Reichweite. Als wir auf die Shattuck einbogen, ungefähr zwei Meilen von der Klinik entfernt, bäumte sich Kati auf und schrie. Ich quetschte mich vor Alyssa, schob Katis Haarschopf zur Seite und flüsterte ihr ins Ohr: »Ruhig ausatmen. Nicht die Luft anhalten. Wir schaffen es. Sie dürfen schreien oder stöhnen, was auch immer, aber nicht pressen! Prima, Sie haben eine weitere Wehe geschafft.« Dann sagte ich zu Carl: »Blinken Sie, lassen Sie die Hand auf der Hupe und halten Sie nur dann an einer roten Ampel, wenn es nicht anders geht.«

»Was ist deine Lieblingsfarbe?«, sagte Alyssa neben meiner Hüfte.

»Soll ich wirklich bei Rot fahren?«

»Ja, unbedingt.«

Kati schrie abermals, und ich sagte: »Ausatmen, laut und deutlich! So: Hah-hah-hah.«

Alyssa piepste: »Hast du Sandalen an? Ich schon.«

»Ist das wirklich nötig?«, fragte Carl.

Kati bäumte sich wieder auf und keuchte. »Oh mein Gott ...«

»Hast du auch Hasen?«, erkundigte sich Alyssa.

»Gut gemacht, Kati«, sagte ich in die Haarwolke hinein. »Fühlen Sie bitte am Damm, ob sich irgendetwas verändert hat?«

»Nein. Doch, er ist geschwollen. Ooh ...«, keuchte sie.

»Nicht pressen, Kati, schreien, los!«

»Hast du das Zeichen gesehen?«, sagte Alyssa. »Das ist ein S für Stopp.«

»Carl, nicht anhalten. Einfach weiterfahren. Es kommt niemand.«

»Herrgott!«

»Es kommt!«, schrie Kati und rutschte mit dem Gesäß nach vorne, auf die Kante des Sitzes.

Ich beugte mich vor, meine Kehrseite direkt in Alyssas Gesicht, und zerrte Katis Kleid bis zur Taille hoch; die Vagina klaffte weit auseinander. Ein Stoßgebet zum Himmel schickend, dass Carl nicht etwa einfiel zu bremsen, so dass ich durch die Windschutzscheibe flog, reckte ich mich noch weiter vor. Ich tastete mich mit dem bloßen Finger vor und stieß prompt auf den Kopf des Kindes.

Die nächste Wehe setzte ein, als wir an einem Lebensmittelgeschäft vorbeikamen, einen Straßenblock von der Klinik ent fernt. Es würde nur noch wenige Minuten bis zur Geburt des Kindes dauern, und ich hing über der Rücklehne, beide Hände zwischen Katis Beinen. Wegen Katis Mähne konnte ich nichts sehen. Ich versuchte, Geburtshilfe in einem fahrenden Auto zu leisten, blind und mit einer Dreijährigen irgendwo unter mir begraben, die sagte: »Hier kauft Mommy mir immer Bonbons. Die blauen mag ich am liebsten. Mein Kleid hat auch blaue Blumen. Findest du mein Kleid schön?«

Das glaubt mir kein Mensch, dachte ich, während ich einen Mund voll Haare ausspie. »Wir schaffen es nicht, und so kann ich nicht arbeiten. Halten Sie auf dem Co-op-Parkplatz, ich werde das Kind dort entbinden. Anschließend fahren wir in die Klinik.«

Als Carl abbiegen wollte, jammerte Kati: »Oh nein, das Auto ist ganz neu. Die Blutflecken gehen nicht mehr aus den Sitzen raus. Bitte, lassen Sie es uns versuchen.«

Carl raste über die Kreuzung. Dreißig Sekunden später hielten wir mit quietschenden Reifen vor dem Haupteingang. Ich sprang heraus und lief um den Wagen herum zur Beifahrertür. Als ich die Tür aufgerissen hatte und ihre Beine herausziehen wollte, begann die nächste Wehe. Sie trat mit einem Fuß auf meine rechte Hand, zermalmte ihn fast mit ihren Clogs. Während ich mich vor Schmerzen krümmte, erschien ein Pfleger mit einem Rollstuhl. Es wäre besser gewesen, wenn er eine Rollliege dabei gehabt hätte, aber Kati ließ sich ohne viel Federlesens hineinfallen und rutschte mit dem Gesäß nach vorne, über die Kante. Instinktiv presste sie die Hand zwischen die Beine.

Wohl wissend, dass es nur noch Sekunden dauern konnte, bis sich die Bevölkerung von Berkeley um ein weiteres Mitglied vermehrte, sagte ich: »Kati, nehmen Sie ja nicht die Hand von Ihrem Kind, gleich was auch geschieht.«

Alyssa bewunderte die Ringelblumen und Lobelien in einem runden Pflanztrog, als ich sie aus ihrem Kindersitz zerrte. Ich drückte sie einem völlig Fremden in die Hand, einem Mann mittleren Alters mit schütteren Haaren, der das Spektakel an einem Sonntagmorgen um neun fassungslos beäugte.

»Kommen Sie mit, schnell!«, rief ich und rannte mit dem Rollstuhl zum Vordereingang. Carl ließ den Wagen im Halteverbot stehen und lief mit dem Seesack und Katis Handtasche hinter uns her. Meine eigene Handtasche und der Hebammenkoffer gerieten in die Speichen des Rollstuhls, brachten ihn abrupt zum Stillstand. Ich warf sie dem Fremden zu, der mich verdattert ansah und sich bemühte, Schritt mit uns zu halten, und schrie: »Halten Sie das bitte auch noch!«

Alyssa ließ sich gerade lobend über die Wahl seines Brillengestells aus. Der Pfleger hielt die Fahrstuhltür offen und alle anderen Möchtegern-Benutzer zurück. Für die morgendlichen Besucher und das Klinikpersonal sahen wir vermutlich aus wie ein völlig aus dem Tritt geratener drittklassiger Wanderzirkus. Wir klemmten uns alle sechs in den Fahrstuhl, wobei ich zwischen Katis Beinen kniete. Als sich die Fahrstuhltüren schlossen, hörte ich wieder Alyssas surrealistisch anmutenden Monolog. »Warum sind Lichter hinter den Knöpfen? Wie heißt du? Ich heiße Alyssa.«

Carl nahm dem verdatterten Mann meine Taschen ab. Als wir die Hälfte der Strecke nach oben geschafft hatten, setzte die nächste Wehe ein. Kati packte die Armstützen des Rollstuhls und ließ das los, was wir in der Geburtshilfe als Perinatalschrei bezeichnen. Man kennt ihn in sämtlichen Kulturen. Es ist eine Art Urschrei, der ertönt, wenn der Kopf des Kindes die gesamte Vaginalöffnung ausfüllt. Er bringt erfahrene Krankenschwestern und Ärzte auf Trab, denn er ist der letzte Schrei, den sie hören, bevor das Kind kommt.

Die Krankenschwestern erzählten mir später, dass die Belegschaft im Kreißsaal auseinander stob, als Katis Schrei durch den gesamten zweiten Stock gellte, um sich in rasender Eile auf die Suche nach der Frau zu machen, die irgendwo auf der Station ihr Kind bekam. Eine rannte zu den öffentlichen Toiletten, die andere in den Warteraum und mehrere schwärmten in die verschiedenen Zimmer aus.

Die Göttin der Geburt war mir an jenem Tag hold. Wenn ich

einen Wunsch frei gehabt hätte, diejenige Person zu nennen, die uns in Empfang nehmen sollte, wäre es Bonnie gewesen, meine Freundin und gelegentliche Assistentin bei Hausgeburten. Als die Türen aufgingen, stand sie vor mir. Sie hatte beschlossen, im Fahrstuhl nachzusehen, um den Schrei zu lokalisieren.

Carl, der endlich die Dringlichkeit der Situation begriff, rannte aus dem Fahrstuhl und drehte sich dabei um die eigene Achse, wobei die Taschen wie aus der Bahn geratene Satelliten um ihn herumwirbelten. Der bleiche, schwitzende Fremde folgte mit Alyssa. Bonnie half mir hoch, dann schob sie den Rollstuhl den Gang hinunter in ein winziges Behandlungszimmer. Mittlerweile entband ich den Rest des Kopfes, rückwärts gehend.

»Wir brauchen Instrumente!«, schrie Bonnie einer anderen Krankenschwester zu.

Carl wurde durch den Rollstuhl, der ihn überholte, im Türrahmen eingeklemmt. Der Seesack landete auf Katis Bauch. Bonnie und ich waren genau genommen die Einzigen, die sich innerhalb des kleinen Raumes befanden. Der Fremde stand mit Alyssa direkt hinter dem Rollstuhl; langsam breitete sich ein Grinsen auf seinem Gesicht aus, er schien seinen Logenplatz bei der größten Zaubervorstellung der Welt zu genießen. Im Hintergrund hatte sich eine Menschenmenge versammelt, die sich den Hals verrenkte – Krankenschwestern, Besucher und Patienten. Und Frank, ein baumlanger Anästhesist aus Jamaika mit melodischer Aussprache, den nichts aus der Ruhe bringen konnte. Seinetwegen waren wir in der Klinik. Er war Spezialist für die Reanimation von Neugeborenen.

Dann erschien Dr. Weicks Kopf am Rande der Menschenansammlung, mit einem Ausdruck des Staunens auf dem gebräunten Gesicht. Ich durfte gar nicht daran denken, was für einen verblüffenden Anblick wir boten.

Kati langte über den Seesack und berührte den Kopf ihres Babys, als der Körper mit einer letzten Drehung in meine Hände glitt. Mekonium und Blut schwappte heraus, durchnässte mich von den Knien abwärts. Die angeforderten Instrumente wurden über Kopf an Bonnie weitergereicht. Sie riss die sterile Verpackung auf, rollte den Schlauch auf und begann, das Mekonium aus Nase und Mund des Kindes abzusaugen, während ich die Nabelschnur durchtrennte. Binnen Sekunden wurde es rückwärts weitergereicht, in Franks ausgestreckte Hände. Er eilte mit dem schlaffen, aber keuchend atmenden Baby davon.

»Das sind aber schöne Blumen im Garten, stimmt's, Mommy?«, durchbrach Alyssa die atemlose Stille, die der Geburt folgte.

Bonnie hatte gerade saugfähige Flanelltücher auf den Fußboden gehäuft, als Frank mit dem inzwischen rosigen kleinen Mädchen in einem Nest aus Decken auftauchte. Die Zuschauermenge, die den Türrahmen verstopfte, teilte sich wie das Rote Meer, um ihn durchzulassen, und er legte das Kind in Katis Arme.

Carl zog den schweren Seesack vom Schoß seiner Frau und nahm dem Fremden, der inzwischen zur Familie zu gehören schien, Alyssa ab. Alyssa kletterte unverzüglich auf den Schoß ihrer Mutter und schob ihre Finger in die gewölbte Handfläche des Babys. Sie sah begeistert aus, als die kleine Schwester kräftig zupackte. »Hast du gesehen Mommy? Die Babydecke hat auch blaue Blumen, wie mein Kleid.«

Kati hatte sich eine friedliche, stille, heitere und ganz private Atmosphäre für die Geburt ihres Kindes gewünscht. Ich hatte mir eine Bilderbuch-Entbindung erhofft, so perfekt, dass die Mitglieder des geburtshilflichen Überwachungskomitees jeden Aspekt unter dem Mikroskop untersuchen und nur feststellen konnten, dass alles ohne Fehl und Tadel verlaufen war.

Die Wirklichkeit sah anders aus: Es war eine chaotische Entbindung gewesen, im Beisein von zehn oder elf Fremden auf einem hell erleuchteten Flur, zu dem jedermann Zutritt hatte. Ich fragte mich, wie es Kati gelungen sein mochte, ihre Traumgeburt mit der Realität in Einklang zu bringen, und ob Dr. Weick wohl bei der Stange bleiben würde, nach allem, was er zu sehen bekommen hatte.

Die Sorge, die ich mir um Kati gemacht hatte, schwand, als sie mich strahlend anlächelte und meinte: »Das war mit Sicherheit anders, als ich es mir vorgestellt hatte, aber ich kann mich nicht beklagen.«

Dann übertönte Dr. Weicks Stimme das Gemurmel der Zuschauer. »Ich könnte mir denken, dass sich Peggy eine ihrer ersten Entbindungen in der Klinik auch anders vorgestellt hat. Aber wenn die Zusammenarbeit mit einer Hebamme so aussieht, bin ich schon gespannt auf die interessanten Erfahrungen, die auf mich warten.«

Er lächelte. Genau wie alle anderen.

*Vierter
Teil*

MEHR
ALS EIN LIPPEN-
BEKENNTNIS

Seelenkind I

Colin, mein zwölfjähriger Sohn, ertappte mich an einem verregneten Spätnachmittag Ende Januar am Küchentisch, wie ich ein feuchtes, zerknülltes Kleenex in der Hand hielt, mir die Tränen abwischte und um seinetwillen versuchte, mich zusammenzureißen. Seit meiner Fehlgeburt waren zwei Monate vergangen, aber ich bekam immer noch mindestens einmal am Tag das heulende Elend.

Rog und ich waren wie vor den Kopf geschlagen gewesen, voller Zweifel und zwiespältiger Gefühle, als sich der Schwangerschaftstest als positiv erwiesen hatte. Ich war 41 Jahre alt, und mein Beruf nahm mich voll in Anspruch. Ich hatte endlich erreicht, was einige für unmöglich gehalten hatten: Ich war Beleghebamme in der Alta-Bates-Klinik, und folglich florierte meine Praxis. In manchen Monaten entband ich zwölf Kinder, und niemand wusste genau, ob oder wann ich zu Hause sein würde. Auch Rog war ausgelastet: Er musste nicht nur dafür sorgen, dass sein eigenes Geschäft lief, sondern auch noch den Haushalt in Gang halten, der durch meine häufige Abwesenheit vernachlässigt wurde. Colin und Jill näherten sich der Pubertät, ein schwieriges Alter mit Herausforderungen ganz eigener Art. Wie sollte da ein Baby in unser Leben passen? Doch als die Schwangerschaft abrupt endete und alle Hoffnungen sich in Tränen auflösten, verliebte ich mich in das Kind, das nicht sein sollte.

»Weinst du wegen des Babys?«, fragte Colin, und als ich betrübt nickte, meinte er: »Dann musst du einfach noch eins bekommen, weil es ein Seelenkind ist und du ja seine Mutter sein solltest.«

Ich muss ihn wohl verdutzt angeschaut haben, denn er fügte

hinzu: »Weißt du nicht, was ein Seelenkind ist? Wieso weiß ich es dann? Ich meine, du bist schließlich meine Mutter!«

Ich war völlig perplex, hatte keine Ahnung, was er meinte. Deshalb zog sich mein Erstgeborener einen Stuhl heran, setzte sich neben mich und legte mir seinen Arm um die Schulter.

»Ich werde es dir erklären, Mom. Vielleicht war ich selbst eins und weiß es daher. Jede Frau kann eine bestimmte Anzahl von Babys in ihrem Leben kriegen, und diese Babys bilden einen Kreis, der unsichtbar über ihrem Kopf schwebt. Jeden Monat ist ein anderes Baby an der Reihe; wenn die Frau schwanger wird, wird es geboren. Wenn nicht, kehrt es zu den anderen in den Kreis zurück. Wenn sie schwanger wird, und es passiert etwas Schlimmes vor der Geburt, kehrt es in den Kreis zurück und wird ein Seelenkind, und alle anderen Babys lassen ihm beim nächsten Mal den Vortritt. Jeden Monat ist es als Erstes dran. Und deshalb musst du wieder schwanger werden, damit du dasselbe Seelenkind noch einmal bekommst. Wenn nicht, wird es einfach in den Kinderkreis einer anderen Frau gebeamt, und dann ist es dort als Erstes an der Reihe. Es bleibt immer irgendwo an erster Stelle, bis es schließlich geboren wird. Aber es wäre traurig, wenn du es nicht bekommst, denn ich weiß, wie gerne du es haben möchtest. Du musst es also noch einmal versuchen. Erinnerst du dich an das Baby, Mom, das du vor meiner Geburt verloren hast?« Ich nickte wortlos. »Das war ich. Wirklich. Ich habe immer gewusst, dass ich ein Seelenkind bin. Ich weiß genau, wovon ich rede, Mom.«

Trotz Colins Gewissheit, dass unserem Haushalt, in dem jetzt schon oft das reinste Chaos herrschte, nur ein weiteres neues Mitglied fehlte, um perfekt zu sein, zögerten Rog und ich. Aber Colin gab nicht auf und gewann sogar seine Schwester als Verbündete. Und als ich eines Abends mit den beiden im Auto unterwegs war, sah ich, wie mein Sohn, der auf dem Beifahrersitz saß, krampfhaft aus dem Fenster blickte und mit den Tränen kämpfte. Das war sechs Monate nach der Fehlgeburt. Ich hatte gerade eine weitere Debatte beendet und meinem Sohn erklärt, warum es außer Frage stand, in meinem Alter ein drittes Kind zu bekommen. Ich drückte ihm tröstend die Hand. »Colin, ich verstehe nicht, warum du unbedingt noch ein Geschwisterchen willst!«

Er sah mich mit schwimmenden Augen an. »Ach Mom! Weil es so schön ist, wieder ein Baby im Haus zu haben.«

Jill beugte sich auf ihrem Rücksitz vor und legte jedem von uns eine Hand auf die Schulter. »Ja Mom, richtig schön.«

Nun war ich an der Reihe, aus dem Fenster zu starren und gegen die Tränen anzukämpfen.

Und so zog ich am Ende der Zeit, in der die meisten Frauen mit einer gewissen Erleichterung das leere Nest auf ihrem Zweig im Familienstammbaum betrachten, ernsthaft die Frage in Betracht, ob es nicht doch noch einmal gefüllt werden sollte. Mehrere Monate folgten, angefüllt mit Zweifeln und Bedenken. Obwohl Rog und ich natürlich das letzte Wort hatten, besaß die hartnäckige Behauptung unserer heranwachsenden Kinder, dass wir wieder ein Baby im Haus brauchten, Einfluss auf unsere Entscheidung. Rog und ich holten tief Luft, sahen uns über die blonden Köpfe unserer beiden Großen hinweg an, schluckten – und beschlossen, es noch einmal zu wagen.

Eine Woche später wurde mein Seelenkind gezeugt. Einfach, weil es so schön ist.

Nicht nur Worte, sondern Taten

Alles tut mir weh«, stöhnte Mary Anne. »Noch zwei Wochen? Das halte ich nicht aus! Meine Beine sind geschwollen, ich leide unter Sodbrennen, habe dreißig Kilo zugenommen und habe eine Verstopfung.«

Selbst im achten Monat schwanger, nickte ich mitfühlend, als ich die Hand auf meinen eigenen Bauch legte. Ich hatte diese Worte schon x-mal gehört, die üblichen Klagen von Frauen im Endspurt. Doch insgeheim war ich stolz darauf, dass meine Schwangerschaften anders verlaufen waren. Ich gehöre zu den Frauen, die geradezu aufblühen, wenn sie schwanger sind, und für den Rest ihres Lebens mit Freuden im siebten Monat bleiben würden. Jeden Morgen, wenn ich aufwachte, kam ich mir vor wie Königin Elisabeth mit einem neuen Hut. Ich verlor die Lust auf Schokolade, Kaffee und Alkohol und entwickelte einen Heißhunger auf Brokkoli, Hefetabletten und braunen, ungeschälten Reis. Meine Haare glänzten. Meine Haut glühte von innen heraus. Ich lächelte, ständig und grundlos.

»Versuchen Sie, sich jeden Tag etwas Besonderes vorzunehmen«, empfahl ich Mary Anne. »Verabreden Sie sich für den Tag nach dem Geburtstermin mit einer Freundin, beispielsweise zu einem Kinobesuch.«

»Glauben Sie, dass das Kind später kommt?«, fragte sie entgeistert.

»Nein, aber dann konzentrieren Sie sich nicht ständig auf den Stichtag. Nur für den Fall, dass«, fügte ich lahm hinzu.

»Oh nein, das halte ich nicht aus! Lieber sterbe ich.«

Als ich ihr einen Termin für die nächste Vorsorgeuntersuchung gab, tätschelte ich meinen Bauch und klopfte dreimal auf Holz. Ich hatte mich anfangs gefragt, ob diese Schwangerschaft schlimmer sein würde, weil ich bereits 42 war, aber ich konnte keinen Unterschied zu den beiden ersten feststellen. Natürlich ist es anstrengend und bisweilen lästig, rund um die Uhr ein Kind im »eingebauten Rucksack« mitzuschleppen. Um acht Uhr abends tat mir meistens der Rücken weh. Und Wadenkrämpfe hatte ich auch, nicht zu knapp. Rog war inzwischen daran gewöhnt, aus dem Tiefschlaf gerissen zu werden, um meine Waden zu massieren. »Die linke! Nein, ich meine die rechte! Fester ziehen!«

Meine geschwollenen Fußknöchel hatten Ausmaße angenommen, die für das Guinness-Buch der Rekorde gereicht hätten. Aber die meisten gängigen Schwangerschaftsbeschwerden waren mir fremd. Ich überlegte sogar, ob ich mir nicht Sodbrennen oder Hämorrhoiden zulegen sollte, auch wenn es reine Erfindung gewesen wäre, nur um mitreden zu können.

Normalerweise scheue ich Gartenarbeit wie die Schnecken das Salz, aber wenn ich schwanger bin, habe ich das Bedürfnis, Radieschen und Rosen zu pflanzen. Die knospenden Pflänzchen werden natürlich prompt vernachlässigt, sobald ich Hege und Pflege auf das Baby konzentrieren kann. Aber in den wenigen Monaten, bevor frisch gewaschene Windeln auf der Leine hinter dem Haus hängen, haben wir immer frisches Gemüse auf dem Küchentisch.

Und dann, an einem Freitagmorgen, zwei Wochen vor dem errechneten Geburtstermin und einen Tag nach der Entbindung von Mary Annes Baby, kam ich morgens noch langsamer aus dem Bett als sonst. Ich trank meinen Tee und aß still und nachdenklich mein Preiselbeer-Bagel. Ich brauchte fast den ganzen Vormittag, um drei Maschinen Wäsche zu waschen. Ich kam mir vor, als hätte ich über Nacht fünfzehn Kilo zugelegt. Wie die Königin von England fühlte ich mich eindeutig nicht mehr. Eher wie eine alte Gewitterhexe, die einen Hut brauchte, weil ihre Haare nicht saßen. Ich schleppte mich aus dem Haus in die Praxis, wo ich Nachmittags einen Termin nach dem anderen hatte. Der Karteikasten mit den Patientinnenkarten war so schwer wie ein nasser Sandsack, als ich ihn ins Auto hievte. Ich ertappte mich dabei, wie ich immer wieder ein Stoßgebet zum Himmel schickte: Lass es nicht mehr zwei Wochen dauern, lieber Gott, bitte, nicht mehr zwei Wochen!

Der Nachmittag zog sich endlos hin. Ich rieb mir den schmerzenden Rücken, noch bevor meine erste Patientin ihren erwähnte. Ich musste alle halbe Stunde auf die Toilette, weil das Kind auf die Blase drückte. Meine Fußknöchel fühlten sich wie Fesselballons an, und wenn ich meine Füße verstohlen mit denen anderer Frauen verglich, konnte mir keine das Wasser reichen, was den Gruseleffekt betraf. Ich versuchte, die bleierne Müdigkeit zu verdrängen, und konnte mich kaum noch erinnern, dass es mir während dieser Schwangerschaft jemals gut gegangen war.

Obwohl Jill und Colin es nicht erwarten konnten und vor dem errechneten Geburtstermin zur Welt gekommen waren, musste ich zur Kenntnis nehmen, dass es dieses Mal wirklich noch vierzehn Tage dauern konnte – und ich hatte keine Ahnung, wie ich diese Tortur überstehen sollte. Lächeln, lächeln, und nochmals lächeln: Ich tat mein Bestes, um jeder Frau an diesem Nachmittag das verdiente Gefühl zu geben, etwas Besonderes zu sein, aber ich selbst kämpfte gegen Windmühlen. Jeder erquickliche Gedanke an meine leichten Schwangerschaften schwand dahin. Schließlich ging die letzte Schwangere, und ich schloss meine Praxis zu. Meine Wehwehchen waren mit einem Schlag vergessen, als ich nach Hause fuhr; sie lösten sich in Wohlgefallen auf wie ein Knoten, den man nach und nach aufdröselt.

Sobald ich das Haus betreten hatte, ließ ich mich in einen Armsessel in der dunkelsten Ecke des Wohnzimmers fallen und starrte auf die fahle Februarsonne, die am Horizont jenseits der Bucht unterging. Ich streckte meine Melonenbeine aus und saß einfach da, wartete darauf, dass jemand Notiz von mir nahm. Und merkte, dass ich abgespannt, hochschwanger und elend aussah. Eigentlich wartete ich darauf, dass die vermaledeite Schwangerschaft endlich vorbei war.

Im Haus roch es köstlich, nach Huhn mit ich weiß nicht was. Ich räusperte mich, lauter als nötig. Rog streckte den Kopf durch die Küchentür. »Hallo Schatz, ich habe dich gar nicht kommen hören.«

»Ich habe keinen Appetit«, sagte ich, ohne dass er mir etwas angeboten hätte.

Er blinzelte, presste die Lippen zusammen und zog den Kopf schleunigst zurück.

»Ich möchte einfach nur meine Ruhe haben«, fuhr ich fort, ohne dass irgendjemand etwas gesagt hätte.

»Und keine Musik!«, grollte ich, ohne dass jemand auch nur in die Nähe der Stereoanlage gekommen wäre.

Die drei aßen zu Abend, eine gedämpfte Stimme unterbrach hin und wieder das Kratzen der Gabel auf dem Teller. Eine halbe Stunde später machte mein Mann einen zweiten Anlauf. »Möchtest du …«

»Ich möchte in Ruhe gelassen werden!«, sagte ich. Ich saß da und stierte Löcher in die Luft, die Fingerspitzen aneinander gelegt, die Unterarme auf den prallen Bauch gestützt, der sich anfühlte wie eine straff gespannte Trommel.

»Aha«, murmelte Rog und nickte abgeklärt. »Ich werde schon mal die Schutzfolie ins Bett legen. Es kann nicht mehr lange dauern, bis wir Zuwachs bekommen.«

Er ging nach oben, um sich mit Laken, Tüchern und Handtüchern zu beschäftigen. Nicht bereit einzugestehen, dass es daran liegen mochte, machte ich ein finsteres Gesicht, als er mir einen Blick über die Schulter zuwarf und lächelte. Aber tief in meinem Innern wusste ich, dass meine schlechte Laune ein vertrautes Merkmal war: Ich hatte sie bei zahllosen anderen Frauen gesehen und vergessen, dass es mir gegen Ende der Schwangerschaft genauso ergangen war. Stöhnend verlagerte ich mein Gewicht im Sessel und zwang mich, dreizehn Jahre zurückzudenken. Vierundzwanzig Stunden vor Colins Geburt waren meine Glückshormone untergegangen und nicht wieder aufgetaucht. Ich hatte mich im Unglück gesuhlt und behauptet, meine Schwangerschaft sei binnen der letzten zehn Minuten unerträglich geworden. Am Tag vor der Geburt meines zweiten Kindes war ich beschwingt aufgewacht und hätte wie Eliza aus *My Fair Lady* die ganze Nacht durchtanzen können. Gegen Mittag gelangte ich zu dem Schluss, dass die Schwangerschaft überhaupt nicht mein Ding war. Schluss damit, ein für alle Mal.

Meine Familie hatte sich während der letzten Monate an mein sonniges Gemüt gewöhnt und schleunigst Deckung gesucht, als mit einem Mal dunkle Wolken am Horizont auftauchten. Vielleicht war Rog so klug, sich auf einen Tornado vorzubereiten. Ich hörte, wie er oben die quietschenden Türen des Wäscheschranks öffnete und geschäftig hin und her eilte. Dann blieb er stehen.

»Schatz?«, rief er vorsichtig. Nicht nur klug, sondern mit allen Wassern gewaschen, dieser Mann.

»Mmmm.«

»Wo ist der Plastiküberzug?« Warum musste er so nett sein?

»Zederntruhe.«

»Danke!« Weg war er. Ich konnte mir genau vorstellen, wie er herumpusselte, wie eine Glucke beim Nestbau mit dem Bett, dem Plastiküberzug, den Handtüchern hantierte. Gleich würde er auch noch gackern wie eine Henne. Soll er sein Ei doch selbst legen, dachte ich wutschnaubend.

Colin und Jill schlichen auf Zehenspitzen an mir vorüber. Sie waren gewarnt. Ich saß da und starrte auf meine Wurstfüße. Die Katze sprang auf meinen Schoß, schien sich auf ihrem kuscheligen Schlafplatz häuslich einzurichten. Ich hockte im Wohnzimmer, das zunehmend dunkler wurde, während die Kinder am Küchentisch ellenlange Divisionsaufgaben und zusammengesetzte Verben vor sich hinmurmelten. Ich döste vor mich hin. Als sie wieder an mir vorbeischlichen, die Treppe hinauf in ihre Zimmer, war es dunkel. Ich stellte mich schlafend, blickte ihnen verstohlen nach. Rog stand an der untersten Treppenstufe, unschlüssig, ob er mich aufwecken sollte, um zu fragen, ob ich noch etwas brauchte. Ich schloss die Augen, bis ich ihn auf der knarzenden dritten Stufe von oben und anschließend im Bad hörte. Am liebsten hätte ich losgeheult, aber ich gab keinen Mucks von mir, bis seine Schritte verhallt und die Flurbeleuchtung gedimmt waren. Dann hievte ich mich mühsam aus dem unbequemen Sessel hoch.

Ich versuchte gar nicht erst, leise zu sein, sondern stapfte nach oben, zerrte mir die Schuhe von den Füßen und ließ sie auf den Fußboden fallen. Dann ging ich ins Bad, platschte und schrubbte, benutzte Zahnseide und die Klospülung, zog mir das Nachthemd über den Kopf und löschte das Licht. Als ich am Spiegel des Kleiderschranks vorbeikam, blieb ich stehen und musterte mich. Alt. Müde. Aufgedunsen. Miesepetrig. Noch zwei Wochen bis zum errechneten Geburtstermin, aber ich wünschte, es wäre endlich vorbei, auf der Stelle. Wie gingen andere Schwangere mit der Situation um, die unter den gleichen Symptomen litten, aber bereits Monate vor dem Endspurt? Ich konnte jeder Frau mit Krämpfen in den Beinen, Rückenschmerzen, Depressionen und Erschöpfung nachfühlen, was sie durchmachte. Dadurch besserte sich meine Laune zwar nicht, aber ich befand mich wenigstens in guter Gesellschaft. Dann kam mir ein grauenvoller Gedanke: Was war, wenn ich diese Folterqualen über den errechneten Geburtstermin hinaus ertragen musste?

»Lieber sterbe ich.«

Ich kroch ins Bett und zog den mir zustehenden größeren Teil der Bettdecke über meine ausladenden Formen. Während ich mich wie jeden Abend mit dem Ritual abmühte, die Kissen zu sortieren, schniefte ich nur, als Rog seine Hand auf meine Hüfte legte und flüsterte: »Das Baby kommt morgen. Wirst schon sehen!«

Er küsste mich auf den Nacken. Ich drückte seine Hand, nicht fester, als es die Höflichkeit gebot. Ein paar Minuten später zuckte er einmal, dann krallten sich seine Finger in mein Nachthemd, und ich wusste, dass er eingeschlafen war. Alleine mit meinen Gedanken, lauschte ich seinem stetigen Atem, während ich mich drehte und wendete, streckte und stöhnte, eine annehmbare Lage und Entspannung suchte. Versuchte, meine innere Einstellung zu verändern, wenn schon nichts anderes.

Noch zwei Wochen? Unmöglich, einfach unmöglich. Irgendwann schlief ich ein.

Was war das? Ein messerscharfer Schmerz, der nur eine Nanosekunde dauerte, in meinem Becken. Trotz meiner Schlaftrunkenheit wusste ich, dass ich auch etwas gehört hatte, ein leises Geräusch, als würde ein Knöchel knacken. Ich warf einen Blick auf die Uhr: fünf Uhr morgens. Da ich dachte, das Geräusch stamme von unserer Telefonanlage, wartete ich darauf, dass es läutete. Irgendeine Schwangere, bei der es losging? Ich wartete und wartete, und es hätte längst klingeln müssen, aber alles blieb still. Ich rollte auf den Rücken und versuchte, einen klaren Gedanken zu fassen. Dabei merkte ich, dass eine warme Flüssigkeit an meinen Beinen heruntertropfte. Schlagartig war ich hellwach. Blasensprung! Ich war diejenige, bei der es losging!

Ich wand mich aus dem Bett und schaffte es, mit zusammengepressten Knien ins Bad zu hoppeln. Triumphierend wartete ich auf den Schwall Fruchtwasser, sobald ich locker ließ. Nichts geschah. Kommt schon noch, dachte ich. Das war ja nicht mehr als ein Teelöffel voll. Also wartete ich, schaukelte hin und her, beugte mich nach vorne. Nichts.

Merkwürdig. Urin konnte es nicht sein, schließlich hatte ich eindeutig diesen kleinen Messerstich im Becken verspürt. Ich schob den Badezimmervorleger mit dem Fuß beiseite und stand auf. Wippte ein oder zwei Mal auf den Zehenspitzen. Versuchte zu springen. Da! Da war er wieder! Ein Tropfen, so groß wie eine Erbse, lief an meinem Oberschenkel hinab. Bevor er auf Nimmerwiedersehen verschwand, stampfte ich nach unten. Ich brauchte mein Nitrazin-Papier.

Ich bewahrte meinen Hebammenkoffer gleich neben der Haustür auf, damit ich jederzeit blitzschnell starten konnte. Er enthielt auch eine Rolle Nitrazin-Papier, das magische Kräfte besitzt: Fruchtwasser verwandelt die zitronengelben Teststreifen und verleiht ihnen die Farbe ungebleichter Levis-Jeans aus den Fünfzigerjahren. Was ich außerdem brauchte, war ein weiterer Tropfen, um den Papierstreifen hineinzutauchen. Ich ging in die Hocke, um meinen Koffer zu öffnen, und wieder machte es »ping«. Dieses Mal zog es auch im Rücken. Als ich die Wirbelsäule streckte, wusste ich, dass ich kein Nitrazin-Papier mehr brauchte. Ich kam mir vor wie die Niagarafälle: Ein Schwall Fruchtwasser nach dem anderen platschte auf den Hartholzboden.

Oh je, dachte ich, als ich die Lache zwischen meinen Füßen sah. So viel Wasser. Das Platschen erinnerte mich an meine irische Großmutter, eine kleine zarte Person, die das Waschwasser eimerweise auf die Gasse hinter dem hohen schmalen Haus kippte, in dem sie ihre fünf Kinder großzog. Sie hatte alle zu Hause geboren. Aber mir blieb keine Zeit, lange über Großmutter Mac nachzusinnen. Die Beine weit gespreizt, das Nachthemd über die Hüften hochgeschoben, stand ich wie ein gestrandeter Walfisch in einer riesigen Pfütze, durchnässt und stumm. Dann hörte ich, wie die Kinder aus ihren Zimmern kamen.

»Hast du auch was gehört?«, sagte Colin.

»Was war das …?«, murmelte Jill verwirrt über das seltsame Geräusch, das sie aufgeweckt hatte.

»Kommt her und helft mir!«, rief ich.

»Wo bist du denn?«

»Hier unten. Bringt Handtücher mit.«

»Dad! Schnell, komm mit, das musst du dir anschauen. Beeil dich!«

Mit elf und dreizehn hielten sie sich für ziemlich erwachsen, aber sie rannten die Treppe hinunter wie zwei tollpatschige junge Hunde und lachten sich halb tot, als sie mich über der Lache stehen sahen, die sich zwischen meinen gespreizten Beinen ausbreitete.

»Holt Handtücher, schnell!«

Unter den Steppdeckenhaufen in der Mitte unseres warmen Betts murmelte Rog: »Wusste ich's doch!«

Er erschien mit einem kleinen rosa Gästehandtuch, aber nach einem kurzen Blick auf die Überschwemmung holte er die Strandlaken, die wir im Putzmittelschrank aufbewahren.

Heute ist es also so weit, dachte ich, während meine Kinder den Boden aufwischten. Samstag, 20. Februar 1985.

Dann fiel mir siedend heiß das Versprechen ein, das ich Sandi gegeben hatte. Sie hatte mir vier Jahre lang bei Hausgeburten assistiert und danach ein Jahr lang die Hebammenschule in South Carolina besucht; sie war erst vor einem Monat nach Kalifornien zurückgekehrt, und ich sollte, so war es abgemacht, ihre erste Patientin sein. Da sie ihre vier Kinder im Jahr zuvor nicht oft zu Gesicht bekommen hatte, hatte sie mit den beiden Jüngsten ein Wochenende am Meer in einer Pension eingeplant. Bei unserem letzten Telefonat hatte sie gesagt: »Komm ja nicht auf die Idee, das Kind am neunzehnten oder zwanzigsten zu bekommen!«

Natürlich hatte ich es ihr versprochen. Das war Schicksal, oder Murphys Gesetz – was schief gehen kann, geht auch schief –, und je früher sie lernte, dass Kinder für die Hebamme immer im unpassendsten Augenblick kommen, desto besser.

Endlich war der Fußboden trocken, und Rog machte mir aus einem Bindengürtel und einem Badehandtuch einen Lendenschurz, in dem ich aussah wie ein Sumo-Ringer. Um halb sechs blickten mich drei Augenpaare an, und in jedem las ich die Botschaft: Jetzt mach schon, Mom.

»Jetzt gehen wir alle wieder ins Bett«, meinte ich.

»Du glaubst doch nicht, dass wir nach dem Trubel wieder einschlafen können?«, schnaufte Colin.

»Keine Chance«, sagte Jill und sah mich ungläubig an.

Nur Rog, älter, weiser und wohl wissend, wie wenig Schlaf er in den kommenden Wochen bekommen würde, drehte sich wortlos um und ging nach oben. Seufzend marschierten die Kinder hinterher. »Aber du versprichst, uns Bescheid zu sagen, wenn es losgeht, ja?«

Ich versicherte ihnen, dass ich keinerlei Schmerzen verspürte, aber kaum hatte ich die Schlafzimmertür erreicht, setzte die erste Wehe ein. Ein leichtes Ziehen, ein halbherziger Versuch, schon vorüber, bevor ich am Bett ankam. Aber ein vertrauter Schmerz, den man nie mehr vergisst, wenn man ihn einmal erlebt hat. Ich zog ein sauberes Nachthemd an und legte mich auf die Seite, während die Wehen wie kleine kabbelige Wellen an einem windstillen Tag am Stinton Beach anbrandeten. Eine Surferin, die auf die große Welle wartete, hätte sich tödlich gelangweilt. Aber ich gab den Gedanken an Schlaf auf und klaubte die Kissen zusammen, die ich in den letzten Monaten der Schwangerschaft gehortet und mit denen ich Rog gezwungen hatte, näher an seine Bettkante heranzurücken. Eines Nachts, als er um eine zusätzliche Handbreit Platz kämpfte, hatte er gemurmelt: »Ich verstehe nicht, wieso dein Bauch immer noch so raumgreifend ist. Du hast doch schon eine ganze Herde Kissen zur Welt gebracht.«

Ich umgab mich also mit meiner Kuschelkissenfamilie und knirschte unter der Steppdecke mit den Zähnen, versuchte nicht zu zappeln, als die Wehen richtig in Gang kamen. Ich legte mein Bein über Rogs Oberschenkel, um an seiner Wärme teilzuhaben, und dachte mit offenen Augen über den dramatischen Stimmungswechsel seit gestern nach. Mein Hormonsturm war mit dem Blasensprung verschwunden, verschollen auf See. Die Flut des Fruchtwassers hatte meine Depression, meine Ungeduld, meine Wehwehchen und Schmerzen weggespült. Ich fühlte mich leichter, kein Wunder bei der Wassermenge, die aus meinem Körper herausgeschwappt war. Ich atmete gleichmäßiger, lächelte vor mich hin.

Ich trommelte mit den Fingerspitzen auf meinen Bauch und signalisierte dem Baby, meinem dritten Kind, meinem Seelenkind: Heute ist es so weit, heute ist dein Geburtstag.

Ein paar Stunden später füllte sich das Haus mit Gästen: meine Eltern, mehrere Krankenschwestern und Hebammen, die mit mir befreundet waren, Sandi und ihre beiden Kinder, eine Fotografin und Aggie, unser schwedisches Aupairmädchen. Ich war den ganzen Morgen auf den Beinen, machte Wäsche und bereitete etwas Gutes zu Essen für die kleine Feier nach der Geburt zu. Mittags stand ich vor der Treppe und dachte, wenn ich noch länger warte, muss ich auf allen vieren hochkriechen; deshalb schenkte ich mir ein Glas Eistee ein und ging ins Schlafzimmer. Die Frauen folgten mir im Gänsemarsch. Die drei männlichen Wesen, Rog, Colin und mein Vater, hatten sich in Colins Zimmer verschanzt und versuchten auszutüfteln, wie man unseren neuen Anrufbeantworter programmierte.

Seit die Wehen in kürzeren Abständen kamen und intensiver wurden, plante ich meine Besuche im Badezimmer sorgfältig, um nicht im Niemandsland erwischt zu werden. Aber plötzlich, gerade als Colin in den Flur kam, merkte ich, dass ich es nicht mehr bis ins Schlafzimmer schaffen würde. Ich stellte meine Teetasse auf dem Bücherregal ab, hielt mir den Bauch und drehte mich zu meinem Sohn um.

»Oh nein, ich nicht, Mom«, stöhnte er.

»Du musst doch nur still halten, damit ich mich auf dich stützen kann.« Ein verlegenes Grinsen huschte über sein Gesicht, und er wurde rot, als ich seine knochigen Schultern packte und ihn an die Wand drückte. Es war ihm nicht peinlich, seine Mutter halbnackt und hochschwanger zu sehen, der Gedanke, dass die Geburt zu Hause stattfand, stieß ihn nicht ab, und er freute sich auf seinen kleinen Bruder. Peinlich war ihm nur, dass es ihn erwischt hatte. An die Wand gedrückt von seiner achtzig Kilo schweren, stöhnenden, schwitzenden Mom, während zehn Frauen zusahen.

Als die Wehe wie eine Lawine anrollte, spreizte ich die Beine und ließ mich vom Schmerz mitreißen. Sekunden später bekam ich ihn mit voller Wucht zu spüren. Ich legte meine Stirn an seinen Kopf und ächzte: »Steh einfach still. Ich muss mich einen Moment anlehnen.«

Mit zusammengebissenen Zähnen hörte ich mein zischendes »sssss-hah-sssss-hah«, während ich von einer Seite zur anderen schwankte. Dann spürte ich, wie ein Geschenk, dass er sich entspannte. Seine Hände ergriffen meine Hüften und hielten mich genauso fest, wie er es sechs Jahre zuvor bei mir gesehen hatte, als ich Sandi gestützt hatte, und viele andere Frauen im Lauf der Jahrzehnte. Wir schwankten hin und her wie zwei Bäume im Wind, im selben Rhythmus, im selben Tanz. Als die Wehe nachließ, öffnete ich die Augen. Er hob das Gesicht, lächelte mich kurz und befangen an und küsste mich auf die Spitze des Kinns.

»Danke, Schatz«, flüsterte ich.

»Mmmmm«, brummte er. »Du hast Mundgeruch.« Dann kehrte er in sein Reich zurück, zu Drähten, Schraubenziehern, Mikrofonen und Digitalanzeigen, deren Sprache er verstand.

Ich putzte mir die Zähne, nahm meinen Tee und kehrte in mein sonniges Schlafzimmer zurück. Zurück zu kalten Waschlappen, Akupressurpunkten und dem Duft des blühenden Pflaumenbaumes, der durch die weit geöffneten Fenster drang. Zurück zu den Stimmen der weisen Frauen, deren Sprache ich verstand.

Mein Sohn war sein ganzes Leben lang mit den technischen Aspekten des Geburtsverlaufs konfrontiert gewesen. Unsere Unterhaltungen waren mit Worten gespickt, die von den meisten seiner Altersgenossen nur selten laut ausgesprochen wurden, und er war bei einer Entbindung dabei gewesen. Aber ich verstand seine Zwiespältigkeit. Das Haus brodelte vor ungezähmter, urwüchsiger, weiblicher Energie. Verloren in einem Meer von Östrogen klammerten sich sein Vater, sein Großvater und er wie Schiffbrüchige an ihre morsche Testosteron-Planke. Kein Wunder, dass er sich überfordert fühlte.

Rog teilte seine Zeit zwischen Colin und seinem Vater auf, beschäftigte sie, als sich die Wehen hinzogen. Dann und wann kam er mit einer frischen Kanne Eistee ins Schlafzimmer, und ich packte ihn, hängte mich in seine Gürtelschlaufen, während ich einen bühnenreifen Hula aufführte, bis die nächste Kontraktion abgeklungen war. Es tat mir gut, mich an einen männlichen Körper zu klammern, seine starken Arme und rauen Barthaare zu spüren. Ich konnte mich mit meinem ganzen Gewicht auf ihn stützen, und seine Hände auf meiner Taille waren vertraut und sicher. Aber wichtiger waren die Frauen. Frauen, die sich auf meiner Wellenlänge befanden, mit Berührungen, die sich genau richtig anfühlten, und einer inneren Musik, die meinen Tanz bereits kannte. Sie stimmten in eine Melodie ein, die jede Geburt seit Menschengedenken begleitet hatte. Das Wissen um unsere gemeinsame Berufung, die intuitive Gabe der Frauen, anderen Frauen beizustehen, das Wissen, wann Sprechen, Schweigen, Lachen, eine Umarmung, Weichheit und Festigkeit angebracht ist. Das Wissen, wie man Frauen ent-bindet, ent-lastet.

Meine Tochter besaß dieses Wissen bereits. Im vergangenen Jahr, als Rog und Colin zehn Tage zum Zelten gefahren waren, hatte mich Jill zu acht Hausgeburten begleitet. Am Ende der Woche hatte sie gelernt, wie man Frauen während der Wehen massiert, berührt, verbal unterstützt. Nun stand sie an meinem Bett, elf Jahre alt, und sah mich an. Bei einer der Wehen ging ich neben dem Bett in die Knie und streckte blind die Hände aus. Ich spürte die Hände meiner Tochter und hörte ihr Stimme durch den Nebel der Schmerzen: »Gleich ist es vorbei. Prima machst du das. Denk immer daran, am Ende wird das Baby da sein.«

Als ich die Augen öffnete, lächelte sie mich verlegen an. Aber es tat furchtbar weh. Jills Geburt war ein Kinderspiel gewesen, und elf Jahre lang hatte ich mir selbst auf die Schulter geklopft, weil ich den Trick mit der schmerzlosen Geburt endlich beherrschte. Nun wusste ich, dass es nicht mein Verdienst gewesen war, sondern ein Geschenk des Himmels. Dieses Mal war es die Hölle. Wieder bewahrheitete sich das alte Hebammen-Sprichwort: Die erste Geburt ist hart, die zweite leicht, die dritte unberechenbar.

Wie die meisten Frauen hatte ich ein Kleidungsstück nach dem anderen ausgezogen, im Gleichtakt mit dem Muttermund, der sich zunehmend erweiterte. Um ein Uhr mittags stand ich nackt an meinem Bett, umringt von Frauen. Mijo massierte mir die Waden. Claire strich mir über die Haare. Jamie fotografierte. Meine Mutter litt schweigend. Maggie drückte gegen den Lendenwirbelbereich, und einmal spürte ich ihre kühlen Lippen, die mir einen Kuss auf die Taille drückten. Carole stand neben mir, und bei jeder Wehe rieb ich mein Gesicht an ihrer Wange, rieb und rieb. Sie kniete sich auf den Boden, um mich zu untersuchen. Neun Zentimeter. Bald, bald.

Zehn Minuten später spürte ich, dass die Austreibungsperiode begann: Der Uterus rollte sich wie eine riesige Zahnpastatube, die unter Druck bis auf den letzten Rest Zahncreme geleert wird, auf die kleine Öffnung zu. Ich begann zu pressen.

Ich presste, während ich neben dem Bett stand. Ich trank ein halbes Glas Eistee nach jeder Wehe, schwankte, als sei ich einer Ohnmacht nahe, lehnte mich an die Mauer der Frauen, in der Gewissheit, dass sie mich stützen würden, wenn ich mich fallen ließe.

Ohne Vorwarnung verkrampfte sich meine linke Hüfte, und binnen weniger Minuten fühlte sie sich an, als würde eine Eisenbahnschiene durch das Gelenk getrieben. Ich warf mich aufs Bett, rollte mich zusammen und stieß einen markerschütternden Schrei aus, während ich presste. Das war falsch, völlig falsch, und ich hörte, wie ich meinen lautesten Patientinnen Konkurrenz machte. Mein unstillbarer Durst auf Eistee war beinahe genauso unglaublich wie der Schmerz in der Hüfte.

»Tee! Tee, Tee, Tee, schnell! Mehr Tee«, lautete mein Refrain, und Aggie rannte nach unten, um den nächsten Krug zuzubereiten.

Ich versuchte, um die Schmerzen der Kontraktionen herumzukommen. Und wenn das nicht ging, ihn wenigstens zu unterlaufen oder zu überwinden. Ich bohrte meine Knöchel so tief in meine Hüfte, dass ich noch eine Woche danach blaue Flecken hatte. Nichts half, ich rang mit den Urgewalten, die in meinem Körper entfesselt waren.

Mein Sohn erschien auf der Bildfläche, strich mir über die Wange und flüsterte: »Du schaffst es, Mom, du bringst ihn schon raus.«

Am Ende jeder Wehe hielt er mir das Glas Tee an die Lippen.

Allein in der letzten Stunde vor der Geburt trank ich fast eineinhalb Liter Tee, vierundzwanzig Gläser, und trotzdem verlangte ich mehr: »Tee, Tee, ich brauche noch Tee. Schnell!«

Eine Stunde verging. Mehr als eine Stunde. Das Kind kam
nicht. Ich spürte die Stille, die wachsende Anspannung, die leisen Stimmen. Ich sah die stille Besorgnis in den Gesichtern der
liebevollen Frauen, meiner Freundinnen, Geburtsbegleiterinnen, Hebammenschwestern, meiner Mutter und meiner Tochter. Meine Mutter presste die Lippen zusammen. Maggie flüsterte mit Claire. Mijo blickte Sandi an. Sandi starrte auf meinen
Schritt, Jill drückte ihr Gesicht an Bonnies Hüfte. Carole sagte
etwas zu Rog, der sich das Kinn rieb, beunruhigt wirkte.

Aggie kochte eine Kanne Tee nach der anderen. Mein Vater
saß im Schaukelstuhl in der Ecke und wippte. Colin hielt das
Glas an meine Lippen.

»Musst du nicht ins Bad, wenn du so viel trinkst?«, fragte
meine Mutter. Ich schüttelte den Kopf, und Carole erklärte ihr,
dass die Flüssigkeit in der Austreibungsphase langsamer absor-
biert wird, weil das Blut in den Uterus statt in den Magen fließt.
Ich wusste nur, dass der Tee in meinen Bauch gelangte und dort
blieb, wie Wasser im Kielraum eines lecken Schiffs hin und her
schwappte, aber der Durst ließ sich trotzdem nicht stillen. Maggie schenkte ständig Tee nach, Mijo reichte ihn weiter und Colin
hielt die Tasse für mich. Ich leerte ein weiteres volles Glas in einem Zug und ließ mich ins Kissen sinken.

Achtzehn Menschen blickten mich an, hofften, dass ich endlich loslegte, bevor eine fetale Notlage eintrat. Sandi beugte sich
vor und spähte zwischen meine Beine. »Ich glaube ...«

»Da ist er ja endlich! Das muss der Kopf sein!«, jubelte Colin.

Alle waren mit einem Mal so aufgeregt, dass sich dachte, jetzt
ist der Rest ein Klacks. Drei oder vier Wehen später schöpfte ich
Verdacht. Ich bat um einen Spiegel und sah zu, wie ich presste.

»Ist das alles? Ist ja kaum größer als eine Murmel«, schimpfte ich. Ich pfefferte den Spiegel quer über das Bett und hätte am
liebsten gelacht, als meine abergläubische Mutter ihn auffing,

bevor er in tausend Scherben zersplitterte. Wenn man einen Spiegel auffängt, bevor er zu Bruch geht, erspart man sich sieben Jahre Pech, besagte ihre erleichterte Miene.

»Tee, ich brauche Tee!«, rief ich. Ich kippte das nächste Glas hinunter, während Aggie kopfschüttelnd den Raum verließ, weil der Krug schon wieder leer war.

Warum ging es nicht weiter? Der Kopf war schon zu sehen. Ich musste ihn nur etwa fünf Zentimeter hinunterpressen, dann wäre der größte Teil draußen. Aber es tat so weh, dass ich Angst hatte, mir dabei etwas zu brechen. Hatte sich mein Steißbein wieder verbogen? Konnte man sich bei der Entbindung einen Beckenbruch zuziehen? Wog dieses Kind sechs Kilo? Warum zum Teufel dauerte es so lange?

Die nächste Wehe überrollte mich, aber sie fühlte sich anders an. Plötzlich wusste ich es: In meinem Bemühen, den Schmerz zu unterlaufen, hatte ich mich nicht auf den zentralen, höchsten Punkt der Welle begeben, war am Rande geblieben, ohne mich ihr zu unterwerfen. Doch genau das ist unerlässlich, um ein hartnäckiges Kind auszutreiben. Ich hatte Hunderte von Frauen überredet, den Schritt zu wagen, die Augen zu schließen, Mut zu fassen und zu springen. Wie ein kleines Mädchen im Schwimmbad auf dem Zehn-Meter-Brett, das hin und her geht, zittert, sich immer wieder an den Rand vortastet, um ins Wasser zu blicken, das unergründlich ist. Wenn sie endlich springt, löst sie sich von ihrer Angst und ist frei.

Mit plötzlicher Klarheit wusste ich, dass es zuerst noch mehr weh tun musste, bevor es besser werden konnte. Ich war nicht in der Lage, den Schmerz zu umgehen. Ich musste hindurch, durch die Angst, musste bereit sein, mich fallen zu lassen, durfte mich nicht zurückhalten. Ich musste den Absprung wagen.

Ich nahm die Faust von meiner Hüfte, und mit einem Schrei, der klang wie der Godzillas, als er über den Rand des Wolkenkratzers in die Tiefe stürzte, ließ ich mich in das lodernde Inferno der Schmerzen fallen. Plötzlich brachen alle im Raum in Jubelrufe aus.

»Ja! Gut so! Jetzt geht es voran!«

»Prima, Peggy, jetzt hast du den kleinen Racker auf Trab gebracht!«

»Mom, ich sehe ihn schon!«

»Komm näher, Rog, damit du ihn fangen kannst. Jetzt geht es
schnell!«

Während sich Rog zwischen meine Beine kniete, Sandis Hände über seinen, spürte ich, wie sich ein Gewebe noch weiter
dehnte, das bereits zum Zerreißen gespannt war. Und noch ein
Stück weiter.

»Beug ihm den Kopf, Sandi. Beug ihm noch ein kleines bisschen den Kopf.«

Ja, gute Idee, dachte ich, als die Wehe nachließ. Wer war darauf gekommen? Alle lachten, und Carole meinte: »Keine
Angst, wir machen das schon alleine; konzentriere du dich darauf zu pressen.«

Die Idee stammte offenbar von mir. Von Schmerzen umnebelt, beobachtete ich mich selbst während der beiden nächsten
Presswehen, als der Rest des Kopfes in Rogs gewölbte Hände
glitt. Colin drückte seine Wange an meine. Jill stand hinter Rog,
die Hände auf seinen Schultern, und sah fasziniert zu. Meine
Mutter stand daneben, das Gesicht tränenüberströmt, und
drückte ein Kleenex an die Lippen, während mein Vater den
Arm um sie legte. Und alle anderen umringten mich.

Nach dem Austritt der Arme zog ich den Körper selbst heraus
und hob ihn hoch, während alle Anwesenden jubelten. Ich kam
mir vor wie ein Rennfahrer auf dem Siegertreppchen, der den
begehrten Pokal hochhält, damit alle einen Blick darauf werfen
können.

Jill durfte die Nabelschnur abklemmen. Colin durchtrennte
sie und sagte: »So, kleiner Bruder, jetzt bist du auf dich selbst gestellt.«

Ich legte ihn an und betrachtete ihn in aller Ruhe, meinen
kleinen Sohn. Knubbelnase, Schlitzaugen, keine Haare und be-
merkenswert ruhig in Anbetracht des Trubels, der ringsum

herrschte. Wie Mütter in aller Welt roch ich an ihm und spähte in jede Falte und Spalte. Haut wie Seide und Daunenkissen. Als er seine kleinen Fäuste öffnete, zeigte ich Jill und Colin die winzigen Fingernägel, schimmernder Perlmutt, weich und biegsam. Ein perfekter kleiner Mensch. Oder ein halsloses, knubbeliges, großäugiges Bündel, das Frauen unwiderstehlich finden und Männer mit einem artigen Lächeln zur Kenntnis nehmen, um hinter vorgehaltener Hand zu lachen.

Beschlagene Champagnerflaschen und langstielige Gläser tauchten auf, und alle stießen auf den neuen Erdenbürger an. Mijo tauchte den Finger ins Glas und ließ einen Tropfen auf die Lippen des Babys gleiten. Als sie meinen Blick bemerkte, zuckte sie zusammen und sagte: »Das ist ein französischer Segen. Hat meine Mutter immer gemacht.«

Es war an der Zeit, ihn zu wiegen. Ich schob ihm den Finger zwischen die Lippen, um sie von der Brustwarze zu lösen, und Sandi hängte ihn in dem alten Flanellbeutel, der bei mehr als fünfhundert anderen Babys benutzt worden war, an die Waage: 3480 Gramm. Mom und Jill zogen ihm einen langen weißen Strampelsack an, mit blauen Enten, die am unteren Rand entlangmarschierten. Er lag da und saugte die neue Welt der Farben und Geräusche in sich auf, umgeben von lächelnden Gesichtern. Mein Sohn. Mein Seelenkind.

Kurz darauf gingen alle nach unten, um zu feiern. Ich spürte, wie eine Teewelle gegen meine Blase schwappte, und als meine Mutter murmelte »Das wird auch langsam Zeit«, lief ich ins Bad und erleichterte mich, buchstäblich und ohne Ende. Wenn das so weiter ging, würde ich nichts mehr von der Haselnusstorte abbekommen. Ich duschte kurz, nahm mein schlafendes Baby und ging nach unten, um mitzufeiern.

Mein Vater wurde kreidebleich, als er mich sah. »Was machst du denn hier?«

»Ich möchte ein Stück Kuchen«, erwiderte ich und wunderte mich, was daran so erschreckend sein mochte. Jill bahnte sich einen Weg durch die Menge und schnitt ein Stück für mich ab.

»Aber die Treppe! Du solltest im Bett bleiben und nicht herumlaufen«, stammelte mein Vater.

»Ach Bill, die Dinge haben sich seit der Geburt unserer Töchter geändert«, sagte meine Mutter.

Sandi und Carole nickten ihm aufmunternd zu. Die Farbe kehrte in sein Gesicht zurück. Jill brachte mir den Kuchen und eine Gabel. »Möchtest du etwas trinken, Mom? Milch? Kaffee? Champagner?«

»Nur einen Schluck Eistee.«

Mit einem Schlag wurde es totenstill.

»Hat sie ›Tee‹ gesagt?«, flüsterte Mijo.

Aggie verdrehte die Augen und ging in die Küche, um den Kessel aufzusetzen.

Mein kleiner Helfer

Voller Glücksgefühle durch meine Laktationshormone, nahm ich meinen zwei Tage alten Sohn Skylar von der Brust. Ich drückte ihn an mich und betrachtete eine blasse Vene, die sich über seinen flaumigen Kopf bis zur Stirn hinabschlängelte, wie eine blaue Autobahn auf einer Straßenkarte. Die Fontanelle pulsierte, und sein milchiger Babyatem roch so gut, dass ich mich vorbeugte, um zu schnuppern. Als ich auf die Wiege zuging, klingelte das Telefon. Ich lächelte, froh darüber, dass ich nirgendwo Geburtshilfe leisten musste, gleich wer auch anrief. Sandi hatte meinen Piepser in den nächsten sieben Tagen und würde mich würdig vertreten.

»Peggy, Corinne hier. Überraschung: Ich bin dieses Mal früh dran. Die Wehen haben vor einer Stunde begonnen.« In diesem Augenblick fing mein abgeschlafftes Baby an zu schniefen und zu quietschen, die Wirbelsäule durchzudrücken und mit dem Kopf zu wackeln wie eine schwere Tulpe auf einem zarten Stengel.

»Aha, wie ich höre, warst du schneller als ich!«, lachte Corinne fröhlich.

Wir hatten am gleichen Tag Geburtstermin, aber ich hatte zuerst entbunden. Corinne und ich hatten uns während der Tandem-Schwangerschaft ein Kopf-an-Kopf-Rennen geliefert. Als ich eines Nachmittags ihren sommersprossigen Bauch abtastete, spürte ich plötzlich den Salto eines Babys, das noch viel Spielraum in seiner Wasserwelt hat. Im nächsten Moment machte mein eigenes Baby eine Rolle rückwärts wie ein Schwimmer, der sich am Beckenrand abstößt. Ich legte ihre Hand auf meine gewölbte Taille. Sie strich sich die rötlich-blonden Haare hinter die Ohren, und wir lächelten uns an: Gleichstand. Danach betrachteten wir missmutig die geschwollenen Knöchel der anderen, und sie sagte: »Du meine Güte, deine sind ja noch dicker als meine.«

Was ich Corinne voraus hatte und worum sie mich grenzenlos beneidete, waren die vielen Helfer, die ich im Wochenbett haben würde: ein Aupairmädchen und zwei Teenager, die das Baby gemeinsam mit Rog und mir betreuen würden. Ich musste zugeben, dass ihr zweijähriger Sohn keine große Hilfe war.

»Die Schmerzen werden nicht stärker, aber sie kommen ziemlich regelmäßig.«

Sandi würde genug Zeit für die Rückfahrt aus San Francisco bleiben, wo sie ein Symphoniekonzert besuchte. Ich gähnte und freute mich auf mein Bett, wo ich die Nase auf die Stelle am Kopf meines Sohnes drücken würde, an der er wie frisch gebackene Kekse duftete.

»Allan ist gerade nach Hause gekommen«, fuhr Corinne fort. »Er hat alle Hände voll zu tun, Joe-Joe ins Bett zu bringen.« Plötzlich schrie sie gellend auf und ließ den Hörer fallen. Zuerst dachte ich, ihr Sohn hätte die Katze massakriert, aber mir schwante Böses, als ich sie keuchen hörte. »Oh Gott, Peggy, ich hatte gerade einen Blasensprung.«

Meine Hoffnung auf einen geruhsamen Abend war mit einem Schlag dahin. Wenn ich Sandi angepiepst hatte, brauchte sie noch mehr als eine Stunde, um zu Corinne zu gelangen.

»Die Wehe war auch ganz anders. Oh Gott, jetzt kommt die nächste!«

»Ich benachrichtige Sandi, sie wird dich gleich zurückrufen; aber ich mach mich schon mal fertig, nur für den Fall.«

Als ich Sandis Piepser anwählte, hatte ich das dumpfe Gefühl, dass ich nicht so bald ins Bett kommen würde. Meine Eltern, die nach der Entbindung noch ein paar Tage da geblieben waren, schickten sich gerade an, schlafen zu gehen. Sie blickten mich fassungslos an, und mein Vater meinte: »Du gehst aus dem Haus, zu einer Entbindung, obwohl dein eigenes Kind erst zwei Tage alt ist?«

»Ich muss, und ich brauche eine, die mir zur Hand geht. Mutter, zieh dich bitte noch nicht aus, es könnte sein, dass du mitkommen musst.«

»Ich?«, stöhnte sie. Mit der einen Hand griff sie sich an den Hals, die andere spielte mit einem Kugelknopf ihrer Bluse.

»Ich brauche eine, die mir assistiert, und du warst früher schließlich Krankenschwester.«

»Auch das noch! Bist du sicher, dass es nicht ohne mich geht? Ojemine!« Sie drehte sich ein paar Mal um die eigene Achse wie ein Hund, bevor er sich auf der Decke niederlässt, dann rauschte sie davon, leise vor sich hin murmelnd, als sie um die Ecke bog.

Ich packte eine Garnitur zum Wechseln für das Baby ein. Rog befestigte den Kindersitz im Auto. Dann saßen wir auf heißen Kohlen und starrten das Telefon an. Als es zehn Minuten später klingelte, ging ich gleich beim ersten Läuten ran. Es war Allan, und im Hintergrund hörte ich eine Kinderstimme, laut und quengelnd. »Daddy, ich will Saft.«

»Warte, Joe-Joe, ich muss mit der Dame sprechen.«

»Allan? Ist Sandi unterwegs?«

»Saft-Saft-Saft«, kreischte Joe-Joe.

»Ja, aber ich fürchte, sie wird es nicht schaffen.«

»Nicht schaffen?« Mein Puls raste. Rog nahm die Autoschlüssel aus seiner Tasche, meine Mutter richtete sich kerzengerade auf.

»Nein, Joe-Joe, lass Mommy in Ruhe. Ähm, Sandi ist noch in der Davies Hall, mitten im Stadtzentrum, und ihr Auto hat sie eine Viertelstunde entfernt geparkt. Es wird länger als eine Stunde dauern, bis sie ...«

»Aaaah!«, heulte Corinne im Hintergrund.

»Saft, Mommy. Will Saft, Saft.«

»Peggy, was soll ich machen?«

»Ich komme gleich.« Rog ging bereits zur Haustür.

»Aber Corinne hat gesagt, dass Sie selber gerade erst entbunden haben!«

»Mir geht es gut. Lassen Sie die Haustür offen und legen Sie Decken zum Anwärmen in den Ofen. Wenn Corinne zu pressen beginnt, rufen Sie die 911. Ich bin schon unterwegs.«

Rog fuhr, und ich saß auf dem Beifahrersitz, während mir tausend Was-wäre-wenn-Fragen durch den Kopf gingen. Ich begann zu planen. Ich würde mit dem Nötigsten aus meinem Hebammenkoffer aus dem Wagen springen, den Rest konnte Rog später hereinbringen. Er konnte sich um Skylar kümmern, während Mom mir half.

Meine Mutter, neben Skylar auf dem Rücksitz unseres uralten VW-Busses, schnalzte mit der Zunge. »Also, was genau soll ich tun? Bist du immer noch überzeugt, dass das eine gute Idee ist? Wie soll ich …«

Ich war nicht in der Lage, auf sie einzugehen. Meine Gedanken überschlugen sich. Als ich an mir herabsah, merkte ich erst, dass ich noch mein Nachthemd anhatte. Fünf Jahre waren seit meinem Abschluss an der Hebammenschule vergangen. Seither war es stetig bergauf mit mir gegangen. Ich hatte Erfolg, eine ausgebildete Hebammenhilfe, die zu mir in die Lehre ging, und zwei weitere unter meine Fittiche genommen. Als Beleghebamme an einer renommierten Klinik in der Bay Area konnte ich eine ganze OP-Mannschaft mit einem einzigen Telefonanruf mobilisieren. In einem Metier, das für seine langhaarigen Hippie-Hebammen bekannt war, bot ich normalerweise ein seriöses Erscheinungsbild. Und jetzt war ich unterwegs, um Geburtshilfe in nichts weiter als einem Flanellnachthemd und einer Kotex-Wochenflussbinde zu leisten. Abartig, einfach abartig.

Ich seufzte. Mein Gehirn befand sich wohl immer noch in der umnebelten Postpartum-Zone, funktionierte im Schneckentempo, falls überhaupt. Wenigstens war das Nachthemd knöchellang, so dass dem Anstand annähernd Genüge getan war, wenn ich Corinne auf dem Fußboden vorfand. Mit einer kleinen Stabtaschenlampe über Corinnes von Hand gezeichneter Wegbeschreibung dirigierte ich Rog nach links, links, zweite rechts und so weiter, und spähte dabei angestrengt in die Dunkelheit.

Wir bogen einmal falsch ab und machten eine verkehrswidrige Kehrtwende; dann hielten wir vor einer Duplex-Garage. Ich schnappte meinen Hebammenkoffer, zog mein voluminöses Nachthemd bis zu den Knien hoch, sprang aus dem Wagen und lief den Weg zur Doppelhaushälfte hinauf, der mit zerbrochenen Pflastersteinen ausgelegt war.

Nun war guter Rat teuer, denn es gab zwei Eingangstüren. Ich hatte keine Ahnung, welche Corinnes war. Ich drehte auf gut Glück den einen Türknauf. Abgesperrt. Bevor ich den anderen probieren konnte, flog die erste Tür nach außen auf. Ein verdutzter älterer Mann in ausgebeulten Hosen und ärmellosem Unterhemd machte eine noch verdutztere Miene, als er zu später Stunde eine Frau im wallenden weißen Nachthemd mit einem Werkzeugkoffer für Angelzubehör vor sich sah – mein Hebammenkoffer. Er klappte den Mund wieder zu und beugte sich vor, um mich im schummrigen Licht auf der Veranda genauer in Augenschein zu nehmen.

»Entschuldigung, wohnt Corinne hier?«, fragte ich.

Er kratzte sich die spärlichen Haare auf dem Kopf. Mit einer Zeitlupen-Bewegung deutete er, ohne mich aus den Augen zu lassen, auf die andere Tür und murmelte: »Oben.«

Auf dem Fußboden – wo auch sonst? – lag Corinne, mit dem Rücken zu mir. Joe-Joe hatte neben ihr alle viere von sich gestreckt und nuckelte an seiner Saftflasche. Zwischen Corinnes dünnen Beinen sah ich die Anzeichen der unmittelbar bevorstehenden Geburt, und ich nahm an, dass bei einer kräftigen Wehe ein kleiner haariger Fleck erscheinen würde, glänzend und schleimig. Allan kniete in der Nähe, starr vor Schreck, die Augen weit aufgerissen.

Ich stellte meinen blauen »Werkzeugkoffer« ab. Corinnes Stöhnen verwandelte sich in ein erleichtertes Aufseufzen, als sie mich sah. Joe-Joe ließ sich nicht stören und nuckelte weiter, und Corinne tätschelte ihm den Rücken. Mit der anderen Hand umklammerte sie das Holzbein eines Sessels, der hinter ihr stand. Auf dem nackten Holzfußboden schillerte eine riesige Fruchtwasserlache. Ich dachte an meine Mutter und mein eigenes Kind. Bilder von Beckenbrüchen und Babys, die fallen gelassen wurden, gingen mir durch den Kopf.

»Allan, decken Sie die Bescherung mit ein paar Zeitungen ab, damit niemand ausrutscht«, befahl ich.

Allan schien erleichtert zu sein, dass er endlich etwas zu tun hatte. Er machte einen großen Bogen um den Fruchtwassersee, ging in die Küche und kehrte mit einem Stapel Zeitungen zurück. Er breitete sie Blatt für Blatt auf dem nassen Boden aus, eine Aufgabe, die ihn voll in Anspruch nahm. Er legte sie symmetrisch aus, die Kanten gerade eben überlappend, dann klopfte er dagegen, damit sie die Flüssigkeit aufsaugten, und überprüfte, ob an den Kanten auch nichts durchsickerte.

Dann kam meine Mutter mit Skylar herein und machte es sich in einem der Sessel bequem. Bevor ich ihr sagen konnte, was sie tun sollte, schrie Corinne, weil die nächste Wehe kam, hoch und schrill, dann ein Aussetzer, mehrere Hechellaute und zum Schluss ein einzelner spitzer Schrei, als der Kopf des Kindes den Damm weitete. Ein langes, leiser werdendes Jammern folgte, als der Druck nachließ und der glänzende Kopf ein kleines Stück zurückglitt. Sobald der Kopf zwischen den Wehen sichtbar bleibt, geht es normalerweise schnell. Ich legte meine Hand auf das Köpfchen und wusste, dass sie dort bleiben musste, bis das Kind draußen war.

Allan pusselte mit seiner Zeitung herum, Joe-Joe nuckelte seelenruhig weiter. Rog kam mit dem Rest meiner Ausrüstung die Treppe herauf. »Wo soll ich das hinstellen?«

»Egal wo, und nimm Mom das Baby ab. Ich brauche sie.«

Er stellte die drei Kästen ab und streckte die Arme aus. Meine Mutter funkelte ihn an und drückte das Baby an ihre Brust.

Mir wurde klar, dass meine Mutter gemeint hatte, sie käme mit einer Statistenrolle davon. Ich hätte es dabei bewenden lassen und Rog bitten können, mir zur assistieren. Kommt nicht in Frage, dachte ich, schließlich ist sie Krankenschwester, auch wenn das inzwischen zwanzig Jahre her ist und sie gerade erst bei der Geburt des Kindes dabei war, an das sie sich jetzt klammert. Vor allem aber war sie außer mir die einzige Frau. Ich konnte mir gut vorstellen, dass Allan oder Corinne etwas dagegen haben könnten, wenn mir ein für sie wildfremder Mann bei der Entbindung zur Hand ging. Deshalb warf ich meiner Mutter einen genauso unerbittlichen Blick zu. »Gib Rog das Baby, Mom, und komm her.«

Widerwillig rückte sie das Kind heraus, und Rog ging mit ihm ins Esszimmer. Bevor er verschwand, sah ich, wie er einen Schnuller aus seiner Tasche zog, an dem Fussel hafteten. Er leckte die Fusseln ab und steckte ihn Skylar in den Mund.

»Also, was soll ich tun, Liebes?«, sagte meine Mutter. »Was hast du da in den Kästen? Ist das schon der Kopf, den man da sieht?«

»Mach bitte den Hebammenkoffer auf und nimm das Päckchen in dem grünen Handtuch heraus.«

»Welchen Hebammenkoffer?«

»Den blauen Werkzeugkoffer.«

»Und wie funktionieren die Schließen? Drücken oder rausziehen?«

Ungefähr zehn Zentimeter vom Kopf waren inzwischen zu sehen.

»Zuerst rausziehen, dann hoch und umklappen. Wie Skistiefel.«

»Ich bin nie Ski gefahren, Liebes. Ski fahren, Gott bewahre.« Sie fummelte noch immer am Schloss herum. »Zuerst nach oben? Nein, nach unten, denke ich.«

»Allan, würden Sie meiner Mutter bitte den Werkzeugkoffer aufmachen.«

Mit einem sehnsuchtsvollen Blick auf seine Zeitungen öffnete Allan den Werkzeugkoffer. Damit glaubten die beiden offenbar, ihre jeweilige Aufgabe sei erfüllt und sie könnten sich in den hintersten Winkel des Raumes zurückziehen, um aus sicherer Entfernung zuzuschauen. Der offene Koffer befand sich immer noch drei Meter neben mir, außer Reichweite. Der Kopf des Babys rutschte tiefer. Corinne vergrub die Nase in Joe-Joes Locken. Sie schloss die Augen und atmete laut in seine Haare, als der Rest des Kopfes geboren wurde und in meiner Hand lag. Der Kopf drehte sich zur Seite, und zwei große Augen öffneten sich weit.

»Guck mal, er sucht mich! Hier kleines Baby, hier bin ich. Schau mal. Ich bin's, Joe-Joe.« Die Saftflasche fiel mit Getöse zu Boden.

Ich hörte ein ersticktes Schluchzen und spähte über meine Schulter. Meine Mutter hielt den weinenden Allan im Arm, tätschelte ihm den Rücken. Ich hatte immer noch keinen Assistenten und konnte das Baby nicht loslassen.

»Joe-Joe, kannst du mir helfen?«, flüsterte ich. Er sah mich mit großen Augen an und nickte. »Hol das grüne Päckchen aus dem Werkzeugkoffer und bring es mir, ja?«

Joe-Joe stand auf und watschelte wie eine kleine Ente über die feuchten Zeitungen. Er nahm das Päckchen, legte es neben mich auf den Fußboden und ging in die Hocke, um zuzuschauen.

»Schaffst du es, den Klebestreifen von dem Päckchen herunterzureißen, Joe-Joe? Bist du stark genug?«

Er grinste und riss das sterile Klebeband mit einem einzigen Ruck ab. Dann nahm er seine Flasche, setzte sich neben mein linkes Knie und nuckelte weiter an seinem Saft. Ich nahm den Sauger aus dem Päckchen und entfernte den Schleim aus Nase und Mund des Babys. Als ich ihn auf dem Handtuch abstreifte, quietschte Joe-Joe: »Baby Kaka.«

Corinne warf die Arme über den Kopf und packte beide Vorderbeine des schweren Armsessels. Ihr Gesicht verzerrte sich, und sie bleckte die Zähne, als sie sich voll darauf konzentrierte, den Rest des Kindes auszutreiben. Sie zog mit aller Macht an den Holzbeinen, und der Sessel rutschte so weit vor, dass Kopf und Schultern darunter verschwanden.

»Was macht Momma unter dem Sessel?«, fragte Joe-Joe, aber ich konnte nicht antworten. Als die Schultern auftauchten, sah ich, dass die Nabelschnur dreimal um den speckigen kleinen

Brustkorb gewickelt war und den Austritt des Kindes verhinderte. Da sich die Nabelschnur mit jeder Abwärtsbewegung des Babys fester zuzog, musste ich zwei Nabelschnurklemmen anbringen und sie dazwischen durchtrennen.

Der jähe Blutschwall weckte Joe-Joes Aufmerksamkeit. »Oh, mein Baby hat Aua.«

Damit beschäftigt, die Nabelschnurschlingen zu entwirren, murmelte ich: »Nein, das tut nicht weh, wenn ich die Nabelschnur durchschneide.«

Plötzlich hatte ich die ganze Portion Baby in der Hand, blitzeblau, schlaff, mit weit geöffneten blicklosen Augen. Noch »keiner da« hinter diesen Augen mit ihren riesigen, geweiteten dunklen Pupillen.

»Mutter, hol die Decken aus dem Ofen!« Hoffentlich strahlte meine Stimme genug Autorität aus, dass sie meiner Anweisung folgte. Tatsächlich schoss sie in die Küche, aber ich konnte nicht warten. Ich konnte den kräftigen Herzschlag ertasten, aber seit seiner Geburt waren etwa fünfzehn Sekunden vergangen, und er hatte noch nicht herausgefunden, wie man atmet. Ich kippte meine restlichen Instrumente auf die Zeitung und benutzte das grüne Einwickelhandtuch, um ihn abzureiben. Kräftiges Rubbeln reicht oft aus, um ein schlaffes oder teilnahmsloses Baby in die Gänge zu bringen. Mutter kam in aller Eile mit einem Folienpaket zurück, warf es mir zu und kehrte zu Allan zurück, schloss ihn wieder in die Arme.

»Joe-Joe, kannst du das bitte für mich aufreißen. Einfach aufreißen. Das wäre prima.«

Etwas zu zerreißen machte ihm sichtlich Spaß, und er warf die Folienschnipsel über seine Schulter, bevor er die Decken in meinen Schoß fallen ließ. Ich benutzte eines von den Flanell-Rechtecken, um den bleichen Körper abzutrocknen und zu wärmen.

Die Zeit steht still, wenn ein Baby nicht Luft holt und schreit. Ich bemühe mich immer, ein zuversichtliches Lächeln aufzusetzen, während ich insgeheim bete, dass alles gut geht. Die Geräu-

sche im Hintergrund werden plötzlich laut in der Stille. Meine
Haut fühlt sich eiskalt an, gleichgültig, wie warm es auch sein
mag im Raum, und ich rede mit mir selbst und dem Baby.
»Komm, Kleiner, komm, du schaffst es, arbeite mit, du musst
mir schon auf halbem Weg entgegenkommen.«

Immer noch kein Laut von dem Baby, das wie Wackelpudding
in meinen Händen war. Ich rieb seine Wirbelsäue ab, schnippte
mit dem Fingernagel gegen seine Fußsohlen und ließ ihm noch
einen Moment Zeit, um auf Touren zu kommen. Es ist merkwürdig, wie Neugeborene zu schrumpfen scheinen, wenn sie
nicht atmen, und der kleine Junge sah aus, als würde er jede Sekunde mehr in sich zusammenfallen. Ohne Muskeltonus waren
seine Arme schlaff, und seine dünnen Beinchen baumelten wie
Makkaroni, die zu lange gekocht wurden, über meinem Unterarm. Der Kopf, der beim Austritt groß ausgesehen hatte, wirkte
nun winzig. Aber es galt keine Zeit zu verlieren. Ich hob den
kleinen Körper an mein Gesicht und begann mit der Beatmung.

»Oh Gott!«, flüsterte meine Mutter.

»Oh nein, oh Gott, oh nein«, murmelte Allan, immer wieder.

»Warum beißt du mein Baby?«, fragte Joe-Joe ängstlich.

Corinne stieß den Sessel beiseite. »Ist alles in Ordnung mit
ihm? Peggy?«, flüsterte sie.

Nach fünf oder sechs Atemzügen spürte ich, dass der kleine
Körper in meinen Händen zuckte. Er schlug die Arme zusammen, verpasste mir eine schallende Ohrfeige. Als er seine Lungen mit Luft füllte, sah er aus wie ein Schwamm, der sich mit
Wasser voll saugt. Er brüllte, wurde größer, stärker und lebendiger, direkt vor meinen Augen.

Dann hörte ich das Klappern hochhackiger Schuhe auf den
hölzernen Treppenstufen. Einen Moment später erschien Sandi
in ihrem schwarzseidenen Abendkleid auf der Türschwelle, erfasste mit einem Blick die Situation. Sie drehte den Sauerstoffspender auf, zog ihn durch den Raum und stülpte dem Kind die
Maske über das Gesicht. Sofort nahm er eine ermutigende, rosi-
ge Farbe an. Er schlug nach der Maske, brüllte erbost. Corinne

lachte und streckte ihre Hände nach ihm aus. Ich wickelte den Zappelphilipp in eine weitere Decke und legte ihn auf ihren Bauch, der inzwischen flacher war.

Von unten aus dem Treppenhaus drang eine energische Stimme herauf. »Allan? Corinne? Braucht ihr Hilfe?«

Was hätte ich darum gegeben, wenn dieses Angebot zehn Minuten früher erfolgt wäre.

»Eddie, kommen Sie rauf!«, rief Corinne. »Das Baby ist gerade geboren.«

Eddie, der Mann mit den ausgebeulten Hosen, stapfte die Treppe herauf. Sandi warf ein Handtuch über Corinnes Schritt, aber das schien der frisch gebackenen Mutter egal zu sein. Eddie sah sich um und nickte. »Aha, also doch. Aber ihr habt mich völlig durcheinander gebracht. Erst klopft eine Frau im Nachthemd mit einem Werkzeugkoffer an meine Tür. Dann kommt eine Frau, die vom Alter her Großmutter sein könnte, mit einem Säugling hereingeschneit. Ich konnte mir keinen Reim darauf machen, aber ich habe sie auch nach oben geschickt. Bei mir waren sie garantiert an der falschen Adresse; wenn ich mir ein Baby beim Domino-Pizza-Service bestellt hätte, wüsste ich das. Und wie ich da stehe und überlege, kommt dieser Kerl, der aussieht wie die Kofferträger irgendeiner Eisenbahngesellschaft, mit Gepäck beladen. Ich hab nur noch mit dem Finger nach oben gezeigt und ihm ›Treppe rauf‹ zugerufen, bevor er den Mund aufgemacht hat. Dann höre ich Corinne brüllen wie eine Ziege, die von einem Elefanten bestiegen wird. Oh, Entschuldigung, hab nicht bemerkt, dass Joe-Joe noch auf ist. Jedenfalls hat mich das Geschrei stutzig gemacht, und da dachte ich mir schon, dass Corinne vielleicht gerade ihr Ei legt. Trotzdem habe ich nicht kapiert, wieso die alte Dame den Säugling ins Haus trägt, wo der selber aussieht, als sei er frisch geschlüpft. Wenn ihr wisst, was ich meine. Nachdem der Kofferträger die Treppe rauf ist, habe ich dagestanden und versucht, mir einen Reim darauf zu machen. Und schon steht die Nächste vor der Tür, wie im Taubenschlag. Inzwischen konnte mich nichts mehr umhauen. Garantiert gehörte die auch nach oben, wie alles, was mir über den Weg lief. Deshalb hab ich nur die Treppe raufgedeutet. Und ihr mit der Taschenlampe geleuchtet, die ich geholt hab, nachdem der Kofferträger gekommen war. So, und wie wäre es jetzt mit Spiegeleiern und Toast für alle?«

Die drei Männer verschwanden in der winzigen Küche und kamen bald mit Champagner, Eiern, Bagels, Frischkäse und Kaffee zurück. Als wir die Gläser hoben, um einen Toast auszubringen, sagte ich: »Und ich trinke auf Joe-Joe, meinen kleinen Helfer. Vielen Dank, du warst Spitze!«

SEELENKIND II

Ich war die ganze Nacht auf und hatte leichte Wehen, aber jetzt geht es richtig los«, sagte Tammy.

Ihr Kind war zehn Tage überfällig, und die Vorsorgeuntersuchung am Vortag hatte gezeigt, dass alles in bester Ordnung war, aber es erschien mir ratsam, sie genau im Auge zu behalten, auch wenn die Wehentätigkeit noch nicht weit fortgeschritten war. Doch ich hatte erst vor einer halben Stunde eine Hausgeburt gehabt. Während ich beim Anlegen des Neugeborenen half, schickte ich also Margaret, meine Assistentin, zu Tammy.

Margaret rief mich eine Stunde später an, und ich hörte an ihrer Stimme, dass sie den Tränen nahe war. Sie brachte kaum einen zusammenhängenden Satz heraus und stammelte immer nur: »Peggy, das Kind ist tot.«

Mein Mund wurde trocken. Tammy hatte nach eigenen Angaben noch nicht einmal richtige Wehen gehabt, als wir miteinander telefoniert hatten. Meine Gedanken überschlugen sich, um die ganze Tragweite der Situation zu begreifen: eine Hausgeburt, bei der ich nicht dabei gewesen war, möglicherweise eine gerichtlich angeordnete Obduktion, wie häufig der Fall, wenn die Todesursache ungeklärt war, ganz zu schweigen von den Folgen für unseren gesamten Berufsstand und das Konzept der Hausgeburt. Aber am schlimmsten war die Vorstellung, dass Tammys und Arthurs Kind nicht mehr lebte.

»Was ist passiert?«, flüsterte ich.

»Das kann ich dir nicht alles am Telefon erzählen. Der Coroner war gerade da und hat das Kind zur amtlichen Leichenbeschau mitgenommen. Beeil dich«, fügte Margaret flehentlich hinzu. Ich raste quer durch die Stadt; als ich ankam, wartete sie auf der Veranda vor dem Haus auf mich.

»Tammy ist mit Arthur oben.« Margarets Tränen flossen abermals, als sie mich sah. Wir setzten uns auf die Treppenstufen, während sie mir erzählte, was bei Elizas Geburt geschehen war.

Als Margaret abends um halb acht Uhr eingetroffen war, stand Tammy in einem japanischen Kimono am Spülbecken und füllte den Teekessel. Arthur, der die ganze Nacht wie ein Murmeltier geschlafen hatte, hämmerte auf seiner Computer-Tastatur. Tammy hatte die Nacht im Schaukelstuhl verbracht und zwischen den unregelmäßigen Kontraktionen gedöst. Sie bot Margaret eine Tasse Kräutertee an. Als der Teekessel pfiff, blickte sie plötzlich verwundert aus dem Fenster. Dann entschuldigte sie sich und ging nach oben ins Bad.

Während Margaret das Wasser in eine Kanne goss, betrachtete sie die Sammlung englischer Teekannen auf dem sonnigen Fensterbrett. Sie hatte sich gerade eine Tasse Tee eingeschenkt, als ein Schrei ertönte. Oben knallte eine Tür gegen die Wand, gefolgt von polternden Schritten. Margaret blickte erschrocken hinauf und sah Tammy ins Schlafzimmer laufen. Sie rannte die Treppe hoch: Tammy raffte den Kimono über den Hüften zusammen und ließ sich auf das Bett fallen. Sie lag mit gespreizten Beinen da, das nasse Köpfchen des Kindes zwischen den Beinen. Instinktiv streckte Margaret die Arme aus und fing das leblose Baby auf. Tammy riss es der verdatterten Margaret aus den Händen, drückte es an ihre Brust, wiegte es: »Mein Baby, mein kleines Mädchen, bist du süß!«

Arthur war gleich nach Margaret die Treppe hinaufgelaufen. Beide sahen, dass das Kind tot war. Die Gliedmaßen waren schlaff, die halb geschlossenen Augen gebrochen, die Mundwinkel hingen nach unten. Die Haut war aschfahl und begann bereits, sich zu schälen.

Tammy begriff die Welt nicht mehr. Sie wusste nur, dass sie einen Blasensprung gehabt hatte, als sie ins Bad ging, und der Kopf des Babys sichtbar gewesen war. Als ihr dämmerte, dass es sich nicht um den Beginn der Wehen, sondern um das Ende der

Austreibungsperiode handelte, war sie zum Bett gelaufen, wo der Rest des Kindes geboren wurde, buchstäblich schmerzlos. Fassungslos sah sie zu, wie Arthur die 911 wählte. Margaret riss Tammy das Baby wieder weg und begann mit der Mund-zu-Mund-Beatmung, aber sie wusste, dass das Kind bereits seit Stunden tot war.

Irgendwie überstanden wir die nächsten Stunden, mit Fragen, auf die wir keine Antwort fanden, Hoffnungslosigkeit, Trauer und Tränen. Margaret und ich gingen gegen Mittag, als Tammys Schwester eintraf, um ihr bei der Erledigung zahlloser Gänge, die nun anstanden, und Entscheidungen zu helfen.

Die nächste Woche verging wie im Nebel. Margaret und ich boten an, die Babysachen wegzuräumen, um Tammy den schmerzlichen Anblick zu ersparen, aber sie bestand darauf, es selbst zu machen. Sie weinte lautlos, als sie die Kleider und pastellfarbenen Strampelanzüge in Kartons verpackte. Ihr Glaube, der auf einem jahrelangen Studium östlicher Religionen und der Lehre von Karma und Wiedergeburt basierte, war ihr eine seelische Stütze, in einem Maß, die mein Verständnis überstieg.

Hilflos in seinem Schmerz konnte Arthur über nichts anderes als einen Traum sprechen, den er eine Woche vorher gehabt hatte: Er hatte in einem langen Gang gestanden, der von einem überirdischen Leuchten erfüllt gewesen war. Seine geliebte Tante Elizabeth, die ein paar Monate zuvor verstorben war, hatte am anderen Ende des Ganges gewartet. Hinter ihr hatte sich eine geöffnete Tür befunden. Die kleine Eliza, die nach seiner Tante benannt werden sollte, hatte sich schwerelos in der Mitte des Ganges bewegt, unschlüssig, welche Richtung sie einschlagen sollte. Arthur hatte sie gerufen, aber vom anderen Ende hatte seine Tante ihr zugewinkt, umgeben von einem Kranz aus Licht. Als Arthur in seinem Traum laut aufgeschrien hatte, hatte sich Eliza von ihm entfernt und war in der schimmernden Aura seiner Tante verschwunden. In all seiner Trauer fand Arthur den Gedanken tröstlich, dass es seiner Tochter gut ging, wo immer sie sich auch befinden mochte.

Ich erzählte Tammy und Arthur die Geschichte von den Seelenkindern, die anrührende Erklärung meines Sohnes, die ich als
Geschenk des Himmels empfand, als ich um mein eigenes Kind
trauerte. Mit Tränen in den Augen ging Tammy zu einer Glasvi-
trine hinüber. Eine Sammlung kostbarer kleiner Püppchen,
nicht größer als fünfzehn Zentimeter, füllte das oberste Regal.
Tammy überlegte kurz, bevor sie eine auswählte. Eine Stoffpup-
pe mit meisterhaft aufgemaltem Gesicht und einem Kleid aus
verblasster blauer Seide, an Halsausschnitt, Ärmeln und Saum
mit mehreren Reihen Perlen aus Horn bestickt.

»Bitte bewahren Sie die für mich auf«, sagte sie und drückte
mir die kleine Puppe in die Hand. »Sie gehört zur Sammlung
meiner Großmutter. Ich war immer überzeugt, dass sie eine
Seele haben, und ich möchte, dass sie bei Ihnen ist.«

Ich zögerte, wollte sie ihr zurückgeben, die beseelte Puppe. Ich
fühlte mich nicht wohl dabei, eine Babypuppe von Tammy über-
reicht zu bekommen, wo ich ihr doch eigentlich ein Neugeborenes überreichen sollte. Aber Tammy bestand darauf. »Nein, ich
möchte es, bitte. Betrachten Sie es als mein Seelenkind, das Sie
hüten.«

Abzulehnen wäre unhöflich gewesen, und so nahm ich die
kostbare kleine Puppe mit nach Hause. Aber ich fand nicht den
Mut, ihr einen Platz zu geben, wo sie richtig zur Geltung gekommen wäre. Es war, als würde ich jedes Mal, wenn ich sie ansah, in einer alten Wunde herumstochern, und deshalb ver-
wahrte ich sie in einem Zettelfach meines Sekretärs mit dem
herunterklappbaren Tischflügel. Schließlich verschwand sie in
dem Krimskrams, der sich dort ansammelte.

Trotz eingehender Nachforschungen blieb die Todesursache
ungeklärt. Der amtliche Leichenbeschauer gab die Leiche eine
Woche später zur Bestattung frei. Während der Trauerfeier im
engsten Familienkreis betrachteten Tammy und Arthur zum
ersten Mal das Gesicht ihrer Tochter seit jenen verzweifelten,
unbegreiflichen Minuten nach der Geburt. Tammys Guru, ein
Inder in wallenden weißen Gewändern, hielt die Trauerrede.

Alle nahmen Eliza auf den Arm und segneten sie, küssten ihre Wangen und bewunderten ihre Vollkommenheit. Dann legte Tammy sie auf einen kleinen Tisch mit einem Kissen, eine Art Altar ... und ging.

»Eliza geht es gut«, flüsterte sie. »Für die Hinterbliebenen ist es traurig, aber sie hat Frieden gefunden.«

Es brach mir das Herz.

Als sie zwei Tage später mit ihrem Guru in das Beerdigungsinstitut zurückkehrten, um die Asche abzuholen, begleitete ich sie. Auf dem Heimweg, während sie die Urne auf ihrem Schoß hielt, erzählte Tammy ihrem spirituellen Lehrer die Geschichte von den Seelenkindern. Er nickte nur stumm und sah zum Fenster hinaus.

»Kaum zu glauben, dass sich ein Zwölfjähriger eine so wunderbare Geschichte ausdenkt«, sagte sie, offensichtlich unzufrieden mit der spärlichen Reaktion.

Der weise Mann löste seinen Blick von den goldenen Hügeln Kaliforniens. Er blickte Tammy eindringlich an, dann legte er seine hagere, dunkelhäutige Hand auf ihre blasse, sommersprossige und tätschelte sie. »Ausdenkt? Aber Tammy, so etwas denkt man sich doch nicht aus. Mach deine Augen auf, meine Tochter. Muss erst ein Kind kommen, das dir einen so einfachen, universellen Baustein im Mosaik des Lebens zeigt? Er hat die Geschichte von den Seelenkindern an uns weitergegeben, weil wir blind sind für ihren wahren Kern.«

Jahre vergingen, und die beiden zogen in eine andere Stadt. Eines Tages fand ich einen kleinen Umschlag mit einem Poststempel aus Florida in meinem Briefkasten. Wer mochte mir aus Florida schreiben, überlegte ich, als ich ihn öffnete. Er enthielt eine Karte von Tammy und Arthur, mit einer Geburtsanzeige ihrer Tochter Elizabeth. Auf der linken Seite der Klappkarte bat Tammy mich, ihr die Puppe zurückzuschicken, da ihr Seelenkind nun auf der Welt sei.

Einen Moment lang war ich einer Panik nahe. Da mich ihr Anblick traurig machte, hatte ich die kleine Puppe seit mehr als fünf Jahren irgendwo weggesperrt. Aber wo? Dann fiel es mir wieder ein: Ich ging zum Sekretär, und dort fand ich sie, zwischen Postkarten und alten Fotos. Ich verpackte sie sorgfältig in einer Schachtel, zusammen mit einem Gutenachtgeschichten-Buch, und bestreute das Päckchen mit Konfetti und Glitzersternen. Voller Freude schickte ich das Seelenkind per Post an Tammy und Arthur zurück.

WENN DIE MUTTER HEBAMME IST

Wenn mein Mann oder die Kinder gefragt wurden, was ich von Beruf sei, was empfanden sie dann wohl, wenn sie Hebamme sagten? Auch wenn es einige wenige Mütter im Freundeskreis von Colin und Jill gab, die Anwältin oder Leiterin einer Bank waren und mit zigtausend anderen Pendlern im Stau auf der Bay Bridge standen, übten die meisten eine Tätigkeit mit flexibler Arbeitszeit aus, die ihnen ermöglichte, Broterwerb und Fahrgemeinschaft unter einen Hut zu bringen. Aber Hebammen waren eine absolute Seltenheit.

Wenn ich Leute kennen lernte, die von meinem unorthodoxen Beruf wussten, waren sie oft bass erstaunt: »Ach! Sie sind die Hebamme?«

Bilder aus dem finstersten Mittelalter wurden prompt mit dieser Bezeichnung in Verbindung gebracht, denen ich nicht im Mindesten entspreche. Es machte mir Spaß zu beobachten, wie mich die Leute begutachteten und versuchten, vorgefasste Meinung und Realität in Einklang zu bringen: Naturlocken mit grauen Fäden, rundes irisches Gesicht mit rosigen Wangen und hellblauen Augen, praktische Stretchhosen und Sweatshirts. Ich war weder eine verschrumpelte alte Hexe, die Zaubertränke braute, noch ein Hippie-Paradiesvogel mit exotischen Kristallen und Salbeibüscheln in der Tasche. Ich passte nicht in solche Schablonen.

Ich erinnerte mich an eine Bemerkung von Gaia, einer Klassenkameradin in der Hebammenschule. Sie hatte gemeint: »Stell dir vor, wie aufregend das wird! Als Hebammen lernen wir alle möglichen interessanten Leute kennen und schlagen uns mit ihnen die Nächte um die Ohren. Wir erfahren etwas über ihr Sexualleben, essen nur vom Feinsten, untersuchen sie

auf Herz und Nieren, blicken hinter die Fassaden ihrer hoch-
herrschaftlichen Häuser, trinken Champagner zu jeder Tageszeit
und dürfen obendrein noch ihre herzallerliebsten, splitterfaser-
nackten, pitschnassen Kinder entbinden. Das ist doch ein
Traumjob; ich begreife nicht, warum nicht jede Frau Hebamme
werden will!«

Ich kann mir keine befriedigendere Möglichkeit vorstellen,
mein täglich Brot zu verdienen, doch als ich den Sprung von einer Krankenschwester im Angestelltenverhältnis zur freiberuflichen Hebamme wagte, unterschätzte ich die Auswirkungen,
die dieser Schritt auf Rog und die Kinder haben würde. Der Beruf einer Hebamme stellt Ehe und Familienleben auf eine harte
Probe, vor allem, wenn sie solo arbeitet und 365 Tage im Jahr
Bereitschaft hat wie ich. Ohne Rogs Flexibilität und Vielseitig-
keit hätte ich meinem Beruf nicht so nachgehen können, wie es
mir vorschwebte. Obwohl Rog das Gesicht verzog, wenn die
Leute ihn als »der Mann der Hebamme« bezeichneten, wusste
ich, dass er stolz auf mich war.

Rog mit seinem MBA-Abschluss hatte zu Beginn unserer Ehe
in einer Bank gearbeitet, aber er hasste die strikten Verhaltens-
vorschriften und starren Arbeitszeiten. Obwohl er ein Produkt
der elitären Privatschulen an der Ostküste war, die ihre Zöglin-
ge für Führungspositionen drillten, sagte er: »Ich bin kein Na-
delstreifen-Typ« und sattelte um. Nachdem er in den Siebziger-
jahren in bildender Kunst graduiert hatte, wurde er Töpfer und
Glasbläser. Als ich 1980 mit der Hebammenausbildung begann,
war er als Schreiner/Maler/Subunternehmer im Bauwesen tätig. Er sorgte dafür, dass wenigstens einer von uns beiden seine
Zeit flexibel einteilen konnte, und hatte immer einen Piepser bei
sich, für den Fall, dass er unverhofft den Haushalt übernehmen
musste.

Rog sprang häufig für mich ein, oft ohne Vorwarnung, wenn
es galt, als Aufsicht an Schulausflügen teilzunehmen, Geburtstagskuchen zu backen, Essen zu kochen und die Nachbarskinder
zu chauffieren, mit deren Eltern wir eine Fahrgemeinschaft ge-

bildet hatten. Einmal bewirtete er im Alleingang fünfzig Gäste in unserem Haus; als ich mit zwei Stunden Verspätung eintraf, sahen alle satt und zufrieden aus, aber am meisten strahlte Rog. Er band seine Schürze ab, reichte mir ein Glas Wein und schenkte sich selbst ein noch größeres ein. Dann setzte er sich zum ersten Mal an diesem Abend hin.

Zwei Jahre in Folge fiel Rog die undankbare Aufgabe zu, drei enttäuschten Kindern zu erklären, warum ich am Weihnachtsmorgen nicht zu Hause sein konnte.

»Hebammen sind unzuverlässige Gäste«, erklärte er einer Frau, deren Party wir besuchen sollten, bevor ein Anruf unsere Pläne über den Haufen warf. Oft kam ich zu spät zu irgendeinem Anlass, musste früh wieder gehen oder tauchte gar nicht erst auf.

»Hebammen sind ein gesellschaftlicher Risikofaktor«, erklärte er einer neuen Nachbarin am Labor Day, dem ersten Montag im September, den wir mit einem Nachbarschaftsfest und allem begingen, was sich im Kühlschrank fand. Die Frau hatte pikiert ausgesehen, als Worte wie Plazenta und Vagina über meine Lippen drangen, und nicht etwa hinter vorgehaltener Hand. Wie viele Hebammen neige ich dazu, ganz nebenbei über Themen zu diskutieren, die bei den meisten Menschen auf die Arztpraxis beschränkt bleiben. Einmal, bei einem Abendessen im Restaurant mit einer anderen Hebamme und deren Ehemann, nickte Rog in tiefster Übereinstimmung, als der andere Mann meinte: »Glauben Sie, dass wir dieses Essen hinter uns bringen, ohne dass ein einziges Mal irgendetwas erwähnt wird, was mit Blut zu tun hat?«

»Hebammen sind unberechenbare Geliebte«, knurrte Rog, als das Telefon läutete, während wir gerade gemeinsam den Weg zum Höhepunkt erklommen. Ich versuchte, im Takt zu bleiben, als ich mit der Schwangeren sprach, die mir ins Ohr keuchte, und fragte mich, ob man am anderen Ende der Leitung ebenfalls ein Keuchen vernahm – aber es war vergebene Liebesmüh. Eine Minute später, mit finsterer Miene, Schuldgefühlen und Bedauern, war ich aus dem Bett gesprungen und zog Trainingshose und Socken an. Während ich mir einmal auf die Schnelle mit der Bürste durch die Haare fuhr, hörte ich Rog etwas wie »Coitus interruptus telephonus« murmeln. Ich lief zur Tür, und er rief mir nach: »Ich habe nichts dagegen, wenn du mich aufweckst, sobald du wieder zu Hause bist.«

Carole, Sandi und ich erhielten eines Nachmittags beinahe Lokalverbot in einem Nobelrestaurant, als Carole uns erzählte, wie ihr Sohn Andy eine Plazenta mit einer tiefgefrorenen Pizza verwechselt hatte. Die Plazenta war ungewöhnlich, und Carole hatte sie mit nach Hause genommen, als Demonstrationsobjekt bei der bevorstehenden Hebammen-Tagung. Sie hatte sie auf ein Backblech gelegt, ausgebreitet, die Membranen an den Rändern untergeschlagen und das ganze mit Alufolie zugedeckt.

»Als ich zur Tür hereinkam, verschlug es mir den Atem, es roch wie im Löwenkäfig. Ich fragte Andy, was in Gottes Namen er da brutzele. Er sagte ›Keine Ahnung‹, öffnete den Backofen, entfernte die Folie und schrie, als hätte ihn der Schlag getroffen.«

Inzwischen schien vielen Damen, die in dem schicken Restaurant zum Lunch gingen, der Appetit vergangen zu sein; sie starrten uns an und befingerten nervös ihre Perlen. Die junge Frau am Reservierungspult sah ein paar Mal kurz zu uns herüber und trommelte mit ihrem Stift auf das Buch mit den Vorbestellungen. Während Sandra und ich uns vor Lachen bogen, beschrieb Carole sehr plastisch die Reste der überbackenen Plazenta. »Ich sagte zu Andi: ›So etwas passiert nun mal, wenn die Mutter Hebamme ist‹, aber ich bin mir nicht sicher, dass er mich hörte. Er hatte sich in seinen Bau verzogen und das Sofakissen über den Kopf gestülpt.«

An einem der Nachbartische schob eine Frau mit hochrotem Gesicht die unangetastete Lasagne von sich und fächelte sich mit der Serviette Luft zu.

Genau wie bei Carole wurde auch bei uns zu Hause bisweilen eine ungewöhnliche Plazenta aufbewahrt. Aber Rog hasste es, wenn er spät am Abend den Kühlschrank plündern wollte und dabei auf Mutterkuchen in einer Ziploc-Plastiktüte stieß.

»Kannst du die Dinger nicht einfrieren und weiter hinten deponieren, wo man sie nicht gleich sieht?«, erkundigte er sich.

»Beim Einfrieren verändern sie sich. Frisch sind sie viel besser.«

»Wenn ich sie hochhebe … wackeln sie«, sagte er schaudernd. »Dann weiß ich genau, was es ist. Ich finde das ekelig, Peggy.«

Also fror ich sie ein. Meistens. Manchmal vergaß ich es aber auch. Eine Plazenta war wirklich am allerbesten frisch und eignete sich hervorragend als Anschauungsmaterial. Wenn ich Geburts- oder Geschwistervorbereitungskurse gab, nahm ich immer eine mit. Und als meine Kinder in der Schule Sexualkundeunterricht hatten, boten sie stolz meine ehrenamtlichen Dienste für den Themenbereich Schwangerschaft und Geburt an. Ich arbeitete ein kurzes Referat aus und nahm mein Fotoalbum von Gebärenden, eine lebensgroße Babypuppe, ein Modell von einem weiblichen Becken, ein Spekulum und weitere »Bonbons« mit. Aber der Knalleffekt war, wenn ich den Deckel der Tupperware-Schüssel aufschnappen ließ und eine Plazenta hochhob.

Wenn die Mädchen sich von ihrem Schrecken erholt hatten und die Jungen sich nicht mehr mit hochroten Köpfen anstießen, wurde die Klasse mucksmäuschenstill. Ich zog Handschuhe an und zeigte meinen faszinierten Zuschauern die an der Gebärmutterwand haftende Seite, die ähnlich wie Leber aussieht. Dann drehte ich die Plazenta um und führte ihnen die lila-graue Seite vor, die verästelt ist wie ein Lebensbaum, mit der Nabelschnur als Stamm. Ich deutete auf die Stelle, wo der so genannte Amnionsack, der das Fruchtwasser enthält, geplatzt war, und erklärte, dass es sich dabei in Wirklichkeit nicht um eine Membran, sondern um zwei Häute handelt, die enger beisammen liegen als zwei Bogen gelochtes Papier. Inzwischen waren die Schüler Feuer und Flamme. Sie zogen Einweghandschuhe an und untersuchten der Reihe nach die Plazenta, fassten sie so vorsichtig an wie eine exotische Schlange. Noch Wochen nach dem Unterricht begrüßten mich die Kinder, wenn sie mich unter den Fahrdienst-Müttern entdeckten, mit den Worten: »Hallo, Plazenta-Lady.«

Schon in frühester Kindheit waren für meine Kinder beiläufige Unterhaltungen über Sex, Geburt und Stillen, über Aids, Herpes und andere Erkrankungen genauso alltäglich wie Debatten über die Installation von Verkehrsinseln in unserer Straße, um die Raser zur Ordnung zu rufen. Erst als sie älter wurden, fiel ihnen auf, dass sie nicht die Norm waren. Als Colin seinen zwölfjährigen Schulfreund Nicholas, den einzigen Sohn eines Bilderbuch-Elternpaares, zum Abendessen und Übernachten einlud, befand sich unser Haus gerade einmal wieder in der Endphase unserer zahlreichen Umbauten. Das Telefon in der unteren Etage stand vorübergehend am Ende unseres Esszimmertisches. Als Nicholas' Ankunft näher rückte, blickte Colin das Telefon an und verstummte. Dann sah er mich an und meinte: »Mom, wenn du heute beim Abendessen einen Anruf erhältst, könntest du ihn dann oben im Schlafzimmer entgegennehmen?«

»Klar. Und warum?«, fragte ich und wischte Feinblechstaub von Tisch und Anrichte.

»Wahrscheinlich ist es eine von deinen Patientinnen, und ich glaube nicht, dass Nicholas darauf vorbereitet ist zu hören, wie du eine Frau nach der Farbe ihres Ausflusses fragst oder wann sie das letzte Mal Geschlechtsverkehr hatte. Mir macht das nichts aus, ich versteh das ja. Aber du musst zugeben, Mom, normal ist das nicht.«

Im Sommer, als ich mit Skylar schwanger war, begleitete Rog Colin eineinhalb Wochen lang ins Sommerlager der Pfadfinder. Ich hatte mir ausgerechnet, dass Jill und mir viel Zeit für »Frauenkram« blieb, aber ich hatte den Vollmond nicht bedacht. Fast jedes Mal, wenn ich den Hörer abhob, hieß es: »Ich hatte gerade einen Blasensprung.«

Mit Erlaubnis meiner Patientinnen nahm ich die zehnjährige

Jill zu acht Entbindungen mit, und sie war so gebannt von dem Schauspiel wie jemand, der zum ersten Mal *Schwanensee* auf der Bühne sieht. Als die Männer vom Zelten zurückkamen, hatte sie einen sechsten Sinn für die Choreografie der Geburt entwickelt: wann Nähe und Distanz, Sprechen und Schweigen, Berührung und Zurückhaltung erwünscht waren. Als Skylar ein halbes Jahr später geboren wurde, überraschte es mich nicht, dass Jill meine Hände hielt und mir half, etliche Wehen durchzustehen. Eingetaucht in den Nebel der Schmerzen, hörte ich die gleichen Worte von ihr, mit denen ich oft anderen Frauen während der Entbindung Mut zugesprochen hatte: »Gut so. Bald ist es geschafft. Tief durchatmen.«

Drei Monate nach Skylars Geburt zog ein Ehepaar in eines der Häuser oben auf dem Hügel. Die Frau erzählte mir später, dass eine Nachbarin sich mit ihr bekannt gemacht und erzählt hatte, wer sonst noch alles in unserem Block wohnte: »Ein Anthropologe, ein Bauunternehmer, eine Buchhändlerin, ein Computer-Verkäufer, eine Hebamme …«

Ich bekam sie zum ersten Mal beim Ausladen von Lebensmitteln zu Gesicht, wenige Tage nach der Abfahrt des Umzugswagens, und sofort fiel mein Blick auf ihren Bauch, der aussah, als stünde die Geburt unmittelbar vor der Tür. Sie bekam ihr Kind tatsächlich drei Wochen später, und als ihr Mann sie vom Krankenhaus abgeholt hatte, spielten Jill und ein paar andere Mädchen draußen vor ihrem Haus. Kaum entdeckten sie das Baby, wurde es auch schon umringt und bestaunt.

»Sie ist so winzig. Wie viel wiegt sie?«

»Wie heißt sie?«

»Wie alt ist sie?«

»Wie war die Entbindung?«

Bei der letzten Frage brach die frisch gebackene Mutter in schallendes Gelächter aus.

»Peter, das ist bestimmt die Tochter der Hebamme«, sagte sie zu ihrem Mann. Dann setzte sie sich auf die Treppe, die zu ihrem Haus führte, und erzählte Jill von ihrer Entbindung, die nicht mehr als fünf Stunden gedauert hatte, ein Rekordzeit für eine Erstgeburt. Ein paar Tage später brachte Jill die neuen Nachbarn zu uns und machte uns mit Sally und Peter bekannt. Skylar und die kleine Ellen wuchsen wie Geschwister auf, teilten Planschbecken, Schnuller, Eiscreme, Badewanne, Gutenacht-Geschichten und ihre Abneigung gegen Tofu. Und drei Jahre später entband ich Sallys zweite Tochter, Claire, während Ellen auf Jills Schoß saß und aus sicherer Entfernung zuschaute.

Ein paar Jahr danach liehen mir Sally und Peter ihren Zweitwagen, als mein Erstwagen, mein altgedienter kleiner VW-Käfer, an rätselhaften Gebrechen litt, die kein Mechaniker zu beheben vermochte. Hebammen brauchen ein Fahrzeug, auf das hundertprozentig Verlass ist, aber der Gedanke, ein neues zu kaufen, widerstrebte Rogs Banker-Genen, auch wenn sie noch so kümmerlich waren. Er hätte mir lieber teuren Schmuck gekauft, mit der Begründung: »Schmuck wird mit dem Alter wertvoller, aber ein Neuwagen ist nur noch zwei Drittel vom Anschaffungspreis wert, wenn du den Zündschlüssel umgedreht hast.«

Folglich trage ich kostbare Ohrringe, hatte aber seit unserer Hochzeit im Jahre 1965 nie mehr einen neuen fahrbaren Untersatz. Als Colin und Jill in die High School kamen, befanden sich fünf Autos in unserem Besitz, allesamt mehr oder weniger schrottreif. Ein Freund von Colin meinte: »Deine Schwester hat noch nicht einmal einen Führerschein. Nur drei von euch dürfen also fahren. Wieso habt ihr so viele Autos?«

»Wenn deine Mutter Hebamme ist und die Autos aus dem letzten Loch pfeifen, braucht man immer ein paar in Reserve«, erwiderte Colin.

Ersatzautos nannte Rog sie. Wenn irgendein hartnäckiger Virus unter ihnen grassierte, brauchten wir jedes einzelne, um sie wie beim Stafettenlauf abwechselnd zu fahren und in die Autowerkstatt zu bringen. In solchen Notsituationen kam es schon einmal vor, dass Colin mit meinem VW-Käfer in die Schule fuhr, weil es das einzige noch funktionierende Auto in der Auffahrt und nicht zugeparkt war. Eines Tages kam er nach Hause, parkte es in der Haltebucht und betrat mit angewiderter Miene das Haus. Er warf seine Bücher auf die Couch und schaute mich kopfschüttelnd an. »Dein Auto ist das Letzte, Mom.«

»Oh nein. Was ist passiert?« Ich befürchtete schon, es sei auch der ansteckenden Krankheit zum Opfer gefallen.

»Nein, es läuft wie geschmiert. Ich meine dein Hebammen-Schild und den Aufkleber ›Hebammen machen es zu Hause‹.«

»Aha. Hast du ein Problem damit? Ist dir das peinlich?«

»Irgendwie schon. Normalerweise ist mir das egal, aber heute war es die Hölle. Wegen der beiden Mädchen, die nach Schulschluss vor mir zum Parkplatz gingen, die waren klasse. Ihr Auto stand direkt neben deinem Käfer. Kaum hatten sie das Schild und den Aufkleber gesehen, ging es auch schon los. Ich meine, das Tuscheln und Lachen.«

»Ach Colin, das tut mir Leid. Ich nehme an, dass man den Aufkleber ablösen kann.«

»Die Geschichte geht noch weiter«, sagte er mit erhobener Hand. »Ich stand da und kam mir reichlich blöd vor, und da sagte die Große: ›Ist deine Mutter Hebamme?‹ Als ich nickte, meinte sie: ›Na so was! Meine auch. Ich weiß, wie das ist.‹ Danach sind wir ins Gespräch gekommen und haben uns am Wochenende verabredet, aber stell dir mal vor: Als sie rückwärts aus dem Parkplatz fuhren, hörte ich, wie sie zu ihrer Freundin sagte: ›Ich kann es nicht glauben, dass ich mich mit dem Sohn von der Plazenta-Lady verabredet habe.‹«

Ich bemühte mich, ernst zu bleiben, aber er hörte bestimmt, wie ich stillvergnügt in mich hineingluckste.

»Dad ist also der Mann von der Hebamme, und ich bin der Sohn von der Plazenta-Lady. Toll, Mom. Einfach toll.«

Aber er grinste dabei.

AUF DEN
FITTICHEN DES
WINDES

EINE SEELE MEHR

Mai 1986
Berkeley, Kalifornien

Die meisten Menschen bringen Kalifornien, vor allem die Bay Area, automatisch mit einem hohen Maß an Toleranz gegenüber den unterschiedlichsten Lebensstilen in Verbindung. Als Krankenschwester, die Geburtshilfe in einer Klinik in Berkeley geleistet hatte, das als Epizentrum der multikulturellen Vielfalt gilt, glaubte ich, mich könne nichts mehr erschüttern. Doch als ich Hebamme war, tauchten plötzlich Frauen aus exotischen Randgruppen der Gesellschaft in meinem Gesichtsfeld auf, die nur Eingeweihten bekannt und mir bis dahin nie aufgefallen waren. Sie hatten im Verborgenen geblüht, ohne dass sich unsere Wege kreuzten, weil die meisten eine Hausgeburt vorzogen.

Ocean lebte in einer der vielen esoterisch angehauchten Kommunen in Berkeley, die sich um einen Guru scharten und bei Touristen ein ungläubiges Kopfschütteln auslösten. In Anbetracht ihres Namens überrascht es wohl nicht, dass sie eine Wassergeburt plante. Die Tochter von Hippie-Eltern, die in einem indianischen Tipi mit Blick auf den Pazifik wohnten, saß nun hinter der Fassade eines imposanten, im viktorianischen Stil erbauten dreistöckigen Hauses in einer heißen Badewanne und hatte Wehen. Hinter dem Haus befanden sich fünf oder sechs kleine Cottages, auf engstem Raum zusammengedrängt, in dem zwanzig Jünger ihre Zeit damit verbrachten, die Aura zu analysieren, die Atmosphäre von negativer psychischer Energie zu reinigen, die unbewussten Gedanken des Menschen zu deuten, auf telepathischem Weg zu kommunizieren und Ratschläge auf der Grundlage von Hypothesen zu erteilen, die sich unter anderem aus diesen Quellen herleiteten.

Ich erhielt Zugang zum inneren Kreis dieser Gemeinschaft, als Ocean im siebten Monat schwanger war. Während der routinemäßigen Vorsorgeuntersuchung fragte ich sie, ob sie nicht Angst habe, nachts alleine im obersten Stock des riesigen Hauses zu schlafen.

»Ich bin nicht alleine. Die Reinigungstruppe ist ja die ganze Nacht da.«

»Können Sie denn einschlafen, wenn der Staubsauger die ganze Nacht läuft?«

»Oh, die Art Reinigung meinte ich nicht«, hatte sie lachend erklärt. »In unserem Haus ist das Institut für Parapsychologie untergebracht, daher sind die Leute ganz leise. Die Nachtschicht beseitigt die Reste der negativen Energie, die sich tagsüber angesammelt hat.«

»Aha«, staunte ich. Ich hockte am Rand der Badewanne und sah zu, wie sie sich treiben ließ. Aber die Sorge trübte meine Fähigkeit, dieses Bild heiterer Gelassenheit zu genießen. Zu viel Ruhe während der Entbindung ist nicht immer ein gutes Omen, und bei Ocean wurden die Wehen eher schwächer als stärker. Da sie sich schon seit geraumer Zeit hinzogen, begann sie zu ermüden.

Einige Frauen aus dem Parapsychologischen Institut hatten die Aufgabe übernommen, ihr während der Entbindung mit Rat und Tat beizustehen. Sie kamen mir vor wie die Vestalischen Jungfrauen. Die meisten waren zwischen zwanzig und dreißig, wirkten verträumt und lebensfremd. Nur zwei hatten selbst Kinder, für die anderen war die Geburt ein Akt, der sie mit scheuer Ehrfurcht erfüllte. Einige dieser »Tempeldienerinnen« waren nackt und stützten Ocean in der Badewanne. Andere, in wallenden Baumwollröcken und Tunika, hielten sich im Hintergrund, drifteten wie Nebelschwaden vorbei. Trotz mangelnder Erfahrung besaßen sie ausnahmslos die intuitive Fähigkeit, Ocean beim Entspannen zu helfen. Mir wäre es allerdings lieber gewesen, sie hätten sich weniger meisterhaft darauf verstanden. Ein bisschen mehr Dynamik hätte die Wehentätigkeit beschleunigt, aber sie legten Wert darauf, dass Ocean »geerdet« war. Die »Putzkolonne« sorgte für eine gute Aura, mit einem System, bei dem Hände, Arme und Finger wedelten und flatterten, um die Atmosphäre zu reinigen, die Energie in bestimmte Bahnen zu lenken und negative Schwingungen abzuleiten. Schließlich griff ich ein.

»Also, Ladys, ich bin derart geerdet, dass ich gleich ins Koma falle, und Ocean ist mir *zu* entspannt. Würden Sie freundlicherweise die Energie so steuern, dass die Wehentätigkeit in Gang kommt?«

Sie steckten die Köpfe zusammen, hielten eine Strategiesitzung ab, und Stil und Tempo der Handtänze wandelten sich. Der Wehenverlauf änderte sich indessen nicht. Eine geschlagene Stunde verging, ohne dass sich etwas tat; ich beschloss, der Wehenschwäche mit einem homöopathischen Mittel und Stimulation der Brustwarzen abzuhelfen. Letztere Aufgabe delegierte ich an die Vestalischen Jungfrauen, die zwar die Stirn runzelten, aber ihr nachkamen, während Ocean in der Wanne saß und ihr Haar wie Riementang auf dem Wasser trieb. Alle Viertelstunde drückte ich ihr eine ganze Pipette Cimicifuga-Tinktur unter die Zunge, die zehn Sekunden im Mund hin- und hergeschoben werden sollte, bevor sie heruntergeschluckt wurde.

»Pfui Teufel, das schmeckt ja ekelig, nach Schimmel, Erde und verfaulten Pilzen«, sagte Ocean und rümpfte die Nase.

Für eine halbe Stunde wurden die Wehen stärker und kamen in kürzeren Abständen, dann tat sich nichts mehr. Wir marschierten mit ihr fast eine Stunde die drei Treppen rauf und runter. Ich dehnte und stimulierte den Muttermund. Wir liehen uns sogar kurzfristig das Baby einer anderen Frau aus, das gestillt wurde. Aber nichts half. Es war ein Wehenstillstand eingetreten.

»Es geht nicht weiter, oder?«, fragte Ocean, nachdem sie eine Viertelstunde vor sich hingedöst hatte.

»Ich fürchte, Sie haben Recht. Dem Kind geht es gut, es liegt keine fetale Notsituation vor, aber je früher wir uns mit dem Gedanken an eine Klinikentbindung und Pitozin oder ein anderes Wehenmittel vertraut machen, desto besser. Wenn Sie völlig erschöpft sind, haben Sie später keine Kraft mehr zum Pressen.«

Sie nickte. Das gemächliche Tempo wurde beibehalten, als die Frauen Ocean beim Abtrocknen und Anziehen halfen. Eine Frau packte Schuhe, Kleidung und ein paar persönliche Dinge für die Klinik ein, dann gingen wir im Gänsemarsch die hölzerne Außentreppe hinunter – eine reine Frauentruppe. Als ich bei der ersten Vorsorgeuntersuchung die gynäkologische Anamnese erstellt hatte, eine Erhebung, zu der unter anderem auch Angaben zum Vater des Kindes gehören, hatte sie lächelnd abgewinkt und gesagt: »Kein Vater. Mein Baby braucht keinen Vater.«

»Die Frage ist rein medizinisch gemeint, Ocean. Leidet der Vater des Kindes an irgendeiner Krankheit, die zu kennen wichtig sein könnte?«

»Nein, er ist kerngesund, aber er hat das Institut verlassen, und ich habe keinen Kontakt mehr zu ihm.«

Die Vestalischen Jungfrauen stiegen also mit ihren durchsichtigen Gewändern in vier schrottreife Vehikel, und wir fuhren in die Alta-Bates-Klinik. Seit der Eröffnung des Geburtszentrums vor sieben Jahren hatte sich das Pflegepersonal an einen großen Tross Geburtsbegleiter gewöhnt. Aber die Frauen, die nun anrückten, stellten zahlenmäßig einen neuen Rekord auf. Ich betete um eine verständnisvolle Krankenschwester, die in der Lage war, sich mit dem Energiefluss treiben zu lassen. Ich entspannte mich, als Bonnie im Schwesternzimmer aufstand. Beim Anblick unserer Prozession lächelte sie belustigt, und sie hatte mich schon bei vielen Hausgeburten begleitet und war an meinen unorthodoxen Stil gewöhnt. Nicht einmal die dreizehn Vestalischen Jungfrauen konnten sie erschüttern.

Bonnie bezog Oceans Bett, holte zusätzliche Stühle und Sitzkissen für die Geburtsbegleiterinnen und setzte mit einer Geschwindigkeit, die jahrelange Übung verriet, den Wehentropf in Gang. Sie verbreitete eine Aura der Ruhe, trotz des Trubels, der draußen im Gang herrschte. Die hektische Atmosphäre in einer Klinik kann ansteckend sein, aber Bonnie war entschlossen, ihr einen Riegel vorzuschieben, soweit es Oceans Zimmer betraf. Sie schloss die Tür und ließ die Jalousien herunter. Als jemand eine Kassette mit Gregorianischen Chorälen auflegte, hatte man das Gefühl, der Vesper in einer mittelalterlichen Kathedrale beizuwohnen. Oceans Tempeldienerinnen ließen sich häuslich nieder, ihre pastellfarbenen Gewänder glichen den verwischten Farbklecksen auf der Palette eines Malers. Es gab keine Fingertänze mehr, vermutlich waren inzwischen alle hinreichend geerdet. Ich verabschiedete mich für eine Stunde, um einen Happen zu essen und die Termine wahrzunehmen, die ich mit einigen Schwangeren in meiner Praxis hatte.

Als ich zurückkam, war der Wehentropf im Bad und Ocean wieder in der Wanne. Bei jeder Wehe sackte sie tiefer, bis nur noch ihr Gesicht über Wasser war. Die Oberfläche kräuselte sich kaum, wenn sie atmete, und die hypnotischen Choräle ertönten im Hintergrund. Ich stoppte die Zeit, als ich den Bauch während der Wehen abtastete: Sie kamen alle zwei bis drei Minuten, und stark. Das Pitozin hatte offenbar gewirkt. Trotz der technischen Ausrüstung herrschte eine Atmosphäre wie in der Kirche, still und heiter.

Peng! Plötzlich flog die Tür auf. Das Licht an der Decke flackerte, und ein medizinisch technischer Assistent kam im Sturmschritt herein, mit wehendem weißen Kittel und einer Metallbox mit Schläuchen, Spritzen und Wattebällchen. Die sterilen Handschuhe hielt er in der Hand, während er sich laut über die Schulter mit jemandem unterhielt, der sich im Gang befand. In stummer Eintracht rüsteten sich die Vestalinnen zur Gegenwehr, die Finger führten einen rasanten Tanz auf, um die Atmosphäre wieder zu reinigen. Im Eifer des Gefechts ging die Komik der Situation unter. Hier handelte es sich um eine typische Krisenintervention im Berkeley-Stil. Der MTA drehte sich um.

»Was …« Ihm blieb die Spucke weg.

Allem Anschein nach erreichten ihn die Wellen, die ihn erden sollten, gleichwohl ziemlich schnell, weil er zurückwich, das Deckenlicht ausschaltete und langsam den Rückzug antrat.

»Ich muss Blut abnehmen!«, flüsterte er. »Meinen Sie, die lassen mich?«

Ich nickte. »Die beißen nicht.«

Mit einem misstrauischen Blick auf die wachsamen Tempeldienerinnen, die sich an den Wänden postiert hatten – mir
schien, als hätten sie sich während meiner Abwesenheit ver-
mehrt –, kam er langsam wieder ins Badezimmer zurück. Er
nahm auf dem Toilettendeckel Platz, balancierte Oceans tropf-
nassen Arm auf seinem Oberschenkel und verrichtete seine Arbeit schweigend, zwischen zwei Wehen. Er wirkte verlegen, und
ich vermutete, dass ihm die Sache nicht ganz geheuer war und er
eine weitere Dosis Erdung vermeiden wollte.

Bald darauf kam die erste Presswehe, wie Bonnie und ich sahen, als Ocean ihre Augen unter Wasser weit aufriss. Sie sah aus
wie die Nautilus aus *20 000 Meilen unter dem Meer*. Sie presste
intuitiv und kräftig, aber es ist schwierig, die Schwerkraft in der
Horizontalen zu nutzen. Eine der Jungfrauen steckte ihren
Rocksaum in den Bund und stellte sich ins Wasser, so dass Ocean in die Hocke gehen und sich gegen ihre Beine lehnen konnte.

Meine Zulassung als Beleghebamme war auf sechs Monate
beschränkt, und einige der weniger begeisterten Ärzte warteten
nur darauf, dass »die Hebamme mit ihren Zaubertricks« baden
ging. Obwohl ich nichts gegen eine Wassergeburt einzuwenden
hatte, war ich daher erleichtert, als Ocean von sich aus aufstand
und in den Kreißsaal ging. Die ganze Zeit über sagte sie kein
einziges Wort. Die Augen der Vestalischen Jungfrauen, die auf
sie gerichtet waren, glühten im schummerigen Licht. Ocean besaß wie alle Gebärenden eine überbordende Kraft, strahlte Stolz
und Stärke aus, glich einer nackten Göttin. Sie streckte die Arme
über den Kopf, warf den Kopf in den Nacken, so dass die nassen
Haare flogen, und begann, sich im Rhythmus ihrer eigenen inneren Musik hin und her zu wiegen. Es schien, als würde sie für
uns tanzen. Niemand sprach. Niemand berührte sie. Der Stän-
der mit dem Tropf und die Schläuche an ihrem Arm störten sie
dabei nicht. Sie war von einem schützenden Kokon umgeben,
einem Kraftfeld, das alle anderen im Raum ausschloss. Man hätte es auch Aura nennen können.

Dann wurde Oceans Tanz allmählich langsamer, und sie stieß tiefe, kehlige Laute aus. Schleim tropfte an ihren Beinen hinab, auf die Insel aus saugfähigen Baumwolldecken. Ein Blick zwischen ihre Beine zeigte, dass der Kopf des Kindes die Vaginalöffnung zu füllen begann. Ich hielt heiße Waschlappen gegen den Damm, um die Dehnung zu unterstützen und die Dammmuskulatur zu lockern, während Bonnie mit dem tragbaren CTG die Herztöne des Kindes abhörte. Es herrschte immer noch Schweigen, bis auf Oceans gelegentliches Ächzen und hörbares Ausatmen. Die Hände einer Freundin haltend, stand sie mitten im Raum und wiegte sich zwischen den Wehen auf der Stelle hin und her.

Ich kniete vor ihr und konnte wenig sehen, aber ich hatte schon vorher blind entbunden. Der Kopf des Kindes rutschte tiefer. Ich blickte Ocean an; normalerweise ist diese extreme Dehnung auch extrem schmerzhaft, aber es kam keine Reaktion.

»Es kommt«, flüsterte sie.

»Ich weiß. Sie machen das schon.«

Die Geburt des Kopfes war sanft. Als die Schultern geboren waren, ging Ocean mir zur Hand. Sie bückte sich und entband den Rest des Kindes selbst.

Sie richtete sich kerzengerade auf, ihren kleinen Sohn an die Brust gedrückt, und drehte ihn um, damit ihre Freundinnen ihn anschauen konnten. Die Frauen fielen sich in die Arme, und ihr leises Schluchzen vermischte sich mit dem Glockengeläut vom Band.

Ocean begann erneut, sich hin und her zu wiegen, und dieses Mal wurde ihr Tanz von einer Melodie begleitet. Keine Worte, nur ein auf- und abschwellendes Summen, das eine Saite in mir anschlug. Es erinnerte an Gregorianische Choräle. An die monotonen, tibetischen Ritualgesänge. An den Ruf des Muezzin zum Gebet. Die Melodie war zeitlos, und mit jeder Note wurde die Welt weiter, um Raum für eine neue Seele zu schaffen.

Pragmatismus in der Praxis

Ich hatte immer Angst, dass sich eine meiner werdenden Mütter auf eine Hausgeburt versteifen und sich weigern könnte,
in die Klinik zu fahren, wenn es angeraten war. Andere Hebammen hatten solche Erfahrungen schon gemacht, aber ich konnte
mir dieses Szenario nicht vorstellen, genauso wenig wie meine
Reaktion darauf. Eine Hausgeburt durchzuführen, wenn Komplikationen zu befürchten waren, kam für mich nicht in Frage.
Aber das galt auch für die beiden anderen Optionen: die Frau gegen ihren Willen in die Klinik bringen oder sie ihrem Schicksal
überlassen, um mich vor den strafrechtlichen Folgen zu schüt-
zen. Nur ein Mal war ich möglicherweise kurz davor, in diese
verzwickte Lage zu geraten.

Die Geburt stand kurz bevor, man konnte schon das Köpfchen
sehen. Als ich mich von dem zerwühlten Futon erhob, auf dem
Susie seit achtzehn Stunden in den Wehen lag, hatte ich eine
Hiobsbotschaft für sie. Die Belastung durch die lange, aber ansonsten normale Wehentätigkeit begann, sich auf das Kind aus-
zuwirken: Die Herztöne hatten sich nach jeder Presswehe ver-
langsamt, was man als Zeichen eines drohenden fetalen Gefah-
renzustands deuten konnte. Das Fruchtwasser, seit Stunden klar
wie Gin, hatte sich getrübt und die Farbe von Herbstlaub angenommen. Es war besser, wenn das Kind von Susie und Vita nicht
in der kleinen Wohnung im dritten Stock, sondern in der Klinik
zur Welt kam, wo die entsprechende technische Ausrüstung und
Personal mit Erfahrung im Umgang mit fetalen Notsituationen
zur Verfügung standen. Also aus der Traum von der Hausgeburt.

»Tut mir Leid, Susie, aber es gibt Mekoniumbeimengungen
im Fruchtwasser und die Herztöne des Kindes sind auffällig. Wir
müssen in die Klinik, und zwar sofort.«

Susie blinzelte und strich mit beiden Händen die langen dunklen Haare aus dem Gesicht, das von den Wehen aufgedunsen und verschwitzt war. Die Glitzerpartikel in ihrem blauen Nagellack funkelten dabei im Kerzenschein.

Ich sah mich um und versuchte zu ergründen, welche von den Geburtsbegleiterinnen ich als Verbündete gewinnen könnte. Die Einzige, die in Frage kam, war Vita, eine hagere, asketische Frau, die an die Ikonen mit mittelalterlichen Heiligen erinnerte, aber handfest war. Sie konnte selbst kein Kind austragen, hatte aber die künstliche Befruchtung bei Susie vorgenommen, mit Hilfe einer Bratensaft-Spritze. Sie hatte sich unbändig gefreut, als der Schwangerschaftstest positiv war, Susie in den beschwerlichen letzten Wochen vor der Geburt unterstützt und geplant, das kleine Mädchen zu adoptieren, das in ihrem gemeinsamen Schlafzimmer gezeugt worden war. Sie sah erschöpft aus, als sie jetzt den bräunlichen Schleim an Susies Schenkeln betrachtete, aber ich wusste, dass ich mich auf sie verlassen konnte.

Hinter Vita stand eine Gruppe von Frauen, die Susie während der langen Wehendauer betreut hatten. Sie hatten Tee gekocht, sie massiert, Essen zubereitet und gemeinsam Wäsche gewaschen, und sie wirkten aufgekratzt angesichts der bevorstehenden Hausgeburt. Sie umringten eine herrisch aussehende Frau, die herausfordernd dastand, eine Faust in die Hüfte gestemmt. Ich hatte gehört, wie sie die anderen vorhin in der Küche herumkommandiert hatte. Eine Schlägertype, dachte ich; hoffentlich meinte sie nicht, eine dicke Lippe riskieren zu müssen.

Ich ging zum Telefon, wählte die Nummer der Alta-Bates-Klinik und sprach mit der Schwester, die auf der Entbindungsstation Dienst hatte. »Judy, Peggy hier. Ich komme mit einer Erstgebärenden, Geburt steht kurz bevor. Mekoniumbeimengungen und fetaler Gefahrenzustand seit zehn Minuten. Können Sie alles für unsere Ankunft vorbereiten?«

Susie hatte aufmerksam zugehört. Sie nickte, rollte vom Futon herunter und begann, ihre Birkenstock-Sandalen unter dem Bett zu suchen. Die Frauen wichen zurück und starrten mich an.

Sie standen reglos da, wie erstarrt bei meinem Ton, der keinen Widerspruch duldete. Und weil ihnen dämmerte, dass wir die anheimelnde Atmosphäre der Wohnung verlassen, Susie zwei Treppen nach unten bugsieren, durch die eiskalte Februarnacht fahren und sie in die grell beleuchtete, hypertechnische Welt der Klinik schaffen mussten.

Ich bat Vita, Susies Mantel zu holen. Sie zitterte und rang die Hände. »Aber wir wollen keine Klinikgeburt.«

Meine Ungeduld wuchs, als die herrisch aussehende Frau, die ich als Querulantin eingestuft hatte, einen Schritt vortrat. Sie trug ausgebeulte Jeans, die ihr auf die ausladenden Hüften gerutscht waren, und an den Gürtelschlaufen klirrte ein Schlüsselbund. Ihre Doc Martens mit den Stahlkappen klackten auf dem nackten Holzfußboden, als sie ihre Hosen hochzog.

»Halt die Klappe, Vee, und tu, was sie sagt.« Mit dieser unerwarteten Schützenhilfe hatte ich nicht gerechnet.

»Aber … aber … Teri«, stammelte Vita.

»Reg dich ab. Du hast hier nicht das Sagen, weil du keine Ahnung hast, was Sache ist. Wozu hast du Peggy sonst kommen lassen?« Sie musterte die anderen herausfordernd, aber niemand wagte, ihr zu widersprechen.

Susie hatte ihre Birkenstocks gefunden, und eine Frau mit purpurfarbenen Haaren und Herrenschnitt half ihr beim Anziehen. Teri legte Susie eine Steppdecke um und schob sie zur Tür. »Hast du deine Versicherungskarte?«

»Im Portemonnaie«, murmelte Susie. Als die nächste Wehe kam, beugte sie sich vornüber und hielt sich am Ärmel von Teris kariertem Flanellhemd fest.

»Und wo ist dein Portemonnaie?«, herrschte Teri sie an.

»Tisch im Flur«, keuchte Susie.

Vita hatte die Hände vors Gesicht geschlagen und schluchzte. Eine dünne Blonde mit den Muskeln eines Gewichthebers nahm sie tröstend in die Arme und knöpfte ihr die Strickjacke bis unters Kinn zu.

»Aber das Kind ist doch fast da«, stammelte Vita.

»Ja, es wird innerhalb der nächsten halben Stunde kommen«, sagte ich. »Aber wir müssen in die Klinik. Die Kleine braucht unter Umständen Starthilfe.«

Ich schnappte mir Susies Patientenkarte und einen Teil meiner Ausrüstung. »Wer hat das größte Auto?«

»Ich. Einen Kombi«, sagte Teri. Sie übergab Susie der Obhut der Frau mit dem Herrenschnitt und drehte sich um, bereit, auch in dieser Hinsicht ein Machtwort zu sprechen. Ihre Augen funkelten kampflustig und ihre Hände, denen man ansah, dass sie zupacken konnten, waren leicht zu Fäusten geballt. Mit den kurzen schwarzen Haaren, die wie bei einem Igel überall vom Kopf abstanden, sah sie aus wie eine Fünfjährige, die mit ihrer kleinen Schwester Frisör gespielt hatte. Aber ihr Aussehen war mir egal. Sie hatte natürliche Autorität und einen Kombi. Und sie war meine Verbündete.

»Prima. Betten Sie Susie hinten auf die Ladefläche.«

»Aber könnten wir denn nicht …«, warf Vita immer noch schluchzend ein.

Teri drehte sie herum und schob sie unsanft zur Tür, ihre Marschbefehle kamen wie eine Maschinengewehrsalve. »Kath, du bringst Susie runter in meinen Wagen. Vita, du setzt dich zu mir nach vorne – und halt endlich die Klappe. Der Rest mir nach. Ich fahre zur Notaufnahme und lasse den Schlüssel im Zündschloss stecken. Kath, sobald du selber einen Parkplatz gefunden hast, parkst du meinen Wagen. Alles klar?«

Alle nickten und setzten sich in Bewegung. Ich starrte Teri an. Hut ab, dachte ich. Susie ging langsam die Treppe hinunter.

»Babysachen?«, brüllte Teri ihr nach.

»Mittlere Kommodenschublade«, rief Susie. Dann lehnte sie sich an das Geländer und schrie in die eisige, nebelverhangene Nacht hinaus, als die nächste Wehe kam. Der Bewohner eines Apartments im Erdgeschoss riss sein Fenster auf.

»Ruhe da oben!«, brüllte er. »Es ist schon nach Mitternacht!«

»Klappe, du Arschloch!«, brüllte Teri zurück. »Sie kriegt ein Kind, zum Donnerwetter.«

Das Fenster wurde zugeknallt. Teri lief ins Schlafzimmer, holte die Babysachen aus der Kommode und war in Windeseile wieder da. »Ist der Ofen aus? Und der Heizlüfter? Und was ist mit den Kerzen?«

»Oh Gott«, rief eine der Frauen, die das Apartment als Letzte verlassen hatten, und lief zurück.

Susie und ich bemühten uns, auf der Ladefläche die richtige Position zu finden. Vita drehte sich um und blickte mit tränenumflorten Augen zu uns herüber. Die Herzfrequenz des Kindes lag zwischen siebzig und neunzig. Zu langsam, viel zu langsam. Ich biss die Zähne zusammen. Dann hörten wir Teri; sie stand immer noch auf dem Treppenabsatz. »Die Schlüssel, wo sind die Schlüssel? Kommt, wir können nicht einfach losfahren, ohne die Wohnungstür abzusperren. Herrgott, habt ihr vergessen, dass wir hier im Kiez wohnen?«

»Großer Gott«, murmelte Vita. Sie stieg umständlich aus und warf ihr die Schlüssel zu. Gleich darauf schlug Teri die Fahrertür zu, legte einen Kavaliersstart hin und fuhr mit Vollgas von dem kleinen Parkplatz hinter dem heruntergekommenen Haus. In letzter Minute einem großen Metallcontainer ausweichend, brauste sie durch die dunkle Straße und gespenstische Nebelschwaden.

»Welche Richtung? College oder Telegraph?«

»Telegraph. Und halten Sie nur an einer roten Ampel, wenn es nicht anders geht«, sagte ich. Ein winziger Teil des Köpfchens war bereits zu sehen.

»Alles klar.«

Im Rückspiegel sah ich, wie sie angesichts der Aussicht grinste, die Telegraph Avenue mit Volldampf entlangzudüsen. Goldrichtig, diese Frau, dachte ich.

»Susie, Sie dürfen laut stöhnen oder schreien, aber pressen Sie erst, wenn wir in der Klinik sind, ja?«, sagte ich, als sie tief Luft holte.

»Ich versuche es!«, ächzte sie. Ich sah, wie sich der Damm bereits vorwölbte.

Vita schlug die Hände vors Gesicht und lehnte sich ans Fenster. »Oh Gott, glauben Sie, dass wir es noch rechtzeitig schaffen?«

»Darauf kannst du dein letztes Hemd verwetten, Mädchen«, fauchte Teri und drückte auf die Hupe, als sie an einer roten Ampel vom Gas wegging. Sie blickte in beide Richtungen und fuhr weiter, drückte wieder auf die Tube und bog mit Karacho an der nächsten Kreuzung rechts ab. Die rotweiße Beleuchtung der Notaufnahme war einen Block weiter zu sehen. Der Wagen kam mit einem Ruck zum Stehen, als Teri am Ende der Rampe auf die Bremse trat. Sie zog die Handbremse an, bevor sie aus dem Auto sprang und durch die Tür verschwand, die sich automatisch öffnete. Sie kam mit einer Rollliege wieder heraus, eine Krankenschwester auf den Fersen, die zeterte, aber sie klappte den Mund wieder zu, als sie Susie und mich sah.

»Oje, oje, oje«, sagte sie und packte mit an, um Susie auf die Liege zu hieven. »Durchhalten, Schätzchen, wir haben Sie in null Komma nichts oben.«

Während wir Susie im Dauerlauf durch den hell erleuchteten Gang schoben, blickte ich mich um: Teri hielt Vitas Gesicht zwischen den Händen und redete ruhig, aber mit Nachdruck auf sie ein. Vita nickte stumm, dann rannten die beiden hinter uns her. Die Fahrstuhltüren schlossen sich, und wir waren auf dem Weg nach oben.

»Haben Sie die Schlüssel im Zündschloss gelassen?«, fragte ich Teri, wohl wissend, dass es sie teuer zu stehen käme, wenn sie den Eingang zur Ambulanz versperrte.

»Klar, war doch abgemacht. Kath kümmert sich ums Auto. Nur keine Panik.« Dann drückte sie Vita. »He, wir haben es geschafft, Mädchen. Was habe ich gesagt!«

Susie schrie, und ich sah ein größeres Stückchen Glatzkopf in ihrem dunklen Schamhaarbüschel auftauchen. Schnell, schnell, schnell, feuerte ich stumm den Fahrstuhl an, und einen Moment später rollten wir in die Entbindungsstation. Zwei Schwestern sprangen auf und schoben die Liege in ein leeres Zimmer. Die eine schloss Susie an den Monitor an, um die Herztöne des Kindes zu überwachen, die andere schnappte sich ihre Patientenkarte, lief zum Telefon und wählte.

Ich zog sterile Handschuhe an und schwang mich auf die Bettkante. Der Kopf des Kindes rutschte Zentimeter für Zentimeter nach unten, jedes Mal, wenn Susie aufstöhnte. Die Wehen folgten so rasch aufeinander und mit derartiger Wucht, dass ihr am ganzen Körper der Schweiß ausbrach. Die erste Krankenschwester, die mit geschürzten Lippen die schwankenden fetalen Herztöne auf dem Monitor verfolgte, stülpte Susie eine Sauerstoffmaske über.

Vita stützte Susies rechtes Bein, aber ihre Aufmerksamkeit war abgelenkt. Mit Tränen in den Augen blickte sie sich in dem grell beleuchteten Raum um, und das Bein kippte schlaff zur Seite. Stirnrunzelnd schob ich es mit dem Ellenbogen zurück, da ich keine Hand mehr frei hatte und das Köpfchen stützte. Teri stand am Kopfende, ihr Blick war wachsam. Sie sah mich fragend an. Ich deutete mit dem Kopf auf Susie. »Halten Sie ihr bitte die Beine.«

Als ein Teil des Kopfes in meiner Handfläche lag, kam der Kinderarzt zur Tür herein und bezog neben mir Position. Nach zwei Presswehen war der Kopf geboren. Mit Mekonium bedeckt, sah das Gesicht der Kleinen aus wie eine kleine braune Mumie. Eine Schwester reichte mir den Sauger. Als ich ihr den Schlauch in den Mund schob, saugte sich der harte Gaumen an meinem Finger fest, und ich seufzte erleichtert auf. Der Beißreflex bedeutete, dass sich Reanimationsmaßnahmen erübrigten. Das runzelige Gesicht verzog sich, und die Kleine versuchte, mir auszuweichen, als ich ihr den Schlauch in die Nasenlöcher schob. Ich saugte an, und das Behältnis füllte sich mit Mekonium, dickflüssig wie Matsch. Ich war heilfroh, als sie eine Grimasse schnitt und schniefte, und als Susie mit einem mächtigen Röhren den Rest des Körpers in meine Hände presste, konnte ich anfangen, mich zu entspannen.

»Sieht gut aus, die Kleine«, strahlte der Kinderarzt.

Das tat sie, bis auf die Schmiere, die sie von Kopf bis Fuß bedeckte. Sie hatte Blasen vor dem Mund und war so schleimig, dass ich von Glück sagen konnte, dass Susie nicht an der Kante eines Kreißbetts hockte. Ich habe noch nie erlebt, dass ein Kind dem Arzt oder der Hebamme aus den Händen gerutscht wäre, aber etliche waren glitschig wie ein nasses Stück Seife in der Dusche. Die junge Dame hätte eine ideale Anwärterin auf den ersten Platz beim Schlammcatchen abgegeben.

Nach dem Durchtrennen der Nabelschnur trug ich sie kopfunter zum Wärmebett, damit sie nicht einatmete. Normalerweise rubbelt man ein Neugeborenes sofort kräftig ab, um die Atmung zu stimulieren, aber das musste warten, bis das Reanimationsteam an der Reihe gewesen war. Sie führten einen Absaugtubus in die Luftröhre ein, und das war der eigentliche Grund, weswegen wir in die Klinik gekommen waren. Diese Maßnahme erfordert spezielle Fähigkeiten, die man von Hebammen nicht erwartet – und Übung, wozu sich uns zum Glück nicht oft Gelegenheit bot.

Ich legte die Kleine auf die vorgeheizten Decken und überließ dem Reanimationsteam den Vortritt. Der Kinderarzt, eine Narkoseschwester und die Oberschwester waren aufeinander eingespielt und so schnell, dass es mich an die Boxenstopps beim Autorennen in Indianapolis erinnerte. Bevor das Kind Luft geholt hatte, war der biegsame Schlauch bereits in der Luftröhre, und sie saugten – aber es kam nichts. Wir lächelten erleichtert, weil sich damit bestätigte, dass die Kleine kein Mekonium eingeatmet hatte. Sobald der Katheter entfernt war, der die Stimmbänder trennte, schrie Susies Tochter wie am Spieß.

»Weiter so!«, frohlockte Teri und schlug ihre Handfläche gegen Kath's Hand. Kath war gerade rechtzeitig gekommen, um die Geburt mitzuerleben, nachdem sie die beiden Autos geparkt hatte.

Das Baby brüllte und fuchtelte mit Armen und Beinen, und wir lachten. Sie hörte gar nicht mehr auf, brachte ihre Meinung lautstark zum Ausdruck. Kopfschüttelnd hielt sich die Oberschwester die Ohren zu und flüchtete aus dem Raum. Der Kinderarzt hob die Hände und gab sich geschlagen, überließ den Frauen das Feld. Die Kleine drückte die Wirbelsäule durch und hämmerte mit den knochigen kleinen Fersen auf das Wärmebett, so laut, dass es durch vier Lagen Blümchenflanell hallte. Dann brachte eine Schwester warme Decken herein und wickelte sie ein wie eine Frühlingsrolle.

Vita drücke ihre tränennasse Wange an Susies, und gemeinsam betrachteten sie ihre Tochter.

»Gesund und munter, die Kleine«, sagte der Kinderarzt. Er legte das schreiende Kind in Susies Arme.

Teri wandte sich an den Doktor, die Daumen in die Gürtelschlaufen gehakt. »Prima. Wann kann Susie sie mit nach Hause nehmen?«

»Irgendwann am Morgen, würde ich sagen. Ich sehe keinen Grund, sie länger hierzubehalten.«

»Am Morgen?«, riefen fünf Frauen wie aus einem Munde.

Zum ersten Mal schien der Kinderarzt zu begreifen, dass er in einer Horde Frauen auf verlorenem Posten stand. Lesbische Frauen. Er trat den Rückzug an, seine Augen huschten zwischen Susie und Vita, Teri und dem Baby, Kath mit ihrem Herrenschnitt und einer Platinblonden mit gepiercter Augenbraue und Lippe hin und her. Und im Hintergrund standen weitere von der Sorte. Der Doktor fuhr sich mit der Zunge über die Lippen. »Verstehe, Sie wollten eigentlich …«

»Eine Hausgeburt«, nahm ihm Susie das Wort aus dem Mund. »Wir sind vor einer Viertelstunde gekommen und möchten jetzt endlich nach Hause. Bitte.«

Der Arzt presste die Lippen zusammen und untersuchte das Kind noch einmal so gründlich, als hätte er die englische Thronerbin vor sich. Er versuchte, Zeit zu schinden, und spielte mit seinem Stethoskop. »Ähm … wer bleibt heute Nacht bei Ihnen?«

Er sah Vita an, die wie erstarrt auf Susies Brust gesunken war.

»Ich«, sagte Teri mit einer Stimme, die keinen Widerspruch

duldete. Sie zog ihre Jeans hoch und machte zwei forsche Schritte auf ihn zu, als wollte sie sagen: Kommen Sie mir ja nicht in die Quere!

Er musterte sie von oben bis unten. »Na gut.«

»Wir können also gehen?«, fragte Susie in einem Ton, als wollte sie das Weite suchen, noch bevor ich ihr eine Monatsbinde zwischen die Beine geklemmt hatte.

»Können Sie nicht eine Stunde warten, um die Kleine zu beobachten? Bitte«, erwiderte der Doktor flehentlich.

»Eine Stunde!« Susies Stimme klang so jämmerlich, als wäre das eine Ewigkeit.

»Ich mache euch einen Vorschlag«, sagte Teri. »Während die ihren Zirkus veranstalten und die Kleine noch ein paar Mal unter die Lupe nehmen, und während du ihnen zeigst, dass du laufen und aufs Klo gehen kannst, ohne zu verbluten, fahre ich in die Wohnung und mache klar Schiff. Einverstanden?«

Susie lächelte bei dem Gedanken, in eine warme, aufgeräumte Wohnung zurückzukehren, die sich nach den langen Wehen in chaotischem Zustand befand. Der Kinderarzt entspannte sich, als die Gefahr gebannt war, dass Mutter und Kind weniger als eine Stunde nach der Geburt aus der Klinik verschwanden. Eine Viertelstunde später zog Teri den Reißverschleiß ihres Parka zu. Sie schob die Fäuste in die Taschen und fragte Susie: »Soll ich dir noch irgendetwas von zu Hause mitbringen?«

Susie, Königin für einen Tag, thronte im Bett und trank Tee, während sie ihre Wünsche herunterratterte. »Ja, meine Zahnbürste, die blaue im Porzellanbecher. Meine Haarbürste aus dem Badezimmerschrank, oben in der rechten Schublade. Und meinen Chenille-Morgenmantel, hängt innen an der Badezimmertür, und meine Pantoffeln, die weißen flauschigen, ich glaube, die stehen unter dem Bett. Und dieses hellgrüne Dingsda mit dem Reißverschluss für das Baby, das so aussieht wie ein Daunenschlafsack – bring das bitte mit, weil es so kalt ist –, und Windeln und die weiße Babymütze. Und meine Kontaktlinsen vom Nachttisch ...«

Und so weiter und so fort. Teri stand da wie eine Kellnerin, die darauf wartet, dass ein Tisch mit elf Personen seine Bestellung aufgibt. Sie nickte lächelnd, ohne sich Notizen zu machen oder Susie zu bitten, das Ganze noch einmal zu wiederholen. Nicht ein einziges Mal. Dann drehte sie sich um und schickte sich zum Gehen an.

»Können Sie sich das alles merken?«, flüsterte ich ihr an der Türschwelle zu.

Aus dem Mundwinkel und mit ausdrucksloser Miene erwiderte sie: »Natürlich nicht! Aber wenn ich zurückkomme, ist sie innerhalb von zehn Minuten zu Hause. Chenille-Morgenmantel. Ich werde alles mitbringen, was man braucht, um eine Fahrt von zehn Minuten in einem vorgeheizten Auto zu überleben. Chenille-Morgenmantel, dass ich nicht lache!«

»Teri, Sie sind eingeladen, bei allen meinen künftigen Hausgeburten dabei zu sein. Sie sind goldrichtig.«

Errötend scharrte sie mit ihren Stiefeln über das Linoleum, wie ein abgebrühter Cowboy, der verlegen wird, wenn er vor einer Lehrerin steht. Sie schlug mir zum Abschied anerkennend auf die Schulter und drehte sich um. Während ich versuchte, mein Gleichgewicht wiederzuerlangen, hörte ich, wie das Klappern der Schlüssel und Stiefel leiser wurde, als sie den langen Gang hinunterging.

Angriff auf leisen Sohlen

In meiner Zeit als Krankenschwester in der Entbindungsstation einer Klinik hatte ich viele haarsträubende Geschichten und Situationen erlebt: einen nackten werdenden Vater, mehrere Frauen mit Scheinwehen, die nicht einmal schwanger waren, und eineiige Drillinge, die niemand erwartet hatte. Besucher, die zu tief ins Glas geschaut hatten, und ein Handgemenge zwischen zwei Männern, die beide darauf bestanden, der Vater des Kindes zu sein, lieferten tagelang Gesprächsstoff.

Haustiere fehlten damals in meiner Kuriositätensammlung. Fotos von vierbeinigen Hausgenossen bekam ich während der Geburt zu Gesicht, aber kein pelziges Familienmitglied in Fleisch und Blut. Es bestand auch niemand darauf, mit Fido, Fifi oder Fluffi im Schlepptau zur Entbindung in der Klinik anzurücken. Bei einer Hausgeburt ist dagegen niemandem die Teilnahme verwehrt. Das gilt für Hunde, Katzen, Mäuse, Kaninchen und Vögel. Einmal durfte ich eine ganze Nacht lang einem schlaflosen Papagei und einer Nachtigall lauschen, die sich gegenseitig nachahmten. Als der Morgen graute, waren beide heiser, und ich stand kurz vor dem Kollaps.

Ein anderes Mal hatte ich mich kurz hingelegt, während ich darauf wartete, dass die Wehen richtig in Gang kamen. Als ich an der Kante des schmalen Gästebetts aufwachte, hatte ich Gesellschaft bekommen: Zwei Katzen schliefen auf meinen Füßen, und ein schwarzer Labrador schnarchte mir ins Ohr. Aber kein Arzt, der jeden meiner Schritte überwachte, in der Hoffnung, mir einen Strick daraus zu drehen, machte mich so nervös wie Turk. Der bullige Huskie saß reglos da und bewachte sein Frauchen, ließ mich nicht eine Minute aus den Augen, während ich das Kind entband. Starrer Blick, puterrote Zunge und kein freundliches Schwanzwedeln – ich wagte nicht, ihm den Rücken zuzudrehen.

Einige frisch gebackene Mütter präsentierten das neue Familienmitglied dem vierbeinigen Hausgenossen, der es beschnüffelte, abschleckte und mit dieser Taufzeremonie den Burgfrieden besiegelte. Normalerweise mag ich Katzen. Und sie mich. Mit Ausnahme gelegentlicher Unstimmigkeiten um das Besitzrecht an der Plazenta kamen wir prächtig miteinander aus. Aber das war vor Samantha …

Das Reihenhaus in der Vorstadt, das wie eine Insel in einem Meer von Schlamm aufragte, hatte drei Wohnebenen und drei Garagen; es war so neu, dass man noch den Teppichkleber roch. Victoria und ihr Mann Will waren eingezogen, bevor die schwer beladenen Lkws der Gartenbaufirmen in ihrem Abschnitt der Siedlung auftauchten, und deshalb führte ein Weg aus schmalen langen Holzplanken durch den Matsch bis zu ihrer Eingangstür. Gegen Mitternacht stieg ich aus meinem Wagen, trat in den Regen der eisigen Februarnacht hinaus und hangelte mich vorsichtig über die Behelfsbrücke, dankbar, die Tür zu erreichen, ohne auszurutschen und im Morast zu landen.

Während ich darauf wartete, dass Will öffnete, fiel mir siedend heiß wieder ein, dass Victoria eine Katze hatte. Eine große Katze. Die sich aufführte wie eine Raubkatze.

Als ich Victorias Tochter Gillian vor zwei Jahren zu Hause entbunden hatte, hatte sie unter dem Ohrensessel auf der Lauer gelegen und mich unablässig mit ihren funkelnden Augen angestarrt.

»Du liebe Zeit, was ist denn das?«, hatte ich erschrocken gefragt, als ich sie auf ihrem Wachposten bemerkte.

»Das ist Samantha«, hatte Victoria mit Besitzerstolz erwidert. »Eine dreifarbige, langhaarige Hauskatze, ein seltenes Exemplar. Komm her Samantha, meine Süße, miezmiezmiez.«

Ich hatte leise Zweifel, was den Stammbaum betraf, denn Victoria hatte sie vor fünf Jahren ganz unten in einer Mülltonne entdeckt, sich in das kleine orange, schwarz und weiß gescheckte Fellknäuel verliebt und das Waisenkind kurzerhand adoptiert. Wer konnte sich also für die Vorfahren verbürgen?

Bei unserer ersten Begegnung hatten meine Waden blutige Kratzspuren davongetragen. Ich hatte mir das flache Gesicht, die breiten Tatzen und die gelben Schlitzaugen genau angesehen. Gescheckte langhaarige Hauskatze? Puma käme eher hin.

Samantha war nach der Attacke vor die Tür gesetzt worden, hatte sich aber – wie wir später den Tathergang rekonstruierten – durch die Katzenklappe wieder ins Haus zurückgeschlichen. Ich ging mit Victoria durch den Flur ins Schlafzimmer, um die Herztöne des Kindes und die Geburtslage zu überprüfen. Lautlos stürzte sich Samantha von ihrem Hochsitz auf einer offenen Tür in die Tiefe und landete mit der Wucht einer Granate auf meiner Schulter. In der Annahme, dass ein Krieg oder Erdbeben ausgebrochen war, warf ich mich flach auf den Boden, das Fellknäuel um den Kopf gewickelt wie eine Pelzmütze. Victoria entfernte behutsam Samanthas Klauen von Kopf, Gesicht, Hals und Schultern.

»Böse, böse Miezekatze!«, sagte sie und drohte ihr schelmisch mit dem Finger. Samanthas Miene war anmaßend, aber sie blickte weg. Sollte mich wundern, wenn das gewirkt hat, dachte ich.

Meine Gedanken galten also Samantha, als ich nun im Regen stand, kalt und durchnässt. Endlich kam Will an die Tür.

»Ist Victoria im hinteren Schlafzimmer?«

»Ja, aber ich glaube, sie schläft«, erwiderte er.

»Und wo ist die Katze?« Ich spähte über seine Schulter.

»Die habe ich den ganzen Abend nicht gesehen. Ist vermutlich abgehauen, als Victorias Mutter kam, um Gillian abzuholen.«

Ich entspannte mich also und dachte daran, wie erschöpft Victoria bei der Geburt ihres ersten Kindes gewesen war; sie hatte lange kämpfen müssen. Als ich nun auf Zehenspitzen das gedämpft beleuchtete Schlafzimmer betrat, erinnerte ich mich an ihre Effekthascherei vor zwei Jahren und gelangte zu dem Schluss, dass sie mich vermutlich auch dieses Mal wieder viel zu früh geholt hatte. Sie lag zusammengerollt auf der Seite, einen Teddybären unter dem Kinn, und schlief wie ein Kind, das kein Wässerchen trüben kann. Mit rosigen Wangen, wirren Haaren, verschwitzt … Halt! Wirre Haare? Verschwitzt?

In der Eröffnungsperiode sind die meisten Frauen zwischen den Wehen gesprächig und während der Wehen damit beschäftigt, ruhig zu atmen, um den Schmerzen entgegenzuwirken. In der Austreibungsperiode läuft es umgekehrt. Sie sehen zwischen den Wehen aus, als lägen sie im Koma, und führen während der Wehen einen Veitstanz auf. Victoria sah eindeutig komatös aus. Und die wirren Haare und verschwitzte Haut deuteten darauf hin, dass sie bereits einiges an Geburtsarbeit geleistet hatte. Dafür sprach auch der Geruch, der in der Luft lag, nach Schweiß, Urin und Fruchtwasser, und die Atmosphäre, die wie elektrisch aufgeladen wirkte.

Victoria stieß mit einem Mal einen tierischen Schrei aus und feuerte den Teddy durch den Raum. Sie setzte sich mit einem Ruck auf, schoss aus dem Bett und hockte sich auf den Teppich neben mich. Dann schrie sie abermals und presste, wobei sie am ganzen Körper krampfhaft zuckte. Ich holte meine Instrumente aus dem Hebammenkoffer und ließ mich neben ihr auf dem Fußboden nieder. Kaum hatte ich den sterilen Handschuh übergestreift, spürte ich auch schon den Scheitel des Kindes in meiner Hand. Victoria schrie ein weiteres Mal und der Kopf war geboren.

Genau in diesem Moment tauchte Samanthas zottiger Kopf zu meiner Rechten auf. Ich dachte an meine Beine, die unter dem Jeansrock hervorlugten, Nanosekunden, bevor sie ihre Klauen und weiß Gott wie viele Piranha-Zähne in meinen Oberschenkel schlug. Ich hätte es wissen müssen. Wo bezieht ein vierbeiniger Leibwächter Stellung? Unter dem Bett, wo sonst.

»Aaah!«, schrie ich.

»Aaah!«, schrie Victoria bei der nächsten Presswehe. Die Schultern waren geboren.

»Die Katze! Die Katze!«, keuchte ich und versuchte, mich gleichzeitig auf die Geburt des Kindes und die Möglichkeiten zu konzentrieren, einem Stubentiger den Hals umzudrehen, wenn man keine Hand mehr frei hat. Will löste dieses Mal Samantha von meinem Bein, und ich schrie: »Sperren Sie die Bestie weg!«

Victoria schrie und lenkte Will von seiner Mission ab. Er ließ Samantha fallen und drehte sich zu seiner Frau um. Die Katze nutzte die Gelegenheit, sprang und landete auf meinem Rücken, klammerte sich mit allen Vieren an mir fest. Da sie abzurutschen drohte, schlug sie mir die Krallen noch fester ins Fleisch.

»Aaah!«, schrie ich abermals.

»Aaah!«, schrie Victoria, und ein elf Pfund schwerer Junge landete in meinen Händen. Ich legte den Mordsbrocken auf dem Teppich ab, als er zu schreien und mit den Armen zu fuchteln begann.

Ich sah vermutlich aus wie eine Irre, die von einem Schwarm Mörderbienen angegriffen wird, als ich wild um mich schlug. Aber es gelang mir nicht, Samantha abzuschütteln. In meiner Not ließ ich mich mit voller Wucht auf den Rücken fallen und begrub sie unter mir. Ich stand erst auf, als sie ein Geräusch von sich gab, das sich anhörte wie ein Ballon, aus dem die Luft entweicht.

Victoria kauerte auf dem Teppich mit ihrem Riesenbaby im Arm und sah Samantha an, die platt und alle Viere von sich gestreckt auf dem Boden lag. Ihr Fell sah aus wie das einer Raubkatze, das sich ein Großwildjäger als Trophäe an die Wand nagelt.

»Oh Sammysammy, kleine süße Miezekatze, hattest du Angst?«

Samantha litt stumm. Will sah aus, als hätte ihn der Schlag getroffen beim Anblick seiner Frau und seines Brockens von einem Sohn. Er würdigte die Katze keines Blickes. Seufzend wischte ich mir mit einem Stück Gaze Blutstropfen von der Schulter.

Victoria musste genäht werden. Ich rollte ein Stück Catgutfaden ab und nahm die lange gebogene Nadel mit der gezahnten Klemme in die Hand. Das silberne Instrument glitzerte, und Lichtreflexe huschten durch den Raum. Samantha lag immer noch reglos da. Dann rollte sie sich herum, schüttelte ihren monströsen Kopf und rappelte sich hoch. Ich behielt sie wohlweislich im Auge. Es dauerte auch nicht lange, bis sie die Ohren anlegte und auf dem Bauch über den Teppich robbte, wie ein Tiger im Busch, bevor er sich auf eine Antilope stürzte, die das Pech hatte, seinen Weg zu kreuzen.

Ich wirbelte herum, fauchte, wobei ich dem MGM-Löwen Konkurrenz machte, und fuchtelte mit der großen gebogenen Nadel vor ihrem Gesicht herum. Samantha erstarrte. Das war vermutlich die größte Kralle, die sie in ihrem Leben gesehen hatte. Ihre Ohren klappten wieder nach vorne und richteten sich auf. Sie blickte zur Seite, betrachtete mit ungeteilter Aufmerksamkeit eine nackte Wand. Dann begann sie, sich zu putzen. Zum ersten Mal fühlte ich mich sicher in diesem Haus. Ich wusste nicht, wie lange, aber es war ein herrliches Gefühl.

Als ich zwei Tage später zur Nachuntersuchung kam, trug ich vorsorglich dicke Levis-Jeans und ein ebenso dickes T-Shirt. Die Matschpfützen waren vereist, so dass der Weg über die Planken nicht annähernd so riskant wirkte wie zwei Abende zuvor. An der Haustür hielt ich inne. Die Katze. Die süße kleine Miezekatze Samantha. Ob sie sich an alles erinnerte?

Zum letzten Mal, wie ich hoffte, ging ich durch den langen Gang zum Schlafzimmer, überprüfte mit einem raschen Blick die Oberkante der Türen. Victoria lag in dem riesigen Doppelbett und stillte ihren pausbäckigen Sohn. Samantha saß auf der gesteppten Tagesdecke zu ihren Füßen, mit zuckender Schwanzspitze, aufgeplustert und wachsam. Wir maßen uns mit Blicken. Sie blinzelte zuerst. Na also, wer sagt's denn!

Ich kniete mich neben das Bett. Es war nicht daran zu denken, auf der Bettkante Platz zu nehmen und der Bestie den Rücken zuzudrehen, zumal sich gerade Schorf auf meinen Kratzwunden gebildet hatte. Ich begann mit der Untersuchung. Plötzlich vernahm ich ein leises Grollen und sah gerade noch, wie sich Samantha wieder duckte und mit der Kehrseite wackelte. Ich riss beide Hände hoch, die Finger zu Klauen gebogen.

»Sei brav, kleines Kätzchen, miezmiezmiez«, versuchte Victoria sie zu beschwichtigen.

Ich wartete die Wirkung gar nicht erst ab sondern stieß, den Schaden für unsere künftige Arbeitsbeziehung ignorierend, ein kehliges Knurren aus und tat, als wollte ich mich auf Samantha stürzen. Ihre Augen wurden groß wie Teetassen, und sie raste wie ein geölter Blitz davon, herunter vom Bett und durch den langen Gang, wobei ihre kraftvollen Hinterbeine den Flor des blassblauen Teppichbodens aufwühlten.

Es tat mir beinahe Leid, dem stolzen und mächtigen Tier eine so demütigende Niederlage beigebracht zu haben. Aber nur beinahe.

KLARTEXT

Ich war beunruhigt, da Rachels Erschöpfung schon zu Beginn der Wehen kein gutes Vorzeichen war. Wenn die Mutter entkräftet ist, kann sie erfahrungsgemäß auch nicht mehr kraftvoll pressen.

Rachel war überzeugter Single, durch künstliche Befruchtung schwanger und durch eine stattliche Erbschaft reich geworden; sie hatte sich gerade erst ein Haus hoch oben in den Hügeln von Berkeley gekauft. Zwei Tage nach dem Umzug und zwei Wochen vor dem errechneten Geburtstermin hatten die Wehen sie eiskalt erwischt.

»Mist, verdammter!«, schimpfte sie am Telefon. »Kann dieses verflixte Kind nicht warten? Ich bin noch lange nicht so weit. Ich brauche noch mindestens eine Woche, um klar Schiff zu machen. Auf Schritt und Tritt stolpert man über Umzugskisten. Was kann ich gegen diese grässlichen Schmerzen tun?«

»Rachel, wenn es wirklich Wehen sind, kann man sie nicht aufhalten. Trinken Sie ein Glas Wasser und legen Sie sich hin. Wenn es sich um Bauchschmerzen handelt, gehen sie irgendwann vorbei.«

»Hinlegen? Schön wär's. Und wer soll die Arbeit machen?«

Gegen Mitternacht rief sie erneut an. »Mist, Mist, Mist! Ich bin stinksauer! Den ganzen Tag lang hatte ich Kontraktionen, im Abstand von zehn Minuten. Nichts Halbes und nichts Ganzes. Ich habe den ganzen Tag geschuftet und das Schlafzimmer so weit hergerichtet, dass man es benutzen kann, und ausgerechnet jetzt, wo ich zum Umfallen müde bin, geht es los! Das hat mir gerade noch gefehlt!«

Rachel, eine Frau, die normalerweise mit beiden Beinen fest im Leben stand, hatte in mir ein Opfer gefunden, auf das sie ihr

Repertoire an Flüchen abfeuern konnte. Dass jemand es wagte, ihre Pläne zu durchkreuzen, kam einer Majestätsbeleidigung gleich. Sie würde viel Geduld und Energie brauchen, um die Nacht durchzustehen, und an beidem haperte es. Ich unterdrückte ein Gähnen. »In welchen Abständen kommen die Wehen?«

»Nicht ganz vier oder fünf Minuten, und ziemlich regelmäßig. Nahe genug beieinander, um mich kirre zu machen, und nicht weit genug auseinander, dass ich schlafen könnte. Mist, elender! Aber Sie müssen nicht kommen. Meine Freundin Pru ist bei mir.«

Ich schlief die ganze Nacht. Als die Sonne ins Fenster schien, warf ich einen Blick auf die Uhr: Viertel nach sieben. Sie hatte nicht mehr angerufen! Um neun rief ich bei ihr an und hoffte, sie nicht aufzuwecken. Pru ging ans Telefon, und ich erkundigte mich nach dem Stand der Dinge. »Die Schmerzen haben sie verrückt gemacht, und ihre Flucherei hat mich verrückt gemacht. Wir sind beide fix und fertig.«

»Mist!«, murmelte ich. Offenbar waren meine schlimmsten Befürchtungen eingetroffen: Die Mutter war völlig am Ende, aber ein Ende der Wehen nicht in Sicht.

»Ich komme rüber, zum Nachschauen. Vielleicht können Sie sich in der Zeit aufs Ohr legen«, sagte ich.

»Nicht in diesem Haus. Hier sieht es aus wie auf einem Schlachtfeld.«

»Ich habe bestimmt schon Schlimmeres gesehen.«

Das war, bevor ich dort eintraf.

Ich parkte auf der schmalen Straße mit den ungezählten Schlaglöchern, Erinnerungen an Erdbeben aus mehreren Jahrzehnten, die den Asphalt aufgeworfen hatten wie die tektonischen Platten der Erde. Ich ging durch eine Tür, die in eine Stuckmauer eingelassen war, und betrat einen verwunschenen englischen Cottage-Garten. Vögel versuchten, mit ihrem Gezeter ein Eichhörnchen in die Flucht zu schlagen, das sich zu einem Angriff auf das mit Futter gefüllte Vogelhäuschen an-

schickte, und die Bucht von San Francisco glitzerte im Hintergrund. Doch der Gedanke an Frieden und Stille wurde endgültig zunichte gemacht, als Pru auf mein Klopfen hin die Haustür
öffnete. Kartons und Umzugskisten stapelten sich bis zur Decke,
es sah aus wie in einer mit Stalagmiten gefüllten Tropfstein-
höhle.

»Ich sagte doch, das glaubt einem keiner, der es nicht mit eigenen Augen gesehen hat«, begrüßte mich Pru und zwirbelte
ihre glatten dunklen Haare zu einem losen Nackenknoten. Weit
geschnittene Tai-chi-Trainingshosen hingen von ihren schmalen Hüften, und sie dehnte sich nach links und rechts, um die
steifen Gelenke nach einer schlaflosen Nacht zu lockern. An den
nackten Zehen trug sie breite Silberringe.

Fassungslos wanderte ich durch das ebenerdige Haus. Töpfe
und Pfannen machten Besteck, Nudeln und Gewürzen auf den
randvollen Arbeitsflächen in der Küche den Platz streitig. Unter
den Füßen knirschten Kaffeebohnen. Das Wohnzimmer sah aus,
als hätte eine Bombe eingeschlagen. In der Badewanne standen
Kisten, und eines der Gästezimmer war buchstäblich unzugäng-
lich.

Das Schlafzimmer hatte Rachel in kühlen, gedämpften Farben
gestaltet und nicht nur wohnlich, sondern perfekt eingerichtet.
Eine graue Katze sah mich aus einem Schaukelstuhl an. Da meine Kratzspuren nach Samanthas Angriff gerade erst verschorft
waren, behielt ich sie im Auge. Sie streckte die Vorderbeine,
dann rollte sie sich zusammen und begann zu schnurren. Ich
seufzte auf, in doppelter Hinsicht erleichtert. Zum einen war
eine Katzenattacke unwahrscheinlich, und zum anderen gab es
einen Raum im Haus, in dem die Geburt nicht inmitten eines
Chaos stattfinden musste.

»Wo ist Rachel eigentlich?«, fragte ich.

Pru deutete auf eine Reihe von Umzugskisten am anderen
Ende des Wohnzimmers. »Dahinter. Also dann, ich fahre jetzt
nach Hause und mache ein Nickerchen.«

Ich fand Rachel zwischen dem gemauerten, offenen Kamin

und einem zweieinhalb Meter hohen Stapel Kartons; sie schlief. Ihre braunen Haare ringelten sich auf den sommersprossigen Schultern, und ihr Gesicht war im Schlaf entspannt. Sie trug eine Windel wegen des blutigen Schleimabganges, und einen festen Sportbüstenhalter wegen ihres üppigen Busens. Sie wachte fluchend auf. »Verdammt, warum kann dieses Kind nicht mitspielen? Ich hab meine Zeit schließlich nicht gestohlen. Seit wann sind Sie hier?«

»Seit zehn Minuten. Meine Güte, ist das ein Durcheinander. Warum gehen wir nicht in Ihr Schlafzimmer?«

»Hier fühle ich mich wohler, keine Ahnung warum.«

Ich zuckte die Schultern und untersuchte sie. Der Muttermund war erst vier Zentimeter eröffnet.

»Das darf doch nicht wahr sein. Und das nach vierundzwanzig Stunden Wehen? Das halte ich nie im Leben durch!«

Bei einer langen, ermüdenden Wehentätigkeit besteht das Risiko einer Austrocknung, deshalb nötigte ich sie, fast einen Liter Wasser zu trinken und auf und ab zu gehen. Eine Stimulation der Brustwarzen sorgt in der Regel dafür, die Wehen richtig in Gang zu bringen, aber bei Rachel war es schon ein hartes Stück Arbeit, einen Wehenstillstand zu verhindern. Sobald ich die Hand wegnahm, ließen die Wehen nach. Aber schon nach kurzer Zeit murrte sie und stieß meine Hand weg.

Inzwischen war es Nachmittag geworden. Pru kehrte mit Lebensmitteln beladen zurück, die Haare noch nass und nach Hibiskus-Shampoo duftend. Sie räumte alles in den Kühlschrank und füllte den Fressnapf der Katze. Ich döste ein, und als ich gegen neunzehn Uhr abends aufwachte, untersuchte ich Rachel noch einmal. Sechs Zentimeter. Da sie eine weitere schlaflose Nacht nicht durchstehen würde, sprengte ich die Fruchtblase, in der Hoffnung, die Geburt voranzutreiben.

Sie ging unzählige Male zur Schlafzimmertür, aber jedes Mal hielt sie auf der Türschwelle inne. Sie blieb im Gang stehen, hielt sich am Türrahmen fest und schaukelte hin und her, doch dann schüttelte sie den Kopf und kehrte in das Chaos zurück, das im Wohnzimmer herrschte. Sechsunddreißig Stunden waren inzwischen vergangen.

»Herrgott, wann bequemt sich dieses Kind endlich, herauszukommen! Das schaffe ich nie! Sechsunddreißig Stunden Wehen sind dreißig Stunden mehr, als ich erwartet hatte. Bei meinen Schwestern ging es immer ruck, zuck. Was stimmt nicht mit mir? Ich brauche endlich eine Verschnaufpause. Wie lange dauert es denn noch?«

»Ich denke, bis morgen. Die Herztöne des Kindes sind in Ordnung, das Fruchtwasser ist klar, Sie machen Fortschritte. Es geht langsam, aber Ihr größter Feind ist die Erschöpfung.«

»Und die negative Einstellung«, seufzte Pru. »Du solltest sie schleunigst ändern. Ich höre dich nur schimpfen, stöhnen und fluchen.«

»Das würde doch wohl jede Frau in meiner Lage!«

»Nein, sag das nicht. Ich war bei acht Geburten dabei, aber du schießt den Vogel ab. Jammerlappen! Führst dich auf wie die Prinzessin auf der Erbse.«

Alle Achtung, dachte ich. Ich hätte nie gewagt, so unverblümt Klartext mit Rachel zu reden, aber Pru hatte damit offensichtlich kein Problem. Ich war überzeugt, dass Rachel den Hieb parieren würde, aber sie lachte nur und stand auf.

»Mist, verdammter! Da denkt man, dass man ein bisschen Mitleid verdient hat, aber nichts dergleichen. Du hast Nerven, über meine Einstellung zu meckern. Weißt du, was du mich kannst?« Sie bückte sich und reckte ihr nacktes Hinterteil in die Höhe.

Wir lachten. Aber die Kraft, die sie aus diesem verbalen Schlagabtausch ableitete, hielt nicht lange an; dann verging ihr das Lachen, und gegen Mitternacht war Rachel einem Zusammenbruch nahe. Ich schlug ihr vor, sich ins Bett zu legen, und Pru fügte hinzu: »Ja, mach das, oder hast du was gegen dein Schlafzimmer?«

Sie zuckte die Achseln. »Irgendwie habe ich das Gefühl, das ist nicht der richtige Ort.«

Dann ließ sie sich auf ihrem Lieblingsplatz zwischen den Umzugskisten nieder. Die Wehen zogen sich die ganze Nacht hin. Erschöpfende Kontraktionen, kaum der Rede wert, die aber den gesamten Organismus schwächten. Harte Arbeit. Eine schlimme Erfahrung für Rachel, die auch weiterhin jammerte und stöhnte. Um sechs Uhr morgens untersuchte ich sie ein weiteres Mal. »Sieben Zentimeter.«

»Mist!« Ich musste ihr Recht geben. Allmählich begann die Müdigkeit auf alle abzufärben.

Margaret, die mir bei der Geburt assistieren sollte, kam kurz danach und brachte frischen Wind ins Haus. Sie scheuchte die erschlaffte Rachel treppauf, treppab, trichterte ihr Saft und Wasser ein, begann wieder mit der Stimulation der Brustwarzen, damit es endlich vorwärts ging. Ich träufelte meine wehenfördernden homöopathischen Tropfen unter Rachels Zunge, aber nichts hatte dauerhafte Wirkung. Ich hängte sie sogar an den Tropf, damit sie genug Flüssigkeit erhielt, aber auch das schien nicht viel zu bringen. Wir vier hockten Schulter an Schulter in dem Wohnzimmer, so eng beieinander, als würden wir in einem Sarg Probe liegen. Rachel schleppte sich ab und zu in den Garten, aber schon nach kurzer Zeit kehrte sie in ihre Höhle zurück. Gegen Mittag war der Muttermund wider Erwarten vollständig erweitert.

Aber würde sie pressen? Keine Chance. Sie wollte, dass ihr die Wehen die Arbeit abnahmen.

Ich versuchte es mit allen Tricks, gut zureden, betteln, drohen und fluchen. Zwei Stunden vergingen. Drei Stunden. Die Sechzig-Stunden-Wehenmarke lag drohend vor uns, und sie hatte nicht mehr als zwei Stunden geschlafen, und das schlecht. Zum Glück schnurrte das Herz des Babys wie ein gut geölter Motor. Mit jeder Wehe ließ sich Rachel stöhnend zu ein paar leichten Presswehen überreden, die nichts brachten. Nach fast vier Stunden tauchte endlich der Kopf des Kindes auf.

»Rachel! Ich sehe das Kind schon. Raus damit! Pressen!«

Sie funkelte mich an. »Amfff.«

Und schon hörte sie wieder auf. Dann, aus heiterem Himmel, holte sie tief Luft, hielt den Atem an und presste wie ein Weltmeister. Der Kopf erreichte den Damm und wölbte ihn halb vor. Mehr Fortschritte als während der gesamten letzten zwei Stunden.

»Gut!«, feuerte ich sie an. »Weiter so, noch fünf, dann haben Sie es geschafft! Los jetzt!«

Eine weitere Wehe begann. »Amf«, machte Rachel. »Nummer eins.«

Ich sah Margaret an und verdrehte die Augen. »Meine Güte! Ich habe mich wohl nicht klar ausgedrückt, Rachel! Nicht fünf Mal lasch pressen, sondern mit Schmackes!«

»Mist, verdammter!«, murmelte sie und schlief ein.

Sechzig Minuten, fünfzehn Kontraktionen und zahllose Flüche später kam das Kind endlich. Rachel warf einen kurzen Blick auf ihre niedliche kleine Tochter, die an ihrer Brust lag. Sie gähnte und schloss die Augen, während ich die Plazenta entband und nähte. Rachel sagte kein einziges Wort, machte auch keinerlei Anstalten, mit dem Baby zu schmusen, eine intuitive Geste bei den meisten frisch gebackenen Müttern. In meinem Kopf schrillten Alarmglocken. Sie hatte während der Wehen kaum einen Gedanken an das Wohl des Kindes verschwendet, und nach der anstrengenden Geburt sah es nicht so aus, als hätte sich etwas an ihrer Einstellung geändert.

Margaret rollte die Nabelschnur zusammen und wickelte das kleine Mädchen. »Das ist aber eine Süße, Rachel. Schauen Sie doch mal die Finger an, alles perfekt.«

»Mmmm«, erwiderte Rachel und blickte aus dem Fenster. Dann sah sie mich ausdruckslos an. »Fertig?«

»Ja. Alles vorbei. Ist sie nicht hübsch?«

»Behalten Sie die Kleine im Auge, ja? Ich muss eine Runde schlafen.« Zu unserer Verblüffung stand sie auf, watschelte ins Schlafzimmer, breitete eine saugfähige Unterlage auf den sauberen weißen Laken aus und schlief ein.

Margaret und ich sahen uns an, sprachlos. Pru schüttelte nur den Kopf. Was war mit der Bindung zwischen Mutter und Kind? War Rachel ein klassisches Beispiel für die Frauen, die ihr Neugeborenes ablehnen? Kein Interesse, es zu stillen oder es von Kopf bis Fuß in Augenschein zu nehmen? Würde Rachel nach der anstrengenden Geburt überhaupt eine liebevolle Beziehung zu ihrem Kind entwickeln, wenn sie nicht einmal die wichtigen ersten Stunden miteinander verbrachten?

Pru stellte die Waschmaschine an, warf einen Blick in das Schlafzimmer, in dem Rachel tief und fest schlief, und machte sich mit gerunzelter Stirn auf den Heimweg. Margaret und ich bereiteten eine Tomatensuppe und einen Salat zum Abendessen zu, die auch noch für die nächsten Tage reichten, falls sie jemals erwachte. Margaret brach dicke Stücke von einem Stangenweißbrot ab und bestrich sie mit Cambozola, damit ich mich stärken konnte. Die Kleine lag auf meinem Schoß, während ich aß. Ich ließ sie an meinem kleinen Finger nuckeln, und es schien sie nicht zu stören, dass nichts kam, obwohl sie kräftig saugte.

Die Sonne ging unter, und der Himmel hinter der Skyline von San Francisco zeigte sich von seiner besten Seite, leuchtete in allen Schattierungen, von Rosa bis Purpur, Magenta und Orange. Ich dachte gerade daran, dass wir Rachel bald wecken mussten, damit wir gehen konnten, aber drei Stunden, nachdem sie eingeschlafen war wie eine Betrunkene im Vollrausch, hörten wir die Bodendielen knarzen, und sie kam in die Küche. Sie warf dem Kind auf meinem Schoß einen flüchtigen Blick zu, dann betrachtete sie mit lebhaftem Interesse den Tisch. Sie ging zum Kühlschrank und holte eine Schale Weintrauben, Schinken, drei Flaschen Bier und einen Käsekuchen heraus, den Margaret und ich übersehen hatten.

»Ich bin kurz vor dem Verhungern«, sagte sie. Sie verschlang die Suppe und den Salat, ein halbes Baguette mit mehreren Lagen Schinken und Käse, mehrere Handvoll grüne Weintrauben, ein Bier und zwei Stücke Käsekuchen. Dann lehnte sie sich zurück wie Henry VIII., einer der größten Schlemmer aller Zeiten, und klopfte sich den Bauch.

»Ich weiß jetzt, warum ich vorhin nicht ins Schlafzimmer gehen konnte: Das wollte ich mir für hinterher aufsparen. Es war
herrlich zu schlafen, in aller Ruhe, weil ich wusste, dass sich
mein Kind in guten Händen befindet. Und nun«, sie streckte die
Arme aus, »geben Sie diesen kleinen Quälgeist mal her.«

Ich überreichte ihr das friedliche Baby. Langsam schälte sie
ihre Tochter aus den Decken und begann, sie von Kopf bis Fuß
zu inspizieren. Schweigend sahen wir zu; endlich verhielt sie
sich so wie die meisten Mütter unmittelbar nach der Geburt.

»Schauen Sie sich diese Zehen an!«, flüsterte Rachel. »Einfach süß, und diese Finger! Vielleicht spielst du später Klavier
wie deine Großmutter!«

Das Baby klammerte sich an ihre Finger.

»Und die Haut ist so weich.« Sie hob ihre Tochter hoch und
schnupperte an ihrer Wange. »Du duftest ja noch besser als Käsekuchen, und das will was heißen.«

Margaret und ich hatten insgeheim gebetet und gehofft, dass
es nicht zu spät für das Einsetzen der magischen Kraft war – für
die magische Kraft der Liebe. Lächelnd fuhren wir nach Hause.

DIE FREUNDIN

Wie lange dauert es bei Ihrer lauten Patientin da drinnen noch?«, fragte Dr. Rider. Er runzelte die Stirn und deutete mit einer Kopfbewegung auf Kreißsaal 2, wo Latoya mit gekreuzten Beinen auf dem Bett saß. Wir konnten sie bis ins Schwesternzimmer hören. Sie summte zwischen den Wehen eine Gospelmelodie vor sich hin und stöhnte »Au-au-au!«, wenn die Kontraktionen ihren Höhepunkt erreichten.

»Ungefähr sieben Zentimeter«, erwiderte ich automatisch und hätte mich im nächsten Moment am liebsten geohrfeigt. Warum machte ich mir überhaupt die Mühe, diesem Kerl zu antworten? In der letzten Woche hatte er mich in die Enge getrieben und wissen wollen, wie viele Hausgeburten ich im Monat hatte und wie viel ich verdiente. Ich hatte die erste Frage beantwortet und die zweite um ein Haar. »Das geht Sie einen feuchten Dreck an«, hätte ich am liebsten gesagt, konnte es mir aber gerade noch verkneifen.

»Herrgott, warum gebt ihr Hebammen euren Patientinnen keine Medikamente? Ist das irgendein Geheimritual unter Frauen? Nach dem Motto, unter Schmerzen sollst du gebären?«

Jetzt kam er auch noch mit der Bibel daher. »Sie weiß, dass sie jederzeit ein schmerzstillendes Mittel haben kann. Aber sie hat ihre eigene Methode entwickelt, mit den Schmerzen fertig zu werden, und sie funktioniert doch bestens! Wenn sie Ihre Patientin stört, mache ich ihre Tür zu.«

Holly und Rita, zwei Krankenschwestern in der Geburtshilfe-Abteilung, schüttelten den Kopf, um anzudeuten, dass Latoya niemanden störte, außer Dr. Rider. Aber ich wusste bereits, wem der Doktor eigentlich den Krieg erklärt hatte: mir.

Es gab insgesamt nur drei Hebammen, Sandi, Lindy und

mich, und ungefähr fünfzig Geburtshelferinnen und -helfer auf der Station. Wir gingen höflich miteinander um, doch hinter der Fassade verbargen sich Kontroversen, die unausgesprochen blieben und jede Menge Sprengstoff enthielten. Die Ärzte waren wie vom Donner gerührt, wenn schwangere Krankenschwestern sie umgingen und darauf verzichteten, ihre Dienste in Anspruch zu nehmen, um sich für eine Hausgeburt mit Hebamme zu entscheiden. Dr. Rider hatte Cherie, die mit ihrem ersten Kind schwanger war, mit den Worten zur Rede gestellt: »Wie können Sie eine Hausgeburt auch nur in Betracht ziehen? Haben Sie hier auf der Station nicht genug miterlebt?«

Ohne mit der Wimper zu zucken, entgegnete Cherie: »Gerade deshalb will ich mein Kind ja zu Hause bekommen.«

Die Ärzte grollten heimlich, wenn Frauen, die sich bereits unter ihre Fittiche begeben hatten, gegen Ende der Schwangerschaft »fahnenflüchtig« wurden. Die Unterlagen über die Vorsorgeuntersuchungen an uns zu schicken war eine Bestätigung, dass sie zugunsten einer Hebamme abserviert worden waren. Bei uns gab es nur selten Komplikationen, und am wenigsten bei einer Hausgeburt. Einmal hörte ich zufällig, wie Irene, die Dienst habende Stationsschwester, zu Dr. Rider sagte: »Ist Ihnen eigentlich aufgefallen, dass bei den Frauen, die von unseren Hebammen betreut werden, dreißig Prozent seltener ein Kaiserschnitt gemacht werden muss?«

Einige Ärzte neideten uns die Beliebtheit und den Erfolg, aber unter dem Strich ging es um den schnöden Mammon, ein Thema, das in jeder Diskussion unterschwellig mitschwang. Wir berechneten weniger für unsere Dienste, hatten nur die Hälfte ihres Arbeitsvolumens im Monat und führten keine chirurgischen Eingriffe durch. Trotzdem konnten sich die Ärzte natürlich ausrechnen, dass wir gutes Geld verdienten, und das wurmte sie. Dass Hebammen Geburtshilfe leisten durften, war ihnen von oben aufoktroyiert worden; sie mussten mit der Konkurrenz leben, ob es ihnen passte oder nicht. Manche brachten ihren Unmut deutlich zum Ausdruck. Wie Dr. Rider.

Ich hörte, dass Latoya wieder mit ihrem »Au-au-au«-Gejam-
mer anfing.

»Himmeldonnerwetter, jetzt geben Sie ihr endlich eine Spritze! Sie ist schließlich erst siebzehn!« Gut, dass er keine Antwort
von mir erwartete, denn ich kochte vor Wut. Er konnte ihr Alter
nur wissen, weil er ihre Patientenkarte gelesen hatte, obwohl die
darin enthaltenen Daten vertraulich waren. Er fuhr fort: »Die
Kleine kann einem richtig Leid tun. Lebt von Sozialhilfe, hat
keinen Mann, und jetzt hat sie auch noch das Pech, Ihnen in die
Hände zu fallen. Warum muss sie sich so quälen? Dafür gibt es
doch gar keinen Grund, es sei denn, wegen Ihrer makellosen
Statistik.«

Jetzt wurde es mir langsam zu bunt. Ich hatte eine Statistik
über meine ersten fünfhundert Geburten aufgestellt und mit
den Schwestern über das Ergebnis gesprochen. Eine von ihnen
hatte das Blatt kopiert und an die Kork-Pinnwand im Schwesternzimmer gehängt. Drei Tage später hatte eine andere Schwester gesehen, wie Dr. Rider die Zahlen durch seine bifokale Brille
in Augenschein genommen hatte.

»Dann hat er das Blatt heruntergerissen und weggeworfen«,
hatte sie mir erzählt.

»Ich mache die Tür zu«, murmelte ich. Mit hoch erhobenem
Kopf marschierte ich zum Kreißsaal 2, aber ich spürte, wie sich
seine Blicke in meinen Rücken bohrten. Er war mir schon damals nicht sympathisch gewesen, als ich noch Krankenschwester in der Alta-Bates-Klinik gewesen war, und inzwischen war er
mir noch mehr zuwider, aber ich war entschlossen, mich nicht
auf sein Niveau herabzulassen und es ihm heimzuzahlen.

Ich betrat Latoyas Zimmer, schloss die Tür hinter mir und
holte tief Luft. Eine Freundin war bei ihr, ebenfalls noch nicht
volljährig, die ein Kind bekommen und die High School abgebrochen hatte. Das kleine Mädchen, das noch Windeln trug, saß
rittlings auf den Hüften seiner Mutter und blickte mit großen,
ernsten Augen in die Welt. Ich konnte mir nicht vorstellen, dass
die Freundin Latoya in irgendeiner Form eine Hilfe war. Andere

Geburtsbegleiterinnen massierten den Frauen den Rücken, holten einen kalten Waschlappen, hielten Händchen, aber von solchen Interaktionen war hier nichts zu sehen. Der Austausch beschränkte sich auf gelegentliche sarkastische Bemerkungen über die Klinik, Männer oder das Leben im Allgemeinen. Die Freundin marschierte im Raum hin und her, kaute mit offenem Mund Kaugummi und schaukelte ihre Tochter auf den Hüften, bis die bunten Haarspangen an den zahllosen Zöpfchen wackelten.

Latoya saß im Schneidersitz auf dem Bett, die Augen geschlossen, und zeichnete mit den Fingerspitzen Kreise auf ihren nackten Bauch. Dabei schaukelte sie hin und her und summte eine Melodie, die nach Kirche klang. Wenn eine Wehe einsetzte, schaukelte sie schneller. Sie versuchte, den Kreis weiterzuzeichnen, während sie vor sich hinsummte, aber wenn die Schmerzen zu stark wurden, stemmte sie sich mit den Fäusten gegen die Matratze, warf den Kopf in den Nacken und stieß besagtes Geheul aus, das Dr. Riders Aufmerksamkeit geweckt hatte.

»Au-au-au. Oh je, ojemine.« Sie schluchzte ein- oder zweimal auf und wischte sich eine vereinzelte Träne weg, dann entspannte sie sich.

»Wozu ham Sie die Tür zugemacht?« Die Freundin hielt in ihrem Marsch inne und funkelte mich wütend an. Das Gesicht des jungen Mädchens wirkte hart und mürrisch; es sah nicht so aus, als ob sie viel zu lachen hätte. Ein abgeschnittenes T-Shirt offenbarte eine Tätowierung am Bauch, selbst gemacht, dem Aussehen nach zu urteilen. Es hätte eine Spinne sein können. Sie musterte mich mit einem unfreundlichen Blick. »Häh? Wozu ham Sie die Tür zugemacht?«

Ihre Frage war mir peinlich. Ich wollte nicht, dass sie den Eindruck gewann, als würde *ich* Latoyas Geräuschpegel oder Verhalten missbilligen. Während ich versuchte, Zeit zu schinden, öffnete Latoya die Augen und sah zur Tür. »Mach ich zu viel Krach? Hat sich jemand beschwert? Es hilft mir am besten gegen die Schmerzen. Mehr kann ich nicht tun, um zu verhindern, dass ich schrei.«

Vielleicht hatte Dr. Rider Recht, und ich sollte ihr wirklich ein Schmerzmittel geben. Ich beobachtete, wie sie sich durch eine weitere Wehe schaukelte und versuchte, leiser zu sein. Tränen liefen ihr über das Gesicht. Sie summte lauter, biss sich auf die Lippen, aber es half nicht. Meine Philosophie geriet ins Wanken.

Wehenfördernde und schmerzstillende Medikamente enthielten nach meiner Ansicht die unausgesprochene Botschaft, dass man in das Geburtsgeschehen eingreifen musste, und dadurch weckte man ein Gefühl der Unzulänglichkeit bei den Frauen. Außerdem wusste jede Frau bei einer Klinikentbindung, dass beides in Hülle und Fülle zur Verfügung stand, in einem dreifach gesicherten Schrank am anderen Ende des Ganges. Außerdem wies ich die Erstgebärenden etwa zur Halbzeit nochmals auf diese Option hin: »Der Muttermund ist vier Zentimeter eröffnet, und ich kann Ihnen jetzt jederzeit etwas gegen die Schmerzen geben. Es ist allein Ihre Entscheidung.«

Obwohl Latoya ihre Sache hervorragend machte, fragte ich mich einen Moment lang, ob ich nicht doch meine kleine Rede halten sollte. Vielleicht war sie zu jung, um zu verstehen, was auf sie zukam, und ihre Freundin schien ihr keine Hilfe zu sein.

Ich wischte Latoya das von Tränen und Schweiß feuchte Gesicht ab. »Latoya, ich habe die Tür zugemacht, weil dort draußen ein Arzt ist, der meint, Sie würden die Geburt nicht ohne Medikamente durchstehen. Er ist sauer auf mich, weil ich Ihnen kein Schmerzmittel gebe, und deshalb möchte ich Ihnen noch einmal sagen, dass Sie jederzeit eine Spritze haben können.«

Aus dem Augenwinkel sah ich, wie die Freundin erstarrte. Sie funkelte mich an, schnaubte und trat mit ihren Gummischlappen gegen das metallene Nachtschränkchen, dass Wasser aus der Plastikschüssel schwappte. »Was hab ich dir gesagt, Toya? Über die Dokters? Hast du gehört, was dieser Dokter machen will?«

»Jaaa. Hab ich«, murmelte Latoya und winkte ab. Sie blickte mich unsicher an. »Muss ich was kriegen? Mach ich alles falsch? Woll'n Sie mir deshalb 'ne Spritze geben?«

Na wunderbar, dachte ich, genau das hatte ich vermeiden wollen. »Nein, Sie machen das ganz prima, wirklich …«

Ihre Freundin unterbrach mich mit einem noch kräftigeren Tritt gegen das Nachtschränkchen. »Immer der gleiche Scheiß! Das is alles, was die Dokters können. Uns Frauen zudröhnen und ruhig stellen. Mit Drogen, was anders is das nich! Drogen sind genau das, was die Leute in unserer Gegend kaputt macht. Du brauchst so'n Zeug nich, wenn alles normal is. Wirklich nich! Das is keine Art, Kinder zu kriegen, noch vor dem ersten Atemzug mit Drogen voll gepumpt. Mutter sein is auch so schwer genug.«

Sie holte Luft nach ihrer langen Rede, machte eine Blase mit ihrem rosa Kaugummi und ließ sie platzen, als wollte sie ihren Worten den gebührenden Nachdruck verleihen; dann setzte sie ihr Kind mit Schwung auf die andere Hüfte. »Das is harte Arbeit, und Drogen schon bei der Geburt nehmen ist kein guter Anfang. Wenn ich das ohne geschafft hab, kannst du das auch, Toya. Haste gehört?«

Sprachlos starrte ich das junge Mädchen an, das wusste, wie es auf der Welt zuging und sich von niemandem die Butter vom Brot nehmen ließ. Sie mochte nicht zu den Geburtsbegleiterinnen gehören, die der Freundin den Rücken massierten oder die Hand hielten, aber allein durch ihre Anwesenheit flößte sie Latoya Mut und Selbstvertrauen ein, ihr Kind auf natürlichem Weg zur Welt zu bringen. Ich, eine Weiße, Hebamme und Autoritätsperson, hätte ihr nie diese Art von Unterstützung geben können. Aber für alles andere konnte ich sorgen. Ich stieg zu Latoya auf das Bett und setzte mich im Schneidersitz vor sie. Bei der nächsten Wehe hielt ich sie und flüsterte ihr zu: »So, Toya, jetzt summen Sie mit mir zusammen, so laut Sie wollen. Und stöhnen dürfen Sie auch, aber tief aus dem Bauch heraus. Ja?«

»Machen andere Frauen auch so viel Krach?«, fragte sie.

Die Freundin machte auf dem Absatz kehrt und verdrehte die Augen. »Krach? Da hättest du mich mal hör'n sollen. Ich hab *gekreischt* …«

Es war das einzige Mal, dass ich sie lächeln sah.

»Wirklich. Is das in Ordnung?«, fragte Latoya noch einmal.

»Hundertprozentig«, versicherte ich.

Bei der nächsten Wehe klammerte sie sich an mich und heulte wieder auf. Dann kroch sie mir buchstäblich auf den Schoß. Mit gespreizten Beinen, wie ein Koalabär auf einem Eukalyptusbaum, schlang sie die Arme um mich und drückte den Kopf gegen meine Schulter. Ihr Schweiß tränkte die Vorderseite meines sterilen OP-Kittels, und ich roch den süßlichen, blumigen Geruch von Haargel in ihren fest geflochtenen Zöpfen.

Die Freundin hörte endlich mit ihrem Marsch auf und nahm in dem Vinylsessel Platz, setzte ihre Tochter auf ihren Schoß und schob das nabelfreie Top hoch, um eine prall gefüllte Brust zu enthüllen. Die Kleine brauchte einen Moment, bis sie die richtige Position fand, dann trank sie selig und blickte dabei in das ernste Gesicht der Mutter. Plötzlich bäumte sich Latoyas Körper auf und sackte nach vorne. Sie stöhnte, abgrundtief. Wenn ich diese Situation nicht schon Tausende von Malen erlebt hätte, hätte ich vermutlich gedacht, ihr sei speiübel. In meinen Vorbereitungskursen verglich ich die Presswehen oft mit dem Erbrechen: »Es ist ähnlich wie beim Erbrechen, nur umgekehrt. Es drückt nicht nach oben, sondern nach unten.«

Latoya presste mit aller Macht nach unten. Ich habe die Erfahrung gemacht, dass die Geburt bei jungen Mädchen entweder sehr langsam und mühevoll oder aber sehr schnell über die Bühne geht. Eine goldene Mitte scheint es nicht zu geben. Bei Latoya ging es blitzschnell. Sie warf sich mit dem ganzen Körper nach vorne, während sie presste, und hielt mich dabei so fest, dass ich dachte, sie wolle verhindern, dass ich ihr Kind entband. Als die Wehe zu Ende war, befreite ich mich aus der Umklammerung und drückte auf die Klingel neben dem Bett, damit eine Schwester die Instrumente, das Wärmebett für das Baby und das ganze übrige Brimborium brachte.

Latoya ließ sich auf den Rücken fallen und packte ihre Knöchel; sie sah urwüchsig aus, wie eine Inka-Statue von der Göttin der Fruchtbarkeit. Bei jeder Wehe stöhnte und presste sie mit solcher Kraft, dass es aussah, als würde sie gleich explodieren. Die Freundin legte ihre Tochter auf dem Bett neben dem Kissen ab und bezog neben Latoya Stellung. Dann berührte sie sie zum ersten Mal: Sie ergriff Latoyas wild herumfuchtelnde Hand und drückte sie an ihre Brust. Die andere Hand streckte sie nach oben, mit geballter Faust, das Kampfzeichen der Black-Power-Bewegung.

»Sei stark«, knurrte sie. »Sei stark und kämpf gegen die Schmerzen. Du schaffst es!«

Latoya nickte und presste abermals. Es dauerte nicht lange, bis sie ihren kleinen Sohn im Arm hielt. Fünf Minuten später, noch bevor der kleine Dammriss genäht und die Plazenta geboren war, wickelte die Freundin das Neugeborene in eine Decke und sagte: »Alles klar, Schwester, ich verkrümel mich. Wir sehen uns morgen, wenn du wieder zu Hause bist.«

Peng! Und weg war sie.

Latoya strich über die braunen Haare ihres Sohnes, zog seine weichen gekräuselten Haare lang und lächelte, als sie sich wieder ringelten. Sie beugte sich zu ihm hinunter und strahlte, als er mit den Fingern ihre Lippen berührte. Sie öffnete den Mund, saugte die ganze Hand ein und lachte, als er sie wegzog.

»Wirst du später der Freund von Shandas Baby?«, flüsterte sie.

»Shanda, ist das Ihre Freundin?«, fragte ich.

»Meine beste Freundin. Sie hat mir alles über die Geburt und Babypflege und Stillen und den ganzen Kram erzählt. Keine Ahnung, was ich ohne sie gemacht hätte. Alleine hätt ich das bestimmt nich gepackt. Sie hat mir mehr geholfen, als ich sagen kann.«

»Und, wie fühlen Sie sich jetzt, wo alles überstanden ist, ohne Medikamente, Latoya?«, fragte ich nach dem letzten Stich, als ich den Faden abschnitt.

Sie sah mich schüchtern, aber mit erwachendem Selbstvertrauen an. »Stolz. Richtig stolz.«

Ich wünschte, Dr. Rider hätte die Antwort hören können.

Was für Blumen sind das?

Ich betrat das überfüllte Wartezimmer, um meine nächste Patientin aufzurufen. Die Bougainvilleablüten vor den Fenstern tauchten das Innere meiner Praxis in ein purpurrosa Licht und verliehen der späten Vormittagssonne die satten Farben des Sonnenuntergangs.

Eine Frau stach aus allen anderen heraus. Nach dem Bauchumfang zu urteilen hätte man meinen können, dass Drillinge unterwegs waren, und sie sah unwohl aus. Doch selbst mit ihrem fahlen Teint und dem ausgemergelten Gesicht erinnerte ihre stolze Haltung an die Schönheit der Mona Lisa. Sie mochte um die vierzig sein, aber das war schwer zu sagen.

Sie trug ein altmodisches blassblaues Umstandskleid, einen Hänger, der sich über ihrem gewölbten Bauch spannte. Die anderen Frauen hatten Zeitschriften aufgeschlagen und sie auf ihren Bäuchen mit durchschnittlichem Umfang abgelegt, um zu kaschieren, dass sie immer wieder zu der stillen Frau hinüberblickten, die auf dem letzten Sessel in der Reihe saß. Sie hatte die Augen geschlossen und nickte bedächtig, wenn der jüngere Mann, der sie begleitete, ihr etwas ins Ohr flüsterte. Er hielt ihre knochige Hand wie ein Beichtvater, was mich überzeugte, dass er weder ihr Ehemann noch ihr Geliebter war. Hin und wieder schlug er eine Passage in einem kleinen gebundenen Buch nach, das geöffnet auf seinen Knien lag. Es sah aus wie das Brevier eines Priesters, abgegriffen und mit zahlreichen Eselsohren.

»Patricia?«, rief ich.

Sie öffnete die Augen und sah mich einen Moment verständnislos an, schien mit ihren Gedanken weit weg gewesen zu sein. Ihr Versuch, sich aus dem tiefen gepolsterten Sessel hochzuhieven, scheiterte an dem ausladenden Bauch. Der junge Mann stand auf und half ihr beim Aufstehen. Die anderen Frauen im Wartezimmer beobachteten sie unter sittsam gesenkten Lidern. Trotz ihres Bauchumfangs war ihr Gang leicht und anmutig, und ihre Arme bewegten sich wie die einer Ballerina beim Spitzentanz, wobei die Sehnen an ihren mageren Armen sichtbar wurden. Der Mann blieb im Wartezimmer, und bevor ich die Tür des Sprechzimmers schloss, sah ich, wie er in dem roten Lederbuch die Seiten aufschlug, die mit einem roten Band markiert waren.

Patricia nahm auf einem Stuhl mit gerader Rückenlehne Platz und versuchte vergebens, das Umstandskleid über ihrem ausladenden Bauch glatt zu ziehen. Sie drehte an ihrem lose sitzenden Ehering, lächelte und schwieg. Dann machten wir uns miteinander bekannt, und ich legte eine neue Patientenkarte an. Patricias Mann hatte morgens angerufen und den Termin ausgemacht, aber seine Angaben waren vage und konfus gewesen.

»Meine Frau soll in diese … Klinik«, hatte er gesagt. »Aber wegen ihres Aussehens verlangen sie einen Nachweis, dass sie nicht schwanger ist, bevor sie aufgenommen wird.«

Als ich jetzt daran zurückdachte, regte sich ein leiser Verdacht in mir. Irgendetwas stimmte hier nicht. Mir wurde bewusst, dass ich bei seiner Beschreibung eine fettleibige Frau erwartet hatte, die eine Schlankheitskur unter ärztlicher Aufsicht machen wollte. Aber diese große, magere Frau vor mir gehörte einer ganz anderen Liga an. Ich hatte mehr als zwanzig Jahre lang Schwangere untersucht und noch nie einen so ausladenden Bauch gesehen, aber ihr Mann hatte behauptet, sie sei nicht schwanger. Warum kam sie dann zu mir, einer Hebamme? Ich begann, die Leerstellen auf dem Formblatt auszufüllen. Adresse, Telefonnummer, Geburtsdatum. Ich rechnete. Sie war achtunddreißig Jahre alt. »Anzahl der vorherigen Schwangerschaften?«

»Keine.« Täuschte ich mich, oder hatte ihre Stimme traurig geklungen? »Tim und ich hatten nie Kinder, und als meine Periode vor zwei Jahren ausblieb, nahmen wir an, dass die Wechseljahre begonnen hatten.«

Klimakterium, mit sechsunddreißig? Die Alarmglocken schrillten lauter. Ich zögerte, als ich zur nächsten Frage kam. Ich brauchte Zeit, um mich für das zu wappnen, was ich befürchtete. Ihre Antwort würde mir verraten, ob meine Vermutung stimmte.

»Das ist ziemlich jung für die Menopause«, sagte ich schließlich. »Waren Sie beim Arzt?«

Den Kugelschreiber in der Hand, zwang ich mich, sie anzublicken. Sie erwiderte meinen Blick gelassen. »Nein.«

Dann fiel der Groschen. Mein Kugelschreiber verharrte bei der Leerstelle für die Religionszugehörigkeit. »Sind Sie Anhängerin der Christlichen Wissenschaft?«

»Ja, wir beide, mein Mann und ich.«

In dem Augenblick wurde mir klar, dass sie sterben würde.

Der tonnenförmig aufgetriebene Bauch deutete auf Krebs in fortgeschrittenem Stadium, und die bleiche, leicht gelbliche Haut auf Metastasen in Leber oder Nieren. Die Gliederschwäche zeugte vom letzten Aufbäumen des Körpers gegen den Feind, der ihn von innen auffraß. Ein Karzinom also. Leber? Dickdarm? Eierstöcke? Ich hatte keine Ahnung, aber eindeutig ein Krebs, der stark gestreut hatte.

Ihr Bemühen, medizinische Fachbegriffe zu vermeiden, ihr Zögern, über die physischen Aspekte ihrer Erkrankung zu reden, und das Fehlen jeglicher medizinischen Versorgung waren Hinweise, nach denen ich Ausschau zu halten gelernt hatte, denn sie war nicht die erste Angehörige der Christian Science unter meinen Patientinnen. Aber im Gegensatz zu den anderen Frauen würde sie am Ende kein Kind in den Armen halten, das größte Geschenk des Lebens.

Vielleicht hatte sie mit ihrer Krankheit Frieden geschlossen, aber ich kämpfte noch mit allen möglichen Vorstellungen davon, was für Geschenke ich mir an ihrer Stelle vom Leben gewünscht hätte. Das größte Geschenk wäre Zeit gewesen. Zeit, um zu heilen, vielleicht ein Kind zu adoptieren und es zu lieben. Zeit, um sich am Mast eines Segelbootes festzuhalten und den Wind im Gesicht zu spüren, die Gefühle durch Tanzen zum Ausdruck zu bringen. Zeit, um einen fernen Hügel zu besteigen, bis zum Gipfel, im Frühling, wenn die Narzissen blühen, Zeit, es zumindest zu versuchen.

Ihr blieb nicht mehr viel Zeit, und ich versuchte, dieses Wissen vor ihr zu verbergen. Aber als ich sie ansah, war mir klar, dass ich ihr nichts vormachen konnte. Ihr Lächeln deutete darauf hin, dass sie keine Angst vor dem Tod hatte.

»Ist das Ihr Heiler im Wartezimmer oder Ihr Mann?«

Ihr Lächeln wurde entspannter, als sie merkte, dass ich weder ihren Glauben noch ihre Entscheidungen zu kritisieren gedachte. »Mein Mann arbeitet; das ist mein Ausüber, wie wir ihn nennen. Es war sein Vorschlag, hierher zu kommen. Sie haben vor einiger Zeit eine Angehörige unserer Religionsgemeinschaft entbunden, und sie erzählte uns, dass Sie sich wunschgemäß nur auf das Nötigste beschränkt haben, was die Untersuchungen und medizinischen Verfahren angeht. Er meinte, dass Sie mir vielleicht etwas Schriftliches geben können, damit ich eine Weile in Arden Wood bleiben kann.«

Das war die längste zusammenhängende Rede, die sie gehalten hatte, und die Anstrengung hatte sie erschöpft. Sie versuchte, tief einzuatmen, musste sich dabei aber zurücklehnen, damit sich der Brustkorb ausdehnen konnte. Sie holte keuchend Luft.

Arden Wood ist ein großes Hospiz der Christian Science, wo die Mitglieder der Glaubensgemeinschaft beten, Fürsorge und Unterstützung erhalten und in Würde sterben können, wenn die Zeit gekommen ist. Früher wurden in solchen Einrichtungen, die es überall in Amerika gab, auch Kinder geboren, aber das wurde infolge strittiger Rechts- und Zulassungsfragen unterbunden.

»Glauben Sie, dass Sie schwanger sein könnten, Patricia?«

»Nein, ganz sicher nicht, aber die Klinik braucht eine entsprechende Bestätigung, sozusagen als juristische Rückendeckung.«

Wieder rang sie nach Luft. Ein magentafarbener Lichtstrahl fing sich in der goldenen Spange, die ihr Haar zusammenhielt.

»Haben Sie Schmerzen?«

»Nein. Nur leichte Verdauungsbeschwerden, die vor drei Wochen anfingen, und ich bin ein bisschen kurzatmig.«

Verdauungsbeschwerden? Bestimmt waren sie alles andere als leicht, dachte ich und stellte mir die Krebszellen vor, die in ihren Organen wüteten, sie von innen nach außen zerstörten.

»Gut. Dann werde ich Sie jetzt untersuchen. Ich bin sicher, dass wir eine Lösung finden.«

Während sie sich auszog, wartete ich im Gang mit dem Rücken zur Wand und starrte an die Decke. Achtunddreißig Jahre alt. Die Patientinnen von Hebammen sterben für gewöhnlich nicht mit achtunddreißig. Unser Beruf schenkt uns viele glückliche Augenblicke, ist lebensbestätigend, befasst sich definitionsgemäß mit Geburten, die nach menschlichem Ermessen normal verlaufen. Und mit achtunddreißig zu sterben ist nicht normal.

Als ich den Untersuchungsraum betrat, saß sie auf dem Tisch, den Kopf zum Fenster gewandt, das mit Bougainvillea-Ranken überwuchert war. Sie betrachtete die scharlachroten Blüten während der ganzen Untersuchung. Ich hatte ihr Kissen gebracht, damit sie sich zurücklehnen konnte, und tastete ihren Bauch ab, der um den Nabel derart aufgebläht war, dass die straff gespannte Haut durchscheinend wirkte. Der ganze Bereich fühlte sich so hart an, dass ich ihn nicht einmal mit den Fingerspitzen eindellen konnte, geschweige denn tiefer gehen, um die Umrisse von einem vielleicht längst abgestorbenen Fötus oder einem großen Tumor zu ertasten. Ich horchte den gesamten Bauchraum mit dem CTG ab. Keine Herztöne, außer dem tiefen, regelmäßigen Trommelschlag ihrer eigenen Aorta. Langsam, ungefähr achtzig Schläge in der Minute. Nicht das schnelle *pocketa-pocketa-pocketa*, ein Rhythmus, der mir immer ein Lächeln entlockt. Ich horchte alles ab. Kein Kind.

Bei der vaginalen Untersuchung benutzte ich zuerst ein Spekulum, konnte aber die Umrisse des Gebärmutterhalses nicht erkennen, weil rosafarbene, blumenähnliche Tumore den gesamten Vaginalkanal füllten. Als ich fertig war, hafteten blutige Gewebefetzen an meiner Handfläche.

»Patricia, haben Sie häufig Blutungen?«, fragte ich, bemüht, meine Frustration zu verbergen. Nicht einmal vierzig. Vielleicht hätte man sie retten können. Aber jetzt? Die Vorstellung, dass sie jemals in einem Segelboot auf das offene Meer hinausfahren könnte, würde eine Fantasie bleiben.

»Hin und wieder, obwohl es in den letzten Tagen mehr geworden ist.«

»Und nach dem Verkehr?«

»Hatten wir schon lange nicht mehr«, erwiderte sie und blickte noch immer über ihre Schulter zum Fenster, auf die Stiele der Blumen, die das sichtbare Netz der Adern auf ihrem Bauch mit einem rosa Schimmer überzogen. »Was für Blumen sind das?«

»Bougainvillea. Sie blühen herrlich, finden Sie nicht auch? Bougainvillea.« Aber das Wort stimmte mich traurig.

Als sie sich angezogen hatte, bat ich ihren Begleiter in das Untersuchungszimmer und sagte beiden, eine Schwangerschaft sei unwahrscheinlich, aber ein abgestorbener Fetus, unter Umständen auch zwei, nicht ganz auszuschließen. »Sie sollten unbedingt eine Ultraschalluntersuchung durchführen lassen, um sicherzugehen. Sie kann umgehend vorgenommen werden, und Sie haben ein paar Stunden später das Ergebnis.«

»Ich werde tun, was Sie für nötig erachten«, sagte Patricia. Dann begann sie zu husten und bedeutete dem jungen Mann, der mit ernster Miene an ihrer Seite saß, fortzufahren.

»Ja, und Patricia und ich möchten uns bei Ihnen bedanken, dass Sie ihr sofort einen Termin gegeben haben und so verständnisvoll waren. Wenn Sie ein besseres Gefühl haben mit der – wie hieß das Wort noch mal?«

»Ultraschall. Die Untersuchung ist völlig schmerzlos und zeigt die Bauchhöhle von innen.«

»Ja, Ultraschall. Wenn Sie das Gefühl haben, dass es nötig ist, sind wir natürlich einverstanden. Wir werden alles tun, was erforderlich ist. Ich bin sicher, Sie verstehen.«

Ich verstand in der Tat. Ich hatte genügend Angehörige der Christian-Science-Glaubensgemeinschaft betreut, um zu wissen, dass die meisten nichts weiter von mir wollten als meine rein formale Anwesenheit bei der Geburt. Sie lehnten Blutuntersuchungen ab, um genetische Defekte festzustellen, und nahmen weder Vitamin- noch Eisenpräparate. Aber sie versuchten immer, juristische Klippen zu umschiffen oder Schlagzeilen zu vermeiden. Patricia und ihr Begleiter wussten, dass ich ihre Entscheidung missbilligte, allein auf die Kraft des Gebetes zu vertrauen, um Seelenheil zu erlangen, aber nicht versuchen würde, sie mit allen Tricks zu meiner Meinung zu bekehren. Sie vertrauten mir, verließen sich darauf, dass ich ihr weder ein schlechtes Gewissen machen noch sie verurteilen würde. Sie wollten mich andererseits aber auch nicht in eine prekäre Lage bringen, vor den Kadi oder eine medizinische Prüfungskommission, weil ich gegen die Richtlinienverordnungen in der Geburtshilfe verstoßen hatte. Das war der einzige Grund für Patricia, meiner Bitte nachzukommen.

Sie verabschiedeten sich und gingen in die Radiologieabteilung, mit der Auflage, anschließend in meine Praxis zurückzukommen. Ich untersuchte mehrere andere Frauen, aber es fiel mir schwer, mich auf Wehwehchen wie Sodbrennen, Müdigkeit und geschwollene Knöchel zu konzentrieren. Am liebsten hätte ich gesagt:»Habt ihr die Frau gesehen, die gerade gegangen ist? Sie klagt nur über leichte Verdauungsbeschwerden und Kurzatmigkeit. Sie weiß, dass sie sterben wird, während Sie ein Kind bekommen, trotz Rückenschmerzen und Schlafstörungen.«

Ich musste mich zusammenreißen, um meine Ungeduld nicht zu zeigen, eine Reaktion, die von dem Gefühl der Trauer und Hilflosigkeit überschattet war. Patricia schien mit ihrem Schicksal versöhnt zu sein. Ich nicht.

Das Telefon läutete.

»Sie haben uns eine Patientin geschickt, Patricia Adams. Können Sie uns ein paar Informationen über sie geben?«, sagte der Radiologe. Seine Stimme klang entsetzt und empört.

»Tut mir Leid, ich hätte Sie vorwarnen sollen, aber ich konnte in ihrem Beisein nicht reden.«

»Also ... so etwas haben wir noch nicht gesehen!«

»Ich weiß.«

»Sie sind doch Hebamme, oder? Also, wer ist ihr Arzt? Wer hat sie behandelt, oder vielmehr, *nicht* behandelt? Weil sie ...« Seine Stimme wurde lauter, anklagend, wütend.

»Halt, es ist nicht so, wie Sie denken. Es war ihre eigene Entscheidung. Sie gehört der Christlichen Wissenschaft an und braucht nur einen Nachweis, dass sie nicht schwanger ist, damit sie in einer Klinik ihrer Glaubensgemeinschaft aufgenommen wird.«

»Um was zu tun? Zu sterben? Denn das ist es, was ihr bevorsteht.«

»Ich weiß. Und sie weiß es auch.«

»Das darf doch alles nicht wahr sein! Weiß sie, was mit ihr los ist? Weiß sie ...«

Ich unterbrach ihn. »Sie weiß es. Es ist ihr Glaube, und sie hat mit ihrem Leben abgeschlossen.«

»Ich weiß, ich weiß. Ich kapiere es bloß nicht. Während der Untersuchung war sie die Ruhe in Person. Dabei ist sie todkrank. Vier MTA und zwei Radiologen haben die Aufnahmen überprüft. Krebs im Endstadium, und sie lächelt!«

»Also keine Schwangerschaft?«

»Nichts dergleichen. Nur Metastasen, überall, in sämtlichen Organen und Zwischenräumen. Man kann kaum noch unterscheiden, was was ist. Es ist zum aus der Haut fahren!«

Ich seufzte. »Tut mir Leid, dass ich Ihnen die Aufregung nicht ersparen konnte. Ich fühle mich auch nicht gut dabei. Aber schicken Sie die beiden einfach zu mir zurück, und die Aufnahmen plus Auswertung wie üblich per Post.«

»Aber mit einer Operation und dank der Fortschritte in der modernen Medizin hätte sie eine Überlebenschance gehabt.«

»Ich weiß. Danke.« Ich legte auf und ließ den Kopf in meine Hände sinken. Ich hatte bis zuletzt noch einen Funken Hoffnung gehabt und gebetet, dass ich mich irrte, dass es eine logische Erklärung für ihren Zustand gab, dass es sich um ein lösbares Problem handelte. Der Hoffnungsschimmer hatte sich verflüchtigt. Sie würde sterben, das stand fest.

Als Patricia gleich darauf zurückkehrte, gab ich ihr ein Schreiben mit meinem Briefkopf. Für sie war die Angelegenheit damit beendet. Sie hatte, was sie wollte: ein Blatt Papier, das ihr die Aufnahme in eine Welt ermöglichte, in der man sie mit Liebe und Mitgefühl auf der letzten Reise ihres Lebens begleiten würde. Ein Brief mit nur wenigen Zeilen. Man hatte mich um das Nötigste gebeten, und ich hatte der Bitte entsprochen. Ein einziges Blatt Papier, auf dem es hieß: »Visuelle, bimanuelle und Ultraschalluntersuchung haben übereinstimmend ergeben, dass bei Patricia Adams keine Schwangerschaft vorliegt. Für weitere Informationen stehe ich Ihnen jederzeit zur Verfügung.«

Ich umarmte sie, als sie meine Praxis verließ. Sie lächelte und berührte mit ihrer knochigen Hand meine Wange; es war wie ein Segen.

»Vielen Dank. Das war sehr freundlich von Ihnen«, sagte sie.

»Ich wünsche Ihnen alles Gute«, erwiderte ich, gegen den Kloß in meinem Hals ankämpfend.

»Danke. Es wird alles gut werden.«

Ich nickte und wandte mich wieder dem Wartezimmer zu, wo zwei Frauen mit ihren Sprösslingen zu tun hatten, die sich um ein Spielzeug stritten.

Zehn Tage später klingelte abends das Telefon, als ich gerade Reis ins kochende Wasser schüttete. »Mrs. Vincent? Tim Adams am Apparat.«

Tim Adams, Tim Adams. Ich dachte angestrengt nach, konnte den Namen aber nirgends unterbringen. »Entschuldigung, wie war gleich Ihr Name?«

»Tim Adams. Meine Frau war bei Ihnen, Patricia Adams.«

Patricia Adams! Der aufgetriebene, tonnenförmige Bauch, die

fahle Haut, die Metastasen. Der innere Friede, den sie ausstrahlte. »Oh ja, ich erinnere mich gut an Ihre Frau.«

»Sie ist vor ein paar Tagen von uns gegangen.«

Ich musste mich hinsetzen. »Oh, das tut mir so Leid.«

»Danke. Und danke auch, dass Sie ihr geholfen haben.«

»Ich wünschte nur, ich hätte mehr für sie tun können. Ich wünschte …« Was? Ich hatte mir etwas anderes gewünscht als sie. Ihr Wunsch war in Erfüllung gegangen.

»Patricia ist von ihren Leiden erlöst. Aber es gibt etwas, was Sie für mich tun könnten.«

»Natürlich. Brauchen Sie noch weitere Unterlagen? Gibt es juristische Probleme?«

»Nein, nein, nichts dergleichen. Ich habe nur eine einfache Frage. Als es mit ihr zu Ende ging, war sie mit ihren Gedanken weit weg und sprach nur noch über Blumen. In einem klaren Moment sagte sie, sie hätte in Ihrer Praxis Blumen gesehen. Ich wollte welche zur Erinnerung an sie pflanzen, aber ihr fiel der Name nicht mehr ein.«

Ich musste den Hörer mit der Hand abdecken, damit er nicht hörte, wie ich ein Schluchzen unterdrückte. Für ihn war sie ein Kind Gottes, das heimgekehrt war in das Reich des Vaters, und ich hörte keine Traurigkeit in seiner Stimme. Er wirkte genauso versöhnt mit dem Schicksal wie seine Frau, an dem Morgen vor zehn Tagen. Ich durfte ihn nicht mit meinen Tränen darüber belasten, was hätte sein können. Es war mein Kummer, nicht seiner.

»Hallo, Mrs. Vincent? Sind sie noch dran?«, fragte er in die Stille hinein.

Ich holte tief Luft, bemüht, das Zittern in meiner Stimme zu unterdrücken. »Bougainvillea«, flüsterte ich. »Purpurfarbene und magentarote Bougainvillea.«

DIE GEBURT IST EIN KLACKS

Konzentriere dich nur auf den Augenblick, Judy, und wenn eine Wehe vorbei ist, lass sie los. Sie ist weg, gehört ein für alle Mal der Vergangenheit an. Versuche, im Hier und Jetzt zu bleiben ...« Ich hatte dieselbe Philosophie im Laufe der Jahre tausendmal wiederholt und Frauen geholfen, geerdet zu bleiben. Ihnen geholfen, gegen das Gefühl anzukämpfen, den Schmerzen einer Geburt nicht gewachsen zu sein.

Aber Judy brauchte keinen Nachhilfeunterricht. Sie hatte die Lektion bereits gelernt. Während ihrer ersten unkomplizierten Zwölf-Stunden-Entbindung hatte sie stundenlang unter der Dusche gestanden. Dieses Mal zog die Badewanne sie magisch an. Bevor ich meine Rede beendet hatte, flatterten ihre Augenlider, und sie glitt langsam tiefer ins Wasser, grenzte die Außenwelt aus. Wie eine schwangere Maharani inmitten ihres Hofstaates ruhte sie im Badezimmer des alternativen Geburtszentrums. Ich saß auf dem Toilettendeckel, Bonnie auf dem Rand der Wanne.

Wir drei hatten oft Urlaub in Griechenland gemacht und uns über den blauen Himmel, die Bücher von Nikos Kazantzakis und den Sonnenuntergang hinter der Akropolis unterhalten. Wir hatten Erinnerungen aufgefrischt, an das Klicken der Rosenkranzperlen, an Tintenfische, die in Reih und Glied auf Wäscheleinen zum Trocknen hingen, an den Anisgeschmack des Ouzo und die Suche nach dem besten Baklava, einem köstlichen Naschwerk aus Nüssen, Honig und Blätterteig. Alle paar Minuten hatten wir geschwiegen und beobachtet, wie Judy die Augen schloss und sich im warmen Wasser hin und her wiegte. Dann richtete sie sich kerzengerade auf und sagte: »Seid ihr nun auf Santorini mit dem Esel geritten oder zu Fuß gegangen?«

Ich schüttelte lächelnd den Kopf, wunderte mich über ihre eiserne Selbstdisziplin. Damals, als ich die ersten Geburtsvorbereitungskurse durchgeführt hatte, hatte ich oft vorherzusagen versucht, wie sich die einzelnen Frauen während der Entbindung verhalten könnten. Nach ein paar Jahren gewöhnte ich mir diese nutzlose Übung ab. Dass es unmöglich war, Prognosen über den Wehenverlauf zu stellen, war nur die eine Seite der Medaille. Die andere war die Reaktion der Frauen angesichts dieser Unwägbarkeiten.

Eine der Teilnehmerinnen war beispielsweise an allen sechs Kursabenden in einem maßgeschneiderten Hosenanzug erschienen und wirkte völlig verkrampft. Sie umklammerte die dunkelblaue Handtasche auf ihrem Schoß, hatte die Beine damenhaft an den Knöcheln übereinander geschlagen und saß die ganze Zeit stumm und mit ausdrucksloser Miene da. Ich tippte auf einen Kaiserschnitt nach kürzester Zeit, da sie aussah, als sei sie unfähig, sich zu entspannen. Ich hatte zufällig Dienst, als sie mit Wehen in die Klinik kam. Ich war fast so erstaunt wie ihr Mann, der diese Seite ihrer Persönlichkeit offenbar nicht kannte, als sie die Haarnadeln aus ihren langen blonden Haaren zog, jeden Fetzen auszog, den sie auf dem Leib trug, und sich nackt auf das Bett legte. Die Haare wie Seetang über dem schweißnassen Gesicht, schaukelte sie sich durch eine turbulente Entbindung, die nach genau sechs Stunden endete, als sie atemlos und triumphierend ihr Kind im Arm hielt.

Als ich erkannte, dass es zu viele unbekannte und unberechenbare Faktoren gab und die Prognosen genauso danebengingen wie Pfeile, die man auf ein unsichtbares Ziel abschießt, gab ich den Versuch schließlich auf.

Ich schlug den Frauen vor, aufzuschreiben, wie sie sich ihre Wunschgeburt vorstellten, in allen Einzelheiten, wenn sie wollten. Dann ermutigte ich sie, eine kleine New-Age-Zeremonie abzuhalten und das Blatt Papier zu verbrennen, bis nur noch Asche übrig blieb. Dieses schriftlich umrissene Szenario war oft das Einzige, was an ihre Traumgeburt herankam. Keine Frau kann im Voraus wissen, ob sie nach sechs Stunden Wehentätigkeit eine Hauruck-Geburt haben oder vierzig Stunden zu Gange sein wird, begleitet von mörderischen Rückenschmerzen. Die endlose Liste der unbekannten Faktoren, mit der sich jede Frau am Ende der Schwangerschaft konfrontiert sieht, lässt jedwede Planung absurd erscheinen.

Glück und Anatomie hatten Judy für eine leichte Geburt prädestiniert. Und sie schien außerdem intuitiv zu wissen, wie man sich während der Kontraktionen von einem Augenblick zum nächsten hangelt, wie man loslässt und in die Gegenwart zurückkehrt, sobald sie beendet sind.

David, ihr Mann, steckte den Kopf durch die Tür. »Liebling, soll ich dir den Rücken massieren oder mit dir atmen?«

»Nein danke, David. Alles bestens.« Ihre Stimme verklang, als sie abtauchte, bis nur noch Gesicht, Brustwarzen und Bauchnabel über Wasser waren. David sah zu, spielte am Armband seiner Uhr herum und trat von einem Fuß auf den anderen. »Sag Bescheid, wenn du irgendetwas brauchst. Ich habe alles dabei. Saft, Tennisbälle, Scrabble-Spiel, ein Mandala, saure Drops.«

Judy scheuchte ihn lächelnd hinaus. »Nein danke, ich bin wunschlos glücklich.«

Er ging rückwärts hinaus und schloss die Tür hinter sich, aber ich sah, wie erleichtert er war. Bonny und Judy hatten es ebenfalls bemerkt, und Judy lachte stillvergnügt in sich hinein.

»Armer Kerl«, sagte sie. »Steht völlig neben sich.«

»Sei nicht so streng«, erwiderte Bonnie. »Viele Männer fühlen sich überfordert, wenn sie bei der Geburt anwesend sind. Womöglich haben wir ihnen einen Bärendienst erwiesen, als es in Mode kam, sie als Partner bei der Geburt dabei zu haben. Das ist vielleicht ein bisschen viel verlangt von jemandem, der keine Ahnung hat, was auf ihn zukommt, wie bei den meisten Männern der Fall.«

Ich erinnerte mich an den Kommentar meines eigenen Mannes nach der Geburt von Skylar: »Ich war heilfroh, dass all die Frauen da waren, die sich um dich gekümmert haben. Ich wusste noch nie so richtig, wie ich dir ein Geburtspartner sein sollte, schließlich haben wir Männer ja keine Erfahrungen mit dem Kinderkriegen. Es war eine Erleichterung, dass der Erwartungsdruck weg war, so dass ich einfach nur für dich da sein konnte, in welcher Form auch immer.«

Während der Jahre, in denen ich Schwangere in meinen Kursen auf eine natürliche Geburt vorbereitete, ermutigte ich die Paare stets, eine Frau als zweite Geburtsbegleiterin dabeizuhaben. Und ich empfahl den Männern, es nicht als persönliche Zurückweisung aufzufassen, wenn sich die werdende Mutter beim Endspurt an ihre Geschlechtsgenossinnen hielt.

Celeste, Mutter von vier Kindern, schilderte ihre Gefühle: »Als die Eröffnungswehen begannen, wollte ich meine Schwester in der Nähe haben. Sie kannte das Lied der Geburt, das ich vor mich hin summte, ihre Bewegungen spiegelten meine eigenen, wir waren ein Herz und eine Seele. Randy ist wunderbar, aber mit einem Mann ist alles anders – seine Stimme, seine Energie, wie sich sein Körper anfühlt. Beim Sex zwischen Frauen und Männern ist dieser kleine Unterschied das A und O, aber bei der Geburt möchte ich das, was mir nur eine andere Frau geben kann, die zarte Berührung, den sanften Rhythmus. Auch deshalb ziehe ich bei der Entbindung eine Hebamme vor.«

David spähte noch einige Male in das dampfende Badezimmer, um sich über Judys Fortschritte auf dem Laufenden zu halten, aber meistens hielt er sich im Kreißsaal auf, wühlte in den Taschen und Körben, die sie in die Klinik mitgebracht hatten. Er holte seine Kamera heraus und stellte umständlich Blende und Entfernung ein. Während er den Raum mit seinem Belichtungsmesser erkundete, murmelte er etwas von Belichtungszeit und F-Stopp-Blende.

Es war also eine reine Damenrunde im Badezimmer, in dem bald eine Atmosphäre herrschte wie in einem Badehaus für Frauen. Schließlich verstummte Judy ganz. Bonnie und ich setzten unsere Unterhaltung mit gedämpfter Stimme im Nebel fort.

Wir schwiegen, sobald wir bemerkten, dass Judy abtauchte. Rosafarbene Kreise erschienen auf ihren sommersprossigen Wangen, dann sahen wir blutigen Zervixschleim austreten. Wie ein rotes Band trieb er auf dem Wasser, war Vorbote der letzten Phase der Geburt, ein Zeichen, dass sich der Muttermund entfaltet. Bonnie und ich sahen uns an und standen im gleichen Moment auf. Warum kann es nicht immer so einfach sein?, dachte ich. Ich musste Judy nicht einmal untersuchen, um zu wissen, dass die Geburt unmittelbar bevorstand. Sie öffnete die Augen und sah uns über ihr aufragen.

»Es geht los«, flüsterte sie.

»Ich weiß«, erwiderte ich ebenfalls im Flüsterton und half ihr beim Aufstehen.

Mit starrer Miene, als balancierte sie auf einem Drahtseil, stieg sie aus der Wanne. Als ich nach unten sah, teilten sich die Schamlippen gerade, und das Köpfchen war zu sehen. Die Wehen hatte sie mit links gemeistert, und es sah aus, als würde das Kind genauso problemlos zur Welt kommen.

Bonnie nahm Judy an der Hand und führte sie rückwärts zur Tür hinaus. Ich bildete das Schlusslicht, umspannte mit meiner Hand behutsam den flaumigen Kopf des Kindes, der sich nun in der Größe einer Billardkugel vorwölbte. Vorsichtig bahnten wir uns den Weg zum Kreißbett, das nur acht Schritte entfernt war. Judy ging breitbeinig in der Mitte, wie ein Kind, das dringend eine neue Windel braucht.

»Halt, das muss ich aufnehmen«, sagte David, als er unserer seltsamen Prozession ansichtig wurde. Er fing an, hektisch nach der Kamera zu suchen, die er verlegt hatte. Der Kopf des Kindes rutschte weiter nach unten, die Wölbung war inzwischen so groß wie ein Tennisball. Judy machte einen weiteren kleinen Schritt.

»David, hier ist sie«, sagte ich. Immer noch einen Schritt vom Kreisbett entfernt, glitt nun der Rest des Köpfchens in meine Hand. Judy hatte keinen Laut von sich gegeben, nur einen nackten Fuß auf den Metallschemel gestellt und das Knie oben auf die Matratze gestützt. Ich hörte, wie David das Objektiv einstellte.

Judy legte ihre Hände behutsam auf die zusammengefaltete Tagesdecke, als spielte das eine Rolle. Die obere Schulter des Kindes trat über dem Schambein aus. Judy hatte immer noch den einen Fuß auf dem Schemel, während David uns den Rücken zuwandte, den neu eingelegten Film bis zum ersten Bild vordrehte und murmelte: »Jetzt kann es losgehen.«

Ich umfing den kleinen nassen Körper mit einer Hand und spürte, wie die andere Schulter am Damm vorbeiflutschte, als sich Judys Gewebe mit der Elastizität von Kaugummi dehnte.

»Ähm, David, das Baby«, sagte Bonnie.

»Moment, ich bin gleich fertig.« Er richtete die Kamera probeweise auf das Fenster, danach auf die dunkelste Ecke des Raumes. »Wenn ich einen Fleck auf der Wand erkennen kann, ist die Einstellung perfekt.«

Bauch, Hüften und Beine des Kindes traten aus. Ich schob das Baby nach vorne, zwischen Judys Beine, und sagte: »Da, nimm du sie.«

Judy ergriff einen zappelnden Arm und zog ihre kleine Tochter ein Stück weiter auf das Bett, so dass sie direkt unterhalb ihres verschwitzten Gesichts lag.

»Hallo meine Süße, da bist du ja«, flüsterte sie und wischte ihr mit einer Ecke des Bettlakens den Schleim von der Wange. Die Kleine fühlte sich offenbar genauso wohl wie im Mutterleib. Sie streckte und wölbte den Rücken, wackelte mit den knochigen kleinen Hüften. Dann öffnete sie die Augen. Judy schob ihr den kleinen Finger in die Handfläche, und die kleine Faust schloss sich. Judy lächelte und küsste sie auf die Wange.

Als David sich umdrehte, die Kamera vor dem Gesicht, war alles vorbei. »Aber …«

Judy hob das andere Bein auf das Bett und legte sich auf die Seite, Nase an Nase mit Tochter Nummer zwei. Bonnie und ich kümmerten uns um den Rest: Nabelschnur durchtrennen, Baby wickeln und David gut zureden, bis wieder Farbe in sein Gesicht zurückgekehrt war. Ein paar Minuten später war die Nachgeburt da, und David machte drei Aufnahmen aus verschiedenen Blickwinkeln. Als ich sie in eine blaue Plastikschüssel warf, klickte die Kamera ein letztes Mal.

Später, als ich die Dokumentation über den Geburtsverlauf vervollständigte, schüttelte Bonnie ehrfürchtig den Kopf. »Das ging ja wie am Schnürchen. Wie hast du das geschafft?«

Judy, die ihr Kind angelegt hatte, blickte hoch.

»Die Geburt ist ein Klacks«, sagte sie. Als sie unsere ungläubigen Blicke sah, fügte sie hinzu: »Von den Wehen abgesehen.«

Sie wedelte mit der Hand, als wollte sie etwas so Unwichtiges wie die Wehen ausradieren. Wir blickten sie fassungslos an, dann brach Bonnie in schallendes Gelächter aus. »Die Wehen, aha!«

»Wirklich, die Schmerzen dauern nur einen Augenblick, dann sind sie vorbei. Auf diese Weise hangelt man sich von Wehe zu Wehe, von Augenblick zu Augenblick, und dann ist es nicht so schlimm. Tut mir Leid, aber ich kann es nicht besser erklären.«

»Du hast Recht«, stimmte ich lachend zu. »Aber das machen sich in dem Moment nur wenige Frauen klar. Ich habe es selbst nie geschafft, obwohl ich es meinen Schwangeren seit Jahren predige.«

»Die Geburt selbst macht mir nichts aus. Was meinst du, David, wollen wir noch eins? Vielleicht wird es ja beim nächsten Mal ein Junge.«

»Von mir aus gerne«, sagte David, der die Kamera beiseite gelegt und sich neben sie gekuschelt hatte. Er streckte die Hand aus und streichelte die samtige, dunkle Haarkappe seiner Tochter. »Am besten fangen wir gleich im nächsten Jahr damit an. Ich meine, eine Frau, die ihr Kind so lautlos zur Welt bringt, dass ich die gesamte Geburt verpasse, obwohl ich mich im gleichen Raum befinde, sollte die Produktion in Gang halten. Aber ich schwöre bei Gott, Judy, dass ich dich dann nicht aus den Augen lassen werde. Das nächste Mal bleibt die Kamera zu Hause.«

GÄNSEKÄMPFE

Die Gemüsesuppe von Phyllis war die beste, die ich jemals gegessen hatte. Seltsam, dass eine so gute Köchin eine so negative Einstellung zum Leben hatte. Aus dem Schlafzimmer drang ihre schrille Stimme, als sie ihren Mann abkanzelte.

»Nick, das bringt doch nichts, wenn du hier drückst. So findest du die richtige Stelle nie. Wie kann man nur so blöd sein!«

Da ich schon eineinhalb Jahre zuvor beim ersten Kind ihre Hebamme gewesen war, hätte ich eigentlich wissen müssen, was mich erwartete, aber ich hatte gehofft, dass es dieses Mal anders laufen würde. Doch während ich aß, wurde mir klar, dass die Göttin der Geburt meine heimlichen Gebete um eine leichte zweite Geburt nicht erhört hatte. Meine Verschnaufpause war gleich vorbei. Ich überlegte krampfhaft, was ich noch in meiner Trickkiste hatte. Akupressur, Massage, rituelle Gesänge. Reflexzonenmassage war ebenfalls einen Versuch wert, aber wenn auch das nicht half, war ich mit meinem Latein am Ende. Und sie weigerte sich verbissen, in der Klinik zu entbinden, wo sie schmerzstillende Medikamente bekommen hätte.

»Das halte ich nicht aus. Lieber sterbe ich, wenn das so weitergeht!«, schrie sie. Ich holte Luft, straffte die Schultern und kehrte in das kleine Schlafzimmer zurück.

Sie hatte ihren Mann im Schwitzkasten, der mit dem Rücken zur Wand stand. Ich lächelte ihr aufmunternd zu, als die Wehe endete, und schob ihr das Haar aus der verschwitzten Stirn. Sie stieß meine Hand weg. Als ihre Freundin Cynthia ihr ein Glas Wasser hinhielt, fegte Phyllis es mit einer einzigen Handbewegung zu Boden.

Als sie sich das nächste Mal hinsetzte, versuchte ich es mit einer Akupressur der Druckpunkte unter den großen Zehen und massierte ihr dabei gleichzeitig den Spann. »Machen Sie die Augen zu und stellen Sie sich vor, dass Sie den Atem lenken, in das Schmerzzentrum hinein und auf der anderen Seite wieder hinaus, nach unten, bis zu den Füßen. Ja, so ist es richtig.«

Ich spürte, wie sich ihre Zehen kurz entspannten, doch dann verkrampfte sie sich wieder und trat nach meinem Knie, so dass ich gegen Nicks Knie kippte. »Bei mir wirkt rein gar nichts. Ich wusste schon, dass es wieder genauso schlimm wird wie beim letzten Mal. Warum muss das ausgerechnet mir passieren? Warum immer ich? Lieber Gott, warum hilft mir denn niemand?«

Ich stand auf, als sie aufsprang. Sie zerrte Cynthia unsanft nach vorne und klammerte sich an ihren Rücken. Als die nächste Wehe kam und ihr Mann und ich gleichzeitig auf zwei bewährte Akupressurpunkte drückten, schimpfte sie: »Nein, nicht so. Haut ab, lasst mich in Ruhe.«

Wir wichen zurück und schauten uns ratlos an. Ihr Mann seufzte, als sie kreischte: »Bleib hier! Wieso gehst du weg? Kannst du nicht wenigstens versuchen, dich nützlich zu machen?«

Als er näher trat, drehte sie sich weg. Seufzend lehnte ich mich gegen die Wand, schloss die Augen und dachte an bessere Zeiten. Frauen mit einer negativen Einstellung zum Geburtsgeschehen verbreiten eine Atmosphäre, die auf alle Anwesenden abfärbt. Ich sagte meinen Schwangeren oft, das Einzige, was ich bei der Entbindung von ihnen erwartete, außer erstklassiger Schokolade und Kaffee für das leibliche Wohl, sei Humor, als seelische Stärkung. Das war kein Scherz: Mir war schon vor langer Zeit aufgefallen, dass die Fähigkeit einer Frau, ihre positive Einstellung auch dann zu bewahren, wenn nicht alles nach Wunsch läuft, auch die besten Aussichten auf eine positive Geburtserfahrung bietet. Zum Glück wissen die meisten Frauen, die sich für eine natürliche Geburt in den eigenen vier Wänden entscheiden, was auf sie zukommt, und sind bereit, trotz der Schmerzen auch einmal zu lachen. Aber Phyllis hatte keinerlei Humor. Und mir war das Lachen bei ihrem Gezeter auch bald vergangen.

In der nächsten Stunde schimpfte sie bei jeder Wehe, und ihre schrille Stimme verriet, dass sie völlig verkrampft und in Panik war. Ich habe kein Problem mit Frauen, die während der Geburt laut werden – ganz im Gegenteil, ich ermutige sie, alles zu tun, was ihnen gut tut. Aber Lärm ist nicht gleich Lärm. In den höchsten Tönen zu kreischen und zu heulen schaukelt die Spirale aus Angst und Schmerz nur noch weiter hoch, während tiefes Grollen, Stöhnen, Ächzen und kehlige Schreie die Spannung lösen.

»Phyllis, versuchen Sie, tiefere, kehlige Laute von sich zu geben. Kommen Sie, ich mache es Ihnen vor: Ahh, ahh, ahh …«

»Iiii! Das können Sie sich sparen, das bringt doch nichts! Niemand hilft mir. Ihr habt doch alle keine Ahnung! Auuuu!«

Cynthia und ich gingen in die Küche, um uns noch einmal mit der köstlichen Suppe zu stärken. Stumm beugten wir uns über die dampfenden Teller und hörten die Litanei des Jammers am anderen Ende des Flurs, während wir sehnsuchtsvoll den fernen Horizont betrachteten. Dann stürzte ich mich wieder ins Getümmel, auch wenn ich mit meinem Latein und meiner Geduld ziemlich am Ende war. Ich schlug Phyllis vor, endlich sitzen zu bleiben, statt dauernd aufzuspringen.

»Ich kann nicht sitzen!«, rief sie entrüstet. »Dann tut es noch mehr weh. Außerdem bin ich todmüde. Ich muss mich hinlegen. Wo sind die Kissen? Nick, hast du die Kissen wieder weggenommen?«

Wenn ich mich auf Hypnose verstanden hätte, hätte ich sie liebend gerne in Tiefschlaf versetzt, aber vermutlich hätte sie sich auch dann noch wie eine Xanthippe aufgeführt.

»Wie wäre es mit einer Dusche?«

»Nein, nein, nein, ich habe Rückenschmerzen, wenn ich still stehe. Verstehen Sie das nicht? Können Sie nichts dagegen tun?« Sie lehnte sich fünf Minuten an ihren Mann, der ihren Rücken streichelte, dann stieß sie ihn beiseite. »Rück mir nicht so auf die Pelle. Du schnaufst wie ein Walross.«

Im Laufe der Jahre hatte ich Hunderte von Frauen bei einer

schweren Geburt betreut und ihnen geholfen, sich auf die Schmerzen einzulassen, die in Wellen kommen, und diese zu »reiten«. In mehr als dreißig Jahren Berufspraxis war es selten vorgekommen, dass ich keine Möglichkeit fand, einer Frau zu helfen. Aber Phyllis hatte mit ihrer negativen Einstellung eine Situation geschaffen, in der niemand gewinnen konnte. Ihre Schultern waren gebeugt, ihre Lippen verkniffen und die Sorgenfalten auf der Stirn deutlich sichtbar; ein Mensch mit einem so freudlosen Weltbild konnte einem fast Leid tun. Aber sie ließ sich einfach nicht helfen. Ich fühlte mich inzwischen auch ziemlich ausgelaugt.

Zum ersten Mal in meiner beruflichen Laufbahn war ich richtig frustriert: Sie weigerte sich stur zu kooperieren, sei es mit mir oder den Vorgängen in ihrem Körper. Ich hatte eine Menge kleiner Tricks im Ärmel, aber sie schmetterte alles ab. Ich kam mir völlig überflüssig vor, hatte wirklich keine Ahnung mehr, was ich noch machen sollte, um die Geburt in positivere Bahnen zu lenken. Und um dem Ganzen die Krone aufzusetzen, war der Muttermund erst vier Zentimeter eröffnet und somit nicht einmal die Halbzeit erreicht. Ihr Mann und ihre Freundin hatten eine Engelsgeduld, aber mir ging ihre Schimpfkanonade inzwischen gehörig gegen den Strich. Bevor ich völlig ausrastete, brauchte ich Abstand, selbst wenn ich damit meinen Ruf aufs Spiel setzte. Die Hände in den Taschen zur Faust geballt, nahm ich meinen ganzen Mut zusammen und sagte: »Phyllis, ich brauche eine Pause. Ich tue alles, um Ihnen zu helfen, aber ich finde es frustrierend, dass es mit unserer Zusammenarbeit nicht klappt. Ich hoffe, dass mir etwas einfällt, wenn ich eine halbe Stunde auf Distanz gehe.«

Ich konnte es kaum fassen, dass diese Worte aus meinem Mund kamen, in Gegenwart einer zahlenden Patientin. Mit welchen Konsequenzen musste ich rechnen, wenn mein Verhalten ruchbar würde? Ich kannte keine Hebamme, die so reagiert hatte. Aber ich fürchtete, dass mir im Eifer des Gefechts Dinge herausrutschen könnten, die ich hinterher bitter bereuen würde. In meiner Verzweiflung fügte ich hinzu: »Vielleicht ändern Sie ja in der Zwischenzeit Ihre Einstellung. Im Moment ist die Situation völlig festgefahren und schwierig für uns alle, besonders aber für Sie. Deshalb ist es besser, wenn ich mich eine Weile zurückziehe.«

Es folgte ein Moment atemloser Stille.

»Und was ist, wenn das Kind ausgerechnet in der Zeit kommt?«, fuhr sie mich an.

»Das ist unwahrscheinlich. Ich bin in zehn Minuten wieder da. Ich habe den Piepser dabei, falls etwas sein sollte.« Ich blickte Nick und Cynthia fragend an. Sie nickten. Nick schnaufte. Ich ging.

Das Wetter war herrlich an diesem Nachmittag im Dezember, aber ich hatte kaum einen Blick für die geschmückten Weihnachtsbäume, die man hinter vielen Fenstern in der Bay Area sah. Ich umklammerte das Lenkrad mit eisernem Griff und konzentrierte mich auf die schmale Straße. Ich preschte durch die Kurven zum Lake Anza, stellte den Wagen ab, zerrte meine Handtasche vom Sitz und stapfte durch das Gras.

Der See, Heimat einer riesigen Schar Enten und Gänse, befindet sich inmitten des Tilden Park hoch droben in der Hügellandschaft von Berkeley. An einer Stelle wurde eine schmale Mauer errichtet, die verhindern soll, dass ein Kind ins Wasser fällt. Mit ihren Müttern im Schlepptau standen mehrere Kinder am Ufer und fütterten die Enten, die bereits gut im Futter waren. Als ich zum See hinunterging, stieß ich mit dem Fuß nach Bonbonpapier und zerrissenen Pommestüten und murmelte vor mich hin wie eine Stadtstreicherin, die in den Mülltonnen stöbert. Plötzlich versperrte mir ein riesiger Gänserich den Weg. Vielleicht hatte er meine Fußtritte als Bedrohung empfunden. Er breitete die Schwingen aus und watschelte auf mich zu, den Kopf angriffslustig gesenkt und den gelben Schnabel vorgereckt, der unentwegt schnatterte. Er hatte einen knochigen Höcker auf der Stirn, direkt zwischen den Augen. Immer noch unter Dampf, dachte ich nicht daran, der Konfrontation aus dem Weg zu gehen. Im Gegenteil, ich drosch mit meiner Handtasche auf ihn ein, damit er mir Platz machte, und stürmte fluchend an ihm vorbei.

Ungefähr zwanzig Schritte weiter hörte ich wieder Geschnatter, und als ich mich umdrehte, ging er abermals zum Angriff über. Ich hatte gehört, dass man Gänse wie Wachhunde halten kann, und vermutlich war dieser aggressive Gänserich das Alphatier in seiner Schar. Als er auf mich zukam, wich ich zur Seite aus, schwang meine Handtasche und traf. Der Schlag war hart, und offenbar reichte es ihm nun. Er protestierte ein letztes Mal laut, dann trollte er sich steifbeinig wie ein beleidigter Macho, die Flügel immer noch ausgebreitet. Er schnatterte leise vor sich hin, als er die Mauer umrundete.

Endlich hatte ich meine Ruhe. Ich setzte mich auf die Mauer, mit dem Rücken zum Wasser, betrachtete die Bäume und den strahlend blauen Himmel, atmete tief durch und … Da war er ja schon wieder, auf der Mauer! Der dritte Angriff, und dieses Mal war kein Geschnatter zu hören – er hatte offenbar die Absicht, mir lautlos einen Todesstoß zu versetzen.

Ich stand auf und nahm Kampfstellung ein, die Fäuste geballt, die Füße leicht gespreizt, das Kinn vorgereckt. Dann brüllte ich aus Leibeskräften, um ihn einzuschüchtern: »Hau ab, verdammter Gänserich, ich habe dich gewarnt! Du hast dir das falsche Opfer und den falschen Zeitpunkt ausgesucht. Verpiss dich, sonst mache ich dir Beine!«

Damit zog ich die ungeteilte Aufmerksamkeit aller Mütter mit Kleinkindern auf mich, die sich in der Nähe aufhielten. Aber der dämliche Gänserich ließ sich nicht in die Flucht schlagen. Er watschelte unbeirrt auf mich zu. Also trat ich zwei oder drei Schritte zurück, holte aus und trat mit der Fußkante zu, wie beim Elfmeter-Schießen der Frauen-Fußballmannschaft, wenn es um die Meisterschaft ging. Er machte einen Salto rückwärts, flatterte hoch und flog mindestens drei Meter über den See.

Kaum zu glauben, wie schwer so ein Tier war. Und wie weit er flog, oder vielmehr, mit welcher Wucht ich ihn erwischt hatte!

Das Geräusch, das bei dem Aufprall entstand, war dumpf, wie ein zu lasch aufgeblasener Volleyball, der aus einem Fenster im dritten Stock auf den Bürgersteig fällt. Die Schwingungen pflanzten sich in meinem Bein fort, breiteten sich bis zur Hüfte und von dort im ganzen Körper aus, wie eine Stimmgabel, die man anschlägt. Der Tritt war ein Ventil für die geballte Wut und Anspannung, die sich während der letzten Stunden in mir aufgestaut hatte. Als mir das klar wurde, brach ich in schallendes Gelächter aus.

Während ich mit meinem Gleichgewicht kämpfte, sah ich, wie der verdutzte Gänserich flatterte und kreischte, als er mit einem Platscher auf dem Wasser landete. Er begann rasch, sein Gefieder zu putzen, um wenigstens den Anschein von Würde zu wahren und so zu tun, als sei das akrobatische Glanzstück ein Teil seines normalen Repertoires. Die Mütter trieben eilends ihre Kinder zusammen und brachten sie am anderen Ende des Sees in Sicherheit.

Mein Verhalten war mir peinlich, aber trotzdem hatte ich das Gefühl, die Situation bereinigt und nun wieder alles unter Kontrolle zu haben. Als der Gänserich gelandet war und zu mir herüber blickte, mit einer Miene, die an Respekt grenzte, wie ich fand, fühlte ich mich fantastisch. Mit dem Tritt hatte sich die geballte negative Energie entladen, und ich konnte wieder klar denken. Phyllis bezahlte mich dafür, dass ich ihr Kind entband. Ihre Einstellung zum Geburtsgeschehen war eindeutig nicht meine Sache und sollte auch nicht mein Problem sein. Mein Problem war, dass ich die Ablehnung meiner Unterstützung und Hilfe persönlich genommen und mich als Versagerin gefühlt hatte. Als mir das bewusst wurde, konnte ich das Problem loslassen. Binnen weniger Minuten ging ich über den Rasen zu meinem Wagen zurück und murmelte, während ich über den Kamm des Hügels fuhr, laut vor mich hin: »Ich schaffe es, ich schaffe es.«

Affirmationen! Einen letzten Trumpf hatte ich noch. Als ich die Haustür öffnete, wusste ich, dass sich während meiner Abwesenheit nichts geändert hatte. Phyllis trommelte mit den Fäusten gegen die Wand und beschimpfte ihre Freundin. Ich packte ihre Schultern und drehte sie um, sah ihr beschwörend in die Augen.

»Versuchen wir es zur Abwechslung einmal mit einer positiven Bestätigung, Phyllis«, sagte ich. »Zum Beispiel ›Ich schaffe es, ich schaffe es.‹«

»Ich schaffe … Nein, nein, nein, ich schaffe es nicht. Ich halte es einfach nicht mehr aus. Oh Gott, ich bin bestimmt die schlimmste Patientin, die Sie je hatten.« Ich merkte, dass ich jetzt anders reagierte, mich innerlich ruhig fühlte. Meine Schultern waren nicht mehr verspannt. Als sie die Stirn gegen den Türrahmen presste, sagte ich ihr ins Ohr: »Phyllis, Ihr Kind wird in wenigen Stunden zur Welt kommen. Wenn Sie Hilfe brauchen, sagen Sie Bescheid. Ich bin in der Nähe.«

Dann ging ich in die Küche, nahm eine leere Patientenkarte und schrieb das Suppenrezept ab. Phyllis' Geschnatter prallte an mir ab wie Wasser vom Gefieder einer Gans. Vier Stunden später brachte sie ihre zweite Tochter zur Welt. Ich half ihr beim Anlegen. Als die Kleine zufrieden zu nuckeln begann, lächelte sie endlich, zum ersten Mal. Ich auch.

Ich verstaute das Rezept für die höllisch gute Gemüsesuppe in meiner Handtasche und fuhr den Hügel hinunter. Als ich am Lake Anza vorüberkam und eine Gänseschar im Gras entdeckte, kurbelte ich das Fenster herunter und schrie: »Nichts für ungut!«

Ich drückte auf die Hupe und bildete mir ein, dass eines der Tiere den Gruß mit lautem Geschnatter erwiderte. Der große Gänserich mit dem orangefarbenen Höcker auf dem Schnabel.

DAS MEISTERWERK

Ich kannte meine Patientinnen gut gegen Ende der Schwangerschaft. Die Vorsorgeuntersuchungen dauerten etwa eine halbe Stunde, und da in der Regel schon nach fünf Minuten der Bauchumfang vermessen, der Blutdruck überprüft und die Herztöne des Kindes abgehört waren, konnten wir uns danach in aller Ruhe zu einem Gespräch unter Frauen zusammensetzen. Manchmal kamen auch die werdenden Väter zu der einen oder anderen Untersuchung mit, aber oft lernte ich sie erst zu Beginn der Geburt kennen. Manche Paare bildeten ein Gespann, zu dem mir nichts mehr einfiel.

Ich dachte, ich träume, als Angelina, eine grazile, strahlende Hare-Krishna-Jüngerin, mich mit ihrem Partner bekannt machte. Lächelnd schüttelte ich die mit Farbklecksen verschmierte, knorrige Hand von Joe, einem 65-jährigen Straßenmaler. Hannah, eine hoch gewachsene Jüdin mit einem Doktortitel in Astrophysik, blickte bewundernd ihren Mann an, einen irisch-katholischen Automechaniker, der einen Kopf kleiner war als sie. Ich staunte über die Anziehungskraft, die beide miteinander verband.

Über Geschmack lässt sich bekanntlich streiten, und ich rede mir gerne ein, dass ich gerade diese Unterschiede spannend finde. Dass ich bei meinen Hausgeburten viele ungewöhnliche Menschen kennen lernte, war einer der interessantesten Aspekte meiner beruflichen Tätigkeit. Das Verhalten von Maras Mann Nicky während der Entbindung war indessen ziemlich gewöhnungsbedürftig.

Nicky, ein Mann oder besser gesagt ein Jüngling mit den Gesichtszügen eines griechischen Gottes, machte mir nach allen Regeln der Kunst schöne Augen. Es schien ihn nicht zu stören, dass ich seine Mutter hätte sein können. Unter anderen Umständen hätte ich mich darüber amüsiert oder sogar geschmeichelt gefühlt, aber das ging mir dann doch zu weit. Seine Frau lag einen Meter entfernt auf einem Futon in den Wehen, und seine Stieftochter saß auf meinem Schoß. Mit seinen dunklen Locken, die ein mädchenhaftes Gesicht mit aufgeworfenen Lippen umrahmten, warf sich Nicky in Pose. Barfuß und mit nackter Brust glich er einem schmollenden Adonis, und als er hinter mir vorbeiging, streifte er mit einem Finger beiläufig meinen Nacken. Seine Hose mit Kordel im Bund war so durchscheinend, dass ich wusste, dass er nichts darunter trug, und hing weit genug unter dem Nabel, um mich nervös zu machen.

Mara, die mit diesem Bürschchen verheiratet war, lag in der karg eingerichteten Wohnung stöhnend in den Wehen, und ich saß auf dem Boden neben ihr, während sich ihre fünfjährige Tochter Natasha an mich lehnte. Ich spielte »Das ist der Daumen« mit ihr und versuchte, Nickys Verhalten zu ignorieren. Doch das war unmöglich. Wie ein exotischer Schmetterling auf der Suche nach einer Blume, bei der er seine Pracht am besten entfalten kann, geisterte er ständig durch den Raum. Jedes Mal, wenn er an mir vorüberging, rieb er seinen Oberschenkel an meiner Schulter.

Das Schicksal hatte Mara mit gälischer Schönheit gesegnet: lange Beine, volle Brüste, schwarzes Haar, eine Haut wie Sahne und strahlend blaue Augen mit dichten langen Wimpern. Aber sie trug offensichtlich Scheuklappen, was die Wahl ihrer Partner betraf. Der Vater ihrer Tochter Natasha, Werbegrafiker und fünfundzwanzig Jahre älter als Mara, war ein Casanova gewesen, der nichts anbrennen ließ und erwartete, dass ihm alle Frauen zu Füßen lagen. Für den zweiten Versuch hatte sie sich Nicky als Vater ihres Kindes ausgesucht, sechzehn Jahre jünger als sie und noch nicht trocken hinter den Ohren. Er hatte von mir verlangt, dass ich sein Alter auf der Geburtsurkunde fälschte, damit er dort wenigstens zwanzig war.

Mara, fünfunddreißig, war Malerin und Kostümbildnerin

und hielt sich nur mit knapper Not über Wasser. Deshalb hatte sie vor eineinhalb Jahren ein Zimmer an Nicky vermietet, unmittelbar, nachdem er von seinen Eltern auf die Straße gesetzt worden war. Während einer Vorsorgeuntersuchung in meiner Praxis hatte sie mir zu erklären versucht, was sie an ihm so reizvoll fand.

»Ich brauchte das Geld, und abgesehen davon war er einverstanden, mir kostenlos Modell zu sitzen. Dieser Körper!« Verträumt spielte sie mit ihren Haaren. »Nach drei Tagen hat es schon zwischen uns gefunkt. Warten Sie ab, bis Sie ihn sehen, Peggy. Er ist atemberaubend. Er wird Ihnen gefallen.«

Atemberaubend? Ja. Aber er gefiel mir nicht.

Während sich Mara quälte, bemühte ich mich, Nickys Aufmerksamkeit auf seine Frau zu lenken. »Mara hat Rückenschmerzen. Eine Massage würde ihr gut tun, am besten direkt oberhalb des Kreuzbeins. Sie sind doch ein kräftiger junger Mann, Sie können bestimmt fester zupacken als ich.«

»Lieber nicht«, erwiderte er und wich zurück. »Ich bin Bildhauer, das ist sehr anstrengend, weil man lange stehen muss. Ich habe selber Rückenprobleme.«

Das war doch wohl die Höhe! Also massierte ich Mara den Rücken. Sie sah weder seinen Schenkel in den hauchdünnen Hosen, der mich abermals streifte, als er hinter mir vorbeischlich, noch seine anzüglichen Blicke.

Die Wohnung wirkte völlig überladen durch Nickys monströse Skulpturen aus Gips, Papier, Holz und Zement. Farbspritzer in psychedelischen Farben zierten nicht nur seine Werke, sondern auch Wände, Fußboden und Decke des großen Wohnzimmers.

»Sie müssen sich unbedingt mein Meisterwerk anschauen«, hatte er einen Monat vorher bei der Vorsorgeuntersuchung zu mir gesagt, die ich bei ihnen zu Hause durchführte. Er hatte mich in das große Schlafzimmer geführt, um eine dreidimensionale Installation zu besichtigen, die mindestens drei mal zwei Meter maß und an der Wand hing. Mit einem seltsamen Lächeln wartete er auf meine Reaktion. Ich musterte die weitläufige Komposition: Sie bestand aus länglichen Formen, die sich kreuz und quer aneinander reihten und ständig wiederholten. Das gesamte Kunstwerk, in grellen, tropischen Farben wie Pink, Purpur, Zitrone und Chartreuse gehalten, die aufgespritzt waren, schien zu vibrieren.

Ich suchte krampfhaft nach einem angemessenen Kommentar, während mich Nicky wie ein mutwilliger Pan betrachtete, aber ich hatte keinen blassen Schimmer, was das Bild überhaupt darstellen sollte. Schließlich fiel mir ein Kommentar ein, den viele Banausen von sich geben, wenn ihnen die Feinheiten eines Kunstwerks entgehen: »Einmalig. Darauf können Sie stolz sein.«

Er hatte die Lippen geschürzt und mich angesehen, als sei eine Schraube bei mir locker.

Nun saß ich im selben Schlafzimmer, während Nicky wie ein Gockel herumstolzierte. Da er sich geweigert hatte, Mara den Rücken zu massieren, tänzelte er jetzt wenigstens in die kleine Küche, wo ich ihn mit dem Geschirr klappern hörte. Als er zurückkam, posierte er im Türrahmen, eine Hüfte kokett vorgeschoben, wobei die dünnen Baumwollhosen noch tiefer unter seine Hüftknochen rutschten, eine Tasse Tee in der Hand. Uns hatte er nichts angeboten.

»Meine Güte, stinkt das hier«, sagte er mit gerümpfter Nase. »Riecht das immer so bei einer Geburt? Ich muss an die frische Luft.«

Ich hielt ihn nicht auf, und die aufgeladene Atmosphäre verschwand mit ihm aus dem Raum. Mara entspannte sich und machte schnellere Fortschritte. Wir waren beide ruhiger, seit Nicky weg war. Sogar Natasha wirkte erleichtert und wie befreit. Sie sprang von meinem Schoß und hüpfte durch das Schlafzimmer, dann gesellte sie sich zu Mara. Sie legte sich auf den Bauch, das Kinn auf die Hände gestützt, und blickte ihre Mutter an. Mara spielte mit den Haaren ihrer Tochter, und als die nächste Wehe kam, zog sie die Kleine an sich und drückte ihre Nase in die langen schwarzen Locken, während mich Natasha schüchtern anlächelte. Es war schön. Nur wir Mädels.

Ich ging in die Küche, um Tee zu kochen. Draußen auf dem schmalen Balkon stand Nicky in der Sonne und rauchte einen Joint. Bei Tageslicht wirkte er noch nackter, und seine Genitalien waren im Profil noch deutlicher sichtbar. Vielleicht war er sich der Blicke der Nachbarn auf der anderen Seite des Hofes bewusst, denn er posierte, als stünde er einem Maler Modell. Ich sah zum Schlafzimmer hinüber, in dem Mara lag, und mein Blick fiel auf die riesige dreidimensionale Installation an der Wand hinter ihr. Plötzlich fiel es mir wie Schuppen von den Augen. Ich musterte Nicky noch einmal genau und trat dabei ein paar Schritte zur Seite, betrachtete das Original aus einem anderen Blickwinkel, dann verglich ich es wieder mit der Kopie. Unverkennbar!

Für das Meisterwerk hatte er Schablonen benutzt ... Gipsabdrücke von seinen Genitalien in verschiedenen Stadien der sexuellen Erregung. Sie waren willkürlich und in verschiedenen Neigungswinkeln auf den Hintergrund montiert, so dass sie nicht auf den ersten Blick zu erkennen waren. Ich erinnerte mich an meine Bemerkung bei meinem Hausbesuch: »Einmalig. Darauf können Sie stolz sein.« Ich kicherte laut.

»Was gibt es da zu lachen?«, fragte Nicky, als er wieder hereinkam.

»Nichts, nichts.«

Nach einer knappen halben Stunde begannen die Presswehen. »Nicky«, rief Mara und streckte Hilfe suchend die Hand nach ihm aus, aber sie griff ins Leere. Natasha kniete sich neben ihre Mutter und strich ihr die Haare aus der Stirn.

Nicky stand mit dem Rücken zur Wand, die Arme vor dem Brustkorb verschränkt, und starrte Mara an, die sich auf dem Fußboden vor Schmerzen wand. Als er meinen Blick bemerkte, versuchte er, seinen Gesichtsausdruck zu kaschieren, aber ich hatte ihn gesehen: Nicky war starr vor Angst. Vermutlich war er noch nie im Leben mit einer so elementaren Naturgewalt wie der Geburt eines Kindes konfrontiert gewesen. Er sah aus, als wollte er jeden Augenblick die Flucht ergreifen. Mara wollte, dass Nicky ihr Baby auffing, aber er schien nicht in der richtigen Verfassung dafür zu sein.

»Nicky, wollen Sie das Kind immer noch auffangen?«

»Schon, aber was ist, wenn ich es fallen lasse und das Kind oder Mara verletze?«

»Ich helfe Ihnen«, versicherte ich ihm. »Das ist eine einmalige Chance, um die Sie viele Männer beneiden würden, und ich halte meine Hände zur Sicherheit unter Ihre.«

»Ich weiß nicht«, murmelte er, aber er trat näher. Schließlich kauerte er sich neben mich, und just in dem Moment sah man das dunkelhaarige Köpfchen.

»Sind das ... die Haare?«, flüsterte er. Ich nickte. Er glitt zwischen Maras Beine, als ich zur Seite rutschte. Ich kniete mich hinter ihn, meine Hände unter seinen, und spürte, wie seine Wirbelsäule zitterte, als er sich vorbeugte, um das glitschige Baby aufzufangen. Es war ein Junge, und kaum hatte ihn sein Vater in Empfang genommen, breitete der Kleine die Arme aus wie ein Fernsehprediger und wetterte los.

Plötzlich füllten sich Nickys Augen mit Tränen. Er konnte die Schere nicht richtig sehen, um die Nabelschnur zu durchtrennen, deshalb nahm ich ihm die Aufgabe ab und wickelte das Neugeborene in eine warme Decke. Nicky weinte ungehemmt wie ein Kind, als sein Sohn den ersten Atemzug machte und er auf seine blutigen Hände blickte, mit denen er ihn aufgefangen hatte. Er weinte wie ein kleiner Junge, der er immer noch war. Mara streckte beide Hände aus, nahm Nicky in den rechten und das Baby in den linken Arm. Nicky lag da, mit dem Kopf auf Maras Schulter, und betrachtete blinzelnd das verschrumpelte Gesicht seines Sohnes. Mara brach ebenfalls in Tränen aus, als sie die beiden ansah. Natasha sah mich an, verdrehte die Augen und seufzte abgrundtief.

Ich tätschelte Nicky beschwichtigend den Rücken, drückte ihm ein Taschentuch in die Hand, damit er sich die Nase putzen konnte, und tauschte einen kurzen Blick mit Mara aus. Sie zuckte die Achseln und lächelte trocken.

Ein Junge. Ein Mann. Ein Vater. Nicky zwischen den Welten. Ich befürchtete, dass ihre Ehe nicht länger halten würde als die dünnen Baumwollhosen, die er trug, aber ich war nicht mehr wütend auf ihn. Er war ein Junge, im gleichen Alter wie mein Großer. Egoistisch, verunsichert, verwirrt, neunzehn Jahre alt.

Ein paar Stunden später war meine Arbeit beendet. Als ich meine Sachen zusammenpackte, machte Nicky Anstalten, mir zu helfen. Er schüttelte sich die Locken aus den Augen und zog seine Hosen höher, band die Kordel enger.

»Lassen Sie mich das machen«, murmelte er eifrig wie ein Pfadfinder, dem noch die gute Tat für diesen Tag fehlte. Er weigerte sich, mich irgendetwas tragen zu lassen, stapfte breitbeinig die schmuddelige Treppe in dem heruntergekommenen Gebäude hinab und verstaute alles in meinem VW. Er hielt mir die Fahrertür auf, doch bevor ich mich hinter das Lenkrad setzen konnte, umarmte er mich.

»Danke. Danke. Das war toll.« Seine Augen füllten sich wieder mit Tränen. »Ich hatte ja keine Ahnung. Ich meine … egal, vielen Dank.«

Ich staune oft, in welchem Ausmaß eine Geburt alle, die daran teilhaben, verändern kann, aber ich hatte selten eine so dramatische Verwandlung wie bei Nicky gesehen. Ich drückte seinen Arm. »Es ist ein Wunder, nicht wahr?«

Er nickte nur, aber als ich den Motor anließ, legte er seine Hand auf den Türrahmen. »Wegen vorhin. Ich … Es tut mir Leid. Es war nicht böse gemeint.«

»Ich weiß. Trotzdem weiß ich Ihre Entschuldigung zu schätzen. Wir sehen uns morgen.«

Als ich in den Rückspiegel schaute, stand er barfuß auf dem steinigen Weg, die Hände an den Seiten baumelnd, die Hosen bis zur Taille hochgezogen. Dann drehte er sich um und ging nach oben, zurück in den Raum, in dem er herausfinden würde, was es bedeutet, Vater zu sein, noch bevor er wusste, was es bedeutet, erwachsen zu sein.

Interessant

Julie beugte sich nackt auf der Toilette vor und wackelte wie rasend mit den Zehen. Sie hämmerte mit beiden Händen auf den Kunststoffsitz und heulte die Decke an. Seit einer Stunde führte sie sich auf wie eine Tigerin im Dschungel, was man der pragmatischen, besonnenen Karrierefrau nie zugetraut hätte.

Mark und sie hatten eine Hausgeburt geplant, als Bestätigung ihrer Überzeugung, dass Kliniken, Ärzte und Medikamente nur selten erforderlich sind. Aber ein solches Verhalten war ihrem Mann fremd. Er hockte auf dem Rand der Badewanne und blickte seine Frau, die sonst so großen Wert auf Etikette legte, verzweifelt an. Dann setzte er seinen Monolog hartnäckig fort. »Du machst das prima, Julie, ganz prima, atme ruhig weiter, entspann dich, sei offen für alles, was geschieht, du machst das wunderbar, weiter so, bleib geerdet, konzentriere dich …«

»Yeah!«, schrie Julie und schaukelte hin und her. Sie war schweißgebadet und brüllte so laut, dass sie die ernste Stimme ihres Mannes locker übertönte. »Ramba Zamba Jajaja!«

Margaret gesellte sich zu mir, reichte mir einen Becher Tee und lehnte sich gegen den Türrahmen. Ich kniete mich auf den kalten Fliesenboden, blickte Julie lächelnd an, die mit verzerrtem Gesicht auf dem Thron saß. Als sie Schwierigkeiten gehabt hatte, auf dem Bett liegend zu pressen, hatte ich den Vorschlag gemacht, auf die Toilette umzuziehen, zumal diese Position zum einen natürlicher war und zum anderen der Schwerkraft Vorschub leistete. Es funktionierte. Julie war auf die Schnellspur übergewechselt, und das Kind hatte Gas gegeben, als die Ausfahrt in Sichtweite war.

Mark saß auf dem Badewannenrand und schnappte nach Luft wie ein Fisch auf dem Trockenen. Er suchte nach der richtigen

Zauberformel, um die Tigerin in die Dame zurückzuverwandeln, mit der er seit zehn Jahren verheiratet war. »Ich liebe dich, ich liebe dich, du machst das wunderbar. Entspann dich, das Baby ist bald da, unser kleines Schätzchen.«

»Uah! Uah! Uuaah!«

Mark streckte die Hände nach Julie aus, hielt inne, sah mich verunsichert an. Als ich nickte, berührte er versuchsweise ihre Schulter.

»Julie, hab keine Angst«, sagte er zärtlich.

Sie löste mit einem Ruck den Blick von der Decke und starrte ihn an, als sähe sie ihn zum ersten Mal.

»Wieso Angst!«, schrie sie, wobei der Speichel bei jedem Wort flog. »Es ist nur so ... so ... interessant!«

Ich kippte vor Lachen fast aus den Schuhen. Endlich begriff Mark, dass Julie nicht schrie, weil sie die Schmerzen nicht mehr aushielt. Das war nur ihr Ventil, ihre ureigene Art, mit der inneren Anspannung umzugehen. Erleichtert trat er zurück, stolperte und wäre um ein Haar in der Wanne gelandet. Margaret, halb erstickt vor Lachen, zog ihn auf die Füße, während ich einen Blick zwischen Julies Beine warf. Der Kopf des Babys wölbte bereits den Damm.

»Wir müssen sie hier rausbringen«, sagte ich zwischen den Lachsalven. Die beiden versuchten, mir zu helfen, Julie von der Toilette hochzuziehen, aber sie machte es uns schwer. Sie klammerte sich an die Brille wie eine Schiffbrüchige an eine lebensrettende Planke. Eingetaucht in Wehen, die nun in mächtigen Wellen kamen, und mit Worten nicht mehr erreichbar, verwandelte sich Julie in eine Maschine, die nur noch darauf programmiert war, das Kind auszutreiben.

Obwohl sie die Aufräumarbeiten danach erleichtern und lange nicht so unhygienisch sind, wie manche Leute meinen, sind Geburten auf der Toilette in meinem Dienstleistungsprogramm nicht eingeplant. Aber es gibt auch keinen Grund, sie krampfhaft zu vermeiden, abgesehen von dem Schrecken des Kindes, falls es mit dem kalten Wasser in Kontakt kommen sollte. Ich sorge allerdings dafür, dass der Kopf über Wasser bleibt, fische das zappelnde Baby nach Möglichkeit ohne Bodenberührung heraus und ziehe es hoch. Nicht besonders elegant, aber es funktioniert. Julie gebar ihr Kind also notgedrungen auf der Toilette. Sobald ich es hochgezogen hatte – wobei es Bewegungen wie beim Hundepaddeln machte –, richtete sie sich auf und saß stumm und hoheitsvoll da wie eine viktorianische Lady bei einer Teegesellschaft. Sie beobachtete mich aufmerksam, während Mark neben ihr in Tränen ausbrach.

»Mark, schau nur!«, schnurrte sie und umarmte ihn, als sie ihre Tochter betrachtete. Ich wickelte das entrüstet brüllende Kind in ein Badetuch und legte es ihn Julies Arme, während Margaret ins Erdgeschoss eilte, um die vorgewärmten Decken aus dem Backofen zu holen.

»War's das?«, erkundigte sich Julie, wieder ganz Dame, und strich sich eine schwarze Haarsträhne hinter die Ohren.

»Da wäre noch die Nachgeburt, aber es dauert oft zehn Minuten, bis sie kommt. Wir schaffen es wahrscheinlich bis ins Schlafzimmer.«

Im selben gelassenen Tonfall und ohne den Blickkontakt zu unterbrechen, erwiderte sie: »Ich glaube, das hat sich bereits erledigt. Würden Sie bitte mal nachsehen?«

Ich spähte in die blutige Toilettenschüssel. Da lag die Plazenta, am Ende der Nabelschnur schwimmend.

»Sie sind ja von der ganz schnellen Truppe«, murmelte ich, als ich sie herausfischte.

»Vielleicht solltest du in Zukunft einen Käscher zu deinen Hausgeburten mitnehmen«, lachte Margaret.

»Sind wir jetzt fertig?«, ließ sich Julie vernehmen. Ich nickte, und wir gingen ins Schlafzimmer zurück.

Eine Stunde später, als Margaret Julie beim Anlegen des Kindes half und ich in der Küche die Suppe aufwärmte, die Julie für uns alle als Stärkung vorbereitet hatte, blickte ich nachdenklich aus dem Fenster.

»Das ist so interessant«, hatte Julie gesagt.

Ich wundere mich auch heute noch über das enorme Vertrau-
en in die eigenen Fähigkeiten, das Frauen wie Julie aufbringen,
wenn sie sich bei ihrem ersten Kind für eine Hausgeburt entscheiden. Bei einer Hausgeburt sind Schmerzmittel nicht inbegriffen. Die Erstgebärenden, die nicht wissen können, wie sich
Wehen anfühlen, wählen also bewusst ein Szenario, das ihnen
keine andere Wahl lässt, als die Schmerzen durchzustehen. Sie
sagen sich einfach: »Ich schaffe das schon. Ich weiß nicht wie,
aber ich schaffe es.«

Viele Frauen unterschätzen die Intensität der Schmerzen, die
Schlag auf Schlag erfolgen, gnadenlos, ohne ihnen eine Verschnaufpause zu gönnen. Sie haben das Gefühl, in der Falle zu
sitzen, überwältigt von einer bisher unbekannten Macht, die Besitz von ihrem Körper ergriffen hat. Trotzdem hat bei den un-
zähligen Hausgeburten, die ich durchgeführt habe, keine einzige Frau verlangt, in die Klinik gebracht zu werden, weil die
Schmerzen nicht mehr zu ertragen waren. Und alles war schlagartig vergessen, wenn sie ihr Kind in den Armen hielten, voller
Ehrfurcht vor dem Wunder der Geburt und dem Initiationsritus,
den sie soeben vollzogen hatten. Die innere Kraft, die sie dabei
in sich entdeckt hatten, verwandelte sie ein für alle Mal. Sie
überschritten die Grenze zwischen Mädchen und Frau, traten in
die Welt der Frauen ein, die ein Kind geboren hatten.

Als ich am Ofen stand, die Suppe umrührte und dabei die
Schwertlilien und Primeln in Julies blühendem Garten betrachtete, erinnerte ich mich an Sarah, eine meiner ersten Hausgeburten als frisch gebackene Hebamme. Sarah quälte sich zwei
Nächte und drei Tage, war gegen Ende ziemlich erschöpft. Dann
sagte sie mit einem raschen Blick auf meinen Hebammenkoffer:
»Sind Sie sicher, dass Sie kein Schmerzmittel dabei haben?«

Als ich bejahte, seufzte sie. »Na gut, vergessen Sie, dass ich
gefragt habe. Eine Fahrt in die Klinik ist mir die Sache nicht
wert.«

Sie erwähnte das Wort Medikamente nie wieder.

Das leise Blubbern der Suppe riss mich aus meinen Tagträumen. Ich füllte vier tiefe Teller, schnitt ein Baguette in Scheiben, stellte alles auf ein Tablett und trug es nach oben zu Mark, Margaret und Julie, der Frau, die die Wehen interessant gefunden hatte. Das war mal was Neues.

Als Julie drei Jahre später feststellte, dass sie wieder schwanger war, hatten Mark und sie erneut eine Hausgeburt geplant. Eines Abends, drei Wochen vor dem errechneten Geburtstermin, läutete mein Telefon. Es war Mark: »Peggy? Julie führt sich so seltsam auf. Sie hatte ein paar Wehen, aber jetzt spricht sie nicht mehr mit mir. Sie kriecht im Kreis auf dem Fußboden herum, wackelt mit dem Kopf und schnauft wie eine Lokomotive. Ich habe keine Ahnung, was los ist.«

Ich schon. Das zweite Kind entdeckt die Ausfahrt oft wesentlich schneller als das erste. Ich fuhr mit Karacho quer durch die Stadt und ließ meinen Wagen auf einem Behindertenparkplatz in der Nähe der Eigentumswohnung stehen, die Mark und Julie bewohnten. Ich lief über die gemähten Rasenflächen, um Hecken und blühende Schwertlilien und Primeln herum – eine weitere Geburt im Frühjahr – zur Wohnungstür. Sie war nicht verschlossen, und ein paar Sekunden später stand ich im Schlafzimmer.

Julie lag auf dem Bett und schmuste mit ihrem Baby, ein Winzling, der in einen geblümten Kissenbezug gewickelt war. Mark, in kurzen Unterhosen und zerrissenem T-Shirt, kauerte an der Wand auf der anderen Seite des Raumes, den Kopf in den Händen vergraben. Als ich hereinstürmte, hob er das Gesicht und starrte mich bleich und hohläugig an.

»So schnell«, murmelte er.

Julie sah aus wie eine Investmentbankerin mit windzerzaustem Haar, ansonsten war ihr nichts anzumerken. Als ich den Kissenbezug beiseite zog, sah ich, dass die Kleine noch an der Plazenta hing; ich schuf also schleunigst Abhilfe und wickelte sie danach wieder ein. Abgesehen von ihrer Temperatur und dem Körpergewicht war die Kleine ganz fidel und betrachtete die unbekannte Welt mit staunenden Augen.

Ich warf Mark ein Handtuch zu. Er ließ es zwischen seine Knie fallen und murmelte: »… hab sie gerade noch aufs Bett gekriegt.«

Er hatte nicht daran gedacht, die Decken vorzuwärmen, also steckte ich vier in den Wäschetrockner.

»Was ist mit dem Kissenbezug?«, fragte ich, während ich darauf wartete, dass die Decken warm wurden.

»Kissenbezug?« Julie zerrte daran. »Habe ich in der Eile nicht einmal bemerkt. Wahrscheinlich war es das Erstbeste, was Mark in die Hände fiel, als ich ihm zugerufen habe, dass er etwas aus dem Wäscheschrank mitbringen soll, um sie abzutrocknen.«

Ein paar Minuten später hüllte ich das Baby in zwei kuschelige Decken, anschließend umwickelte ich das Bündel mit Alufolie, um die Wärme zu bewahren. Sie war ein wenig zu früh geboren, aber ihre Augen in dem schmalen, spitzen Gesichtchen blickten mich pfiffig an.

Zum Schluss wandte ich meine ungeteilte Aufmerksamkeit Mark zu, der immer noch auf dem Fußboden hockte und an die Decke starrte. Ein Blutfleck zierte seine rechte Wange. »Geht es Ihnen jetzt besser, Mark, oder ist Ihnen immer noch schwindelig?«

»Oh Mann!«, seufzte er und schüttelte benommen den Kopf.

»Die Geburt ist nicht ganz nach Plan gelaufen, oder?«

»Mann oh Mann«, sagte er abermals und sah mich an.

»Ein bisschen zu schnell, nicht?«

»Ja … Ich habe nur … Es war so …«

»Und, wie war es, das eigene Kind zu entbinden?«

»Ja, es war so … interessant. Doch, wirklich sehr interessant.«

Okay, okay, okay

Hebammen mit abgeschlossener Ausbildung und Zulassung üben ihren Beruf auf der Basis von Rechtsgrundlagen aus, die den Rahmen ihrer Tätigkeit festlegen. Sie haben außerdem ihre persönlichen Grenzen, die sich aus ihrem Sicherheitsgefühl, ihren Überzeugungen und den unterstützenden Einrichtungen herleiten. Ich kenne eine Hebamme, die sich weigert, Patientinnen zu betreuen, die abgetrieben haben. Eine andere nimmt keine Raucherinnen, und manche lehnen fettleibige oder drogensüchtige Schwangere ab.

Meine eigenen Grenzen waren ziemlich weit gesteckt. Wenn eine Klinikgeburt geplant war, akzeptierte ich nahezu jede Frau als Patientin. Bei Hausgeburten machte ich Einschränkungen. Ich versuchte, rein geographisch innerhalb der Fünfzehn-Meilen-Zone um die Alta-Bates-Klinik zu bleiben und sagte dazu: »Über Brücken fahre ich nicht, wegen des Verkehrsstaus.«

Aus der medizinischen Warte schloss ich alle Frauen aus, die schon einmal einen Kaiserschnitt hatten oder an einer schweren Anämie litten. In einem Fall spielte auch das Gewicht eine Rolle: Ich bestand darauf, dass die hundert Kilo schwere Mutter von zehn Kindern in der Klinik entband, da ich wusste, dass es im Notfall schwer sein würde, sie rasch zu verlegen.

Aber bei einer Klientel, die zwischen neunzehn und Mitte vierzig rangierte, hatte ich eine Altersbegrenzung nie in Betracht gezogen. Bis mich Naeema anrief.

»Hallo. Sind Sie die Hebamme?«

»Ja«, erwiderte ich. Mit ihrer hohen Singsang-Stimme klang sie wie zwölf.

»Ich brauche eine Hebamme, weil ich ein Baby bekomme. Es muss eine Frau sein. Ich bin Muslimin, wissen Sie.«

»Wie alt sind Sie?«, entfuhr es mir.

»Ich bin am fünften Oktober sechzehn geworden.«

Sie war noch ein halbes Kind, genauso alt wie meine Tochter Jill, nur einen Tag jünger. Ich versuchte, mir Jill verheiratet und schwanger vorzustellen, aber es gelang mir nicht. Sie hatte Jungen, rote Rosen, Fahrunterricht und Madonnas »Material Girl« im Kopf, aber nicht die Wahl einer Hebamme.

»Ich habe Ihre Telefonnummer von Janice, der Mutter meines Mannes. Können Sie mich als Patientin nehmen? Ist das okay?«

Ach was soll's, dachte ich. Meine jahrelange Klinikerfahrung hatte mich gelehrt, dass junge Mädchen normalerweise sehr gut mit der Schwangerschaft zurechtkommen, auch wenn sie ihre Ernährung umstellen und Coke und Hamburger streichen müssen. Falls es Komplikationen gab, konnte ich die Gynäkologin hinzuziehen, die in der Praxis des Arztes arbeitete, mit dem ich normalerweise zusammenarbeitete.

»Okay«, sagte ich und lächelte, als ich sie juchzen hörte.

»Geil. Charlie, mein Mann, wird sich freuen. Er ist schon älter.«

Zwei Wochen später hörten Bonnie und ich ein Kichern vor dem geöffneten Fenster der Praxis, gefolgt von eiligen Schritten. Die tiefe Stimme eines jungen Mannes fiel lachend ein, dann ertönte das Plätschern von Wasser auf der asphaltierten Zufahrt. Als wir aus dem Fenster spähten, sahen wir ein junges Pärchen, das sich eine vergnügliche Schlacht mit dem Wasserschlauch lieferte. Der Krach wurde lauter, dann wurde die Tür zum Wartezimmer aufgerissen. Die beiden jungen Leute schnappten nach Luft, als sie den Raum betraten, in dem Stille herrschte, und schlugen die Hände vor den Mund wie Schulkinder, die sich das Lachen verkneifen.

Naeema und Charlie. Klatschnass von Kopf bis Fuß, wrang Naeema die Zipfel ihrer langen Hemdbluse aus und band ihr Kopftuch neu. Charlies Trainingshosen und T-Shirt klebten an seinem Körper, und seine Schuhe quietschten so laut, dass er sie auszog, bevor er den blassgrauen Teppichboden betrat. Das Lachen perlte immer wieder auf wie Champagnerblasen und steckte mehrere Frauen im Wartezimmer an.

Bonnie und ich lachten auch, als wir Naeemas Hemdbluse hochrollten, um die Herztöne des Kindes abzuhören. Verschämt zupfte sie immer wieder den Saum herunter, enthüllte nicht mehr als eine Handbreit nackten Bauch, im gleichen Farbton wie Milchkaffee. Schließlich gab sie den Kampf auf, als Charlie sagte: »Naeema, ich liebe deinen kleinen runden Bauch, und deine Haut ist perfekt. Du solltest stolz darauf sein. Also zeig ihnen schon deinen Bauch, Liebling.«

Charlie konnte weder Blick noch Hände von seiner schönen jungen Frau lassen. Er beugte sich zu ihr hinunter, flüsterte ihr zärtliche Worte ins Ohr und streichelte ihre Wange, während ich endlich freie Bahn hatte und die Bluse hochschob, so dass der Bauch frei lag. Im vierten Monat trug Naeema immer noch Jeans, und der Reißverschluss war bis oben geschlossen. Sie hatte endlos lange Beine. Entsprechend ihrer muslimischen Erziehung trug sie ein weißes Kopftuch, tief in die Stirn gezogen und unter dem Kinn gebunden. Die lockere, langärmelige Hemdbluse, die den Körper bis auf die Hände verhüllen sollte, klebte nun alles andere als züchtig an ihrem Körper. Die bewusst unauffällige Kleidung lenkte die Aufmerksamkeit unwillkürlich auf die schönsten grünen Augen, die ich jemals gesehen hatte. Blick und Körperhaltung hätten ihr ein majestätisches Aussehen verliehen, wenn sie sich nicht benommen hätte wie jedes andere junge Mädchen in ihrem Alter.

Ein paar Monate später rief mich Naeema erneut an. »Charlie und ich möchten Sie gerne fragen, ob es wohl okay ist, wenn Janice – das ist Charlies Mom, wir wohnen bei ihr – also, wenn sie zur nächsten Vorsorgeuntersuchung mitkommt?«

»Natürlich«, erwiderte ich. In dieser Hinsicht hatte sie Ähnlichkeit mit meiner Tochter, die ähnlich lange brauchte, bis sie auf den Punkt kam.

Als Janice beim nächsten Besuch zur Tür herein kam – die

Untersuchung war zur Hälfte vorbei –, riss ich überrascht die Augen auf. Sie hatte vor achtzehn Jahren meinen Geburtsvorbereitungskurs besucht, als sie mit Charlie schwanger war, und wir waren uns oft in Peet's Coffee Shop oder im Monterey Market über den Weg gelaufen.

»Ich dachte, Naeema hätte es Ihnen erzählt«, sagte sie.

»Nein, sie sagte nur ›Charlies Mutter, Janice‹. Bei mir hat es nicht geklingelt.«

»Aber jetzt, wie ich sehe. Ich weiß allerdings nicht, ob Sie noch ein Wort mit mir reden, wenn Sie hören, was sich die beiden ausgeheckt haben.« Sie sah Charlie an, der Naeema ansah, die angestrengt aus dem Fenster sah.

»Charlie?« Von ihm würde ich schneller eine Antwort erhalten als von seiner schüchternen Frau. »Worum geht es denn?«

»Ähm, Naeema und ich wollen, dass unser Kind zu Hause zur Welt kommt.«

»Sehen Sie, was ich meine?« Janice verschränkte die Arme.

»Interessant. Und wer ist auf die Idee gekommen?«, fragte ich.

»Ich alleine.« Zum ersten Mal redete Naeema ohne Umschweife. »Ich habe neun Geschwister, und meine Mutter hat die meisten zu Hause geboren. Bei den letzten vier war ich dabei. Ich glaube, als abschreckendes Beispiel, damit ich nicht so früh schwanger werde. Aber das hat mich nicht abgeschreckt, auch wenn sie gebrüllt und geschrien und mir gesagt hat, das wären die schlimmsten Schmerzen für eine Frau, die man sich nur vorstellen kann.«

»Und was für ein Gefühl hatten Sie dabei?«

Charlie legte den Arm um sie. Janice starrte an die Decke. »Sie hat immer nur über die Qualen geredet, aber ich kenne meine Mutter mein ganzes Leben lang und glaube, dass ich mit den Schmerzen besser umgehen kann als sie. Ich kann mir nicht vorstellen, wegen einer Geburt ins Krankenhaus zu gehen; das ist doch die natürlichste Sache der Welt.«

»Und was hat Janice Ihnen über die Geburt erzählt?«, fragte ich sie.

»Offenbar das Falsche«, ließ sich Janice hinter mir vernehmen.

»Dass die Geburt grauenvoll ist?«

»Nein, im Gegenteil. Ich versuchte, einen Ausgleich zu den Horrorgeschichten ihrer Mutter zu schaffen, indem ich ihr erklärte, Charlies Geburt sei ein Klacks gewesen, obwohl ich schon vierundvierzig war. Die Wehen fingen ja beim Mittagessen an, und bis zum Abendessen war alles vorbei, und an Schmerzmittel habe ich nie gedacht. Das war reines Glück, aber ich wollte nicht, dass Naeema nur Schlimmes hört. Ich konnte ja nicht ahnen, dass sie sich auf eine Hausgeburt versteift. Sie ist gerade sechzehn. Was weiß sie schon vom Kinderkriegen?«

Ich betrachtete die beiden, die selbst noch Kinder waren und mich nun flehentlich ansahen. Ich blickte Janice an, die den Eindruck machte, als würde sie die Entscheidung unterstützen, auch wenn sie leise Zweifel hatte. Ich dachte an meine eigene Tochter und wusste, auch sie würde ihr Kind zu Hause zur Welt bringen wollen.

»Sagen wir, ich werde es mir überlegen. Okay?«

Charlie und Naeema lachten und gratulierten sich mit einem Handschlag zu ihrem Sieg. Janice sah mich an, als hätte ich den Verstand verloren.

Der Rest der Schwangerschaft war für Naeema ein Kinderspiel. Bis zum Schluss sah ihr Bauch aus, als sei sie höchstens im sechsten Monat. Sogar Janice musste zugeben, dass Naeema Ehe, Schwangerschaft und High School wie ein Profi unter einen Hut brachte.

»Entweder handelt es sich hier um ein Paradebeispiel dafür, dass es manchmal besser ist, nichts zu wissen, oder dass Halbwissen gefährlich ist«, sagte Janice, als wir uns in einem Lebensmittelladen trafen. »Jedenfalls geht es ihr prächtig. Sie verzichtet sogar freiwillig auf Coke.«

»Prima. Und Sie wohnen nur zehn Minuten von der Klinik entfernt. Wir setzen also weder die Sicherheit noch unseren gesunden Menschenverstand aufs Spiel, wenn wir ihnen die

Chance geben, es mit einer Hausgeburt zu versuchen. Wenn sie ihre Meinung ändert oder Probleme auftauchen, sind wir in null Komma nichts in der Klinik.«

»Richtig, und ich habe inzwischen auch ein besseres Gefühl bei der Sache, seit Sie grünes Licht gegeben haben.«

»Und wie haben Sie reagiert, als Charlie Ihnen gebeichtet hat, dass seine fünfzehnjährige Freundin ein Kind von ihm erwartet?«, fragte ich, das Thema wechselnd.

»Oh, so war das nicht. Sie waren schon ein halbes Jahr verheiratet, als sie schwanger wurde.«

Um ein Haar wäre mir die Tüte mit den Bagels aus der Hand gefallen.

»Ja, und er meinte, er habe keinen blassen Schimmer, wie das passieren konnte, denn sie hätten fast immer verhütet.«

»Ach du liebe Zeit.«

»Sie kennen sich aus der High School. Als ihre Mutter herausfand, dass sie sich in Berkeley heimlich mit ihm traf, ging sie an die Decke. Sie hielt ihr eine Moralpredigt, die sich gewaschen hatte, über ihre Pflichten als Muslimin, Jungfräulichkeit vor der Ehe, Sitte und Anstand. ›Du kannst heiraten, aber mit Jungen herumtreiben kommt nicht in Frage!‹, sagte sie. Also trat Charlie zum Islam über, und zwei Monate später waren sie Mann und Frau. Zuerst war ich entsetzt, aber da ich bei Charlies Geburt nicht mehr die Jüngste war, hatte ich nicht damit gerechnet, dass ich meine Enkelkinder noch lange genießen würde. So sieht die Sache natürlich anders aus, und ich muss zu meiner Schande gestehen, dass ich mich eigentlich darüber freue, wie sich alles ergeben hat. Aber sie sind beide schrecklich jung.«

Gegen Ende der Schwangerschaft sagte Charlie, der seine Frau bei jeder Untersuchung begleitet hatte: »Wir möchten Sie etwas fragen. Naeema hätte gerne, dass ich das Baby entbinde.« Er klimperte mit den Wimpern. »Wäre das okay?«

Mitgefangen, mitgehangen, dachte ich. »Okay.«

Ich machte in der nächsten Woche einen Hausbesuch bei den beiden, und während Janice sprachlos im Gang stand, zeigte ich ihrem achtzehnjährigen Sohn mit Hilfe einer Babypuppe, wie die Geburt im Einzelnen vonstatten geht. Naeema, die ihre taillenlangen lockigen Haare zu Hause unbedeckt trug, saß still an Charlies Seite und streichelte seine Schulter.

Am folgenden Dienstag wurde Naeema wie immer von ihren Freundinnen abgeholt, und die vier Mädchen gingen zur Schule. Charlies Unterricht begann später, aber Naeema und er gingen miteinander nach Hause und bereiteten das Abendessen für alle zu.

Eine Stunde später begannen die Wehen, aber Naeema sagte kein Wort. Sie machte ihre Hausaufgaben und ging zu Bett. Sobald sie hörte, dass Charlie eingeschlafen war, stand sie auf und ging hin und her, um die Wehentätigkeit richtig in Gang zu bringen. Charlie wachte um fünf Uhr morgens auf, als sie stolperte und um ein Haar auf ihn gefallen wäre. Er weckte Janice und rief Naeemas Mutter an. Ein Blick auf Naeema genügte, und Janice benachrichtigte mich.

»Peggy, die beiden sind nebenan, und sie erklärt Charlie gerade, es sei noch zu früh, Sie anzurufen, aber es geht los. Die Wehen kommen im Abstand von ungefähr drei Minuten. Sie gibt keinen Muckser von sich, aber sie steht so komisch auf einem Bein, hat den rechten Fuß um den linken Knöchel gewickelt und wackelt hin und her, als wollte sie tanzen. Und ich habe mir sagen lassen, dass es bei den blutjungen Müttern mitunter blitzschnell gehen kann.«

»Bin gleich da«, erwiderte ich und schlüpfte bereits in meine Trainingshosen. Ich rief Bonnie an und fuhr los.

Janice und Naeemas Mutter hockten einträchtig nebeneinander auf der Klavierbank, als Bonnie und ich eintrafen. Charlie machte uns einen starken Tee mit Milch, dann blickte er uns vier an. Wir waren Frauen in mittlerem Alter, hatten insgesamt fünfzehn Kinder geboren, und zwei von uns hatten eine Ausbildung als Krankenschwester. Er holte tief Luft, und ich war sicher, dass er sich auf die Rede vorbereitet hatte. »Naeema und ich sind sehr dankbar, dass ihr alle hier seid. Ihr habt viel Erfahrung, aber irgendwie ist das auch einschüchternd, und wir möchten ausprobieren, ob wir es nicht auch selber schaffen. Wir fühlen uns überwältigt bei so vielen Krankenschwestern und Müttern. Ich weiß, dass Sie regelmäßig überprüfen müssen, ob mit Naeema und dem Kind alles in Ordnung ist, aber zwischen den Untersuchungen würden wir gerne alleine sein. Ohne Zuschauer.«

Janice und Naeemas Mutter sahen aus, als hätte sie der Schlag getroffen. Bonnie und ich lachten nur; die zwei waren offenbar immer für eine Überraschung gut.

»Okay, okay, okay«, sagte ich. »Ich möchte sie nur kurz untersuchen, und dann kommt bitte alle Viertelstunde wieder, damit ich die Herztöne des Kindes kontrollieren kann.«

Die Herztöne waren erstklassig, der Muttermund war sieben Zentimeter eröffnet. Alles in bester Ordnung.

»Dann mal los«, sagte ich lachend. Sie eilten durch den Gang wie zwei Kinder, die am letzten Tag vor Beginn der Sommerferien von der Leine gelassen werden, tauchten ins Esszimmer ab und zogen die schwere Schiebetür hinter sich zu.

»Das ist doch wohl der Gipfel«, sagte Janice kopfschüttelnd. Naeemas Mutter starrte nur mit offenem Mund auf die geschlossene Tür.

Sie hielten sich an ihr Versprechen und tauchten unaufgefordert wieder auf, um die Herztöne des Babys überprüfen zu lassen. Bei jeder Wehe presste Naeema den Kopf auf Charlies Schulter. Er streichelte ihren Rücken und flüsterte ihr etwas ins Ohr, während sie leise und tief atmete, bis der Schmerz vorüber war. Dass sie eine Wehe hatte, sah man nur daran, dass sie auf einem Bein stand, den rechten Fuß um den linken Knöchel gewickelt. Hin und wieder zog sie die Nase kraus, weil sie einen Schluckauf hatte. Ihre langen Haare umhüllten ihren Oberkörper wie ein wallender Vorhang. Sie trug nichts weiter als ein ausgefranstes, pinkfarbenes langes T-Shirt und lächelte verlegen, als sie den Saum hob, um sich damit den Schweiß von der Oberlippe zu wischen.

»Und, was ist?«, fragte Charlie, die dunklen Augenbrauen hochgezogen, als ich das Stethoskop absetzte.

»Alles okay. Dann mal los.«

Bonnie legte Decken zum Anwärmen in den Backofen und öffnete vorsorglich den Sauerstoffspender. Ich breitete meine Instrumente neben dem Futon aus und öffnete eine Schachtel mit Gazetüchern. Die Schiebetür ging wieder auf. Naeema blickte mich an, als sie langsam ins Wohnzimmer kam. Mit den Fingerspitzen hielt sie eine winzige Vorlage aus Toilettenpapier zwischen ihren Beinen fest. Als sie das Zimmer durchquert hatte und vor mir stand, sagte sie mit gerümpfter Nase: »Wissen Sie was? Das tut höllisch weh.«

Wir Erwachsenen lachten, und ich legte die Arme um die mageren Schultern des jungen Mädchens. »Ich werde nachsehen. Ich bin sicher, dass es ruck, zuck vorbei ist.«

Und siehe da, der Kopf war bereits zu sehen. Sie hockte sich auf den Futon, die Knie praktisch an den Ohren, wie ein Schlangenmensch. Mit der ersten Presswehe trat bereits ein großes Stück des Kopfes durch den Damm. Ich flüsterte Charlie Anweisungen ins Ohr und staunte, wie geschickt er seinem Kind bei der Geburt des Kopfes half. Dabei hatte er Tränen in den Augen, so dass er kaum etwas sehen konnte. Janice und Naeemas Mutter weinten hinter mir. Bonnie und ich lachten unter Tränen.

Mit der nächsten sanften Presswehe glitt ein sieben Pfund schweres Mädchen sicher in Charlies bloße Hände. Er hob seine Tochter hoch, drückte sie an seine Wange und flüsterte ihr einen muslimischen Segensspruch ins Ohr. Dann reichte er Naeema das Kind, wischte sich die Hände ab und bat seine Mutter, die Nummer seines Vaters für ihn zu wählen. Charlies Eltern waren seit Jahren geschieden, verkehrten aber auf freundschaftlichem Fuß, und Charlie hatte immer eine enge Beziehung zu seinem Vater gehabt.

»Dad, Charlie hier. Das Baby ist da, seit zwei Minuten. Die Geburt war sagenhaft. Es ist ein Mädchen, sie soll Saalima heißen. Naeema war sooo tapfer, Wahnsinn, und ich habe das Kind selbst entbunden, weil wir eine Superhebamme haben, die mir gezeigt hat, was ich machen muss.«

Eine Stunde später saß Naeema da, die nassen Haare unter einem Turban verborgen, und stillte ihr Kind, während Charlie ehrfürchtig an ihrer Seite saß und sie anschaute.

Es klingelte, und drei Mädchen mit abstehenden Zöpfen und hautengen Jeans standen vor der Tür. Die Schulbücher an die Brust gedrückt, stürmten sie in den Raum und blieben schlagartig stehen, als sie sahen, dass Naeema ihr Kind stillte. Auf Zehenspitzen traten sie näher und knieten sich zu ihren Füßen auf den Boden wie vor eine Statue der Muttergottes mit Kind.

»Na-eee-maa, Ohmeingott, du hast das Baaaby gekriegt!«, rief die eine mit hoher Singsang-Stimme.

»Naeeema! Wie waaar's denn?«, rief die andere.

Naeema sah sich um. Mit einem angedeuteten Lächeln und hochgezogener linker Augenbraue schien sie zur Kenntnis zu nehmen, dass sie eine unsichtbare Grenze überschritten hatte. Sie gehörte nun dem Club der Frauen in aller Welt an, die ein Kind geboren hatten. Sie hob das Kinn, blickte auf die vor ihr knienden Schulmädchen herab, zog die Nase kraus, zuckte mit den Schultern und sagte: »Es war okay.«

FREUT SICH MOMMY AUCH?

Skylar hatte die Lippen bereits gespitzt, um die fünf Kerzen auf seinem Geburtstagskuchen auszublasen, und runzelte finster die Stirn, als mein Piepser ertönte. Ein paar Minuten später gab ich den Vorsitz über die Geburtstagsparty an Rog ab, aber der Blick meines Sohnes verfolgte mich auf dem ganzen Weg in die Alta-Bates-Klinik.

Warum mussten die Frauen immer dann ihre Kinder zur Welt bringen, wenn ich etwas Wichtiges vorhatte? Wie oft hatte ich Verabredungen zum Essen in letzter Minute absagen müssen, Weihnachten erst am 26. Dezember gefeiert, den ersten Tag des Familienurlaubs verpasst und war als Gastgeberin zu später Stunde erschienen? Aber bei Britta hatten die Wehen eingesetzt, und ich war ihre Hebamme. Skylars Geburtstag würde ohne mich stattfinden müssen.

In der Klinik sagte eine der Dienst habenden Schwestern aus der Geburtshilfe zu mir: »Warum machst du so ein bedrücktes Gesicht?«

»Ich verpasse Skylars Geburtstagsparty. Ich bin nicht gerade glücklich, dass ausgerechnet heute Nachmittag eine Entbindung ansteht.« Ich riss mich zusammen und setzte ein Lächeln auf. »Ist es so recht?«

Sie lachte. »Besser jedenfalls. Deine Patientin ist in Zimmer sieben.«

Ich ging also mit frisch aufgesetzter heiterer Miene den Korridor entlang zu Britta, die mir sehr sympathisch war; der Gedanke an ihre pfiffige kleine Tochter Jane entlockte mir wie immer ein Lächeln. Während eines Vorbereitungskurses für Geschwister hatte ich mich schiefgelacht, als sie wissen wollte: »Was kommt zuerst, das Baby oder die Polenta?«

Als ich Zimmer sieben erreichte, war mein Lächeln echt. Eine Stunde verging; die Wehen kamen nur langsam in Gang, und ich schickte Britta auf den Dachgarten hinaus. Ihre Schwester, ihr Mann und Jane begleiteten sie, während ich sie abwechselnd mit meiner Krankenschwester-Kollegin vom Fenster aus im Auge behielt. Ungefähr eine halbe Stunde später öffnete Britta die Glastür und kam herein.

Britta hatte große, strahlende blaue Augen, und als sie nun in den Kreißsaal zurückging, glühten sie. Sie hatte einen Eisstiel in ihren rechten Mundwinkel geklemmt. Da er sich dort schon seit einer Stunde befand, wusste ich, dass das Eis längst gegessen war. Hugh, ihr Mann, hatte die Arme um ihre Taille gelegt und führte sie zum Bett. Die kleine Jane mit ihrem ringsum zu Berge stehenden Buster-Brown-Haarschnitt bildete das Schlusslicht an der Hand ihrer Tante.

»Wie läuft es, Britta?«, sagte ich lächelnd, als ich ihren starren Gesichtsausdruck bemerkte.

Britta antwortete nicht. Sie blickte mich nur mit großen Augen an. Dann schob sie den Eisstiel in den linken Mundwinkel, wie Groucho von den Marx Brothers seine erkaltete Zigarre. Sie wackelte sogar mit den Augenbrauen wie er, aber ihr Gesicht verzerrte sich, als sie sich blitzschnell herumdrehte und an Hugh klammerte. Sie kaute wie besessen an dem Holzstiel, während sie sich an seinen Gürtelschlaufen festhielt und mit ihm hin und her schaukelte. Jane, sonst sehr quirlig, sah stumm zu; dann nahm sie meine Hand und sagte: »Ich freue mich, dass das Baby jetzt kommt, Peggy. Freut sich Mommy auch?«

Ihre Tante umarmte sie und sagte: »Brit, Jane möchte wissen, ob du dich freust?«

Britta lächelte ihre Tochter mit zusammengebissenen Zähnen an. »Ich freue mich auch, aber ich werde mich noch mehr freuen, wenn es erst da ist.«

»Wann ist es denn da, Momma? Wann freust du dich noch mehr?«

»Vielleicht kann Peggy uns das sagen, Jane.« Sie schob den

Eisstiel auf die andere Seite, zuckte abermals mit den Augenbrauen, legte sich aufs Bett und spreizte die Beine für die nächste Kontrolluntersuchung. Die Eihäute der Fruchtblase, die einzige Schranke, die das Kind noch zurückhielten, waren zum Zerreißen gespannt.

»Was Neues?«

»Kaum. Der Muttermund ist fast vollständig erweitert, aber vor allem ist Wasser, Wasser, Wasser zu sehen, und der Kopf des Kindes ist unmittelbar dahinter.«

»Wie lange dauert es noch, wenn Sie die Fruchtblase sprengen?«

»Sie fangen vermutlich nach einer oder zwei Austreibungswehen mit dem Pressen an und haben das Kind vielleicht zehn oder fünfzehn Minuten später.«

»Zehn Minuten!«, staunte Hugh mit seinem weichen irischen Akzent. »Heilige Muttergottes, vor einer Viertelstunde hat sie doch noch im Gras gesessen!«

Eine weitere Wehe setzte ein. Mit einem Aufschrei, der Jane bewog, sich Schutz suchend an die Beine ihrer Tante zu klammern, setzte sich Britta mit einem Ruck im Bett auf, als sei eine Bombe unter ihr hochgegangen. Sie konnte nicht liegen, wenn die Schmerzen kamen, und setzte sich mit geradem Rücken hin, die Knie gespreizt und flach auf dem Bett, die Fußsohlen aneinander gelegt. Sie sah aus wie ein wohlbeleibter Swami, ein Hindulehrer, der ein Mantra rezitierte. Der Eisstiel hüpfte auf und ab, als sie stöhnend darauf kaute. Als die Wehe vorbei war, ließ sich Britta auf den Rücken fallen und winkte mich herbei.

»Sprengen Sie um Himmels willen die Blase, Peggy. Holen Sie den kleinen Quälgeist.«

»Sprengen?«, fragte Jane mit verzagter Stimme. Sie trat näher und legte ihre kleine Hand mit den Grübchen auf die verschwitzten Haare ihrer Mutter. »Sprengt dich Peggy, damit das Baby herauskommt? Freust du dich dann?«

»Jane, ich tu deiner Mutter nicht weh«, erklärte ich ihr, als mir die Krankenschwester die Kugelzange reichte. »Ich bringe nur den Wasserballon zum Platzen, der um das Baby herum ist. So als würde man ein Geburtstagsgeschenk aufmachen, um zu sehen, was drin ist.«

Obwohl Jane die Kugelzange aus dem Geschwisterkurs kannte, weiteten sich ihre Augen, als sie sah, wie das lange, stumpfe Instrument im Körper ihrer Mutter verschwand. Sie blickte Britta an und stand reglos da, während die Tante ihr beschwichtigend über den Rücken strich.

»Das ist genauso wie beim Haareschneiden. Die Schere ist scharf, aber es tut doch nicht weh, oder?« Sie schüttelte den Kopf und kaute auf ihrem Fingernagel. »Gleich kommt eine Menge Wasser heraus, Jane. Keine Bange, das ist nicht schlimm.«

Aber sie zuckte dennoch zusammen, genau wie ihre Tante, als das Wasser in hohem Bogen heraus und mir über den Arm und den Oberschenkel schwappte. Die Krankenschwester schob Handtücher zwischen Brittas Beine, und ich nahm mir ebenfalls eines, um mich abzutrocknen, als Brittas Aufschrei auch schon die erste Presswehe ankündigte. Ich ließ das Handtuch fallen und sprang taumelnd zur Seite. So eben noch bekam ich den kahlen Kopf zu fassen, der wie ein Surfer auf dem Kamm einer Welle an Land gespült wurde. Der Kopf trat aus, verharrte eine Sekunde reglos in seiner Position, während Britta tief Luft holte. Jane hielt sich die Ohren zu, als Britta die Decke anheulte; ich zuckte zusammen, und als ich die Augen wieder öffnete, lag das Kind mit schlenkernden Gliedmaßen in meiner Hand.

»Whow!«, rief Brittas Schwester.

Hinter mir murmelte die Krankenschwester: »Zehn Minuten, ist das zu fassen!«

»Heilige Muttergottes«, flüsterte Hugh.

»Freut sich meine Momma *jetzt?*«, erkundigte sich Jane.

Britta spuckte den Eisstiel aus und schloss Jane in ihre Arme. »Und wie, das ist die größte Freude seit dem Tag, als *du* endlich geboren warst, mein Schatz!«

Eine Viertelstunde nach der Geburt ging Britta unter die Dusche, während Jane mit ihrer kleinen Schwester für die Aufnahmen posierte, die Hugh machte. Meine Arbeit war getan; ich nahm meine Handtasche und rief Britta einen Abschiedsgruß zu. Sie steckte den Kopf durch die gläserne Schiebetür. »Habe ich vorhin richtig gehört? Ihr Sohn hat heute Geburtstag?«

»Ja, aber die Party ist noch im Gange, wenn ich nach Hause komme.«

»He Jane! Wie wär es, wenn du Peggys Sohn anrufst und ihm ein Geburtstagsständchen bringst?«

»Ja!«, rief Jane begeistert, legte das Baby auf einem Kissen ab und lief zum Telefon.

Ich wählte die Nummer, mein Mann ging ran, und er gab den Hörer an Skylar weiter. Ich lächelte, als Jane völlig schief »Happy Birthday to You« sang. Dann wiederholte sie das Lied.

»Warum hast du es zwei Mal gesungen?«, fragte Hugh.

Jane sah ihn an, als käme er vom Mond. »Dad! Ein Mal von mir und ein Mal von meiner kleinen Schwester. Sie kann doch noch nicht singen, weißt du das nicht?«

Ein paar Minuten später saß ich an dem großen runden Tisch im Schwesternzimmer und schrieb meine Dokumentation zu Ende; ich lächelte, während ich die seelenlosen Leerstellen auf dem Formblatt ausfüllte. Geburtsdauer, Geburtsverlauf, Gewicht des Neugeborenen, geschätztes Gestationsalter. Aber es blieb kein Platz für die Frage, ob sich die Mutter freute. Und kein Platz, um das Wunder der Geburt zu beschreiben.

Die Krankenschwester, die vor zwei Stunden gesehen hatte, wie ich die Klinik betrat, reichte mir eine frisch gebrühte Tasse Kaffee. »Sie sehen aus, als ginge es ihnen besser als vorhin.«

»Viel besser.«

IRRUNGEN
UND
WIRRUNGEN

»Unwürdiges Leben«

Mai 1987
Berkeley, Kalifornien

Ich möchte aber eine Hausgeburt«, sagte Patty. Ihre braunen, stumpf geschnittenen Haare fielen ihr wie ein Vorhang ins Gesicht, so dass man ihre Augen mit den schweren Lidern kaum sah. »Machen Sie's?«

»Patty, das geht nicht. Sie hatten beim letzten Kind einen Kaiserschnitt. Ich kann Sie in der Klinik entbinden, aber nicht zu Hause.«

»Warum? Ist ein Kaiserschnitt ein Geburtsrisiko?« Ihre Stimme wurde schrill.

»Nicht unbedingt«, erwiderte ich und erklärte ihr, dass eine Uterusruptur, ein Gebärmutterriss, nach vorausgegangener Schnittentbindung auftreten kann, aber nicht muss. Aber die Standardauflagen für Hebammen verlangten Klinikgeburten bei vorausgegangenen geburtshilflichen Operationen. »Ich kann Ihnen nicht helfen, Peggy. Tut mir Leid.«

Sie schmollte wie ein Kind, dem man eröffnet hat, dass es noch zu klein ist, um Karussell zu fahren. »Dann kann ich genauso gut zu Dr. Weick gehen. Da er als Arzt auf der Liste der ›bevorzugten Anbieter‹ geburtshilflicher Dienste steht, werden seine Kosten in voller Höhe von meiner Versicherung übernommen, für eine Hebamme zahlen sie nicht. Ich wäre ja bereit, das Geld für eine Hausgeburt aus meiner eigenen Tasche zu berappen, aber nicht, wenn ich ohnehin in die Klinik muss.«

Sie riss den Riemen ihrer Tasche von der Rücklehne des Stuhls und rauschte hinaus. Erleichtert atmete ich auf. Ihre Aufdringlichkeit und Beharrlichkeit hatten mich genervt. Ich hätte nicht sagen können warum, aber irgendwie hatte ich das Gefühl, ihr nicht so recht über den Weg trauen zu können.

Dass sie lieber zu einem Arzt ging, verstand ich gut. Seit Jahren versuchte ich bei mehreren Versicherungsgesellschaften, auf die Liste der »bevorzugten Anbieter« zu kommen, aber hier hatten die Ärzte eine Monopolstellung. Da die medizinische Versorgung den Geldbeutel der Einzelnen immer mehr belastete, waren Hebammen oft gezwungen, im Angestelltenverhältnis für eine Gruppe von Ärzten oder große Gesundheitsorganisationen zu arbeiten. Als eine der wenigen, die als freiberufliche Hebamme ihr Auskommen fand, wusste ich mein Glück zu schätzen und hoffte, dass es noch viele Jahre anhielt.

Ich hatte Behandlungsräume von Dr. Weick für meine eigene Praxis gemietet, und als ich Patty zwei Wochen später in seinem Wartezimmer sah, wusste ich, dass sie ihre Entscheidung getroffen hatte. Doch eines Nachmittags steckte sie den Kopf zur Tür herein und meinte: »Hätten Sie ein paar Minuten Zeit für mich?«

Ich forderte sie auf, Platz zu nehmen. »Wie geht es Ihnen mit der Schwangerschaft?«

»So lala. Im Moment hat das Kind noch Steißlage. Dr. Weick meint, es wird sich höchstwahrscheinlich von alleine drehen, aber ich wollte Sie etwas fragen.« Sie legte den Kopf schief, und ihre Haare verdeckten wieder eine Gesichtshälfte. »Wissen Sie, ich habe keine guten Erfahrungen mit den beiden vorausgegangenen Klinikgeburten gemacht. Die eine war vor elf Jahren, sechzig Stunden ununterbrochen Wehen, nachdem die Geburt eingeleitet worden war, und bei meiner zweiten Tochter ein Kaiserschnitt, der meiner Meinung nach überflüssig war. Ich glaube, beides wäre besser gelaufen, wenn ich nicht gleich in die Klinik gefahren wäre.«

»Solange alles normal verläuft, rate ich den Frauen auch, bis auf den letzten Drücker zu Hause zu bleiben«, stimmte ich ihr zu.

Sie lachte. »Dieses Mal möchte ich zu Hause bleiben, bis ich merke, dass es wirklich losgeht. Bis auf den letzten Drücker.« Sie lachte abermals, dann sah sie mich durchdringend an. »Machen Sie auch Geburtsbegleitung?«

»Nein, ich bin rund um die Uhr bei meinen eigenen Patient-innen in Bereitschaft, aber ich könnte Ihnen jemanden empfeh-len.«

»Aber ich möchte Sie«, erwiderte sie beharrlich. »Ich möchte eine Hebamme, die etwas von Ihrem Handwerk versteht und weiß, wie wichtig mir die bevorstehende Geburtserfahrung ist. Ich habe beide Male schmerzstillende und wehenfördernde Mittel bekommen, auf meinen Wunsch hin, aber ich habe das Zeug trotzdem gehasst. Und mich selbst. Ich kam mir wie eine Niete vor, weil ich es nicht ohne schaffte.«

Zum ersten Mal klangen ihre Worte aufrichtig.

»Patty, Sie haben zwei gesunde Kinder. Sie haben bewiesen, dass Sie keine Niete sind, aber ich weiß, was Sie meinen. Das Gefühl, die Geburt gut gemeistert zu haben, stärkt das Selbstge-fühl vieler Frauen.«

Müttern mit ähnlichen negativen Erfahrungen wie Patty zu zeigen, dass es auch anders geht, ist einer der erfüllendsten As-pekte der Hebammentätigkeit. Die Fähigkeit, eine befriedigende Choreografie für den Tanz der Geburt zu entwickeln, den Frau-en über die Hürden der Wehen zu helfen, ihnen das Gefühl der Kontrolle über das Geburtsgeschehen und letztendlich des Tri-umphes zu geben, erinnerte mich stets daran, wie dankbar ich sein durfte, Hebamme zu sein. Erst in der vergangenen Woche hatte ich eine Frau namens Lorna entbunden, die bei ihrem ers-ten Kind das Gefühl gehabt hatte, in die Kaiserschnitt-Schiene gedrängt und »überfahren« worden zu sein. Das zweite Kind bekam Lorna in Hockstellung auf dem Fußboden des Geburts-zentrums. Sie half ihrer Tochter eigenhändig auf die Welt, legte sie an ihre Brust, und gestand mir unter Tränen: »Zum ersten Mal seit zwei Jahren fühle ich mich mit mir selbst im Reinen.«

Da ich wusste, wie wichtig diese Geburtserfahrung für Patty war, ließ ich mich dann doch von ihrer Bitte erweichen, solange ihr klar war, dass ich nichts versprechen konnte. Es war durch-aus möglich, dass ich zu dem Zeitpunkt bei einer meiner eigenen Patientinnen war und sie daher nicht betreuen konnte.

»Ja, ja«, winkte sie ab. Wir einigten uns auf ein Honorar, und sie unterzeichnete eine schriftliche Vereinbarung, die ich aus dem Stegreif aufgesetzt hatte, und die besagte, dass ich, sofern es meine Zeit erlaubte, als Geburtsbegleiterin bei der Geburt dabei sein würde.

Als sie gegangen war, ärgerte ich mich über mich selbst. Warum hatte ich mich von ihr überrumpeln lassen? Als Geburtsbegleiterin kam mir eine Stellung zu, die nichts Halbes und nichts Ganzes war: Ich hatte das erforderliche Fachwissen, aber keine Entscheidungsbefugnis, konnte beratend wirken, aber nicht in das Geschehen eingreifen. Ich hatte mich überreden lassen, ihr Sprachrohr zu sein, was in mir irgendwie ein ungutes Gefühl und die Hoffnung weckte, dass ich unabkömmlich sein möge, wenn sie mich anrief.

Von einer Woche auf die andere drehte sich Pattys Baby aus der Steißlage in die Kopflage, eine Lage, die instabil sein kann. Das Kind verfängt sich bei der Drehung oft in der Nabelschnur. Eines Nachmittags, als Patty sein Sprechzimmer verließ, wurde ich zufällig Zeuge eines kurzen Gesprächs zwischen ihr und Dr. Weick. »Also noch einmal, Patty: Ich möchte, dass Sie in die Klinik fahren, sobald die Eröffnungswehen beginnen. Wir müssen das Kind ständig überwachen. Warten Sie nicht zu lange.«

Sie setzte ihren Weg mit schmollender Miene fort, und seine Stimme wurde lauter. »Haben Sie mich verstanden, Patty?«

Sie winkte ungeduldig ab und verließ die Praxis. Als er sich umdrehte und mich entdeckte, zog er mich in sein Sprechzimmer und machte die Tür zu. Aufgebracht lehnte er sich an die Tür und verdrehte die Augen. »Sie schaltet einfach auf stur, wenn sie etwas nicht hören will.«

»Was war denn?«

»Sie ist fest entschlossen, bis zum letzten Moment zu Hause zu bleiben. Da frage ich mich natürlich, ob sie immer noch die Absicht hat, das Kind zu Hause zu bekommen.«

»Das ist doch nicht Ihr Ernst!«

»Denkbar wäre es, so wie sie sich verhält. Wie sind Sie mit ihr verblieben?« Er schob die Hände in die Taschen seiner gebügelten Jeans und sah mich an.

»Sie in die Klinik zu schicken, sobald der Muttermund sechs oder sieben Zentimeter eröffnet ist.«

»Das ist zu spät. Sie können zu Hause überprüfen, ob die Lage stimmt, aber ich möchte, dass sie spätestens bei vier Zentimetern in der Klinik ist. Das Kind muss ständig überwacht werden.«

»Und sie sperrt sich dagegen?«

»Sie haben es erfasst. Sie ist stur wie ein Maulesel. Passen Sie auf, dass sie begreift, was für eine Rolle Sie bei der Geburt haben, und schicken Sie sie in die Klinik, sobald es rund geht.«

Ich nickte. Ein paar Tage später stattete ich Patty einen Hausbesuch ab.

Sie öffnete mir die Tür, ihre Lippen waren fest zusammengepresst. »Ich habe Sie neulich gesehen, mit Dr. Weick. Hat er mit Ihnen gesprochen, nachdem ich weg war?«

Ich wiederholte das Wesentliche unseres Gesprächs. Während ich redete, starrte sie die ganze Zeit in ihren Schoß und schüttelte den Kopf. Dann blickte sie mich an, und ihre Augen funkelten vor Wut, aber dahinter verbarg sich noch etwas anderes. Ich erinnerte mich an Joe Weicks Warnung, dass sie es letztendlich doch auf eine Hausgeburt abgesehen haben könnte, obwohl das bei solchen Komplikationen außer Frage stand.

»Er übertreibt maßlos. Ich möchte nur so lange wie möglich zu Hause bleiben.«

»Das geht angesichts der Umstände nicht mehr.«

»Aber ich habe Sie engagiert. Sie arbeiten für mich, nicht für ihn.«

»Ich arbeite mit ihm zusammen. Ich werde nicht gegen seine Anweisung handeln.«

»Was wäre denn, wenn es bei Ihrem Eintreffen zu spät ist, um mich in die Klinik zu bringen? Dann müssen Sie mich doch zu Hause entbinden.« Es war eine Feststellung, keine Frage.

»Nein, ich würde 911 anrufen; dann übernimmt Sie der Notarzt.«

»Aber warum? Sie könnten doch einfach sagen, es sei zu spät gewesen, mich ins Krankenhaus zu schaffen.«

»Patty, ich weiß, wie sehr Sie sich Ihre Traumgeburt wünschen, aber hier geht es um die Gesundheit Ihres Kindes. Und abgesehen davon, ist mir das gute Einvernehmen mit Dr. Weick zu wichtig, als dass ich auch nur in Betracht ziehen würde, ihn hinters Licht zu führen.«

»Wichtiger als meine Geburtserfahrung?«, erwiderte sie flehentlich.

»Ja, so Leid es mir tut. Ich werde nicht wegen einer Frau die Möglichkeit aufs Spiel setzen, vielen anderen Frauen zu einer Hausgeburt zu verhelfen. Das kommt nicht in Frage, Patty. Und damit basta.«

Obwohl sie alles andere als begeistert war, machte sie gute Miene zum bösen Spiel und lächelte, als ich ging. Aber von Vertrauen konnte keine Rede mehr sein.

Einen Monat später, zehn Tage vor Pattys voraussichtlichem Geburtstermin, kam ich von einer anderen Hausgeburt zurück. Ich zog mein Nachthemd an und war kurz vor dem Einschlafen, als das Telefon läutete. Ich stöhnte innerlich, als ich Pattys Stimme hörte.

»Ich habe leichte Wehen, aber auch dieses blutige Zeugs, als wenn es jetzt richtig losgehen würde, und deshalb weiß ich nicht, was ich davon halten soll. Könnten Sie kurz herkommen und nachschauen?«

Ich war erleichtert, als mir klar wurde, dass sie mich nicht gebeten hatte, da zu bleiben. Sie wohnte ganz in der Nähe, und deshalb konnte ich spätestens in einer halben Stunde wieder in meinem Bett liegen. Ich zog nicht einmal mein Flanellnachthemd aus, sondern einfach Hosen und eine Polartech-Jacke darüber, nahm meinen Hebammenkoffer und stand sieben Minuten später vor Pattys Haus.

Die Haustür war offen, deshalb ging ich hinein und gleich die schmale Wendeltreppe nach oben. Patty und ihr Mann Fred standen auf der Schwelle zur Badezimmertür, starrten verwundert auf die Schmiere in ihrer Handfläche. Ich erschrak: Es war Mekonium, mit einer Konsistenz, bei der sämtliche Alarmglocken schrillten. In dem Moment wurde mir klar, dass ich nicht so bald zu Hause sein würde. Diese Art Mekonium ist ein Zeichen für das Ende einer fetalen Notsituation, die eine vollständige Erschlaffung des Schließmuskels verursacht. Und das geschieht in dem Augenblick, in dem der so genannte »intrauterine Fruchttod« eintritt.

»Peggy, haben Sie das mit ›blutiges Zeugs‹ gemeint?«, sagte ich endlich, als ich meine Stimme wiederfand.

»Nein, das hier sieht anders aus. Was ist das?« Sie rubbelte ihre Hand mit einem Waschlappen ab, aber das Mekonium ging nicht weg. Auch als sie aufhörte zu wischen, blieben Spuren zurück.

»Das ist Mekonium, Patty, und es sieht nicht gut aus. Sie haben mir verschwiegen, dass Sie einen Blasensprung hatten.« Ich hörte die Angst in meiner eigenen Stimme, die Unfähigkeit, das Geschehen zu begreifen. Einen Moment lang keimte der alte Verdacht in mir auf, sie hätte mich absichtlich so spät geholt, um mich zu einer Hausgeburt zu zwingen. Doch dann sah ich, dass ihre Verwirrung genauso groß war wie meine Besorgnis.

»Ich hatte keinen Blasensprung. Nur Schleim, bis gerade jetzt.«

»Das Mekonium ist aber immer eine Beimengung zum Fruchtwasser, also muss die Fruchtblase geplatzt sein.« Ich kniete mich hin, um die Herztöne des Kindes abzuhören. Ich hörte nichts durch das Stethoskop außer Pattys Puls, mit etwa achtzig Schlägen in der Minute. Sonst nichts. »Haben Sie wirklich nichts bemerkt? Nicht das kleinste bisschen? Oder eine bräunliche Schmiere?«

Ich horchte noch immer. Stille.

»Nein, nichts. Ohne diesen blutigen Schleimpfropf wäre ich gar nicht auf die Idee gekommen, dass es Wehen sein könnten. Ich weiß, dass er sich gegen Ende löst, und deshalb habe ich Sie angerufen. Was ist denn los?«

Mein Mund fühlte sich wie Watte an. »Legen Sie sich hin, Peggy, da höre ich besser.«

Als sie sich auf dem Bett ausstreckte, trat erneut Mekonium aus. »Patty, das sieht nicht gut aus. Tun Sie bitte, was ich Ihnen sage, ohne lange Diskussionen. Es ist höchste Eile geboten.«

»Okay, okay, aber was ist denn passiert?«, wimmerte sie.

»Ich bin mir noch nicht sicher.« Ich drehte den Doppler hin und her. Keine Herztöne. Ich riss eine Packung sterile Handschuhe auf, und Patty spreizte automatisch die Beine. Fred stand auf der obersten Stufe der Wendeltreppe, rang die Hände und blickte mich mit ausdrucksloser Miene an.

»Fred, bringen Sie mir bitte das Telefon.« Er stellte es neben mich und wich an die gegenüberliegende Wand zurück. Ich hatte keine Ahnung, ob sein hölzernes Benehmen auf Angst oder einen generellen Mangel an Reaktionsvermögen in Notsituationen zurückzuführen war. Er bewegte sich wie ein Zinnsoldat.

Trotz der Behauptung, sie habe keine richtigen Wehen gehabt, war der Muttermund mindestens fünf Zentimeter eröffnet, wie ich ertasten konnte, und als ich die Haare des Kindes fühlte, schwand der letzte Zweifel bezüglich des Blasensprungs. Alles deutete auf einen Nabelschnurvorfall. Vermutlich hatte der Kopf des Kindes die Nabelschnur abgeklemmt und somit die Blutversorgung unterbrochen, so dass der Tod eingetreten war.

Ich tastete die gesamte Öffnung ab, dann stieß ich endlich auf einen flachen Strang, nicht dicker als ein Strohhalm, der sich zusammenrollte wie ein Gummiband. Mein Verdacht hatte sich bestätigt. Die Nabelschnur ist normalerweise so dick wie ein Daumen, aber diese hier bildete Schlingen, war schlaff und völlig trocken, vielleicht schon seit Stunden porös.

Obwohl ich Angst hatte, dass jede Rettung zu spät kommen würde, schob ich den Kopf des Babys hoch, um den Druck zu verringern. »Patty, gehen Sie in den Vierfüßlerstand und recken Sie das Gesäß in die Höhe. Fred, rufen Sie die 911 an und warten Sie draußen in der Haltebucht auf den Rettungswagen.«

»Was ist? Was ist los?« Patty rollte sich auf den Bauch.

»Nabelschnurvorfall. Wissen Sie, was das heißt?«

»Ja, das kann lebensgefährlich für ein Kind sein«, flüsterte sie.

»Ist mit meinem Baby alles in Ordnung?«

»Nein, es befindet sich in einer akuten Notsituation. Ich kann keine Herztöne feststellen. Wir müssen sofort in die Klinik.«

»Oh Gott, was soll ich machen? Helfen Sie mir.«

Ich starrte Fred an. Er hielt immer noch mit undurchdringlicher Miene den Hörer und schwieg. Als er meinen Blick bemerkte, sagte er: »Automatischer Anrufbeantworter, ich muss warten.«

»Oh Gott, auch das noch«, stöhnte ich.

Plötzlich bewegte sich der Kopf des Kindes. Ich schnappte den Doppler und drückte ihn tief in Pattys Fleisch, direkt oberhalb der Schamhaare. Da! Das Herz schlug. Aber langsam. Viel zu langsam. Und so unregelmäßig, dass ich die Schläge nicht zählen konnte, schätzungsweise dreißig oder vierzig in der Minute.

»Gehört der langsame mir oder dem Baby?«, fragte Patty mit zitternder Stimme.

»Die langsamen Herztöne sind die Ihres Kindes, aber wenigstens lebt es.«

Patty schluchzte auf, dann weinte sie lautlos vor sich hin.

Endlich kam die Verbindung zustande, und Fred sprach mit jemandem von der Rettungsleitstelle. Er legte den Hörer auf und lief nach draußen, um auf die Ambulanz zu warten. Ich rechnete. Wir befanden uns zwar in der Innenstadt, aber es herrschte nur wenig Verkehr um diese Zeit, und die Alta-Bates-Klinik war weniger als eine Meile entfernt. In einer Viertelstunde konnten wir dort sein. Vielleicht zwanzig Minuten, wegen der Wendeltreppe. Ich rief Dr. Weicks telefonischen Auftragsdienst an.

»Hallo, mein Name ist Peggy Vincent, ich bin Hebamme und arbeite mit Dr. Weick zusammen. Ich befinde mich im Haus einer Patientin, und es liegt ein Notfall vor. Ich muss sofort mit ihm sprechen.«

Die Mitarbeiter solcher Auftragsdienste können einen mit ihren Fragen auf die Palme bringen, bevor sie einen Anruf weiterleiten, aber ich hatte Glück. »Bin schon dabei zu wählen. Ich bleibe dran, bis er ran geht. Viel Glück.«

»Vielen, vielen Dank!« Dann hörte ich schon, wie das Telefon läutete.

»Hallo«, ertönte Joes schläfrige Stimme. Als ich ihm erzählte, was vorgefallen war, war er mit einem Schlag hellwach. »Nabelschnurgeräusch?«

Gemeint war ein zischendes Geräusch, das synchron ist mit den kindlichen Herztönen und bei Nabelschnurumschlingung oder Nabelschnurknoten durch eine Erschwerung des Blutflusses in den Nabelschnurgefäßen entsteht.

»Nein, absolut nichts, die Nabelschnur ist total schlaff und porös. Aber der Kopf hat sich vor einer Minute bewegt, und ich habe einmal schwache, unregelmäßige Herztöne durch den Doppler gehört.«

»Wir treffen uns in der Klinik; wir werden einen Kaiserschnitt machen, falls das Kind noch lebt. Kommen Sie mit Ihrem Privatwagen?«

»Nein, mit der Ambulanz. Aber wir müssen hier über eine steile Wendeltreppe …«

Er unterbrach mich. »Wir sehen uns in der Klinik.«

Patty und ich warteten im Dunkeln und spitzten die Ohren; die Sirene musste jeden Moment zu hören sein. Um eine möglicherweise lebensrettende Schmerzreaktion hervorzurufen, kratzte ich hin und wieder über den Scheitel des Kindes. Es zuckte zusammen und warf den Kopf in den Nacken, aber das war auch alles. Ich hörte die Herztöne ab, sie waren noch langsamer geworden. Wo blieb die Ambulanz? Ich warf einen Blick auf die Uhr. Acht Minuten waren inzwischen vergangen. Ich lauschte. Nichts.

»Wo bleiben die so lange?«, stöhnte Patty.

»Ich weiß es nicht«, murmelte ich.

Ich rief abermals die 911 an. »Meine Leute waren gerade gegangen, als Sie anriefen«, teilte mir eine nichtssagende Stimme mit. »Ich musste eine andere Rettungsmannschaft losschicken, die weiter entfernt war, aber sie müsste jeden Moment da sein.«

Ich war kurz davor, loszubrüllen. Weitere fünf Minuten vergingen, dann hörte ich endlich eine Sirene, weit weg, näher, die Straße entlang, direkt vor dem Haus … Dann wurde sie wieder leiser, entfernte sich. Die Ambulanz war vorbeigefahren.

»Das darf doch nicht wahr sein!«, schrie ich. Fred stapfte die Treppe hoch.

»Sie sind nicht einmal langsamer gefahren, sondern in vollem Tempo über den Broadway und auf der anderen Seite den Hügel hoch«, murmelte er gebrochen.

»Haben Sie am Straßenrand gewartet, in der Haltebucht?«

»Nein, in der Tür, aber ich habe gewinkt.«

Fred, der weder durch seine physische Statur auffiel noch sich entsprechend bemerkbar gemacht hatte, war von dem vorbeirasenden Fahrer der Ambulanz vermutlich glatt übersehen worden. Trotzdem, in einer Straße mit klar lesbaren Hausnummern hätte so etwas eigentlich nicht passieren dürfen. Ich atmete tief durch, versuchte, Ruhe zu bewahren.

»Sie werden gleich merken, dass sie zu weit gefahren sind«, sagte ich, aber als zwei Minuten vergangen waren und sich nichts rührte, gab ich es auf. »Wir müssen hier raus. Schaffen Sie es irgendwie, die Treppe runter zu kommen, wenn wir Ihnen helfen, Patty?«

In dem Moment hörten wir, dass die Ambulanz zurückkehrte, und dieses Mal hielt sie vor dem Haus. Fred rannte los, um die Tür zu öffnen, und ein paar Minuten später kamen zwei Männer die Treppe herauf.

»Gott sei Dank«, seufzten Patty und ich erleichtert wie aus einem Munde.

»Also, was gibt's?«, sagte ein Mann mit polternder, griesgrämiger Stimme.

»Nabelschnurvorfall, fetale Notsituation. Dritte Schwangerschaft, vorausgehende Schnittentbindung. Muttermund fünf Zentimeter eröffnet, unregelmäßige Wehen, keine Gesundheitsprobleme, zehn Tage vor dem errechneten Geburtstermin. Sie warten auf uns in der Alta-Bates-Klinik, es muss ein Kaiserschnitt gemacht werden. Können wir los?«, betete ich alle erforderlichen Informationen herunter.

»Wer sind Sie?«

»Peggy Vincent. Ich bin Hebamme und …«

»Hebamme?«

»Ja, mit Zulassung, und …«

»Kann ich Ihre Zulassung sehen?«

»Waaas?«

»Ihre Zulassung. Kann ich sie sehen?«

»Wie bitte? Es besteht Lebensgefahr für den Fetus, und Sie wollen meine Zulassung sehen?«

»Und ob! Da kann ja jeder kommen und mir irgendwas erzählen.«

»Oh Gott, auch das noch. Sie ist unten in meiner Handtasche vor der Eingangstür.« Ich drehte mich ein Stück herum, damit ich ihn sehen konnte. Rötliche Haare, blühende Gesichtsfarbe und Bierbauch wie ein übergewichtiger Preisboxer. Zwischen fünfundzwanzig und dreißig, kleine Schweinsaugen, aufgedunsene Wangen. Ich kniff die Augen zusammen. Larry irgendwas stand auf seinem Namensschild.

Hinter ihm stand ein Mann mit strähnigen Haaren, dürr wie eine Bohnenstange. Alles andere als ein Macho-Typ. Er klappte die Trage auseinander, beäugte die enge Wendeltreppe, dann beugte er sich über seinen Erste-Hilfe-Kasten und holte ein Fieberthermometer heraus.

»Ich habe 911 angerufen, weil wir auf dem schnellsten und sichersten Weg in die Klinik müssen. Das dauert zu lange. Den Schriftkram können Sie doch unterwegs erledigen. Wir haben schon genug Zeit verloren, weil Sie beim ersten Mal am Haus vorbeigefahren sind, und in der Klinik wartet man bereits auf uns.«

»Ich konnte die Hausnummer nicht lesen und konnte erst oben auf dem Hügel wenden«, murmelte der Dürre.

»Ihr Name, Ma'am?«, sagte Larry nun, an Patty gewandt.

»Mein Kind kann sterben!«, schrie Patty. »Bringen Sie mich in die Klinik!«

»Wir haben unsere Vorschriften. Je schneller wir es hinter uns bringen, desto schneller können wir los.«

»Ihr Name ist Patty Wilson«, sagte ich. »Beeilen Sie sich.«

Fred starrte die blinkenden Lichter auf dem Dach der leeren Ambulanz an, die Arme um die Schultern geschlungen. Die rotblauen Blitze huschten über die Schlafzimmerwände. Ich atmete tief durch, suchte krampfhaft nach einem Ausweg aus der Sackgasse. Fred war ein Waschlappen, und den wildgewordenen Macho konnte ich nicht an die Kette legen. Für ihn war ich keine Hebamme, die wusste, warum sie zur Eile drängte, sondern eine x-beliebige Frau mittleren Alters im Nachthemd, die auf dem Fußboden kniete. Er traute mir nicht, mochte mich nicht und war entschlossen, mir seine Machtposition zu demonstrieren.

Der Dürre schlich näher, wie eine Katze an der Wand entlang, und schob ein Fieberthermometer in Pattys Mund. Sie spuckte es aus.

»Ich bin nicht krank!«, schrie sie »Mein Baby braucht Hilfe. Bringen Sie mich in die Klinik, sofort!«

»Bitte, wir dürfen keine Zeit mehr verlieren, Wilbur«, sagte ich mit einem Blick auf das Namensschild des Dürren. »Wir haben es mit einem Nabelschnurvorfall zu tun. Wissen Sie, was das ist?«

»Natürlich.« Larry verdrehte die Augen. »Wir warten nur noch auf die Feuerwehr.« Er sprach mit übertriebener Geduld, als versuchte er, einer geistig Minderbemittelten etwas zu erklären. »Wir sind zu zweit, wie Sie sehen. Wir brauchen mehr Leute, um sie die Treppe runter zu bringen, und es wäre wirklich eine Hilfe, wenn wir bis dahin ein paar Informationen von Ihnen bekämen.«

Er trat näher und zog die Hose über seine Wampe, das Kinn angriffslustig vorgestreckt.

»Wir sind zu viert«, korrigierte ich ihn. »Sie beide, der Ehemann und ich. Das schaffen wir auch alleine, kommen Sie.«

Fred und Wilbur traten näher, aber Larry brachte sie mit einem Blick zum Stehen. »Kommt nicht in Frage. Das gibt Ärger, wegen der Sicherheitsvorschriften.«

Jetzt reichte es mir. »Patty, kommen Sie. Ich helfe ihnen die Treppe runter. Fred kann uns fahren.«

Patty hatte bereits beide Hände auf dem Boden, als Larry näher kam. Er streckte seine fleischigen Arme aus und stieß mich so heftig zurück, dass ich taumelte. »Schluss jetzt, Lady. Wenn Sie weiter solchen Mist verzapfen, bringe ich Sie hinter Schloss und Riegel, weil Sie mich daran hindern, meine Arbeit zu tun. Ich habe hier das Kommando, ist das klar?«

Ich erstarrte. Er stand drohend vor mir, ein riesiger Fleischklops, mehr als hundert Kilo schwer. Er war auf hundertachtzig, und ich hatte Angst, er könnte ausrasten und tätlich werden. Gegen ihn war ich machtlos. Ich sagte: »Patty, je früher wir tun, was er sagt, desto schneller kommen wir hier raus.«

»Na also, warum nicht gleich so«, schnurrte Larry. Wir hatten ihm eine halbe Seite des Fragebogens beantwortet, als wir endlich die Feuerwehr hörten. Das ganze Haus erzitterte, als der schwere Löschzug hielt und sich ein rotes zuckendes Licht zu dem rot-blauen an der Schlafzimmerwand gesellte. Ein Klopfen, dann wurde die Haustür geöffnet.

»Hier oben«, rief Larry. Zwei Feuerwehrmänner in voller Ausrüstung kamen die Treppe herauf. Sie standen da und blickten von der Trage zur Wendeltreppe, dann hielten sie Kriegsrat.

»Wir können Sie beim Runtergehen nicht anschnallen.«

»Ich glaube nicht, dass wir überhaupt um die Kurve kommen.«

»Was macht die Frau da?«

»Ich bin Hebamme, mit Zulassung«, schrie ich. »Und ich halte den Kopf des Kindes von der Nabelschnur weg.«

»Wir können die Trage nur nach unten bringen, wenn sie loslässt.« Sie hatten Patty und mir den Rücken zugewandt.

Ich zitterte vor Anspannung, war wieder nahe daran, zu explodieren. Fred seufzte, und Patty weinte. Dann sah ich, wie Fred zur Treppe blickte. Ein weiterer Feuerwehrmann tauchte auf, um die fünfzig, mit wettergegerbtem Gesicht und Lachfalten. Er strahlte eine natürliche Autorität aus. Wahrscheinlich der Feuerwehrhauptmann, der im Wagen gewartet hatte.

»Wieso dauert das so lange?«, fragte er.

»Die Trage ... die Treppe ... diese hysterische Person, ich meine die Hebamme ...« Larrys Auskünfte kamen wir aus der Pistole geschossen.

»Mit der Trage kommen wir die Treppe nicht runter, das sieht doch ein Blinder mit Krückstock. Also, hebt die Frau hoch und dann ab nach unten.«

»Ja, endlich!«, schrie ich, als alle sprangen, um den Befehl auszuführen. Trotz Schwäche und Gleichgewichtsproblemen gelang es uns, sie in einem Zug die Treppe hinabzuschaffen. Fred weckte seine Stieftochter auf und brachte sie und das jüngere schlafende Kind zur Nachbarin.

Die Rettungssanitäter hoben Patty durch die Doppeltüren der Ambulanz und arretierten die Trage an der linken Seite des Wagens. Ich hockte mich neben sie, die Hand immer noch in der Scheide, um den Kopf des Kindes zu stützen. Larry kletterte nach hinten, und Fred nahm auf dem Beifahrersitz neben Wilbur Platz, der die Sirene einschaltete und losfuhr. Schaulustige aus der Nachbarschaft standen im Bademantel am Straßenrand, die Gesichter von den flackernden Lichtern der Ambulanz erhellt.

»In die Alta-Bates-Klinik!«, erinnerte ich Wilbur. »Wir werden dort erwartet.«

Er nickte. Als wir uns der Hauptstraße näherten, verlagerte ich automatisch das Körpergewicht, da nun eine Rechtskurve kam. Aber Wilbur bog nach links ein, und ich hätte beinahe das Gleichgewicht verloren und Patty von der Trage gerissen, als ich Halt suchte.

»Das ist der falsche Weg!«, schrie ich.

»Er weiß schon, wie er fahren muss«, knurrte Larry.

»Das kann nicht sein. Die Klinik ist in Berkeley, und Berkeley liegt jetzt genau hinter uns.«

»Ähm, Sir, ich glaube, sie hat Recht«, murmelte Fred. »Das Alta Bates Hospital befindet sich auf der anderen Seite.«

»Ich fahre ins Alta Bates. Ich kenne nur diesen Weg«, sagte Wilbur.

»Verdammt, jetzt müssen wir Ihretwegen einen Riesenumweg machen«, ächzte ich, als Wilbur stur die Umgehungsstraße entlangfuhr, die uns doppelt so viel Zeit kostete. Endlich hielten wir vor der Klinik. Wir überließen Fred der Obhut einer mitfühlenden Krankenschwester und rollten die Trage durch die Doppeltüren der Entbindungsstation und in den OP. Der Empfang sagte alles.

»Wo in Gottes Namen habt ihr gesteckt?«, schrie das OP-Team.

»Das erkläre ich später«, erwiderte ich und funkelte die Sanitäter, die sich zurückzogen, wutentbrannt an.

»Nabelschnurgeräusche?«, fragte Dr. Weick rau.

»Nichts. Nur gelegentlich unregelmäßige Herztöne, und der Kopf hat sich ein paar Mal bewegt.«

Er untersuchte Patty. Als er seine Hand herauszog, sah er das verräterische Mekonium und blickte mich fragend an.

»So sah es schon aus, als ich kam.«

Er horchte sie ab. Überall. Dann schüttelte er den Kopf.

Die Tür ging auf, und der Chefarzt der Neonatologie, Dr. Matthew Fall, schob ein tragbares Ultraschallgerät in den OP.

»Puls?«, fragte er.

»Gelegentlich Herztöne, völlig unregelmäßig, in den letzten zwanzig Minuten nichts mehr«, sagte Dr. Weick. Dann wandte er sich an Patty und nahm ihre Hand.

»Patty, ihr Kind hat es nicht geschafft. Es war vermutlich schon lange tot, als Peggy eintraf. Schuldzuweisungen helfen uns jetzt nicht weiter. Das war höhere Gewalt.« Er hielt inne und strich ihr mitfühlend über das Haar. »Ich sehe keinen Grund, Sie auch noch einem Kaiserschnitt auszusetzen.«

Tränen liefen über Pattys Gesicht. Sie biss sich auf die Lippen und nickte stumm. Ich wandte mich ab, um meine eigenen Tränen wegzuwischen, als ich sah, wie der Neonatologe das Ultraschallgerät einstöpselte. Er drückte Gel auf den Scanner und kam herüber. Dr. Weick sah ihn entgeistert an, aber Dr. Fall reagierte nicht. Er drückte den Scanner auf Pattys Bauch und schaltete das Gerät ein. Wozu das Ganze?, fragte ich mich.

Dr. Weick redete weiter. »Wir bringen Sie in den Kreißsaal und leiten die Geburt ein, weil die Wehen allem Anschein nach aufgehört haben. Oder, Peggy?«

»Ja«, murmelte ich, meine Augen auf den flackernden Bildschirm des Ultraschallgeräts gerichtet. »Ich habe in der ganzen Zeit nur zwei feststellen können.«

Der Neonatologe ortete den Kopf des Babys, die Wirbelsäule, den Brustkorb, das Herz. Wir blickten alle wie gebannt auf den Monitor. Das Herz schlug nicht. Ich dachte, dass Dr. Fall es damit bewenden lassen würde, aber er hielt immer noch den Scanner gegen Pattys Bauch, den Blick auf das Herz gerichtet. Und dann … schlug es einmal. Dann, nach langer Pause … ein zweites Mal.

»Da tut sich was. Schneiden wir«, sagte er mit ausdrucksloser Stimme.

Was sollte das, um Himmels willen? Niemand rührte sich. Pattys Augen wanderten zwischen ihrem Arzt und dem Neugeborenenspezialisten hin und her. Dr. Weick sah Dr. Fall mit gerunzelter Stirn an. »Matt, was erreichen wir damit? Finden Sie nicht …«

»Worauf warten wir noch!«, bellte Dr. Fall. »Wir haben Herztöne. War doch klar zu sehen!«

In der Klinikhierarchie stand er über Dr. Weick, der resigniert die Lippen zusammenpresste. Das OP-Team setzte sich in Bewegung, aber nicht von Hoffnung beflügelt, es befolgte nur schnell und mechanisch die Anweisung von oben. Ich wollte zu Patty gehen und ihr sagen, sie solle ihre Zustimmung verweigern, aber ich hatte hier nichts zu melden. Und wie hätte ich einer

Frau begreiflich machen können, dass sie einen Arzt aufhalten sollte, der versuchte, ihrem Kind das Leben zu retten? Wie hätte ich ihr, nachdem sie gerade den Herzschlag und damit ein Lebenszeichen ihres Kindes vernommen hatte, die tragischen Folgen des Sauerstoffmangels während der Geburt erklären sollen?

Der Kaiserschnitt wurde durchgeführt, unter Vollnarkose. Wenige Minuten später hielt Dr. Weick einen leblosen kleinen Jungen in den Händen, und eine OP-Schwester trug ihn zum Reanimationstisch. Unter der Führung von Dr. Fall begab sich ein dreiköpfiges Spezialistenteam an die Arbeit, mit der Präzision und Unerbittlichkeit eines Militärkommandos. Ich blickte auf die Uhr. 15.04 Uhr.

»Puls?«, fragte Dr. Weick. Seine Stimme klang traurig und resigniert. Der Blick der OP-Schwester im Reanimationsteam sprach Bände.

»Kein Puls«, erwiderte sie.

Abgesehen vom leisen Zischen des Sauerstoffspenders, der barschen Forderung nach medikamentöser Herz- und Lungenstimulation, dem Klirren der Instrumente, die in der Metallschale landeten und den unablässigen leisen Ansagen der OP-Schwester herrschte Stille im Raum. »Kein Puls. Kein Puls.«

Joe und ich sahen uns über den Gesichtsmasken an. Sein Blick war verzweifelt.

15.12. Noch zwei Minuten, dann würden sie aufgeben, ganz sicher. Je länger es dauerte, desto sicherer war der Hirnschaden, falls das Kind überlebte. »Kein Puls. Immer noch kein Puls.«

15.14 Uhr. Aber sie machten weiter. Immer noch pumpte Dr. Fall mit Sauerstoffgerät und Maske Luft in die Lunge des Kindes. Immer noch führte er seine Herzkompression durch. Immer noch liefen stimulierende Mittel und Flüssigkeit durch den Tropf. Die OP-Schwester sah mich an, runzelte die Stirn und zuckte hilflos die Schultern. Am liebsten hätte ich »Aufhören!« geschrien.

Ein paar Minuten später begann das Herz des Kindes zu schlagen. In großen Abständen zunächst, dann schneller. Dann ein messbarer Puls. Gleich darauf wurde der Junge in aller Eile in die Intensivstation gebracht und an die lebenserhaltenden Geräte angeschlossen.

Patty und Fred nannten ihn Luke.

In den nächsten Tagen unterzogen ihn die Ärzte allen erdenklichen Untersuchungen, um die Hirnfunktionen zu überprüfen. Lukes Eltern beteten, aber sie wussten nicht, worum. Leben oder Tod? Irgendein Zeichen, damit sie sich freuen konnten, dass Luke am Leben geblieben war? Oder eine baldige Erlösung von den Qualen, die ihn erwarteten?

Die Ärzte stellten schließlich den Hirntod fest, und Fred und Patty unterschrieben mit Tränen in den Augen die Einwilligung, die lebenserhaltenden Geräte abzuschalten. Es würde genauso enden, wie ich gleich zu Anfang befürchtet hatte, beim Anblick des Mekoniums in Pattys Badezimmer. Ich wünschte nur, Patty wären die Ängste und der chirurgische Eingriff und Luke die tagelangen, ununterbrochenen Untersuchungen und Tests erspart geblieben.

Am nächsten Morgen, als seine Eltern ihn zum ersten Mal halten durften, entfernte eine Krankenschwester den Tropf, die Monitore und das Beatmungsgerät, so dass er friedlich in den Armen seiner Mutter sterben konnte. Fred saß schweigend neben ihr und hielt Lukes nackten Fuß, streichelte ihm über die Ferse, während sie ihn küsste und seine Konturen liebevoll mit dem Finger nachzeichnete.

»Wie lange noch?«, fragte Patty die Schwester.

»Nicht lange. Vielleicht zehn oder fünfzehn Minuten.« Ihre Stimme war sanft und teilnahmsvoll. Aber sie irrte sich.

Als Lukes Herz zwölf Stunden später immer noch schlug und er aus eigener Kraft zu atmen begann, wurde er auf Anweisung des Kinderarztes künstlich ernährt, und seine Eltern begannen, sich mit der Realität auseinander zu setzen, dass ihr Kind überleben würde, mit schwersten Behinderungen.

Zwei Tage später begegneten Dr. Weick und ich Patty zufällig in der Eingangshalle der Klinik. Sie war wutentbrannt, auf die Rettungssanitäter und den Neonatologen, der auf dem Kaiserschnitt bestanden hatte. »Das gibt ein Nachspiel«, sagte sie. »Lukes Tod wäre schlimm genug gewesen, aber er wäre eine Gnade gewesen im Vergleich zu dem, was ihn jetzt erwartet. Er ist blind, taub, gelähmt, spastisch. Was für ein Leben soll das sein?«

Sie drückte auf den Fahrstuhlknopf und fuhr nach oben ins Säuglingszimmer. Als Joe und ich die Klinik verließen, schüttelte er den Kopf. »Tragisch. Und dann endet es auch noch vor Gericht. Das Kind wird sein Leben lang ein Pflegefall bleiben. Haben Sie schon einen Anwalt?«

»Anwalt? Wieso Anwalt? Ich habe mir nichts vorzuwerfen.«

»Aber Sie haben doch sicher Ihre Versicherung benachrichtigt?«

»Nein, auf die Idee bin ich gar nicht gekommen. Luke war bei meiner Ankunft vermutlich schon hirntot, aber falls er überhaupt eine Überlebenschance hatte, dann wurde sie durch die Verspätungen der Rettungssanitäter zunichte gemacht. Ich bin mir keiner Schuld bewusst, und deshalb gibt es auch nichts, worüber wir beide uns Sorgen machen müssten.«

»Peggy, Sie haben lange genug in Kliniken gearbeitet, um zu wissen, dass es bei den wenigsten Rechtsstreitigkeiten in unserem Metier um die Schuldfrage geht. Anwälte haben nur ein Ziel, möglichst viel Geld herauszuschinden, und Sie sind versichert, und das nicht zu knapp. Rufen Sie Ihre Haftpflichtversicherung an.«

»Patty würde uns doch nie vor den Kadi zerren. Oder?«

»Ich kenne die Dame länger als Sie. Im Moment kann sie noch keinen klaren Gedanken fassen, weil sie die schreckliche Erfahrung noch nicht verarbeitet hat, aber dann …«

»Damit käme sie bei keinem Gericht der Welt durch. Mit welcher Begründung denn?«

»Sie braucht keine Begründung. Sie hat ein schwer behindertes Kind, das reicht.«

»Aber ...«

Er ergriff meinen Arm. »Besorgen Sie sich einen Anwalt. Schnellstens.« Er schickte sich zum Gehen an, dann drehte er sich noch einmal um. »Am besten noch heute.«

Ich verbrachte die nächsten Stunden am Telefon, sprach mit dem American College of Nurse Midwives, meiner Haftpflichtversicherung und einer Anwaltsfirma in San Francisco. Dann setzte ich mich hin und schrieb mit Schreibmaschine einen Bericht über die Ereignisse rund um Lukes Geburt, solange die Erinnerung noch frisch war.

Zwei Wochen später brachten Patty und Fred ihr taubes, vermutlich blindes und geistig behindertes Kind in einem Pflegeheim unter. Anschließend begaben sie sich auf die Suche nach einem Anwalt, um Klage einzureichen.

Meine Versicherung verwies mich an Peter Carr, einen Anwalt, der auf Kunstfehlerprozesse spezialisiert war. Ein paar Monate später traf ich mich in seiner Kanzlei mit dem Anwalt der Wilsons und dem Anwalt der Rettungsorganisation, die uns die Ambulanz geschickt hatte. Ich sollte eine eidesstattliche Aussage machen. Während wir auf die beiden anderen Anwälte warteten, klärte mich Carr über den neuesten Stand der Dinge auf.

»Anfangs wollten die Wilsons Dr. Fall auf Schadenersatz verklagen, wegen ›unwürdigen Lebens‹.«

»Unwürdiges Leben? Was ist denn das für ein Ausdruck?«

»Patty meinte, er hätte den Kaiserschnitt nicht anordnen dürfen, geschweige denn so lange Wiederbelebungsmaßnahmen. Aber ihr Anwalt weigert sich, den Fall unter dieser Prämisse zu übernehmen. Er sagt, kein Gericht der Welt würde einen Arzt dafür verurteilen, dass er Leben zu retten versucht. Jetzt geht es also gegen die Rettungsgesellschaft.«

»Die Männer waren wirklich völlig unfähig. Aber ich glaube nicht, dass sich dadurch viel geändert hat.«

»Bitte äußern Sie nachher keine persönlichen Ansichten, sondern beantworten Sie nur die Fragen, die man Ihnen stellen wird.«

Ein paar Minuten später trafen die beiden anderen Anwälte ein, gemeinsam und vergnügt. Der Anwalt der Rettungsgesellschaft, ein kleiner Mann mit Fältchen um die Augen und einem saloppen Sportsakko, wippte auf den Zehenspitzen hin und her und begrüßte mich, als wäre ich seine Tennispartnerin. Der Anwalt der Wilsons stand steif da, in einem marineblauen, bis zum obersten Knopf geschlossenen Anzug und konventionell gestreifter Krawatte. Er strich seine ergrauenden Haare zurück und lächelte, wobei er schneeweiße Zähne zeigte. Vermutlich hatte er jeden Morgen vor dem Spiegel geübt.

Ich traute den beiden nicht, aber ich hatte ein reines Gewissen, hatte mich strikt an die Vorschriften gehalten. Ich hatte meine Notizen immer wieder angesehen und keinen einzigen Punkt in meinem Verhalten entdeckt, aus dem mir ein Jurist oder medizinischer Sachverständiger einen Strick drehen könnte. Während wir auf die Stenografin warteten, fühlte ich mich ruhig und gelassen. Ich hatte schließlich nichts zu befürchten. Ich faltete die Hände und lauschte dem Geplänkel der drei teuer gekleideten Anwälte. Ich fragte mich, ob sie es tatsächlich fertig bringen würden, sich vor Gericht in der Luft zu zerfetzen, wenn sie strittige Parteien vertraten: Denn dass sie miteinander befreundet waren, und das nicht erst seit gestern, schien so sicher wie das Amen in der Kirche.

»Ich musste schon einen Monat vorher im Chez Panisse reservieren.«

»Wann fängt unser Golfkurs am Samstag an?«

»Johnny, alter Junge, wann führst du uns endlich dein neues Boot vor?«

Die Stenografin erschien und wirkte sehr kompetent in ihrem blassblauen Seidenkostüm. Ihre Finger mit den professionell manikürten Nägeln hämmerten auf die Tastatur, während mich die beiden Anwälte ins Kreuzverhör nahmen. Die eidesstattliche Aussage begann in einem heiter-freundschaftlichen Ton, als hätten wir schon im Sandkasten miteinander gespielt. Doch schon bald konzentrierten sich die Fragen auf meine Rolle in diesem Drama, das Ausmaß meiner Erfahrungen, meine berufliche Beziehung zu Dr. Weick und die Einzelheiten der Szene mit den Rettungssanitätern. Die Anwälte waren wachsam wie Schießhunde, belauerten sich gegenseitig, beobachteten mich. Sie waren urplötzlich Gegner in einem unterschwelligen Spiel, stille Wasser, aber unergründlich hinter der glatten Fassade.

Mein Anwalt saß entspannt da, als ging ihn das Ganze nichts an. Er tippte mit dem Radiergummi seines Bleistifts auf die polierte Schreibtischfläche, machte sich gelegentlich Notizen auf einem gelben linierten Block.

»Antworten Sie nicht darauf«, sagte er einmal, als Pattys Anwalt mich fragte, wie nach meiner Ansicht der Zustand des Kindes bei meiner Ankunft gewesen sei.

Als die Stenografin ihr Gerät endlich ausschaltete, standen die Anwälte auf. Ihre feindselige Haltung, den Drohgebärden von Straßenkatern nicht unähnlich, war schlagartig verschwunden. Als ich mich verabschiedete, meine Papiere nahm und mich zum Gehen anschickte, waren sie wie ausgewechselt, ein Herz und eine Seele.

In der darauf folgenden Woche hatte ich einen weiteren Termin in der Kanzlei, um meine eidesstattliche Erklärung noch einmal in Ruhe durchzulesen und zu unterschreiben. Als ich fertig war, faltete Peter die Hände und sagte: »Nur zu Ihrer Information: Eine Totgeburt wäre billiger gekommen.«

»Wie bitte?« Ich traute meinen Ohren nicht.

»Pech, dass das Kind noch gelebt hat, aber das ist nun mal nicht zu ändern. Ein toter Säugling ist nicht viel wert, da gibt es nur eine einmalige Abfindung. Aber wenn ein Kind ein Leben lang auf finanzielle Unterstützung angewiesen ist, steht mehr Geld auf dem Spiel. Einiges mehr. Sie haben sich gut gehalten«, fuhr er fort. »Ich bin sicher, im Prozess werden Sie Ihre Sache genauso gut machen, falls es dazu kommt. Obwohl ich nicht glaube, dass die Wilsons im Moment Interesse daran haben, Sie gerichtlich zu belangen.«

»Das hoffe ich doch schwer! Warum sollten sie auch?«

»Darauf wollte ich gerade zu sprechen kommen«, sagte er und hob die Hand. »Wie bereits gesagt, bin ich im Moment ziemlich sicher, dass man Sie nur als Zeugin vorladen wird. Der Anwalt der Wilsons möchte Sie als Verbündete gegen die Rettungsorganisation gewinnen, aber das ist mit Vorsicht zu genießen, weil diese Firma nur begrenzt haftbar gemacht werden kann, da springen maximal hunderttausend Dollar heraus. Die Summe, abzüglich Anwalts- und Gerichtskosten, würde nicht einmal annähernd die Kosten für Luke decken. Ich habe den Verdacht, dass die Wilsons auf das große Geld scharf sind.«

»Das große Geld?«

»Ja, und zwar dort, wo am meisten zu holen ist. Das bedeutet, die Anklage folgt der Spur des Geldes und nimmt jeden unter die Lupe, bis festgestellt ist, wer die größte Haftpflichtversicherung hat. Bei Ihnen beläuft sich die Summe auf eine Million, bei Dr. Weick ebenfalls, also könnten Sie beide ins Kreuzfeuer geraten. Aber noch ist nicht aller Tage Abend, also keine Panik. Die Wilsons sind nicht daran interessiert, Sie oder Dr. Weick zur Kasse zu bitten, noch nicht.«

Ich verließ die Kanzlei mit dem Gefühl, als ob sich über meinem Kopf ein Unwetter zusammenbraute. »Noch nicht.« Das konnte doch nicht wahr sein.

Ich musste nur sechs Monate warten, um mich eines Besseren belehren zu lassen.

Jetzt schneiden Sie doch endlich!

Patty Wilsons Entbindung und das tragische Ergebnis verfolgten mich noch Wochen nach Lukes Geburt, als ich gesunde Kinder entband, aber Joe Weick und ich sprachen nur selten darüber. Die Erinnerungen waren zu schmerzlich. Unfähig, den weiteren Verlauf zu beeinflussen, verdrängten wir den Gedanken an die drohende Gerichtsverhandlung.

»Ein Prozess ist die einzige Möglichkeit für die Eltern dieser hirngeschädigten Kinder, das Geld für die Pflege aufzubringen«, hatte mein Anwalt gesagt.

»Alle Ärzte sollten in einen staatlichen Fonds einzahlen, um Kinder wie Luke finanziell zu unterstützen, auch wenn kein Pfusch vorliegt. Aber das ginge den Anwälten gegen den Strich, weil sie ihren Anteil am Kuchen wollen«, hatte Joe in den Tagen nach Pattys Entbindung gesagt.

»Mach dir keine Sorgen«, sagten Margaret und Bonnie, als ich meine Befürchtungen äußerte. »Dich trifft keine Schuld. Das Ganze war eine Verkettung unglücklicher Umstände.«

»Um Schuld oder Unschuld geht es dabei nicht«, erklärte ich ihnen. »Man braucht offenbar nur Pech zu haben, um vor den Kadi gezerrt zu werden.«

»Das würde Patty nie machen!«, meinte Margaret, aber dessen war ich mir nicht mehr sicher, seit ich wusste, worum es ging. Ich konnte das drohende Unheil nicht ignorieren und zerbrach mir pausenlos den Kopf über die möglichen Konsequenzen in ihrer ganzen Tragweite.

Alle behielten das heraufziehende Unwetter im Auge und fragten sich, ob es über uns hereinbrechen oder noch einmal an uns vorübergehen würde. Sandi und Lindy, Hebammen wie ich und meine besten Freundinnen, kannten alle Einzelheiten, genau wie meine Assistentinnen. Wegen des Wirbels, den der Fall in der Öffentlichkeit ausgelöst hatte, und der hohen Summe, mit der die Alta-Bates-Klinik versichert war, überprüften die Administratoren, ob und in welcher Höhe die Klinik haftbar gemacht werden konnte. Sogar die OP-Schwestern, die bei dem Kaiserschnitt assistiert hatten, warfen schleunigst einen Blick auf ihre Versicherungspolicen.

Einen Monat nach Lukes Heimunterbringung fuhren Margaret und ich in eine Vorortsiedlung von Berkeley zu Erica. Ich hatte sie vor sieben Jahren kennen gelernt, als Dr. Rider, der Kontrollfreak, widerstrebend das alternative Geburtszentrum betreten hatte, um ihr zweites Kind zu entbinden. In der Zwischenzeit hatten Erica und ihr Mann Jordan das pulsierende Berkeley gegen die eintönige Vorstadt eingetauscht, wie viele andere Eltern wegen der guten Schulen dort.

Erica hatte schon damals gesagt, dass sie das nächste Mal eine Hausgeburt wolle, aber nur, wenn ich dabei wäre. Nach vier Stunden in ihrem Haus deutete alles darauf hin, dass ihr Wunsch in Erfüllung gehen würde. Ich warf den sterilen Handschuh in den Papierkorb, während Margaret die Herztöne des Kindes kontrollierte. Ich reckte mich, mit dem Rücken zum Bett, und mein Blick fiel durch die geöffnete Tür auf die Terrasse hinter dem Haus. Daran schlossen sich vertrocknete Rasenflächen an, die sich wie ein Ei dem anderen glichen, den ganzen Block rauf und runter. Jeder Garten hatte dieselbe Größe, genau wie das Klettergeräte-Set mit Rutsche, Schaukel und Klettergerüst, und der Volvo, BMW oder Mercedes vor dem Haus. Auch bei der Geburt schien alles so vorhersehbar wie der Weber-Grill, der auf jeder Terrasse stand. Die Herztöne des Kindes – wir wussten, dass es ein Junge war – waren seit vier Stunden stetig. Der Muttermund war acht Zentimeter eröffnet, und ich hatte gerade Ericas Fruchtblase gesprengt, um die Austreibungsphase zu beschleunigen.

Ericas Schlagfertigkeit und ihr Sinn für Humor gefielen mir, und ich fragte mich, wie sie sich in dieser Vorstadtsiedlung eingelebt haben mochte, ob das ewige Einerlei sie nicht zu Tode langweilte. Erica war vermutlich stark genug, um sich nicht nur mit der strengen Kleiderordnung der Vorstädte, sondern auch mit dem Kodex zu arrangieren, der sich allem Anschein nach gleichermaßen auf Rasen, Auto und Haus bezog. Ich hätte damit meine Schwierigkeiten gehabt. Bei all den maronenfarbenen Volvos, die wie mit dem Lineal ausgerichtet in den zweispurigen Zufahrten vor den Doppelgaragen parkten, kriegte ich Zustände. Ich trank meinen Eistee und vertiefte mich wieder in den Anblick der friedvoll aufgereihten Gärten. Ob hier jemals etwas Aufregendes passierte?

Margaret machte plötzlich ein verdutztes Gesicht. »Ich kann die Herztöne des Kindes nicht hören«, sagte sie mit einer Stimme, die besagte, es sei alles in Ordnung, nur im Moment werde sie nicht fündig. Stirnrunzelnd drehte sie den Doppler hin und her.

Aus meiner Träumerei gerissen, starrte ich sie an. Bilder von Pattys Entbindung spulten sich blitzschnell vor meinem inneren Auge ab, und Margaret schien es nicht anders zu ergehen. Wieder ein Nabelschnurvorfall? Wie konnte ich jemals auf die Idee kommen, Hebamme zu werden? Warum nicht Anwältin oder besser noch Buchhalterin? Ein Job, bei dem ein unausgeglichenes Budget das Schlimmste war, was einem passieren konnte! Ich kniete mich neben Erica.

»Vor einer Minute war doch noch alles in bester Ordnung«, sagte ich mit ausdrucksloser Stimme, während ich um Fassung rang. »Versuch's noch einmal.«

Sie probierte überall, dann schüttelte sie den Kopf und reichte mir den Doppler. Jordan setzte sich kerzengerade hin und starrte mich an. Stumm. Leicht besorgt. Seltsam, dachte ich. Ich hatte gerade den ganzen Kopf des Kindes ertastet, der Muttermund war fast vollständig erweitert. Wenn es sich um eine Nabelschnurumschlingung handelte, dann war sie okkult, versteckt.

Ich lauschte. Aber das war Ericas Puls. Langsam und laut. Ich wollte den schnelleren Herzschlag eines gesunden Kindes hören, dessen Geburt in rund einer halben Stunde bevorstand. Es war das dritte Kind, und nach menschlichem Ermessen musste alles glatt gehen, zumal die Wehen so weit fortgeschritten waren und der Muttermund beinahe vollständig erweitert war. Erica lag auf dem Rücken und sah mich leicht beunruhigt an. Mit ihrem strahlenden Lächeln und den großen braunen Augen sah sie aus wie ein italienischer Filmstar aus den Fünfzigerjahren. Eine hochschwangere Sofia Loren mit kurzen Haaren.

Ich horchte sie ab: keine Herztöne. Mein eigenes Herz klopfte wie verrückt, als ich eine weitere Packung steriler Handschuhe aufriss und sie untersuchte. Nur der Kopf, keine Nabelschnurschlinge. Aber auch keine Herztöne. Das gab es doch nicht! Ich schob den Kopf vorsichtig nach oben, stupste ihn an, um zu sehen, ob eine Reaktion kam, tastete, irgendwo musste sich ein verstecktes Stück Nabelschnur befinden, das eine Schlinge bildete.

Ich stupste den Kopf abermals an, und plötzlich waren die Herztöne wieder da. Wir hörten sie alle, und Erica lächelte erleichtert. »Puh, einen Moment lang habe ich mir Sorgen gemacht. Gott sei Dank ist alles in Ordnung.«

Ich war mir da nicht so sicher, und Margaret saß reglos und mit großen Augen neben mir. Ein klassisches Drehbuch spulte sich in meinem Kopf ab: Man sprengt die Fruchtblase, keine Herztöne. Man schiebt den Kopf hoch, Herztöne. Bei der nächsten Szene im Katastrophen-Szenario verschwinden die Herztöne wieder, während sich der Kopf mit der nächsten Wehe im Becken einstellt. Diagnose: Okkulter Nabelschnurvorfall, was meint, die Nabelschnur bildet irgendwo eine oder mehrere Schlingen, unsichtbar und versteckt, wodurch die Versorgung des Kindes nicht mehr oder nicht ausreichend gewährleistet ist.

Die meisten Hebammen sehen sich während ihrer gesamten beruflichen Laufbahn nicht ein einziges Mal mit einer so gefährlichen Komplikation konfrontiert. Die Nabelschnur lässt sich mit dem Luftschlauch eines Tiefseetauchers vergleichen: Wird der Schlauch an irgendeiner Stelle abgeklemmt, ist der

Taucher von seiner lebenswichtigen Versorgung abgeschnitten und muss schnellstmöglich an die Oberfläche, um zu überleben. Aber normalerweise besteht nur bei Steißlage die Gefahr eines Nabelschnurvorfalls, und da diese zu den vorhersehbaren Komplikationen gehört, die eine Hausgeburt ausschließen, sehen sich Hebammen selten dieser fetalen Notsituation gegenüber. Doch nun war ich schon zum zweiten Mal bei einer Hausgeburt mit einem Nabelschnurvorfall konfrontiert. Beide Male hatten die Kinder Kopflage, und eines dieser Kinder war Luke gewesen.

Erica krümmte sich, als die nächste Wehe begann, viel stärker als die vorige. Ich spürte, wie sich die Zervix entfaltete, als der Kopf des Kindes in die Vagina glitt.

»Wieder weg«, sagte Margaret erschrocken.

Ich schob den Kopf kräftig hoch. Erica schaute mich ungläubig an; sie fragte sich offenbar, warum ich ihre Bemühungen, das Kind auszutreiben, zunichte machen wollte. Jordan stand auf, sein Atem ging schneller. Ich musste die Nabelschnurschlinge finden, sofort. Ich erklärte Jordan und Erica kurz die Situation. »Es wird weh tun, aber es muss sein. Sonst bekommt das Kind Probleme.«

Erica nickte heftig. »Natürlich. Das sind nur Schmerzen, die bringen mich nicht um. Schnell.«

Sie packte Jordans Hand, presste sie gegen ihre Zähne. Ich schob meine Finger am Kopf des Kindes vorbei nach oben, tastete die Umgebung ab, überprüfte jeden einzelnen Quadranten. Da! Eine Wulst, weich und gebogen, die sich beinahe wie die Oberkante des Ohrs anfühlte. Aber sie pulsierte, langsam und gleichmäßig. Als ich die ganze Länge abtastete, glitten meine Finger in die Schlinge. Sie lag der Länge nach an Schläfe und Kiefer und wurde jedes Mal gequetscht, wenn der harte Schädel des Kindes die Nabelschnur mit voller Wucht gegen Ericas Beckenknochen drückte.

»Durchhalten, Erica, noch einen Moment«, sagte ich. Ich presste die Fingerspitzen zusammen und stieß die Schlinge nach oben, weiter und weiter, versuchte, sie über den Kopf zu schie-

ben und weiter nach unten in den Nacken- oder Brustbereich.
Meine ganze Hand befand sich inzwischen am Kopf des Kindes.
Ich wusste, wie schmerzhaft das sein musste, aber Erica hielt
durch, stöhnte nur und warf den Kopf von einer Seite auf die andere, bis ich fertig war, Jordans Hand auf ihren Augen.

Ich dachte, ich hätte es geschafft. Ungefähr zwei Minuten lang
konnte ich die Nabelschnur überhaupt nicht mehr spüren. Margaret strahlte und trommelte mit dem Finger im Rhythmus der
Herztöne, die wir alle über den Lautsprecher des Dopplers hören
konnten. Dann rutschte mir die gesamte Schlinge aus den Fingern, am Kopf vorbei, in Ericas Vagina, fast bis zur Öffnung. Der
Puls des Babys fiel. Fünfzig ... Vierzig ... Dreißig.

»Wir haben ein Problem«, sagte ich und sprang auf. »Erica,
runter in den Vierfüßlerstand, das Gesäß hoch in die Luft und so
bleiben. Jordan, es gibt hier draußen mehrere Kliniken. Welche
ist die Nächste?«

»John Muir«, flüsterte er, kreidebleich.

»Gut.« Ich drehte mich um, lief zum Telefon und wählte eine
dreistellige Nummer. »Wir müssen sofort los. Erica braucht eine
Notoperation, Kaiserschnitt.«

Margaret starrte mich mit offenem Mund an.

»Was ist?«, sagte ich leise zu ihr, den Hörer am Ohr; am anderen Ende der Leitung ertönte das Freizeichen.

»Du rufst doch nicht etwa die 911 an? Ich meine, nach allem,
was mit Patty passiert ist!«, flüsterte sie.

»Nein! Die Auskunft, ich brauche die Nummer vom John
Muir.«

Margaret atmete auf. Ich wickelte die Telefonschnur um meine Finger, wünschte, wir wären mitten in Berkeley statt weit
außerhalb. Ericas Stimme riss mich aus meinen Überlegungen.
»Können Sie den Kaiserschnitt nicht hier machen?«

Ich fuhr herum. Sollte das ein Scherz sein? Nein, kein Scherz.

»Ich hätte gern die Telefonnummer vom John Muir Hospital,
Entbindungsstation ... Danke.« Ich notierte sie auf der zerrissenen Handschuhverpackung.

»Schneiden Sie einfach«, flehte Erica. »Jetzt. Das ist mein Ernst.«

»Nein Erica! Sie brauchen eine Vollnarkose, Tropf und …«

»Ich halte still, ich schwöre es. Sie wissen, wie man das macht. Sie haben bestimmt schon hundert Mal zugesehen. Schneiden Sie, schnell!«

»Nein! Jordan!« Ich schnappte mir ihren zur Salzsäule erstarrten Mann. »Tragen Sie Ihre Frau zum Auto, so wie sie ist, mit dem Kopf nach unten.« Ich rüttelte ihn. »Jordan! Jetzt! Was für ein Auto haben Sie?«

»Ähm, einen Volvo-Kombi.«

»Gut! Bringen Sie sie hinten auf die Ladefläche, in der gleichen Stellung. Ich muss noch schnell telefonieren, aber bin draußen bei Ihnen, bevor die nächste Wehe kommt.«

Er drehte sich um wie Frankensteins Monster mit steifen Gliedmaßen und vorquellenden Augen, aber er bückte sich, hob Erica hoch und stapfte hinaus.

Während ich wählte, schrie ich: »Margaret, stell den Backofen aus, mach Jordan die Heckklappe auf und dann schiebe den Kopf des Babys nach oben, bis ich komme!«

Sie rannte hinaus. Gott sei Dank waren die beiden anderen Kinder bei der Großmutter. Eine Sorge weniger, dachte ich und strich sie von meiner mentalen Liste.

»Bitte, bitte, bitte«, murmelte ich leise vor mich hin, während das Telefon läutete. Die Reaktion der Person am anderen Ende der Leitung konnte über Leben und Tod des Kindes entscheiden. Als ambulante Hebamme war ich im medizinischen Establishment nicht überall wohl gelitten. Ich ging auf dünnem Eis: Man hatte uns auf dem Kieker, suchte nur nach einer Handhabe, um uns das Handwerk zu legen. Weit weg von meiner Stammklinik hatte ich immer Angst, dass die Fehde auf dem Buckel von Mutter und Kind ausgetragen würde. In der Alta-Bates-Klinik in Berkeley kannten mich alle, aber hier draußen, in der finstersten Provinz, war meine Reputation gleich Null.

Beim dritten Läuten antwortete eine Frauenstimme. Ich sagte: »Hallo, mein Name ist Peggy Vincent. Ich bin zugelassene Hebamme mit eigener Praxis in Berkeley, aber ich befinde mich momentan in Concord bei einer Patientin, die ihr drittes Kind bekommt. Es sind Komplikationen eingetreten, Nabelschnurvorfall bei Schädellage, der Muttermund ist neun Zentimeter eröffnet und sie hat bereits Austreibungswehen. Wir fahren jetzt mit dem Wagen zu Ihnen. Bitte, bitte, bitte, halten Sie alles für einen Kaiserschnitt bereit, wenn wir ankommen.«

»Ich werde mein Bestes tun. Viel Glück«, sagte sie. Ich seufzte erleichtert auf. Wer immer sie auch sein mochte, Telefonistin, Krankenschwester oder ehrenamtliche Helferin, ich war für sie eine Wildfremde, und sie hätte mir das Leben zur Hölle machen können.

Ich schnappte mir Ericas Patientenkarte, den Doppler, zwei sterile Handschuhe und meine Handtasche, lief zur Tür hinaus und half Margaret beim Aussteigen, die auf der hinteren Ladefläche im Volvo gehockt hatte.

»Fahr zur Notaufnahme voraus, Margaret, und sorge dafür, dass sie alles für uns vorbereiten«, sagte ich, als ich im fliegenden Wechsel neben Erica kroch.

Jordan fuhr wie ein Fünfzehnjähriger auf einer Spritztour die Schleichwege entlang, das Gaspedal voll durchgedrückt. Ich drückte KY-Gel auf den Handschuh und schob die ganze Hand in Ericas Scheide. Das nackte Gesäß hochgereckt, war sie für jedermann durch die Heckscheibe sichtbar, aber das war ihr egal. Mir auch.

»Schnell, schnell«, flehte sie Jordan an und schrie, als die nächste Wehe kam. Ich hätte selbst gerne geschrien, als die Kontraktion meine Finger zu Mus zerquetschte. Mit der gleichen Stärke, wie der Uterus das Kind austrieb, versuchte ich es wieder nach oben zu pressen, damit kein Druck auf die Nabelschnur entstand. Nach kürzester Zeit waren meine Finger taub, dann meine Hand und das Handgelenk. Als ich die Klinik in der Ferne auftauchen sah, fühlte sich mein Arm an, als sei er in den Wringer der alten Waschmaschine meiner Großmutter geraten.

Jordan bog mit Karacho in die Hauptstraße ein, die zur Klinik führte, und trat dann voll auf die Bremse. Um acht Uhr morgens war Berufsverkehr, wir standen im Stau: Die Autos reihten sich dicht an dicht auf allen vier Bahnen. Um zur Notaufnahme zu gelangen, mussten wir links abbiegen. Ungefähr acht Autos fuhren im Schritttempo vor uns, die Ampel war rot. Eingekesselt, verwandelte sich Jordan in James Bond. Er schaltete die Warnblinkanlage ein, blendete auf, drückte auf die Hupe und hievte den Wagen auf den Mittelstreifen. Er nietete einen halben Straßenblock lang sämtliche Blumen und Büsche um, fuhr ohne mit der Wimper zu zucken geradeaus. Die Fahrer zu unserer Rechten sahen uns verdattert an, als wir mit Getöse an ihnen vorbeisausten. Sie sperrten Mund und Augen auf, aber kein Einziger hupte, als wir sie überholten, vom Mittelstreifen herunter fuhren und auf zwei Reifen nach links abbogen, trotz roter Ampel.

Margaret debattierte gerade mit einem Pfleger vor der Tür der Notaufnahme und streckte den Arm aus, um sich bemerkbar zu machen, als wir auch schon neben ihr hielten. Der Pfleger wurde kreidebleich, als er Ericas Hinterteil und meinen Arm sah, der in der Vagina verschwand; wir beide krümmten uns vor Schmerzen. Er rannte los und kam binnen zehn Sekunden mit einer Rollliege und zwei Krankenschwestern zurück.

Irgendwie gelang es ihnen, Erica und mich auf die Liege zu wuchten, als wären wir zusammengewachsen. Sie kniete, Brust und Kopf auf dem Laken, und ich kniete hinter ihr. Margaret warf geistesgegenwärtig ein Laken über Erica und rannte nebenher. Eine Schwester aus der Notaufnahme lotste uns Volldampf voraus durch die Gänge, in einen Aufzug, einen breiten Korridor entlang, wieder um eine Ecke, und wir fuhren in den Kreißsaal.

»Nein, nicht Kreißsaal!«, schrie ich. »Wir müssen in den OP. Sie erwarten uns!«

Personal in grünen OP-Kitteln lief uns entgegen. Mein Tonfall und das rasende Empfangskomitee überzeugten die Krankenschwester. Sie machte eine Kehrtwende in der Mitte des

Korridors und rannte den gleichen Weg zurück, den wir gekommen waren, bog um eine andere Ecke und kam vor dem Operationssaal zum Stillstand. Dann umringte uns das OP-Team und hob Erica auf den Operationstisch, immer noch an meinem tauben Arm. Das heißt, taub bis auf die Spitze meines Mittelfingers. Puls. Ich fühlte immer noch den unregelmäßigen Puls in der Nabelschnurschlinge. Sechzig, hundert, null, fünfzig.

Fragen. Alle redeten durcheinander. Klirren von Schüsseln. Knappe Zurufe. Überall Gesichter. Ein quietschender IV-Ständer. Grüne Laken. Wieder Fragen.

»Halt!«, brüllte der Arzt, das Kommando übernehmend. »Wie heißt die Frau?«

Bevor ich antworten konnte, rasselte Erica ihren Spruch herunter, den ich nie vergessen werde: »Erica Slade. Geboren am 15. April 1960, das ist mein drittes Kind. Ich bin eine Woche über Termin, meine Blutgruppe ist A positiv. Schneiden Sie. Retten Sie mein Kind. Ich brauche keine Medikamente oder Narkose. Ich schwöre, dass ich mich nicht bewege. Schneiden Sie, schnell!«

Schweigen. Das OP-Team tauschte viel sagende Blicke aus. Dann beugte sich der Anästhesist zu mir und meinte: »Wo haben Sie denn die Patientin her? Beneidenswert.«

»Aaaah!«, stöhnte ich. Ericas Wehe quetschte mir die Hand.

»Wir operieren so schnell es geht, aber wir brauchen noch ein paar Daten.«

»In Ordnung. Ich hatte am fünfzehnten Termin, es ist ein Junge, ich wiege 75 Kilo, ich hatte vor, ich glaube fünf Jahren, die letzte Tetanusimpfung. Ähm, ich bin einsachtundsechzig groß, nicht anämisch, ich, ich, was wollen Sie sonst noch wissen? Jetzt schneiden Sie endlich!« Sie hatte ihr Gesicht auf die Liege gepresst, redete gegen das Laken.

Der Arzt legte mir die Hand auf die Schulter. »Muttermund vollständig eröffnet?«

»Ja, und sie hat Austreibungswehen.«

»Fetale Herztöne?«

»Ja, unregelmäßig, aber der Kopf des Kindes bewegt sich.«

»Gut! Dann wollen wir mal.« Alle machten sich bereit.

»Jetzt schneiden Sie doch endlich!«, rief Erica abermals.

Der Anästhesist beugte sich zu ihr und sagte an ihrem Ohr: »Wir machen so schnell wir können. Ihr Baby ist in ein paar Minuten da, aber ich muss zuerst die IV legen.«

Nase und Stirn auf den OP-Tisch gepresst, das Gesäß hoch in die Luft gereckt, streckte Erica wortlos beide Arme nach vorne, bot sie jedem an, der am schnellsten die Nadel zur Hand hatte. Es gab keine deutlichere Geste der Bereitschaft, alles über sich ergehen zu lassen, nur damit es schnell ging. Eine der OP-Schwestern hatte Tränen in den Augen.

Als der Anästhesist fertig war, sah er mich an. »Meinen Sie, wir könnten sie klonen? Es muss doch einen Markt für Frauen mit so viel Mumm geben!«

Dann wurde Erica von vier Mitgliedern des OP-Teams auf den Rücken gedreht, betäubt, intubiert und aufgeschnitten. Endlich aufgeschnitten. Eine OP-Schwester warf ein Laken über Erica, unter dem auch ich verschwand. Ich legte meinen Kopf auf ihren verschwitzten Oberschenkel, als sich die Instrumente bedrohlich meinen Fingern näherte. »Vergesst mich nicht, ich bin hier«, wimmerte ich. »Meine Finger sind direkt neben dem Kopf des Babys.«

Irgendjemand auf der anderen Seite des Lakens murmelte: »Ja, ja, keine Bange«, dann ging das Schneiden, Tupfen und Drücken weiter. Gegen die Angst ankämpfend, dass mir jeden Moment die Finger amputiert werden könnten, wartete ich mit angehaltenem Atem auf den rasiermesserscharfen Stich des Skalpells, das näher und näher rückte. Es war nur noch Millimeter entfernt, ich spürte, wie das Gewebe zunehmend dünner wurde, das mich schützte … und dann die Finger des Chirurgen, als er sagte: »Okay, wir haben ihn. Sie können rauskommen.«

Ich stolperte, als mein Arm aus Ericas Körper glitt. Jemand half mir auf die Füße, und ich hielt meine rechte Hand, die schlaff war wie ein totes Kätzchen. Als ich über die Schulter blickte, sah ich, wie ein bleiches Baby aus Ericas Bauch gezogen und auf den Reanimationstisch gelegt wurde. Ein Kinderarzt, der Anästhesist und eine Säuglingsschwester umringten den schlaffen Körper. Bilder von Luke kehrten zurück. Die Augen zusammengepresst vor Schmerzen, als das Blut in meinem Arm wieder zu zirkulieren begann, lauschte ich auf ein Lebenszeichen des Kindes, erinnerte mich daran, dass der Blitz auch zwei Mal in denselben Baum einschlagen kann.

Endlich hörte ich ein Gurgeln. Dann ein Keuchen. Weitere fünfzehn Sekunden Stille. Dann ein weiteres Keuchen, gefolgt von einem schwachen Schrei, der immer stärker, lauter und hartnäckiger wurde, bis er jedes andere Geräusch übertönte.

»Das haben wir gerne! Auch noch beschweren!«, sagte der Arzt. Er konnte nicht wissen, dass der Schrei Musik in meinen Ohren war. Margaret und ich, immer noch mit Straßenkleidung im OP, fielen uns in die Arme und weinten.

Eine Stunde später lag Erica noch leicht benebelt im Aufwachraum, ihren Sohn in den Armen. Sie strich ihm über die Wange, damit er den Mund aufmachte und sie ihn anlegen konnte, und flüsterte liebevoll: »Du hattest bestimmt Angst, kleiner Kerl. Ich auch. Den heutigen Tag wird wohl niemand von uns vergessen.«

Als er zu trinken begann, schob ich meinen Finger in seine Hand, um seine Reflexe zu testen. Er umklammerte ihn, und ich dachte an die Buchhalterinnen in ihren winzigen Büros, die am Computer saßen, vor den Arbeitsblättern ihres Tabellenkalkulationsprogramms. Ich beneidete sie keine Spur.

Setzen Sie sich lieber hin

Eines Tages, im Juni 1988, rief mein Anwalt an. »Peggy? Peter Carr hier. Setzen Sie sich lieber hin.«

Mir war, als hätte ich einen Hieb in den Magen bekommen. »Sie wollen gerichtlich gegen mich vorgehen?«

»Ja, gegen Sie und Dr. Weick.«

Der Raum drehte sich, und ich hörte nur noch das Rauschen in meinen Ohren. Hebammen wurden so gut wie nie gerichtlich belangt. Das lag an der guten Betreuung, den guten Ergebnissen und vor allem an der guten Beziehung zu unseren Patientinnen. Deshalb waren unsere Versicherungsprämien auch niedrig.

Acht Monate waren seit Lukes Geburt vergangen. Während der verschiedenen eidesstattlichen Erklärungen hatte ich gehört, wie Pattys Anwalt den Zustand des Jungen beschrieb. Taub, Sehstörungen, schwere geistige Behinderung, er konnte sich nur durch Schreien artikulieren. Das hatte er ohne Unterlass getan, als Patty und Fred ihn probeweise nach Hause mitgenommen hatten. Die Ärzte hatten ihnen eröffnet, dass sie nicht mehr erwarten konnten, zeitlebens.

»Warum?«, flüsterte ich. »Was werfen sie mir vor?«

»Nur ›unprofessionelles Verhalten‹. Aber Patty behauptet, Dr. Weick habe sie nicht auf die Risiken hingewiesen, wenn sich die Kindslage mehrmals ändert.«

»So ein Blödsinn! Ich habe zufällig mitbekommen, wie er beim letzten Vorsorgetermin in seiner Praxis versucht hat, ihr das klar zu machen. Aber sie hat nicht zugehört, hat ihn einfach ignoriert und ist gegangen.«

»Nun, Sie werden sicher Gelegenheit haben, darauf hinzuweisen. Könnten Sie nächste Woche herkommen? Wir brauchen wieder einmal eine eidesstattliche Erklärung von Ihnen.«

»Natürlich.« Ich hatte vorher nach Möglichkeit vermieden, etwas gegen Patty auszusagen, aber unter diesen Umständen war Schonung nicht mehr angebracht. Ich konnte endlich sagen, was mir auf dem Herzen lag, nachdem ich mich von dem anfänglichen Schock erholt hatte, selbst auf der Anklagebank zu sitzen.

Deshalb fuhr ich, in der Hoffnung, es möge die letzte eidesstattliche Erklärung sein, bevor wir uns auf den Prozess vorbereiteten, in das imposante Bürogebäude nach San Francisco. Doch im Laufe des Nachmittags hatte ich das Gefühl, als sei alles wie gehabt: Anwälte, die einem das Wort im Mund verdrehten, auf jeder Redewendung herumritten, immer wieder die gleichen Fangfragen aus einer anderen Warte stellten. Jedes Kreuzverhör zielte darauf ab, mich zu zermürben, bis mir vielleicht ein unbedachtes Wort entschlüpfte, ein Widerspruch offenkundig wurde. Ich erhielt keine Chance, die Situation aus meiner Sicht zu schildern oder Informationen beizusteuern, die der Wahrheitsfindung dienten. Ich war niedergeschlagen, als ich nach Hause fuhr. Ich verstand jetzt, was mein Anwalt mit der Bemerkung gemeint hatte: »Eine Totgeburt wäre billiger gekommen.« Wäre Luke gestorben, hätten Patty und Fred die Rettungsgesellschaft verklagt, und damit wäre Schluss gewesen. Da er lebte und ein Pflegefall war, wurde um jeden Penny gefeilscht.

Trotzdem bereitete mir der Gedanke, dass man nun auch mich belangen wollte, keine schlaflosen Nächte. Ich hatte mir nichts vorzuwerfen, hatte keine Selbstzweifel, und ein Gericht würde mich von jeder Schuld freisprechen, da war ich mir sicher. Was ich nicht wusste, war, dass sich der Prozess mehr als zweieinhalb Jahre hinziehen würde. Und wie er letzten Endes ausging, darauf wäre ich nie im Leben gekommen.

Das
Ziel meines
Lebens

SCHUTZENGEL

August 1988
Berkeley, Kalifornien

Hallo Peggy?«, flüsterte eine zarte Kinderstimme am Telefon. »Hier ist Grace.«

»Grace?« Ich kannte niemanden namens Grace.

Ich hörte Flüstern im Hintergrund. »Sie sind doch Peggy? Die Hebamme?«

»Mhm.«

»Sie haben mich auf die Welt gebracht.« Sie holte tief Luft. »Ich bin gerade zehn Jahre alt geworden, und meine Mom und mein Dad wollten, dass ich mich bei Ihnen bedanke, weil Sie mir doch bei der Geburt geholfen haben und so. Wir wohnen in Albany, ich hab Klavierunterricht und ich helfe meiner Mom, wenn sie Abendessen macht. Mein Dad arbeitet bei einer Fahrstuhlfirma. Und meine Mom ist Lehrerin in der Vorschule. Wiedersehen. Und nochmals danke.«

Aufgelegt … Und ich hatte immer noch keine Ahnung, wer sie war. Ich holte mein Geburtsjournal und blätterte die fleckigen Seiten bis zum August vor zehn Jahren zurück. Während ich mit den Fingern die Reihen entlangfuhr, suchte ich nach einem Kind, das Grace genannt worden war. Als ich es fand, verfolgte ich die blauen Linien bis zur linken Seite, wo der Name der Mutter stand. Meine Augen füllten sich mit Tränen. Elizabeth und Guido. Und dann fiel mir alles wieder ein.

»Ah, mein Schutzengel!«, rief Guido erleichtert, als ich im Eilschritt zur Tür hereinkam. Mariachi-Musik dröhnte aus der Nachbarwohnung herüber. Nicht weiter als zwei Meter von der Tür entfernt saß Guido breitbeinig auf dem Fußboden, den Rücken an die Couch gelehnt. Elizabeth kauerte zwischen seinen Oberschenkeln, nackt bis auf ein paar flauschige purpurfarbene Socken und ein pinkfarbenes Haarband. Guido lugte um ihren

Kopf herum, als ich eintrat, wobei mein Hebammenkoffer gegen
den Türrahmen knallte. Als sich meine Augen an das schumme-
rige Licht gewöhnt hatten, verstand ich seine Erleichterung. Die
Geburt stand kurz bevor.

Während ich mich hinkniete, um Elizabeth zu untersuchen,
überlegte ich zum x-ten Mal, in welchem Maß das Kind die ohnehin angespannte Finanzlage von Elizabeth und Guido zusätz-
lich belasten würde. Dass es ihnen überhaupt gelang, sich über
Wasser zu halten, überraschte sogar ihre engsten Freunde, und
die Tatsache, dass sie einen eigenen Hausstand gegründet, geheiratet und beschlossen hatten, ihren Lebensunterhalt mit ehrlicher, harter Arbeit zu verdienen, grenzte an ein Wunder.

Aber ein Kind, in dem ganzen Kuddelmuddel?

Während der Vorsorgeuntersuchungen hatte Guido meistens
das Reden besorgt, dabei war er vor lauter Energie wie ein Steh-
aufmännchen auf den Zehen hin und her gewippt. »Keine Ahnung, warum ich mich in Lizabeth verliebt habe«, hatte er gesagt. »Es ist keine gute Idee, wenn sich ein Dealer mit seinen
Kundinnen einlässt, aber sie war etwas Besonderes. Ist sie noch.«
Er sah sie hingebungsvoll an, und Elizabeth erzählte, dass Guido
sie mit Taschen voller Kleingeld im Gefängnis besucht hatte,
nachdem sie zum dritten Mal mit Drogen erwischt worden war.
Sie standen neben dem Verkaufsautomaten, hielten Händchen
und sahen sich unentwegt an, während er sein ganzes Geld aus-
gab.

»Obst wollte sie. Obst, Obst, Obst.«

»Nein, Guido, du hast mir auch Kartoffelchips gekauft, und erinnerst du dich an meinen Heißhunger auf Erdnussbutter-Eis?«

»Ja, aber das war die Ausnahme. Meistens wolltest du Obst.«

Er besuchte sie jeden Tag. Sie saßen auf den Picknickbänken
in dem mit Graffiti bekritzelten Gefängnishof, während sie ihm
von der buddhistischen Nonne erzählte, die zweimal in der Woche Meditationsunterricht gab. Sie unterhielten sich über Stri-
cken und Literaturzirkel, und wie sie endlich im Pool des Ge-
fängnisses schwimmen gelernt hatte. Da sie nach ihrer Entlas-

sung zusammenziehen wollten, bat sie ihn, eine Wohnung in der Nähe eines buddhistischen Tempels und eines Swimmingpools zu suchen.

»Was? Buddhistischer Tempel? Swimmingpool? Du bist ein verrücktes Huhn!«

»Ich meine es ernst, Guido. Es ist mir sehr wichtig.«

Aber drei Wochen vor ihrer Entlassung wurde Guido geschnappt und wegen Drogenhandels zu einer Gefängnisstrafe verurteilt. Elizabeth zog in ein Wohnheim für Christliche Frauen und beschäftigte sich mit Zen-Buddhismus. Sie rührte kein Fleisch und keinen Tropfen Alkohol mehr an, las Bücher über Yoga und meditierte täglich im Zen-Zentrum von San Francisco. Sie nahm eine Stellung in einem Buchladen in North Beach an und verdiente zum ersten Mal ihren Lebensunterhalt mit ehrlicher Arbeit. Und sie legte ein Sparkonto an.

Bei einer der nächsten Vorsorgeuntersuchungen war Guido vor lauter Ungeduld von einem Fuß auf den anderen getreten, erpicht darauf, seine Geschichte zu erzählen, während ich Elizabeth wog und ihren Urin überprüfte. »Sie besuchte mich die ganze Zeit, als ich im Knast war. Ich konnte mich auf sie verlassen. Die anderen Typen wären fast geplatzt vor Neid. Als ich sechs Jahre später bedingt aus der Haft entlassen wurde, nur mit einer Papiertüte, in der meine Sachen waren, und meinen Träumen, stand sie da und wartete. Frisch und hübsch. Ich konnte es kaum erwarten, mit ihr …«

»Guido!« Aber sie warf die Arme um ihn und küsste ihn.

»Ja, aber dieser ganze buddhistische Kram. Das will mir nicht in den Kopf.«

Elizabeth hatte Guido nie überzeugen können, dass der Zen-Buddhismus ein Weg zur Erlösung sein konnte, wie es bei ihr der Fall gewesen war. Ich hatte den Eindruck, dass seine Rettung Elizabeth war. Sie besaß Stärke für beide, und wider Erwarten waren sie nicht mehr auf die schiefe Bahn geraten. Guido arbeitete auf dem Bau, sie im Buchladen, und sie kamen beide von den Drogen und ihrem alten Leben los. Und dann, im Alter von zweiundvierzig Jahren, war Elizabeth schwanger geworden, nicht zum ersten Mal. Sie hatte bereits mehrere Abtreibungen hinter sich, da sie nicht in der Lage gewesen war, ein Kind großzuziehen oder es zur Adoption freizugeben.

»Es war besser so«, hatte sie gesagt. »Zu viele Drogen in meinem Körper. Das wünsche ich keinem Kind. Den Adoptiveltern auch nicht. Ich bin auch heute noch der Meinung, dass die Entscheidung damals richtig war.«

Dabei hatte sie sehnsüchtig aus dem Fenster geblickt. Aber bei dieser Schwangerschaft war sie im Zwiespalt gewesen. Ihre Sozialarbeiterin, Guido und sein Bewährungshelfer hatten sie gedrängt, eine Abtreibung vornehmen zu lassen. Guido und sie hatten immer noch damit zu kämpfen, wieder in der Gesellschaft Fuß zu fassen, und alle, die sie kannten, fürchteten, die zusätzliche Belastung durch ein Kind würde das Risiko erhöhen, rückfällig zu werden. Elizabeth, die nicht mehr aus noch ein gewusst hatte, hatte Rat bei einem Zen-Priester gesucht, zum ersten Mal seit fünf Jahren an ihre Mutter geschrieben und gebetet.

»Kinder sind unsere Lehrer«, hatte der Priester gesagt.

»Kinder sind Boten Gottes«, hatte ihre Mutter zurückgeschrieben und dem Brief zwanzig Dollar beigelegt.

Aber Elizabeth war sich immer noch nicht schlüssig gewesen. Monate später, als wir uns unterhielten und sie sich mit beiden Händen über den schwellenden Bauch strich, fragte ich sie, was sie letztlich zu ihrer Entscheidung bewogen habe. Sie erzählte mir, dass ihr eines Tages während der Meditation ein weißes Licht erschienen sei, und eine Stimme habe gesagt, das werdende Leben in ihr sei ein Schutzengel, ein Mädchen, eine Bestätigung des Lebens und der Liebe.

»Ich beuge mich einer höheren Macht«, hatte sie geflüstert. »Ich sage Ja zur Zukunft.« Von da an hatte sie ihren Standpunkt beharrlich vertreten und war trotz Guidos Unbehagen bei ihrer Entscheidung geblieben, das Kind auszutragen.

»Oh Gott, Peggy, hatte ich Angst«, sagte Guido später und strich sich durch das dunkle Haar. »Ich dachte, vielleicht nimmt sie wieder Drogen, ist nicht mehr ganz dicht. So eine verrückte Entscheidung. Aber sie sah mich nur schweigend an, die Arme um mich geschlungen. Mir blieb gar keine andere Wahl. Ich meine, wenn ich bei ihr bleiben wollte, und das wollte ich, würden wir das Kind kriegen, Punkt. Aber ich hatte tierische Angst.«

Die damit verbundenen Verpflichtungen hatten ihn noch mehr erschreckt. Eines Abends hatte er wegen der finanziellen Situation und der zusätzlichen Verantwortung, die sie sich aufbürdeten, die Nerven verloren.

»Ich kann zur Tür rausgehen und in einer Stunde mehr verdienen als mein ganzes Leben lang auf dem Bau«, hatte er geschrien.

»Wir ziehen unser Kind nicht mit schmutzigem Geld groß, Guido. Wenn du das machst, gehe ich.«

Guido war nicht gegangen, und sie hatten sich die ganze Nacht aneinander geklammert, bis zum Morgengrauen. Am nächsten Tag war Elizabeth zum ersten Mal in meine Praxis gekommen; sie wünschte sich eine Hausgeburt, als weitere Bestätigung für ihre Entscheidung.

Mit zweiundvierzig und als Erstgebärende musste Elizabeth mit einer schweren Geburt, möglicherweise sogar mit Komplikationen rechnen. Mit blindem Eifer bereitete sie sich darauf vor, sowohl auf der geistigen als auch auf der körperlichen Ebene. Sie ernährte sich nur noch von Joghurt, braunem Reis und Obst und Gemüse aus organischem Anbau. Jeden Tag machte sie Yoga. Gegen Ende der Schwangerschaft konnte sie eine Meile schwimmen, ohne Pause. Ich lieh ihr Bücher über Schwangerschaft, Ernährung, Gymnastik und Säuglingspflege, die sie verschlang. Und sie meditierte zweimal am Tag, kniete auf einem japanischen *zafu* und blickte in das heitere, gelassene Gesicht Buddhas auf dem Hausaltar in ihrem Schlafzimmer.

Im Laufe der Monate wurde Guido ruhiger, ein bisschen zumindest. Er schlief nachts immer noch unruhig, hatte Angstattacken, und es gab Augenblicke, in denen er keine Luft mehr bekam und schweißgebadet war. Aber seine Augen wurden weich, wenn er Elizabeth ansah. Die harten Linien um seinen Mund entspannten sich, wenn er ihre gerundeten Formen betrachtete. Er kam zu jeder Vorsorgeuntersuchung mit.

»Schauen Sie sich diese Frau an! Ist sie nicht schön?«, sagte er, als sie auf dem Untersuchungstisch lag. Mit seinen schwieligen Fingern berührte er sanft ihre Bauchdecke, unter der sich das Kind bewegte, und seine Augen wurden groß vor Staunen. »Ich kann nicht glauben, wie sehr ich ihren Bauch liebe. Und dabei mochte ich immer gertenschlanke Frauen mit großen Titten ...«

»Guido!«

»... Elizabeth war gertenschlank, aber was die Titten angeht, da war es schlecht bestellt.«

»Mein Gott, Guido.« Aber sie lachte.

»Und was habe ich jetzt? Eine gertenschlanke Frau mit dicken Titten und einem Kugelbauch, den sie vor sich herschiebt. Und was soll ich Ihnen sagen? Ich liebe sie wie verrückt. Mein Gott, ich bin der glücklichste Mann auf Gottes Erdboden.«

Ich wusste, dass Elizabeth sich vor allem deshalb für eine Hausgeburt entschieden hatte, weil sie bei einer Klinikentbindung leicht Zugang zu Schmerz- und Betäubungsmitteln gehabt hätte. »Was ist, wenn ich es vor Schmerzen nicht mehr aushalte?«, fragte sie bei einem Besuch. »Ich bin seit acht Jahren clean, aber es vergeht kein Tag, an dem ich mich nicht nach Drogen sehne. Ich fürchte, wenn ich in der Klinik bin, werden sie mir irgendetwas anbieten, um die Schmerzen zu betäuben, und dann geht alles wieder von vorne los.«

Aber die Aussicht auf eine natürliche Geburt ohne schmerzstillende Mittel machte ihr ebenfalls Angst. Guido zweifelte indessen nie daran, dass sie die Hausgeburt spielend meistern würde.

»Wovon redest du, Schatz? Du bist das reinste Kraftpaket. Das Kind wird rausflutschen wie nasse Seife, glaub mir. Das kann ich schließlich am besten beurteilen.« Sie nickte, nicht sehr überzeugt. »Entspann dich, du wirst sehen, es ist ein Kinderspiel.«

Sie war vor Morgengrauen mit Wehen aufgewacht, und seither waren die Schmerzen immer schlimmer geworden, schlimmer als erwartet. Und dann, um acht Uhr morgens, mitten beim Frühstück, war die Fruchtblase geplatzt.

»Oh Gott, Guido, das Kind kommt. Jetzt!«

Guido, schon unter normalen Umständen nicht gerade die Ruhe in Person, war völlig aufgelöst gewesen, als Elizabeth ihre Kleider ausgezogen und sich nackt auf den Fußboden des Wohnzimmers gekauert hatte. Er war im Quadrat gesprungen, hatte die Haustür aufgerissen, auf dem Balkon Ausschau gehalten, war wieder in die Wohnung zurück, hatte sein verschwitztes Hemd gewechselt. Dann hatte er einen Topf Wasser aufgesetzt, einen Stapel alter Zeitungen ins Wohnzimmer geworfen, die Papierkörbe ausgeleert und Elizabeth unaufgefordert eine Tasse Tee und einen kalten Waschlappen gebracht. Sie hatte ihn angefahren, er solle mich endlich anrufen. Er hatte die Telefonnummer nicht finden können.

»An der Wand neben dem Telefon«, hatte sie gestöhnt und ihre Hand auf den Schritt gepresst.

»Welches Telefon?«, hatte er gerufen, während er ins Schlafzimmer rannte.

»Guido, wir haben nur eines. In der Küche.«

Als das Telefon bei mir geläutet hatte, war Guido folglich ein wenig außer Atem gewesen. Wenigstens hatte er Englisch und nicht Italienisch gesprochen und mit seiner melodischen Stimme – wie Mafiaboss Don Corleone aus *Der Pate* – gesagt: »Peggy, es kommt! Ziemlich schnell. Überall in der ganzen Wohnung ist Fruchtwasser, und sogar Blut. Viel Blut. Und sie grunzt wie die Sau im Hof meiner Mama in Sizilien. Sie müssen schnell kommen, schnell, weil ich keinen blassen Schimmer habe, was ich jetzt tun soll.«

Bevor ich zur Tür heraus war, hatte er abermals angerufen. »Peggy, bitte Beeilung. Es kommt wirklich schnell. Hören Sie mal!« Ich hörte sie.

»Rufen Sie die 911, Guido, und sagen Sie Elizabeth, sie soll schreien und stöhnen, aber ja nicht pressen. Ich bin schon unterwegs.« Ich schnappte meinen Hebammenkoffer und lief zum Auto.

Ich fluchte laut über den Verkehr und achtete kaum auf die Stoppschilder, als ich so schnell es ging in die Gegend von Richmond fuhr, deren hervorstechendstes Merkmal die hohe Kriminalität war. Als ich endlich vor der Wohnung der beiden hielt, blickte ich den Block rauf und runter. Keine Ambulanz in Sicht. Vermutlich hatte Guido zu viele andere Dinge im Kopf gehabt, um anzurufen.

Da Kalifornien fünf Jahre in Folge eine Dürre von epischen Ausmaßen erlebte, hatte ich längst aufgehört, grünes Gras auf den schmalen Grünstreifen an den Haltebuchten zu erwarten. Aber hier sah man nicht nur nackte Erde und vertrocknete, struppige Halme, sondern auch zusammengequetschte Bierdosen, zerbrochenes Glas und ein benutztes Kondom. Ich stieß mit dem Fuß eine Spritze in den Rinnstein und wunderte mich aufs Neue, dass dieser Moloch mit seinen Crackhäusern, verräucherten Bars und stinkenden Hauseingängen die beiden nicht wieder verschlungen hatte. Irgendwie war es Guido und Elizabeth gelungen, vom Chaos, das sie umgab, unberührt zu bleiben.

Das rostige Treppengeländer quietschte, als mein Hebammenkoffer dagegenprallte. Die Wohnungstür war angelehnt. Ich stieß sie mit dem Fuß auf, trat ein und sah das Weiße in Guidos Augen. Dann breitete er die Arme aus, der italienische Willkommensgruß, und rief: »Ah, mein Schutzengel!«

Ich ließ meinen Hebammenkoffer fallen und kniete mich zwischen Elizabeths Beine. Nur eine Presswehe und ein einziger Schrei lagen zwischen dem Kind und der Welt. Bei der nächsten Wehe fing ich es in meinen bloßen Händen auf.

Es war ein Mädchen. Sie nannten es Grace.

Zehn Jahre war es her, aber es kam mir wie gestern vor. Ich nahm den Hörer ab und wählte. Elizabeth ging beim ersten Klingeln ran, und ich fragte mich, ob sie auf meinen Rückruf gewartet hatte.

»Elizabeth? Peggy hier.«

»Oh, ich wusste nicht, ob Sie sich an uns erinnern.«

»Und ob.«

Wir unterhielten uns fast eine halbe Stunde. Es sei nicht einfach gewesen, sagte sie, aber als sie erzählte, was sich bei ihnen in den letzten zehn Jahren alles getan hatte, hörte ich Triumph und Stolz in ihrer Stimme. Um mehr Zeit für ihre Tochter zu haben, hatte Elizabeth mehrere Teilzeitjobs angenommen, überwiegend in Kindergärten und Tagesstätten. Guido hatte Arbeit in einer Firma gefunden, die Aufzüge wartete, mit diversen Sachleistungen und vier Wochen bezahltem Urlaub im Jahr, und war in die Gewerkschaft eingetreten. Im letzten Sommer waren sie nach Italien geflogen, und Grace hatte 35 Cousins und Cousinen kennen gelernt, während Elizabeth bei einer von Guidos sieben Schwestern gelernt hatte, Pizza zu machen, auf sizilianische Art. Grace spielte Klavier im Hintergrund, eine Arie aus *La Traviata*.

Während Elizabeths Schwangerschaft hatte ich den beiden keine große Chance gegeben, eine gemeinsame Zukunft aufzubauen, aber es war ihnen gelungen, allen Widrigkeiten zum Trotz.

Guido hatte mich am Morgen der Geburt seinen Schutzengel genannt, und ich hatte mich auch so gefühlt, als ich, in einer Lache aus Wasser und Blut kniend, das schreiende Kind in den Händen hielt und ihre lächelnden Gesichter betrachtete.

Nun, zehn Jahre später, hörte ich mit Tränen in den Augen, wie dieses Kind Klavier spielte. Und ich wusste es besser. Sie hatten wirklich einen Schutzengel gehabt, aber nicht mich.

Der Schutzengel war Grace.

ALLAHS SEGEN

Ich war immer voller Stolz und Freude, wenn mich eine ehemalige Patientin bat, bei einer weiteren Geburt ihre Hebamme zu sein. Natürlich war das ein Vertrauensbeweis, der mich
ehrte, aber auch eine Möglichkeit zu sehen, wie sich die älteren
Geschwister entwickelt hatten, die durch meine Hände gegangen waren.

Oft war aus dem kleinen Strahlemann, den ich im Alter von
sechs Wochen das letzte Mal gesehen hatte, ein scheuer Zweijähriger geworden, der sich hinter dem Schürzenzipfel der Mutter versteckte. Und seine damals zweijährige Schwester, die auf
dem Schoß der Großmutter gesessen und der Geburt aus sicherer Entfernung zugesehen hatte, brachte inzwischen selbst ge-
bastelte Drachen aus dem Kindergarten nach Hause. Viele »meiner« Babys fahren inzwischen Fahrrad, spielen Fußball, besuchen die High School, flirten, machen ihren Führerschein,
tanzen beim Abschlussball ihrer Schule und studieren. Und heiraten.

Aber ich hatte selten gesehen, wie sich Eltern, die selbst noch
halbe Kinder waren, zu führenden Persönlichkeiten in ihrer Gemeinde mauserten. Charlie und Naeema boten mir diese Gelegenheit. Ich kam aus dem Staunen nicht heraus, als ich die beiden Teenager wiedersah. Seit ich vor achtzehn Monaten ihr erstes Kind entbunden hatte, war aus Charlie ein Mann geworden.
Er trug lose sitzende Baumwollhosen statt zerrissener Jeans,
und seine T-Shirts hatten konservativen langärmeligen Hemden
Platz gemacht. Er hatte die ungelenken Bewegungen eines
Halbwüchsigen abgelegt, und sein Gang verriet das Selbstvertrauen eines jungen Mannes. Er nahm seinen Übertritt zum Islam ernst, studierte den Koran, putzte sich die Zähne, bevor er

jeden Tag die erforderliche Anzahl an Gebeten verrichtete, und nannte sich nun Hameed. Ich hatte Schwierigkeiten, mir den Namen zu merken.

»Peggy? Hameed am Apparat. Ich glaube, es geht ziemlich schnell.«

»Hameed?«

»Ja. Naeema war in der letzten halben Stunde in der Dusche, aber jetzt versteckt sie sich in einer Ecke und redet nicht mit mir.«

»Oh! Char... Hameed! Ich komme sofort.«

Gott sei Dank wohnten die beiden nur zehn Minuten entfernt. Als ich zu ihrem Haus in der Nähe von Albany High brauste, kümmerte ich mich nicht um Stoppschilder und hielt auch nicht jedes Mal an einer roten Ampel.

Naeema und Hameed waren genauso alt wie meine beiden Kinder Jill und Colin, siebzehn und neunzehn, aber damit endete die Ähnlichkeit auch schon. Jill schnappte sich nach der Schule ein Bagel und rannte im Dauerlauf zum Tennisunterricht, während Naeema ihre zweijährige Tochter schnappte und zum Geburtsvorbereitungskurs fuhr. Colin und Hameed waren nach Naeemas erster Geburt ein paar Mal Skateboard miteinander gefahren, aber die Zeiten gehörten bei Hameed längst der Vergangenheit an. Er trug inzwischen mehr Verantwortung als viele Leute, die doppelt so alt waren wie er. Während Colin im zweiten Jahr am College von Santa Barbara eine ruhige Kugel schob, hatte Hameed an seinem Gemeinde-College einen vollen Stundenplan. An vier Nachmittagen in der Woche arbeitete er in einem Fotogeschäft, und an den Wochenenden verkaufte er muslimische Gebetsketten an einem Stand auf dem Flohmarkt. Aber sie lebten immer noch in dem Bungalow, gemeinsam mit Hameeds Mutter Janice.

Ich kam mir vor wie ein Sherpa bei der Besteigung des Mount Everest, als ich meine Ausrüstung die Holztreppe hinaufschleppte. Meine Instrumente schepperten derart, als sie gegeneinander prallten, dass ich sicher war, jemand würde sofort die

Tür aufreißen. Aber nichts regte sich. Die Fenster blieben dunkel, und aus dem Haus kam ein lautes Summen.

Ich klopfte. Nichts. Das Summen wurde lauter, dröhnte geradezu in der Abendstille. Bestimmt hören sie mich nicht bei dem Krach, dachte ich; die Tür war nicht abgeschlossen, also ging ich hinein. Sobald ich im Haus war, erkannte ich, dass im hinteren Teil des Hauses jemand Staub saugte, vermutlich Janice. Ich schnupperte. Mexikanisches Essen. Chilis, Salsa, frittierte Maistortillas. Vielleicht hatte die scharfe Salsa Naeemas Wehen ausgelöst.

Der Raum links neben dem Eingangsflur war das Wohnzimmer gewesen, aber Naeema und Hameed nutzen den Raum mittlerweile als Einzimmer-Apartment für sich selbst und ihre Tochter Saalima. Auf der gegenüberliegenden Seite des großen Raumes sah ich ein gedämpftes Licht in der Ecke. Ich zog meine Clogs aus und eilte durch die Dunkelheit auf den einzigen Lichtpunkt zu. Nachdem ich über ein Kinderspielzeug gestolpert war, tastete ich mich vorsichtig um einen Schreibtisch herum, ließ mich dabei vom Licht leiten. Es stammte von einer winzigen Weihnachtsbaum-Glühbirne in einem Schrank. In ihrem schwachen Schein machte ich die Umrisse einer nackten Frauengestalt in der Ecke des Raumes auf dem Fußboden aus. Nackt und ohne Gesicht.

Die Position war mir völlig unerklärlich. Allem Anschein nach hatte ich die Vorderseite des Körpers vor mir, auf dem der Hinterkopf saß. Ich wusste, dass Eulen ihren Hals um 180 Grad drehen können, aber bei einem Menschen war mir das neu. Als ich mich bückte, um herauszufinden, wie diese seltsame Kreatur zusammengesetzt war, sprang Hameed mit einem Aufschrei aus der Dunkelheit hervor. »Oh, Sie sind's!«

»Mein Gott Hameed, machen Sie das nie wieder mit mir!«, jammerte ich mit klopfendem Herzen. Wir mussten uns anschreien, um uns überhaupt verständlich zu machen bei dem Krach, den der Staubsauger machte, mit Sicherheit der lauteste, den ich jemals gehört hatte.

»Naeema«, rief ich, denn es musste sie sein, die nackte Frau in der Eulen-Position, die reglos auf einem Futon saß. »Ich brauche etwas mehr Licht. Darf ich die Schranktür aufmachen?«

Ich erhielt die leiseste Andeutung eines Nickens. Magie. Als ich die Schranktür geöffnet hatte, machte alles Sinn. Naeemas Körper, mit einer Lotion eingerieben, schimmerte im Licht. Die Schulterknochen stachen in den Schatten hervor, und die Rippen zeichneten sich oberhalb des schwellenden Bauches ab. Sie hatte ein Knie bis unter das Kinn gezogen und ihre taillenlangen Haare fielen ihr in Kaskaden über das Gesicht. Langsam und gleichmäßig zog sie einen breitzinkigen Kamm durch das Haar, das ein schützendes Zelt um sie bildete und nach Kamille duftete. Immer wieder die gleichen monotonen Bewegungen von oben nach unten, ein Bild der sprichwörtlichen Ruhe vor dem Sturm der Geburt.

Der Staubsauger klirrte. Es klang, als hätte er sich Nägel, Sicherheitsnadeln und eine ganze Schublade mit Besteck einverleibt.

»Naeema, kommt das Baby schon?«, fragte ich in die wallende Haarpracht hinein. Sie nickte und kämmte weiter.

Hameed räumte mit einer einzigen Bewegung des Unterarms den Schreibtisch frei. Stifte, Papier, Schulbücher, Babyspielzeug, ein Hefter, ein Kasten mit Karteikarten und eine Kaffeetasse krachten zu Boden. Er riss einen Pappkarton auf und begann, ein geburtshilfliches Erste-Hilfe-Set auf dem Schreibtisch auszubreiten. Er holte eine Auflaufform und stellte sie mit ein paar anderen Dingen griffbereit neben mich – Waschlappen, eine Taschenlampe, ein Stapel saugfähiger blauer Unterlagen und Babydecken, in Alufolie gewickelt.

»Hatten Sie einen Blasensprung?« Ein schnelles Nicken, dann kam die nächste Wehe. Ihr Verhalten änderte sich nicht, aber ich sah es daran, wie sich ihr runder praller Bauch anspannte. Und ich sah an der Dreh- und Schlingerbewegung, dass es sich um eine Presswehe handelte. Ein leises Keuchen ertönte hinter dem Vorhang, aber der Kamm hielt nicht inne.

»Darf ich Sie kurz untersuchen?« Ihr Kopf nickte zweimal. Ich stellte fest, was mich nicht überraschte, dass sich der Kopf – klein, hart und lockig – etwa einen Zentimeter vor dem Damm befand. Trotzdem kämmte sich Naeema unbeirrt weiter.

Plötzlich beugte sie sich vor und umklammerte meinen Arm. Ihre grünen Augen spähten zwischen den Haarsträhnen hervor. »Sa…ah.«

Sie holte tief Luft und kämmte sich verbissen, sammelte Kraft für einen erneuten Anlauf.

»Naeema, was ist?«, drängte ich, ich wusste, dass nicht mehr viel Zeit blieb.

Sie holte abermals tief Luft. »Sagen Sie …«

Ich beugte mich näher zu ihr, aber eine Wehe ließ sie innehalten. Ich strich ihr über den Rücken, während sie sich krümmte und presste und den Kamm fest umklammerte. »Hameed«, schrie ich. »Es ist Zeit.«

Er würde auch das zweite Kind selbst entbinden wollen, genau wie seine älteste Tochter Saalima. Er bezog Position zwischen Naeemas Knien.

In der Ecke hockend, wunderte ich mich über das urzeitliche Bedürfnis der Frauen, in einem geschlossenen, dunklen, geschützten Raum zu gebären. Immer wieder hatte ich beobachtet, dass die Frauen die saugfähigen Unterlagen in der Mitte eines breiten Doppelbetts ablehnten und die Höhle zwischen Bett und Wand, Toilette und Badewanne, oft sogar den mit Schuhen übersäten Boden des Kleiderschranks vorzogen. Naeema hatte den ganzen Raum zur Verfügung, aber wir waren durch Wände, Futon und Tür auf eine winzige Fläche beschränkt.

»Sagen Sie J…«, keuchte Naeema, aber wieder schnürte ihr eine Kontraktion die Luft ab. Hameeds Augen, glänzend wie Kaffeebohnen, blickten sie bewundernd an.

Die Schamlippen teilten sich, und zweieinhalb Zentimeter Babyhaar erschien. Es würde nicht mehr lange dauern. Sie ächzte wieder, ihr Körper spannte sich an, verlagerte sein Gleichgewicht. Sie gab keinen Laut von sich, aber als ich zwischen ihre

Beine spähte, glitt der Großteil des Kopfes heraus, ohne dass sie presste.

»Hameed, es kommt«, sagte ich mit Nachdruck, denn er betrachtete immer noch ihr Gesicht.

Seine Hände schossen nach vorne. »Oje!«

Das Selbstvertrauen, mit dem er den überraschend großen Kopf stützte, leitete sich vermutlich daraus ab, dass er schon einmal ein Kind entbunden hatte und sich wie ein Experte vorkam. Vielleicht spielte auch das Alter eine Rolle, schließlich war er erst neunzehn.

Endlich hörte Naeema auf, ihre Haare zu kämmen. Sie lehnte sich zurück und drückte ihre Knie nach außen wie ein Yogi. Sie warf die Haare nach hinten und blickte mich an. Sie keuchte leise, warf dabei im gleichen Rhythmus den Kopf hin und her.

»Alles bestens, Naeema. Ich bin überwältigt, vor allem, weil es so schnell geht, Sie haben es fast geschafft. Weiter so. Das Kind wird direkt in Hameeds Händen landen.«

»Was soll ich jetzt machen?« Er schniefte und drängte die Tränen zurück, klang plötzlich wieder wie ein Teenager.

»Legen Sie die Handfläche über den Kopf, damit es langsam kommt. Gut so, da kommt die nächste Presswehe. Naeema, einfach weiteratmen. Hameed, es macht nichts, wenn der Kopf des Kindes Ihre Hand wegschiebt. Perfekt. Alles in Ordnung, Naeema?«

Ihr Gesicht entspannte sich, und sie lehnte sich vor, um über ihren Bauch hinweg einen Blick auf die Locken ihres zweiten Kindes zu werfen. Hameed behielt seine Hände auf dem Kopf des Kindes und wischte sich die Tränen mit der Schulter weg. Ich nahm ein Stück Gaze, trocknete ihm die Augen und wollte es beiseite legen.

»Nase putzen«, murmelte er. Am liebsten hätte ich ihn dabei umarmt, als wäre er mein eigener Sohn.

»Hameed, konzentrieren Sie sich darauf, zuerst die eine Schulter und danach die andere zu entbinden. Da ist sie ja! Sehen Sie, wie sich der Bauch bewegt? Drücken Sie den Kopf vorsichtig nach unten, noch ein bisschen mehr.« Beim Reden war ich nur eine Handbreit von seinem Ohr entfernt, damit er mich trotz des Staubsaugers hören konnte. »Das Kind ist größer als das erste. Wir brauchen Platz für die obere Schulter. Mmmm, noch fester drücken!«

Aber es rührte sich nichts. Ich legte meine Hand über seine und drückte; eigentlich hätte jetzt die obere Schulter sichtbar werden müssen. Nichts.

»Naeema, ich habe zwar gesagt, dass Sie nicht pressen müssen, weil das Kind von alleine kommt, aber das war ein Trugschluss. Pressen Sie ein Mal tüchtig, für mich, lang und mit aller Kraft. Richtig nach unten. Das Baby ist ein richtiger Brocken.« Während meine Hände stetig auf den Kopf des Kindes drückten und Naeema ein Mal mit aller Kraft presste, trat die Schulter aus. Ich nahm meine Hände weg. »Wir haben es gleich geschafft. Heben Sie den Kopf des Babys hoch, Hameed. Es ist gleich draußen, ja, gut so! Einfach mit beiden Händen umfassen und anheben.«

Aber der Körper, bis zum Brustkorb geboren, bewegte sich nicht. Und der Staubsauger dröhnte ohne Unterlass weiter. In einem so kleinen Haus saugte sie vermutlich mittlerweile Wände und Decke. So viele Fußböden gab es hier gar nicht.

»Naeema, noch einmal pressen! Der Brocken klemmt.«

Während Naeema laut stöhnte, platschte Fruchtwasser auf Hameeds Hosen. Dann flutschte das Kind heraus. Es war groß, und ein Mädchen.

»Sagen Sie Janice …«, schrie Naeema, aber Hameed hob die Hand, und sie verstummte.

Hameed, tränenüberströmt, schluckend und schniefend, hielt seinen Mund an das Ohr seiner Tochter. Seine Pflicht als muslimischer Vater erforderte, dass der Name Allahs das Erste war, was ein Neugeborenes hörte. »*La ilaha alla Allah.*« Es gibt keinen Gott außer Gott.

Dann brüllte Naeema: »Sag-Janice-sie-soll-den-Staubsauger-ausschalten-der-macht-mich-verrückt!«

Lachend kam Hameed der Bitte nach. Endlich kehrte Ruhe ein. Hameed erschien wieder auf der Schwelle, die verdutzte Janice im Schlepptau. »Charlie, um Himmels willen, was heißt hier, alles vorbei? Ich wusste nicht einmal, dass die Wehen angefangen haben! Warum habt ihr mir nicht Bescheid gesagt?«

»Keine Zeit, Ma. Ich habe gerufen, aber du konntest mich nicht hören, und ich konnte sie nicht alleine lassen, und dann ging alles so schnell, und Peggy war ja da und, na ja, jedenfalls ist es wieder ein Mädchen.«

Als ich ein paar Stunden später meine Siebensachen zusammenpackte und mich verabschiedete, dachte ich noch einmal an die kleine Familie, die dieses Pärchen gegründet hatte, verbunden durch ihre Jugend, Liebe und den gemeinsamen Glauben. Ich hätte gerne gewusst, ob es wirklich der islamische Segen war, den das kleine Mädchen als Erstes gehört hatte. Ich persönlich war mir sicher, dass es der Staubsauger gewesen war, aber ich beschloss, mich deswegen nicht zu streiten.

ENDE DER DÜRRE

Sieben Jahre in Folge herrschte eine katastrophale Dürre in Kalifornien, und überall war der Rasen braun und verdorrt. Viele Kinder lernten nie den Spaß kennen, an einem heißen Sommernachmittag durch eine eingeschaltete Sprinkleranlage zu laufen. Der Not gehorchend, waren wir alle Experten im Wassersparen geworden.

Ich stand in der Duschwanne, zu meinen Füßen ein Eimer, in dem ich das Wasser auffing, das von meinem Körper rann; später würde es dazu dienen, die Toilette zu spülen. Während ich mir die Zähne mit der abgemessenen kostbaren Wasserration putzte, hörte ich, wie das klare Wasser des letzten Waschmaschinen-Spülgangs in eine Regentonne lief. Damit hegten und pflegten wir das Aprikosenbäumchen, das uns geblieben war. Alles andere war längst eingegangen. Wasser. Ich konnte mich nicht erinnern, wann es davon in Kalifornien jemals genug gegeben hätte. Deshalb freute ich mich, als ich mich nun abtrocknete, ganz besonders auf meinen ersten Hausbesuch für den heutigen Tag: Er führte in den Yachthafen, wo Megan und George, zwei junge Weltenbummler, auf einem alten Segelboot vor Anker lagen.

Als ich den beiden zum ersten Mal begegnete, trug Megan gelbe Gummistiefel und roch nach Fisch. Sie hatte rote Wangen, widerspenstige rote Haare, die unter einer schwarzen Strickmütze hervorquollen, und im siebten Monat einen Bauch, der selbst den weiten, langen Seemannspullover zu sprengen drohte. »Wir sind erst vor zwei Tagen eingelaufen«, erklärte sie mit ihrem schleppenden schottischen Akzent. »George und ich bleiben auch nur so lange in Berkeley, bis der kleine Stromer da ist.«

Für die wortkarge Megan war das ein langer Vortrag. Sie versteckte sich hinter ihrer Haarwolke und überließ George das Reden, einem hoch aufgeschossenen, linkischen Burschen aus Yorkshire, der so dunkel war wie sie hell. »Aye, ich bin rauf nach Kanada, um ein Boot zu kaufen, die *Kestrel*, die Sie hier sehen«, erzählte mir George. »Dort haben wir uns auch kennen gelernt. Megan arbeitete in der Nähe der Werft, in einer Konservenfabrik, und sie meinte, sie würde mir gerne dabei helfen, um die Welt zu segeln.«

Das kann ich mir gut vorstellen, dachte ich. Und ich wette, dass die Fische bei ihrem Anblick Stielaugen machen. Wahrscheinlich würden sie ihm in hellen Scharen ins Netz gehen.

Bei Megans geburtshilflicher Anamnese stellte sich heraus, dass sie, bedingt durch ihr Leben auf hoher See, während der Schwangerschaft keinerlei Vorsorgeuntersuchungen gemacht, sondern lediglich einen Shamanen auf San Juan Islands aufgesucht hatte. »Der alte Mann meinte, der kleine Racker sei munter wie ein Fisch im Wasser.«

Als ich meinen Wagen an diesem Morgen in der Marina geparkt hatte, betrat ich die wasserreiche Welt der Boote, Taue und Fische. Eine Seemöwe flog vorüber, Pommes frites im Schnabel. George wartete am abgesperrten Eingangstor auf mich. Neben ihm waren zwei Bauarbeiter mit Metallröhren und Maschendrahtrollen zu Gange. Die Scharniere des Tores quietschten laut zu meiner Linken, als George es aufstieß. Es dauerte eine Weile, bis wir den Liegeplatz, Slot 17, erreichten, doch als ich das hölzerne Segelboot am anderen Ende des Hafenbeckens mit der rot-grünen Takelage erspähte, wusste ich sofort, das musste die *Kestrel* sein. Mit ihrem Tiefgang glich sie einem Wikingerschiff. Wir gingen den Pier entlang, und nach zwanzig Schritten merkte ich, dass ich schlingerte. »Ich glaube, mir ist schwindelig, George. Ich weiß bloß nicht, warum.«

»Das ist ganz normal«, sagte er und stapfte unverdrossen weiter, ein Seebär mit festem Tritt. »Der Pier schwimmt auf dem Wasser, genau wie die Boote. Man braucht Seemannsbeine.«

Schwankend gelangte ich zu einer Reihe windiger Holzstufen, die zu einem Landesteg führte; er trennte das alte Segelboot von den schnittigen Kabinenkreuzern in der Nachbarschaft. Megan tauchte mit ihren ungebärdigen Haaren über der Reling auf, beugte sich hinunter und stützte mich, als ich die Trittleiter hinaufkletterte, meine Beine über die hohen Aufbauten schwang und ins Boot stieg. Dann ging es paar Stufen hinunter in die Kabine mit der niedrigen Decke, wo die gesamte Habe der beiden Weltenbummler aus den eingebauten Schränken und Regalen quoll, die jeden Zentimeter freie Fläche einnahmen. Megan setzte Teewasser auf einem kleinen Bunsenbrenner auf. Der Becher mit dem Earl-Grey-Tee roch leicht nach Fisch, als ich ihn an die Lippen hob.

»Sie fischen wohl viel?«, sagte ich.

»Ja, damit verdienen wir unseren Lebensunterhalt. Dieses Boot wurde immer zum Fischfang benutzt, seit Ewigkeiten.«

Das riecht man, dachte ich, aber binnen einer halben Stunde hatte ich mich daran gewöhnt. Ich maß Megans Blutdruck und Bauchumfang, wobei sich das Kind lebhaft bewegte und mit Knien und Ellenbogen zappelte, und wir sprachen über die Kontraktionen, die sie hatte. Vermutlich handelte es sich um Senk- oder Stellwehen, denn bis zum errechneten Geburtstermin waren es noch drei Wochen – aber sie erfolgten so regelmäßig, dass George sagte, er habe mich schon vor ein paar Tagen rufen wollen. Bei der vaginalen Untersuchung stellte ich fest, dass der Muttermund etwa zwei Zentimeter eröffnet und die Zervix weich, gedehnt und entfaltet war.

»Theoretisch sind Sie so weit, Megan«, sagte ich. »Ich kann mir nicht vorstellen, dass es noch drei Wochen bis zur Geburt dauert.«

»Glauben Sie wirklich, dass der kleine Racker bald kommt?«

Ich nickte. Wir unterhielten uns über dies und das, während ich die Gelegenheit nutzte und das alte Boot genauer in Augenschein nahm, das mich als Landratte natürlich faszinierte. Dann trank ich meinen fischigen Tee aus und fuhr nach Hause, um meinen Aprikosenbaum zu gießen.

Im Lauf der Woche maß ich weiterhin meine Wasserration zum Zähneputzen ab, aber die Wetterfrösche schworen Stein und Bein, dass der erlösende Regen nahte. Beim Abendessen schauten mein Mann und ich uns den Wetterbericht im Fernsehen an, und tatsächlich: Die Wirbel auf der Wetterkarte deuteten darauf hin, dass ein gewaltiges Sturmtief von Kanada heraufzog, direkt zu uns an die Westküste. Dienstag war der Himmel bereits verhangen. Mittwoch diskutierten Wildfremde, die auf ihre U-Bahn warteten, mit welcher Regenmenge man rechnen könne, während der Wind ihnen die Mäntel aufblies. Donnerstagnachmittag ging ein leichter Regenschauer nieder, und die Luft nahm den Geruch von nassem Staub auf Asphalt an. Vielleicht würde die Dürre nun wirklich ein Ende haben. Vielleicht würden die Rasenflächen in Kalifornien wieder grün und die Wasserreservoirs gefüllt sein. Vielleicht.

Am Freitag brach die Wetterfront mit voller Wucht über die Bay Area herein, mit sintflutartigem, eisigem Regen. Die ganze Welt sah mit einem Schlag monochromatisch aus, ein Chamäleon, das sich dem grau in grau von Himmel, Regen und Bürgersteigen anpasste. Die Schulkinder, die sich in ihren Regenmänteln auf den Heimweg machten, nahmen sich wie gelbe Farbkleckse in einem alten Schwarz-Weiß-Film aus.

Um drei Uhr nachmittags fiel der Strom aus. Um vier rief George an. Megan hatte einen Blasensprung. Um acht wurden die Wehen stärker. Ich sagte Bonnie Bescheid und verstaute meinen Hebammenkoffer im Wagen. Jill sah mich entgeistert an.

»Du willst doch nicht etwa los bei diesem Unwetter?« Als ich nickte, blickte sie schaudernd aus dem Fenster.

»Mach dir keine Sorgen, Liebes. Wenigstens herrscht kein Verkehr. An einem solchen Abend bringt man außer Hebammen und Streifenwagen keinen Hund vor die Tür.« Aber ich hatte sie wohl nicht überzeugt. Das Letzte, was ich von ihr sah, war ihr besorgtes Gesicht am Wohnzimmerfenster, als ich losfuhr.

Ringsum war alles finster, aber die Schnellstraße sah man bereits von weitem: Sie war taghell erleuchtet vom Blinklicht der Streifenwagen, Ambulanzen und Löschzüge der Feuerwehr. Verkehrsstaus, verursacht durch die ausgefallenen Ampeln, vergrößerten das Chaos noch. Überall Autounfälle, es sah aus wie auf dem Schlachtfeld. Für die Strecke zum Yachthafen, die man normalerweise in einer Viertelstunde schaffte, brauchte ich fast eine Stunde.

Die Scheibenwischer auf höchster Schaltstufe, bei der ich trotzdem kaum etwas sah, kniff ich die Augen zusammen und erspähte endlich die Mole, die zur Marina hinunter führte, und den schmalen Pier. Der asphaltierte Parkplatz stand mindestens eine Handbreit unter Wasser, und die schmale Zufahrt kam mir wie eine Rampe vor, auf der man die Boote zu Wasser ließ, drei Meter weit in das tosende, tintige, ölige Hafenbecken hinein. Meine Hebammenausrüstung – drei Werkzeugkisten für Anglerzubehör –, Segeltuchtasche, Handtasche, Regenschirm und Taschenlampe, konnte ich nicht in einem Gang auf das Boot schleppen. Ich nahm die Kiste, die mein wichtigstes Werkzeug enthielt, knipste die Taschenlampe an, spannte den Regenschirm auf und trat in den Sturm hinaus.

Bevor ich auch nur zehn Schritte weit gekommen war, stand das Wasser in meinen Stiefeln und hatte der Wind den Regenschirm außer Gefecht gesetzt. Der Lichtstrahl der Taschenlampe, eher zum Nähen eines Dammrisses geeignet als dazu, mir bei Wind und Wetter den Weg zu einem Boot zu bahnen, reichte nur einen Meter weit, so dass ich mich schrittweise zum Eingangstor zum Pier vortastete. Da es normalerweise abgeschlossen war, hatte George gesagt, er werde es oben mit Klebeband umwickeln, damit ich hereinkam. Ich stieß es auf, aber es rührte sich nicht. Oh Gott, George hat es vergessen, dachte ich erschrocken. Als ich es noch einmal versuchte, merkte ich, dass sich die Seite mit dem Schloss nicht mehr am alten Platz befand. Dabei war ich mir sicher, dass ich das quietschende Scharnier bei meinem letzten Besuch zu meiner Linken gehört hatte. Ich leuchtete mit der Taschenlampe das Schild über dem Eingangstor an. Ja, ich war richtig. Eine schillernde Lache aus Öl und Fischresten umgehend, überprüfte ich die andere Kante.

Gott sei Dank, George hatte an das Klebeband gedacht. Ich stieß das Tor auf und trat auf den Pier. Das Tor prallte gegen meine Schulter, als es wieder ins Schloss fiel. Ich sprang zur Seite, um ihm auszuweichen, und im selben Moment merkte ich, dass irgendetwas nicht stimmte. Waren das überhaupt Pfützen auf dem Pier, die da glänzten? Oder war das …

Mein Fuß trat ins Leere. Ich ließ alles hinter mir fallen, als ich nach vorne ins Hafenbecken zu kippen drohte, und krallte mich geistesgegenwärtig an das zuschwingende Tor. Ich hing halb über dem Pier, einen Stiefel im schäumenden Wasser. Meine Taschenlampe rollte weg, und zitternd konnte ich sie im letzten Moment davor bewahren, auf Nimmerwiedersehen unter mir zu verschwinden. Ich wäre um ein Haar in die Bucht von San Francisco gefallen.

Während ich im Regen stand und mich von dem Schrecken erholte, überlegte ich krampfhaft, wieso ich überzeugt gewesen war, dass sich das Tor auf der anderen Seite öffnen ließ. Bis auf die Haut durchnässt, setzte ich mich schließlich wieder in Marsch, tastete mich mit der Taschenlampe durch die Dunkelheit. Es gelang mir, mein inneres Gleichgewicht wiederzufinden und mein Augenmerk unverwandt auf den Weg vor mir zu richten; ich kam voran, in kleinen Schritten, als ginge ich auf einem Drahtseil. Die Strecke, die ich zu bewältigen hatte, war gerade und drei oder vier Meter breit, aber nicht ohne, weil der Boden unter mir schwankte und meinen Füßen keinen Halt bot. Die angedockten Boote stießen gegen den Ankerplatz, die Takelage ächzte, Metallteile quietschten. Es war, als hätte ich mein sicheres Raumschiff verlassen und eine mir fremde Welt betreten.

Endlich tauchten die Umrisse der *Kestrel* in der Dunkelheit auf. Ein schwacher Lichtschein unter Deck und eine Sturmlaterne, die am Mast schaukelte, wiesen mir den Weg. Das alte Segelboot kam mir plötzlich wie der sicherste Hafen der Welt vor. Aber zuerst galt es, die schmale Trittleiter zu überwinden. Keine

Chance, sie ohne Hilfe hochzukommen. Und mich am Boot festhalten und in der Dunkelheit ein Bein über die hohen Aufbauten schwingen? Trotz Nässe, Wind und glitschigem Fischtran,
auf dem ich ausrutschen konnte?

»Nein danke«, sagte ich laut. Ich hatte für heute genug Auf-
regung gehabt, und dabei war ich noch nicht einmal an Bord.
Mit meinem Schirm hämmerte ich das SOS-Zeichen an die
Bootswand. Bäng-bäng-bäng.

George, der aussah wie Dark Vader aus dem *Krieg der Sterne*,
erschien in Ölzeug mit Kapuze, half mir an Bord und lotste mich
den Gang zur Kabine hinunter. Dann begann er, Fischernetze
einzuholen und flatternde Persennings mit Kisten zu beschweren. Ich war schon fast unten, als mir siedend heiß einfiel, dass
der Großteil meiner Ausrüstung noch im Auto lag. Ich drehte
mich um und bekam George gerade noch am Saum seines Ölzeugs zu fassen. Er bückte sich.

»Meine restlichen Sachen sind noch im Auto«, schrie ich
dicht an seinem Ohr. »Ein VW-Käfer, steht auf dem Parkplatz,
nicht abgeschlossen. Noch einmal schaffe ich den Weg nicht.«

Er nickte und schwang sich über die Reling von Bord. Ich sah
erschrocken zu, als die Persennings vom Wind hochgehoben
wurden und ein paar schwere Kisten hinter sich herzerrten, mit
einem Scharren, das sogar das Heulen des Sturms übertönte.

Ein Heulen anderer Art bewirkte, dass ich mich auf dem Absatz herumdrehte. In der Kabine, die von zwei Öllampen und
vielen Kerzen erhellt war, kauerte Megan auf der unteren Koje
wie ein Kind, das im Dschungel aufgewachsen war. Ein weicher
Mohairschal war um ihre Schultern geschlungen, und sie hockte auf den Fersen, den Kopf vornüber gebeugt, die Handknöchel
gegen das Bett gestemmt. Haare und Schal fielen ihr über das
Gesicht, und sie ähnelte einem Yeti. Ihr Heulen unterstrich das
Bild.

Ein eiskalter Wassertropfen prallte von meiner Nase ab, und
bei jedem Schritt floss mir ein Rinnsal den Nacken herunter.
Dann hörte ich es: Ringsum tropfte und platschte es in Eimer,

auf Handtücher, in Tassen, Töpfe und Pfannen. Aber George hätte sämtliche Töpfe aus der Küchenutensilien-Abteilung des Kaufhauses Macy's gebraucht, die als eine der größten der Welt gilt, um das Regenwasser aufzufangen. Es regnete von oben herein, und zwar überall. Dazu brauchte George also die vielen Persennings. Um die schadhaften Stellen an Deck notdürftig abzudichten. Ich untersuchte gerade Megan, als George mit meiner restlichen Ausrüstung die Treppe herabpolterte.

»Junge Junge, ist das ein Wetter.« Er schüttelte sich wie ein nasser Hund. »Man muss aufpassen, dass man nicht unfreiwillig baden geht. Diese verflixten Bauarbeiter haben das Tor verkehrt herum eingesetzt und kein Geländer angebracht. Ich wäre beinahe im Wasser gelandet!«

»Ich auch, George. Aber ich hatte mehr Glück als Verstand.«

»*Ich* kann von Glück sagen, dass Ihnen nichts passiert ist. Oh Gott, das hätte mir gerade noch gefehlt!« Er musterte mich. »Sie sind ja völlig durchweicht. Warten Sie, ich gebe Ihnen etwas Trockenes zum Anziehen. Am besten Ölzeug, damit Ihnen warm wird.«

Er warf mir Kleidungsstücke zu, die für vier Personen gereicht hätten, und deutete auf eine schmale Tür, die in eine Besenkammer zu führen schien. Ich betrat das kleinste Badezimmer der Welt. Mit Ellenbogen und Knien an den Wänden anstoßend, zog ich mich aus und dann saubere lange Unterhosen, ölverschmierte Trainingshosen, ein pinkfarbenes T-Shirt mit einem Pfeil, der nach unten auf das Wort Baby wies, und eine dicke Strickjacke an, die nach Fisch roch. Die Füße waren allerdings ein Problem. Meine Stiefel waren durchweicht. Mit zwei paar dicken Socken in der Hand kam ich barfuß heraus und fragte George, wie man Abhilfe schaffen könne. Als ein Mann, der sich durch schnelle Problemlösungen und unerschöpfliche Vorräte auszeichnete, öffnete George eine Seemannskiste, in der mindestens zehn Paar Gummistiefel verstaut waren. Er half mir, ein Paar zu finden, das einigermaßen passte, dann schob er meine Arme in den langen Regenmantel und reichte mir ein Handtuch, damit ich mir die Haare abtrocknen konnte. Warm und trocken in meiner vollen Montur, glich ich eher einem Fischer als einer Hebamme. Obwohl weder Megan noch George meinen Aufzug lächerlich fanden, machte ich mich schmunzelnd ans Werk.

Bonnie polterte ein paar Minuten später den Gang herunter, den umgeklappten Regenschirm in der Hand, während das Regenwasser vom Ende ihres langen Zopfes auf den Boden rann. »Puh, ist das heute Abend ein Wetter!«, rief sie. »Stellt euch vor, ich wäre um ein Haar vom Pier abgerutscht und ins Wasser gefallen.«

George stieß ein paar saftige Verwünschungen aus, dann drückte er ihr ein Handtuch und Ölzeug in die Hand.

Als die Austreibungsperiode begann, zog Megan Georges Kopf an ihre Brust, krallte sich in seine Haare und zerrte ihn bei jeder Kontraktion hin und her. Er stützte seine Hände rechts und links neben ihr auf der Koje ab und schlingerte mit ihr wie ein Boot, das im Sturm hin und her geworfen wird. Wenn sie stöhnte und ächzte, tat George es ihr nach. In die spontane Geburtsmelodie der Frau einzustimmen war eine Technik, die ich seit Jahren lehrte, aber George hatte sie auch ohne meine Hilfe entdeckt. Gemeinsam schwankten und schaukelten, stöhnten und ächzten sie.

Plötzlich drang ein scharrendes Geräusch und ein lautes Poltern von oben zu uns hinab. Es regnete wieder mal durch die Decke. George löste sich hastig aus Megans Umklammerung, zog die Kapuze des Ölzeugs über seinen Kopf und lief die Treppe hinauf.

»Mist, verdammter!«, fluchte er und verschwand in der Dunkelheit. Es dauerte eine geschlagene Viertelstunde, bis er wieder auftauchte, in der wir Geräusche vernahmen, als zertrümmere jemand über unseren Köpfen Autos mit der Kohlenschaufel. Der Platzregen hörte schlagartig auf, bis auf ein paar vereinzelte Tropfen. George und seine Persennings hatten abermals triumphiert, zumindest für den Augenblick.

Die Matratze auf der Koje über Megan hatte den Regen aufgesaugt, so dass die Stelle, an der sie nun in den Wehen lag, zum Glück trocken geblieben war. Aber ringsum war alles nass. Ich fragte George, wo ich meine Instrumente hinlegen könne.

»Moment, kein Problem.« Er spannte einen riesigen blaugoldenen Sonnenschirm aus dem UC-Stadion in Berkeley auf, befestigte ein Tau an der Stange und warf das andere Ende über einen Balken oberhalb des Tisches, den er mit einem Handtuch abwischte. Auf diese Weise schuf er ein trockenes Areal, das nicht nur für meine Instrumente reichte, sondern auch Bonnie und mir Unterschlupf bot, eine kleine Insel inmitten der Flut. Während Megan wieder alle Hände voll zu tun hatte, mit George auf und ab zu schaukeln, setzten Bonnie und ich Wasser auf, fanden ein paar altbackene Ingwerkekse, zogen das Ölzeug aus und machten es uns mit einer Tasse Tee unter dem Sonnenschirm gemütlich.

Als Megans Stöhnen und Ächzen lauter wurde und blutiger Schleim an ihren Beinen herabrann, blickte mich George erschrocken und hilflos an. Ich untersuchte Megan und versicherte George lächelnd, dass abgesehen vom Unwetter und dem lecken Boot alles normal verlief. Auch bei Megan, die Presswehen hatte.

Ich habe den Frauen während der Geburt oft den Rat gegeben, den Kopf auszuschalten und auf das zu hören, was ihnen ihr Körper sagt. Er verfügt über das intuitive Wissen, wie man Kinder gebärt. Megan wusste um diese innere Kraft der Frauen und die Macht der Natur, wie ich sah. Sie brauchte meine Anleitung nicht.

Ich warf einen raschen Blick auf den Herd. Ohne Backofen. Wie sollte ich die sechs Flanelldecken für das Neugeborene in einem lecken Boot anwärmen, in dem es kalt wie in einer Gruft war?

»George, können wir irgendwie die Decken für das Kind vorwärmen?«, fragte ich, ohne große Hoffnung.

»Natürlich. In dem Schrank neben der Toilette ist eine Wärmflasche. Die füllen wir einfach mit heißem Wasser, wickeln die Decken herum, dann die Alufolie, und zum Schluss packen wir das Ganze in eine Plastiktüte. Das funktioniert hervorragend.«

Megan ging in die Hocke, um zu pressen, und veränderte ihre Gebärstellung nicht einmal in den Atempausen. In weniger als fünfundvierzig Minuten war der Kopf des Kindes geboren. George fing seinen Sohn auf, nur sicherheitshalber von meinen Händen unterstützt. Dann griff Megan zwischen ihre Beine und zog das nasse, schreiende kleine Bündel hoch, legte es auf ihre Brust.

»So ein kleiner Racker«, flüsterte George. »Und genauso rothaarig wie du.« Andächtig sah er zu, wie Bonnie den Jungen trocken rubbelte, bis seine Haare zu Berge standen. Sie untersuchte und wog ihn: neuneinhalb Pfund. George' Finger, die zupacken konnten, mühten sich mit einem kleinen Hemdchen und den Sicherheitsnadeln an der Windel ab, aber es gelang ihm recht ordentlich, den Rest des Kindes in einem einteiligen Strampler unterzubringen. Ich mummelte den kleinen Racker in zwei weitere vorgewärmte Decken und einen handgestrickten Schal, der allein schon warm genug für einen unterkühlten Eskimo gewesen wäre.

Megan ging ins Bad, ihre seetüchtigen Beine kaum weiter gespreizt als sonst. Als sie wieder herauskam, trug sie frische Thermounterwäsche, eine dicke Strickjacke, die ihr bis unter die Knie reichte, und gelbe Gummistiefel. Sie zog ihr Ölzeug an und sah aus, als wolle sie mit uns angeln gehen.

George kochte die nächste Runde Tee, und Megan holte einen Tiegel mit Reiskuchen aus einem Schrank, in den es nicht hineingetropft hatte. Sie stillte ihr Kind, während wir vier unter dem Sonnenschirm saßen und einen Mitternachtsimbiss zu uns nahmen. Die Szene in der dunklen Kabine, die nur vom schwachen Schein der Kerzen erhellt war, erinnerte an die Gemälde der alten holländischen Meister, ein Bild der Ruhe im tosenden Sturm, der draußen herrschte.

Das Baby schlief tief und fest, die Fäuste unter dem Kinn

geballt, und Megan nickte vor Müdigkeit immer wieder ein. Schließlich gab es keine Ausrede mehr, wir mussten das Boot verlassen.

»Ich belade zuerst den Wagen und dann komme ich zurück und hole Sie«, erbot sich George. »Mein Gott, ich darf gar nicht daran denken … Was hätte ich bloß gemacht, wenn Ihnen etwas passiert wäre?« Er verschwand mit meiner Ausrüstung.

Ich konnte das Baby gerade noch auf die Nase küssen, als George auch schon wieder da war. Er half Bonnie und mir über die Reling und ging uns in der Mitte des noch immer schwankenden Piers voraus. Als wir den überfluteten Parkplatz erreicht hatten, wo ich mich relativ sicher fühlte, verstaute George meinen Hebammenkoffer auf dem Rücksitz und umarmte mich zum Abschied. Wir machten es kurz: Ich war erpicht darauf, aus dem Regen herauszukommen, und er war erpicht darauf, zu Megan zurückzukehren. Mein kleines Auto sprang auf Anhieb an; ich winkte Bonnie zu und fuhr los.

Es schüttete noch immer wie aus Kübeln, aber der Wind hatte nachgelassen. Da um zwei Uhr morgens kaum Verkehr herrschte, schaffte ich den Heimweg in zwanzig Minuten. Als ich den Wagen in der Zufahrt abgestellt hatte und die Treppe zu unserem Haus hochging, blies mir eine verirrte Böe die Kapuze des Regenmantels weg, und ein Schwall Wasser aus der Regenrinne landete in meinem Kragen. Ich schnappte nach Luft und fluchte in der Dunkelheit. Schon wieder bis auf die Haut durchnässt. Ich ließ Regenmantel, Stiefel und Schirm auf der Veranda und schlich auf Strümpfen die Treppe hinauf. Ich erinnerte mich an Jills besorgtes Gesicht, als ich aufgebrochen war, schrieb ein paar Zeilen und schob den Zettel unter ihrer Zimmertür durch, damit sie wusste, dass ich heil nach Hause gekommen war.

Im Bad pellte ich mich aus den geliehenen Sachen, zog ein Flanellnachthemd an und putzte mir die Zähne. Dann fiel mein Blick auf die gewohnte Handbreit Wasser im Zahnputzbecher. Schmunzelnd füllte ich ihn bis zum Rand und nahm einen großen Schluck. Dann spuckte ich aus, spülte den Mund, spuckte aus, nahm erneut einen Schluck und wiederholte die Prozedur mehrmals; den Rest kippte ich ohne Gewissensbisse ins Waschbecken. Als ich fertig war, löschte ich das Licht und fiel wie eine Tote ins Bett.

Rog drehte sich um und nahm mich in seine warmen Arme. Plötzlich erstarrte er und flüsterte: »Du bist nass. Und kalt. Und riechst nach Fisch. Was war denn los?«

»Das erzähle ich dir morgen«, murmelte ich. »Aber ich glaube, die Zeit der Dürre ist endgültig vorüber.«

Das ist doch nicht Ihr Ernst

Nach dem Anruf meines Anwalts, der mir mitteilte, dass Patty und Fred mich belangen wollten, erwartete ich ein schnelles Gerichtsverfahren, aber mein Anwalt riet mir, mich zu entspannen. »Die Mühlen des Gesetzes mahlen langsam, Peggy. Ich melde mich bei Ihnen, wenn sich etwas tut.«

Tatsächlich zog sich die Sache in frustrierender Zähigkeit zweieinhalb Jahre hin.

Joe Weick, der kein frommer Dulder war, brachte allein die Tatsache, dass man ihn vor den Kadi zerren wollte, auf hundertachtzig. Er war mit einer Hebamme verheiratet, und das jüngste Kind war zu Hause geboren. Er hatte immer Zeit, Energie und seinen guten Ruf in seine Überzeugungen investiert und war der Ansicht, die Anwälte hätten Patty überredet, ihn auf Schadenersatz zu verklagen. Diese Überzeugung und die quälende Langsamkeit des Rechtsstreites forderten letztendlich ihren Tribut. Anfang 1990 schmiedete er Pläne, anderswo ein neues Leben zu beginnen. »Ich halte es nicht mehr aus in der Bay Area. Die Kalifornier prozessieren wegen jedem Mist. Diese Winkeladvokaten bläuen Patty ein, was sie zu sagen hat, damit sie an das Geld herankommt. Wir sind ihr letzter Strohhalm.«

Als er ein halbes Jahr später nach Oregon zog, verloren die Hebammen der Bay Area einen ihrer glühendsten Fürsprecher. Nach Joes Weggang hatte ich das Gefühl, auf verlorenem Posten zu kämpfen, zumal die Möglichkeit eines Gerichtsverfahrens näher rückte. Es half mir nicht, zu wissen, dass mir die Rolle des Bauern zugedacht war, eine Figur auf dem Schachbrett, die machtlos ist und nur langsam vorwärts kommt.

Pattys Anwalt wollte mir unterstellen, ich hätte auf Dr. Weicks Anweisung gehandelt, und deshalb brauchte mein

Anwalt eine ausdrückliche Erklärung zu den getrennten Verein-
barungen, die wir mit Patty getroffen hatten. Wieder fuhr ich in
die Kanzlei, um klarzustellen, dass ich Patty entsprechend unserer Übereinkunft nur als Coach begleitet hatte. Die Tatsache,
dass ihr Geburtshelfer der Arzt war, mit dem ich auch sonst zu-
sammenarbeite, war in diesem Zusammenhang unerheblich.

»Was ist daran so schwer zu verstehen? Patty war weder meine Patientin, noch habe ich sie im Auftrag von Dr. Weick bei der
Geburt betreut.« Ich sagte zum x-ten Mal dasselbe aus, in immer neuer Formulierung. Wieder vergingen Wochen und Monate, in denen sich nichts rührte.

Endlich, im Januar 1991, während noch die Weihnachtsgirlan-
den über den Türschwellen hingen, bestellte mich mein Anwalt
Peter erneut in seine Kanzlei. Dieses Mal waren keine weiteren
Anwälte anwesend, nur eine Repräsentantin meiner eigenen
Versicherungsgesellschaft.

»Polly Stroud«, stellte sie sich vor und stand auf, als ich das
Büro betrat. Sie machte einen harmlosen Eindruck. Mit ihrem
adretten blauen Kostüm, Seidenbluse und gemustertem Schal
sah sie aus wie eine Stewardess. Braune Haare, ein kinnlanger
Pagenschnitt und Pumps mit mittelhohen Absätzen vervoll-
ständigten das Bild. Aber als wir uns die Hand gaben und sie
meinem Blick auswich, schrillten bei mir die Alarmglocken.

Peter lehnte sich in seinem ledernen Drehsessel zurück, die
Finger unter dem Kinn verschränkt. »Dr. Weicks Versicherungsgesellschaft hat sich vor zwei Tagen außergerichtlich mit den
Klägern geeinigt, und die Klinik schon im letzten Monat. Bleiben also nur noch die Klagen gegen Sie und die Rettungsgesellschaft.«

»Wir würden den Wilsons gerne eine Viertelmillion anbieten«, sagte Ms Stroud.

Ich wollte gerade den Mund aufmachen, aber Peter hielt die
Hand hoch. »Es gibt da einige Punkte zu bedenken. Luke ist inzwischen drei Jahre alt, und dieser Rechtsstreit schleppt sich fast
genauso lange hin.«

»Und die Anwaltskosten summieren sich«, unterbrach ihn Ms Stroud und überprüfte ihre tadellosen Fingernägel.

»Die Versicherung ist ja auch nicht gerade erpicht darauf, vor Gericht zu gehen«, fuhr Peter unbeirrt fort. »Ein schwerstbehindertes Kind – stellen Sie sich vor, was für einen Eindruck das machen würde. Luke ist blind. Taub. Spastisch gelähmt. Die Hirnfunktionen reichen gerade aus, um Herz und Lunge zu versorgen. Wie würde das Gericht wohl bei seinem Anblick reagieren?«

»So viel Elend würde doch wohl jeden zutiefst berühren«, wagte ich einzuwerfen.

»Genau, und wenn die Wilsons Glück haben, springt dabei eine Million Dollar heraus, vor lauter Mitleid. San Francisco ist dafür bekannt, dass die Gerichte bei solchen Schadenersatzklagen äußerst nobel verfahren.«

»Aber wenn die Versicherung einfach so zahlt, wäre das ja wie ein Schuldeingeständnis. Und ich habe nichts verbrochen!«

»Bei einem außergerichtlichen Vergleich geht es nur um den Versuch der Versicherungsgesellschaft, Kosten zu sparen, und nicht um die Schuldfrage«, sagte Peter.

»Das sehe ich aber nicht so.«

Ms Stroud schob mir eine Kopie meines Vertrages zu. »Wir würden uns natürlich nie ohne Ihr Einverständnis auf einen außergerichtlichen Vergleich einlassen. Das steht auch klar in Ihrem Vertrag.«

Sie deutete auf die entsprechende Klausel. Ich überflog den Passus.

»Gut, dann gehen wir vor Gericht.« Ich lehnte mich zurück und entspannte mich zum ersten Mal während der Besprechung.

Ms Stroud und Peter seufzten. Er trommelte mit dem Kugelschreiber auf den Schreibtisch und blickte aus dem Fenster auf die Golden Gate Bridge. Sie spielte mit ihrem Ring.

»Gibt es da noch irgendetwas, was ich wissen sollte? Was ist los?«

»Nichts, Peggy«, sagte Peter. »Außer, dass in dem Vertrag auch steht, was passiert, wenn wir gegen den Rat der Versicherung vor Gericht gehen. Wenn wir verlieren und das Gericht den Klägern Schadenersatz zuerkennt, sagen wir in Höhe von zwei Millionen Dollar – oder auch zehn –, zahlen Sie die Differenz aus Ihrer eigenen Tasche.«

»Das ist doch nicht Ihr Ernst!«

Die beiden nickten. Polly Stroud besaß wenigstens den Anstand zu erröten, während sie mit ihren Papieren spielte. Ich konnte es einfach nicht fassen.

»Ich habe keine Wahl, oder?«, sagte ich schließlich. »Was soll überhaupt diese Klausel, dass ohne meine Zustimmung kein Vergleich geschlossen wird, wenn die Alternative darin besteht, dass man mich schröpft? Lief das bei Dr. Weicks Versicherung genauso ab? Hat er sich deshalb auf einen Vergleich eingelassen?«

»Ja«, erwiderte Peter. »Deshalb riskiert bei Schadenersatzforderungen kaum jemand eine Gerichtsverhandlung; der Ausgang ist ungewiss, und für die beklagte Partei steht zu viel auf dem Spiel.« Er schob mir eine Vereinbarung über den Schreibtisch zu, die bereits mit Maschine vorgeschrieben war.

»Gerichte verstehen nicht, warum sich Ärzte und Hebammen gegen Schadenersatzforderungen sperren; schließlich sind sie ja gut versichert«, sagte Ms Stroud. »Sie sehen nur die tragische Situation des Geschädigten, und da ist Geld das Mindeste, womit man helfen kann, ungeachtet der Schuldfrage. Dass ein Mensch wie Sie noch etwas anderes zu verlieren hat, wenn die Versicherung zahlt, ist für sie nicht relevant.«

Ich blickte den geräumigen, auf Hochglanz polierten Schreibtisch, die Decke und Ms Strouds perfekt sitzende Frisur an, aber es machte keinen Sinn, es auf die lange Bank zu schieben. Mir blieb sowieso nichts anderes übrig, als zu unterschreiben und der Versicherungsgesellschaft die Erlaubnis zu geben, den Wilsons eine Viertelmillion Dollar Schadenersatz anzubieten. Ich fühlte mich einerseits besiegt, als ich das Schriftstück zurückgab, aber auch bis zu einem gewissen Grad erleichtert, weil es jetzt endlich vorbei war. Ich konnte die Sache abhaken und wieder das tun, was ich am liebsten tat: Kinder entbinden.

Polly Stroud steckte die Papiere in ihr Aktenköfferchen, verabschiedete sich und ging, aber an der Türschwelle zögerte sie und drehte sich um.

»Wie lange sind Sie eigentlich schon Hebamme?«, fragte sie. Zum ersten Mal blickte sie mir in die Augen.

»Seit zehn Jahren.« Ich erwiderte ihren Blick mit starrer Miene. Ich wusste, dass sie bei der Versicherungsgesellschaft nur angestellt und der Vertrag nicht ihr Werk war. Wahrscheinlich war sie ganz patent, aber das machte sie mir auch nicht sympathischer. Ich konnte aus meinem Herzen keine Mördergrube machen und fand die Idee nicht schlecht, dass man früher mit den Überbringern schlechter Nachrichten kurzen Prozess gemacht hatte.

»Möglicherweise wird die Versicherungsgesellschaft Ihre Police nicht erneuern«, sagte sie schließlich.

»Waaaas?«

Sie nickte und zuckte andeutungsweise die Achseln.

»Das ist doch nicht Ihr Ernst!«, sagte ich heute zum zweiten Mal und spürte, wie mir das Blut ins Gesicht stieg.

»Denkbar wäre es bei der Summe, die sie in diesem Fall berappen muss.« Errötend blickte sie auf ihre Hände, und ich überlegte, ob sie mir diese Information wohl im Vertrauen gab. Ich kannte viele gute Ärzte, die nicht nur ein Mal, sondern mehrmals während ihrer beruflichen Laufbahn mit Schadenersatzforderungen konfrontiert waren. Die Geburtshelfer stellten in dieser Hinsicht keine Ausnahme dar, und auch hier ging es meistens nicht um die Schuldfrage, sondern um Geld. Trotz der hohen Summen kamen die Versicherungen nicht auf die Idee, den Ärzten den Versicherungsschutz zu kündigen. Warum also bei mir? Es machte keinen Sinn.

»Das ist lächerlich. Warum sollte sie mir kündigen?«, rief ich. Sie zuckte mit den Schultern.

»Ich dachte nur, Sie möchten sich vielleicht beizeiten nach anderen Möglichkeiten umschauen ...«, sagte sie und verschwand.

Ich sah Peter an. Er saß in seinem Ledersessel und hatte der Traumkulisse den Rücken zugekehrt. Ein Wanderfalke landete auf dem Sims vor dem Oberlicht und starrte mich an, die Augen umflort wie Peters, keiner von beiden blinzelte.

»Stimmt das?«, fragte ich schließlich.

»So etwas habe ich noch nie gehört, aber Sie sind auch die erste Hebamme, die ich vertrete.«

»Ist das nicht sittenwidrig? Ich meine, wozu habe ich eine Versicherung, wenn diese mich erst zwingt, mich auf einen Vergleich einzulassen, und mich dann mit Kündigung bestraft, weil ich sie eine viertel Million gekostet habe? Das kann doch nicht mit rechten Dingen zugehen.«

Der Falke legte den Kopf schief und schwang sich vom Sims, packte im Sturzflug seine Beute, ohne Zweifel eine unachtsame Taube. Peter nahm die Bewegung aus dem Augenwinkel wahr. Er stand auf und ging ans Fenster, verfolgte die Bahn des Räubers, bevor sein Blick zu mir zurückkehrte. »Es gibt da eine Klausel im Vertrag, die besagt, dass der Versicherungsschutz ›ohne Angabe von Gründen‹ gekündigt werden kann.«

»Ich wusste nicht, dass die Beziehung derart einseitig ist. Aber ich kann es mir trotzdem nicht vorstellen. Patty war nicht meine Patientin. Ich habe sie lediglich bei der Geburt begleitet; das hätte jede machen können.«

Er schüttelte den Kopf. »Als Geburtsexpertin würde man Ihnen die Rolle der guten Samariterin nicht zugestehen. Bei Ihnen würde man die Messlatte höher anlegen.«

»Aber ich habe mir nichts vorzuwerfen.«

»Dr. Weick auch nicht, und er hat sich trotzdem außergerichtlich geeinigt.«

»Aber ihm droht niemand mit der Kündigung des Versicherungsschutzes.«

»Das ist wahr. Nun, in dem Fall müssen Sie sich eben eine andere Versicherungsgesellschaft suchen.«

»Peter, es gibt keine andere. Das ist die einzige in unserem Land, die Hebammen versichert! Meine Police läuft in genau zehn Monaten aus. Falls sie nicht erneuert wird, bin ich nächstes Jahr um diese Zeit arbeitslos!«

Er blickte zu Boden und rieb sich den Hals. Schließlich schüttelte er den Kopf und seufzte. »Hoffen wir das Beste.«

Als ich ein paar Minuten später die Kanzlei verließ, wusste ich, wie sich die Taube fühlt, wenn sie den Schatten des Falken erspäht.

Das hatte ich glatt vergessen

Nach dem Termin mit Peter und Ms Stroud sprach ich mit Ärzten und anderen Hebammen über meine Befürchtungen, telefonierte sogar mit dem American College of Nurse Midwives, einem Fachverband für Hebammen, die eine Ausbildung zur Krankenschwester absolviert haben. Alle beruhigten mich und sagten, sie hätten nie gehört, dass der Versicherungsschutz in solchen Fällen gekündigt worden sei, außer bei Ärzten, die mehrmals in Kunstfehlerprozesse verwickelt waren, und davon könne ja bei mir keine Rede sein. Mein Mann meinte: »Die Frau hat doch keine Ahnung. Ich hoffe, die feuern sie, weil sie dir so einen Schrecken eingejagt hat. Vergiss es. Die leidige Angelegenheit ist ausgestanden.«

Als Dawn vor der Geburt ihres dritten Kindes zu mir kam, hatte ich einen Schlussstrich unter die ganze Sache gezogen. Mir fiel plötzlich wieder ein, dass ich Jim, ihrem zweiten Mann, den Vorschlag gemacht hatte, das Kind selbst zu entbinden. Ich hätte es beinahe vergessen, weil ich in den letzten Wochen so viele andere Dinge um die Ohren gehabt hatte.

Die meisten Väter sind damit zufrieden, dass die Hebamme diese Aufgabe übernimmt, aber es gibt auch einige, die mit Feuereifer dabei sind, wenn sie die Möglichkeit haben, ihrem Kind eigenhändig auf die Welt zu helfen. Der Sicherheit halber baten mich manche, meine Hände »im Spiel« zu lassen, aber etliche waren so geschickt, dass es ausreichte, neben ihnen zu knien und ihnen die nötigen Anweisungen zu geben. Gerry, Pamelas Mann, war ein solches Naturtalent; als er sein Kind unter meiner Regie entband, hätte ich es nicht besser und schneller machen können.

Die Reaktionen der Männer, die Geburtshilfe bei ihrem Kind

leisten, berührten mich immer zutiefst, weil sie so spontan und ursprünglich waren. Als Rog unser drittes Kind entband, flüsterte er: »Ich hatte keine Ahnung, dass der Kopf so hart ist.«

Michael starrte auf die nach oben gekehrten Handflächen und meinte: »Am liebsten würde ich mir nie mehr die Hände waschen; das ist so, als hätte ich damit Gott selbst berührt.«

Tony betrachtete den zappelnden Sohn in seinen Armen und sagte fassungslos: »Ich habe es getan, ich habe alles beobachtet und mit eigenen Augen gesehen, aber glauben kann ich es noch immer nicht.«

»Kein Wunder, dass sie weint«, erklärte Kurt, als er seine schreiende Tochter auf den Bauch seiner Frau legte. »Nach dem, was ich mit ihr angestellt habe, muss sie höllische Kopfschmerzen haben.«

Normalerweise ging die Bitte von dem Paar aus, aber gelegentlich war auch ich diejenige, die den Vorschlag machte. Bei Jim und Dawn bot es sich geradezu an. Es war Jims erstes Kind, und Dawn, die bereits zwei Geburten wie ein Profi gemeistert hatte, wäre wahrscheinlich auch ohne Hebamme zurechtgekommen. Er war mit Begeisterung darauf eingegangen, aber als Dawn nun auf der Couch im Wohnzimmer lag und der Kopf des Kindes sichtbar wurde, fragte ich mich, ob es nicht besser gewesen wäre, es zu lassen.

Jim machte mir Angst. Ich hatte Nervosität bei ihm erwartet. Aufregung, Verwunderung, grenzenlose Begeisterung. Aber nicht katatonische Starre. Normalerweise ein charmanter und lockerer Gastgeber, wirkte er jetzt, als hätte ihn der Schlag getroffen. An seiner Wange zuckte ständig ein Muskel. Er schwitzte und war kreidebleich. Ich hatte Angst, er könnte aus den Latschen kippen, wenn ich ihn anstupste, also behielt ich ihn im Auge. Scharf im Auge.

Dawns ältere Kinder stammten aus ihrer ersten Ehe. Während der Geburt hatte ihre Mutter von der Türschwelle aus zugeschaut.

»Dawn, du gehörst zu den Glücklichen, die fürs Kinderkriegen gemacht sind«, hatte sie gestaunt. Ich hatte zustimmend genickt.

Dawn lag nun auf einem Duschvorhang aus Plastik, über den Handtücher gebreitet waren, und Jim kauerte neben ihr, dehnte vorsichtig die Ränder des Dammes rund um den Kopf des Babys. Er folgte meinen leisen Anweisungen aufs Wort. Schweißperlen standen auf seiner Stirn, sein Körper war reglos vor Konzentration. Er war nie um Worte verlegen gewesen, aber in der letzten Viertelstunde hatte er keinen Laut von sich gegeben, sondern seine ungeteilte Aufmerksamkeit auf den Kopf des Kindes unter seinen Fingerspitzen gerichtet. Er glitt ein wenig weiter heraus, hielt inne, verharrte reglos in der Position. Dann endete die Wehe, und die blasse Wölbung begann, der Sicht wieder zu entschwinden, als hätte jemand das Kind bei den Knöcheln gepackt und zurück nach oben gezogen.

»Was war denn das?«, sagte Dawn entgeistert. »Was ist passiert?«

»Alles in Ordnung«, versicherte ich ihr. »Das Baby nimmt nur noch einmal richtig Anlauf. Bei der nächsten Wehe kommt es mit mehr Schwung heruntergebrettert.«

Dawn lachte und entspannte sich, aber Jim verzog keine Miene. Er fixierte den Schritt seiner Frau wie die Katze das Mauseloch.

»Jim, alles in Ordnung bei Ihnen?«, erkundigte ich mich. Ich erhielt ein kurzes Nicken zur Antwort. Sein Gesicht war immer noch blass, leichenblass, und er zuckte mit keiner Wimper.

Dawn holte tief Luft für die letzte Presswehe, die sie noch brauchte, wie ein Automat. Es war harte Arbeit, aber bei ihr sah es nicht so aus, als täte es höllisch weh. Der Kopf des Kindes rutschte prompt an die Stelle zurück, wo er während der letzten Wehe zum Stillstand gekommen war. Jim brachte eilends seine Hände in Position.

»Jim, ich werde jetzt meine Hände auf Ihre Schultern legen, ja?«

Er drehte ruckhaft den Kopf, was mir zeigte, dass er mich gehört hatte, aber er zuckte zusammen, als er meine Hände spürte. Wie auch immer, im Notfall hatte ich ihn im Griff. Sein Hemd war schweißgetränkt, und immer neue Schweißperlen erschienen auf seinem Nacken. Hoffentlich kippt dieser Macho nicht ausgerechnet nach vorne um, dachte ich.

Ich redete ihm direkt ins Ohr, die Hände noch immer fest auf seinen Schultern. »So ist es gut«, flüsterte ich. »Ein bisschen mehr Druck oben, es soll sich noch nicht drehen. Okay, jetzt schaukeln Sie mit den Händen hin und her. Zuerst oben, dann unten. Gut. Oben, und nun wieder unten. Perfekt.«

Jim folgte meinen Anweisungen buchstabengetreu und entband das Kind ganz langsam, um einem Dammriss vorzubeugen. Ich begann, mich zu entspannen. Vielleicht hatte ich vorschnell geurteilt. Vermutlich nichts weiter als schwache Nerven. Aber ich ließ vorsorglich meine Hände an Ort und Stelle. Für alle Fälle.

Dawn presste wieder. Endlich füllte der größte Teil des Kopfes das Perineum, hatte den Punkt erreicht, an dem es kein Zurück mehr gibt.

»Nicht mehr pressen, Dawn! Ausatmen, nicht mehr pressen. Der Rest kommt jetzt von alleine, wie Zahnpasta.«

An diesem Punkt der Austreibungsphase nicht mehr zu pressen ist für die meisten Frauen ein Ding der Unmöglichkeit. Man verlangt das genaue Gegenteil dessen, was der Körper signalisiert, wirkt ihm entgegen. Das ist, als würde man einen Läufer im Endspurt auffordern, aus dem Stand einen Salto rückwärts zu machen. Abgesehen davon sind die meisten Frauen so in das Geburtsgeschehen vertieft, dass sie kaum ansprechbar sind. Aber Dawn war voll da, hatte die Augen weit offen und bekam alles genau mit. Sie unterdrückte den Drang zu pressen, kaum dass ich den Satz zu Ende gesprochen hatte, und bei ihr wirkte es wie ein Kinderspiel. Sie atmete tief aus und spähte über den Bauch zu der Stelle, wo sich der Kopf des Kindes wölbte.

»Dehnen Sie den Damm mit den Fingerspitzen«, sagte ich zu Jim. »Dann geht es schneller.«

Und schon lag der Kopf des Kindes in Jims rechter Handfläche: Es sah aus, als weiche der Damm zurück, um den Weg frei zu geben. Eine langsame, sanfte Geburt … einfach ein Wunder. Entspannt lächelnd, konzentrierte sich Dawn auf das Kind. Sie zog sich auf die Ellenbogen, um besser zu sehen. Beide Knie lagen locker auf der Seite, wie bei einer Marionette. Ein weiterer Beweis dafür, dass mit ein bisschen Glück, einer positiven Einstellung und der richtigen Anatomie bei einigen Frauen die Geburt »nur so flutscht«.

Der Kopf schaut über seine Schulter, wenn das Kind in den Geburtskanal eintritt. Er dreht und wendet sich im Nacken, übernimmt die Steuerfunktion, um durch die verschiedenen Kurven im Becken der Mutter zu gelangen. Sobald der Kopf geboren und frei ist, dreht er sich entsprechend dem Rest des Körpers. Genau das war auch bei Dawns Baby der Fall. Der Kopf drehte sich in Jims Handfläche, das Gesicht war ihm nun zugewandt. Dann öffnete das Kind die Augen, blinzelte zweimal, verzog den Mund und stieß eine Blase hervor.

»Oh! Oh! Ohmeingott!«, schrie Jim am ganzen Leibe zitternd. Ich schrie auch, als er aufsprang. Er flatterte mit den Armen wie eine Glucke, die sich davonmachen will, dann beugte er sich vor und presste die Hände auf seinen Magen. Inzwischen lag das Kind da, mit dem Kopf draußen. Ich stütze ihn mit einer Hand.

»Jimmy, um Gottes willen, was hast du?« Dawn starrte ihren Mann entgeistert an.

»Oh! Ohgottohgottohgott! Es ist ein Baby. Es hat die Augen aufgemacht. Und mich angeschaut. Und …«

»Ja was hast du denn erwartet? Einen Schäferhund?«

»Es hat mich angesehen. Es lebt. Ich meine … Ich glaube, das hatte ich glatt vergessen.«

»Das ist gut, Jim. Ich meine, leben und lebendig sein ist gut«, sagte ich beruhigend. Ich hockte mich vor Dawn und bereitete mich darauf vor, den Rest des ungemein geduldigen Kindes zu entbinden.

»Halt Moment, warten Sie!«, rief Jim. »Das muss man doch erst einmal verdauen, das war wie in einem Science-Fiction-Film. Ich kann schon wieder übernehmen.«

»Bist du sicher?«, fragte seine Frau, die Ruhe in Person.

»Ja klar. Kein Problem.« Er holte Luft, wischte sich die Hände an den Jeans ab und kniete sich wieder vor mich. Ein paar Augenblicke später hielt er seinen Sohn komplett in den Händen, der aussah wie eine purpurrote Jumbo-Garnele. Jim lachte und weinte und schrie und schluchzte und hustete und schniefte und lachte erneut. Er war wieder ganz der Alte.

Dawn verschränkte die Hände hinter dem Kopf und genoss das Spektakel. Sie blickte ihren Mann voller Besitzerstolz an und meinte: »Wo findet man heute noch solche Männer?«

Selbst den Tränen nahe, dachte ich daran, wie er gesagt hatte: »Das hatte ich glatt vergessen«. Vor lauter Eifer, meine Anweisungen zu befolgen und das große, gesichtslose, unbekannte Wesen aus seinem dunklen Gefängnis zu befreien, hatte er vergessen, dass ein lebendiger kleiner Mensch mit Wimpern, Lippen, Zunge und Fingernägeln auftauchen würde. Als das Kind ihn dann anschaute und blinzelte, hatte er einen Schrecken bekommen.

Es gibt auch Frauen, die im Eifer des Gefechts vergessen, dass die Geburtsarbeit einen Zweck hat. Sie tauchen ab in das Geschehen, die Schmerzen und die Erschöpfung, und viele sagen im Augenblick der Geburt: »Ein Baby! Das ist aus mir herausgekommen! Ich fasse es nicht!« Und oft sind es die Männer, die ihre Frauen mit milder Nachsicht anschauen.

Bei dieser Geburt waren die Rollen vertauscht. Nachdem ich die Nabelschnur durchtrennt und die Plazenta entbunden hatte, sahen Dawn und ich zu, wie Jim im Wohnzimmer herumspazierte, seinen Sohn an sein grünes Flanellhemd gedrückt, und es immer noch nicht fassen konnte.

FUSSBALL

Ich kann mir gut vorstellen, wie es den Dorfhebammen früher ergangen ist. Wahrscheinlich konnten sie nicht einmal in Ruhe auf dem Markt einkaufen, weil sie auf Schritt und Tritt von Frauen angesprochen wurden, deren Kinder sie geholt hatten. Daran hat sich bis heute nicht viel geändert. Ich komme mir manchmal vor wie die Mutter der Nation: Ständig treffe ich ehemalige Patientinnen, die mir voller Stolz ihre pausbäckigen Säuglinge, schüchternen Zweijährigen, gelangweilten Schulkinder oder verlegenen Teenager präsentieren. Ich finde es wunderbar, in ihrem Leben eine Rolle gespielt zu haben und den Kontakt wiederherzustellen. Aber der Zeitpunkt ist nicht immer ideal.

Ich versuchte, so zu tun, als hätte ich die Frau nicht bemerkt, die mir hektisch aus einem Auto am anderen Ende des überfüllten Parkplatzes zuwinkte. Ich wollte Skylar nur schnell am Fußballstadion abliefern und die ellenlange Liste mit Besorgungen abarbeiten, die ich erledigen musste, bis sein Training beendet war. Während mein Sohn sich abmühte, auf der hinteren Ladefläche unseres Wagens drei Fußbälle einzufangen, fuhr vor mir ein Sedan rückwärts aus der Parklücke und blockierte mir den Weg.

»Ich wüsste gerne, wer die Frau ist«, sagte ich, während sie schrittweise näher kam, zwischen den anderen mir entgegenkommenden Fahrzeugen eingeklemmt. »Ich habe nur keine Zeit für lange Gespräche.«

»Hier sind Millionen Menschen, Mom. Woher willst du wissen, dass sie dir zugewinkt hat?«

»Das habe ich im Gefühl.«

»Hast du ihre Kinder entbunden?« Als Skylar in den Kindergarten ging, war er fest davon überzeugt gewesen, ich hätte bei allen zwanzig Kindern in seiner Gruppe Geburtshilfe geleistet. Auf vier traf das tatsächlich zu. Seither war »Hast du ihre Kinder entbunden?« seine Standardfrage, immer wenn er mich mit einer Frau sprechen sah, die er nicht kannte.

»Könnte sein«, erwiderte ich. Ich beobachtete die Frau, die sich vorsichtig an einem Schwarm Kinder in bunten Trikots vorbeischlängelte und seufzte schicksalsergeben, als sie nahe genug herangekommen war, um Blickkontakt herzustellen, und mir signalisierte anzuhalten. Sie blieb auf gleicher Höhe mit mir stehen, als Skylar aus dem Wagen sprang und über den Rasen lief.

»Peggy?« Sie blinzelte und schirmte ihre Augen mit der Hand gegen die Sonne ab. Auf dem Rücksitz ihres silbernen Audi schubsten sich drei verschmierte, verschwitzte und verstrubbelte Jungen gegenseitig mit ihren schlammverkrusteten Ellenbogen, während sie an ihren Wasserflaschen nuckelten.

Ich hasse es, wenn ich jemanden zu kennen glaube, dessen Name mir nicht einfällt.

»Hallo!«, erwiderte ich lächelnd.

»Ich weiß nicht, ob Sie sich an mich erinnern; ich bin Sarah. Sie haben meinen jüngsten Sohn zu Hause entbunden. Er hatte Klumpfüße.«

Meine Augen huschten zu den drei Jungen auf dem Rücksitz. Das Kind in der Mitte sah mich an. Plötzlich fielen mir die Einzelheiten der Geburt wieder ein, spulten sich ab wie ein Film: Es war der schlimmste Klumpfuß, den ich jemals gesehen hatte, einschließlich der Fotos in den orthopädischen Lehrbüchern.

An einem der herrlich mediterranen Tage, die im März in Berkeley keine Seltenheit sind, lag Sarah im Erdgeschoss ihres braunen Backsteinhauses mit ihrem dritten Kind in den Wehen. Pete, ihr Mann, ein Dermatologe, schob die Fenster hoch, um den warmen Wind und den Duft der Glyzinen hereinzulassen, die an einem Spalier vor dem Fenster ihres Schlafzimmers blühten. Eine graue Katze putzte sich auf einem Klapptisch aus Rotholz. Sarahs Söhne spielten im Garten hinter dem Haus mit dem Aupairmädchen. Quietschende Dreiräder und fröhliches Gelächter unterbrachen Sarahs Stöhnen.

»Sss-ah, sss-ah. Oh, oh, oh, oh! Oh Pete! Sss-ah. Oh mein Gott!«

Im Hintergrund hämmerte ein Nachbar die lockeren Schindeln auf seinem Garagendach fest.

Das Hämmern verstummte. Der Nachbar kletterte die Leiter herunter und verschwand im Haus, kehrte ein paar Minuten später mit einer Flasche Bier zurück. Dann stieg er wieder auf das Dach und arbeitete weiter.

Sarah schmiegte sich in Petes Arme und schaukelte mit ihm hin und her, als die Wehen in kürzeren Abständen kamen und schmerzhafter wurden. Jetzt wird es nicht mehr lange dauern, dachte ich. Ich drehte mich zur Frisierkommode unter dem offenen Fenster um: Alles lag bereit. Gazequadrate, meine Instrumente, der blaue Sauger und ein Paar sterile Handschuhe, fein säuberlich in der Kuchenform aufgereiht. Sauerstoffspender geöffnet. Decken zum Vorwärmen im Ofen. IV in Griffweite, nur für den Fall. Von mir aus konnte es losgehen.

»Ss-ah, sss-ah. Oh Pete, oh ja.« Das Stöhnen kam immer schneller und lauter, während der Muttermund sich vollständig erweiterte; jetzt würde es nicht mehr lange dauern. Es war nicht nötig, noch einmal nachzuschauen. Ich trank einen Schluck Cola und wartete auf die ersten Anzeichen der Presswehen. Mit nacktem Oberkörper lag Pete neben Sarah, sein Körper fast so nass geschwitzt wie ihrer. Er schob ihr das Haar aus dem Gesicht, flüsterte seiner Frau etwas ins Ohr und streichelte ihre Schulter. Manchmal ist die Geburt eine so intime Angelegenheit, dass ich mir wie eine Voyeurin vorkomme. Zu sprechen wäre unverzeihlich. Das war bei Sarah und Peter der Fall. Ich wollte ihre Zweisamkeit nicht stören. Deshalb ging ich wieder zum Fenster.

Das Hämmern und Quietschen der Dreiräder ging munter

weiter. Eine Windstoß blies purpurfarbene Glyzinen durch das offene Schlafzimmerfenster, und einige landeten auf meiner Ausrüstung. Ich legte sie auf einen Haufen, zerdrückte mehrere zwischen meinen Fingern und atmete ihren Duft ein. Sarahs Stimme wurde schrill, und ich fuhr herum, jäh aus meinen Tagträumen gerissen. Ihr Körper bog sich ruckhaft nach hinten, dann krümmte sie sich zusammen. Ihr Gesicht war verzerrt, ihre Geburtsmelodie änderte sich. »Ah. Ah. Oh, Pete, oh! Aach!«

Sie holte tief Luft und verstummte, als die erste Presswehe kam. Eine weitere Presswehe folgte unmittelbar, und sie schrie auf, rief Petes Namen, dann presste sie abermals. Sie stöhnte so laut, dass wahrscheinlich die ganze Nachbarschaft zusammenlief. Ich spähte aus dem Fenster, als ich die Schale mit den Instrumenten holte. Die Kinder spielten am entgegengesetzten Ende des Anwesens, vielleicht hatte das Aupairmädchen sie außer Hörweite gebracht. Der Nachbar schien es vorgezogen zu haben, an seiner Sonnenbräune statt an seinem Garagendach zu arbeiten. Er lag auf demselben, die Bierflasche auf dem Bauch.

Ich setzte mich an das Fußende des Bettes, Sarahs Beine auf meinen Schultern. Pete wischte ihr die Stirn und hielt ihr ein Glas Eistee an die Lippen. Er küsste ihre Wange. Lächelnd erwiderte sie seinen Kuss. Der Kopf des Kindes rutschte bei der dritten Presswehe bis zum Damm, und als sich die Vaginalöffnung dehnte, schrie Sarah: »Oh! Oh, oh, oh, Jesus! Oh Gott, es kommmmmmmt! Oh, Gott sei Dank.«

Es war ein Junge, und als er geboren war, legte ich ihn auf Sarahs Bauch. Sie zog ihn an ihre Brust. Pete schmiegte seine Wange an Sarahs Kopf und streckte die Hand aus, um das flaumige Köpfchen seines Sohnes zu streicheln. In dem Moment sah ich die Füße.

Grotesk verdreht, so dass die Sohlen einander gegenüber lagen, waren beide Füße samt den Zehen nach oben abgeknickt, in Richtung Schienbein. Schlimmere Klumpfüße hatte ich nie zuvor gesehen. Ich nahm ein Handtuch und begann, den Kleinen abzurubbeln, wobei ich darauf achtete, dass seine Füße bedeckt waren. Studien zufolge werden Eltern am besten mit Missbildungen bei Neugeborenen fertig, wenn sie sich zuerst mit allem vertraut gemacht haben, was an ihrem Kind wohlgeraten ist. Ich hatte die Füße unter dem Handtuch und tat, als wollte ich verhindern, dass er von Sarahs Bauch rutscht.

»Du bist ja ein ganz Süßer«, sagte ich. »Schauen Sie nur die kleine Nase an, und jetzt streckt er auch noch die Zunge heraus.«

Ich ergriff die zappelnde Hand, und er umklammerte meinen Finger. »Perfekte Reflexe.«

»Und die langen Fingernägel sind auch nicht ohne!«, rief Sarah, als sie seine andere Hand ergriff. »Ich wette, damit hat er die Fruchtblase gesprengt und heute Morgen die Wehen eingeleitet.«

Pete stand auf und ging zum Fenster. »Hallo, Kinder, wir sind so weit. Ihr könnt reinkommen und euch euren neuen kleinen Bruder anschauen! Er heißt Micah!«

Der Mann auf dem Garagendach sprang auf. »He Pete«, rief er. »Heißt das, Sarah hat gerade ein Baby bekommen? Bei euch zu Hause?«

»Ja, vor fünf Minuten.«

»Ist ja zum Totlachen! Ha-ha-ha-ha!« Er brach in schallendes Gelächter aus.

»Keine Ahnung, was Mel daran so komisch findet«, sagte Pete, als er zum Bett zurückkehrte. Als wir hörten, wie sich die älteren Kinder aus der Küche näherten, warf ich Sarah ein Laken über und wickelte das Baby in eine Flanelldecke, wobei ich Sarah und Pete den Rücken zudrehte. Sekunden später stürmten die Jungen ins Schlafzimmer, mit Marianna, dem dänischen Aupairmädchen.

In den nächsten fünf Minuten waren wir von Chaos und Kichern umgeben. Aber die Jungen fanden das Baby bald langweilig, das nicht »Yabba-Dabba-doo« wie Fred Feuerstein sagen, über ihre Fäkalwitze lachen oder Dreirad fahren konnte. Sie verschwanden wieder, und wir hörten sie in der Küche mit dem Geschirr klappern, als sie Marianna bei der Zubereitung des Abendessens halfen.

Die Spätnachmittagssonne fiel durch das Fenster. Alles wirkte so friedvoll. Mir graute vor dem, was ich den Eltern eröffnen musste, aber ich hatte es lange genug hinausgezögert. Ich holte Luft. Sarah blickte mich nachdenklich an, dann sagte sie, noch bevor ich den Mund aufmachen konnte: »Und jetzt schauen wir uns in Ruhe die Füße an.«

Mir verschlug es die Sprache. Sie begann, das Baby auszuwickeln. Pete hörte offenbar an ihrer Stimme, dass etwas nicht stimmte. Er hörte schlagartig auf, im Schrank nach seinen Schuhen zu suchen, und drehte sich um. »Was ist mit seinen Füßen?«

»Ja, ich habe sie kurz gesehen, bevor Peggy sie eingewickelt hat. Mit den Füßen stimmt etwas nicht«, sagte sie leise. »Oh Gott. Oh mein Gott.«

Sie schlug die Hände vors Gesicht und schüttelte den Kopf, als sie die letzte Falte der Decke beiseite geschoben hatte. »Ein Segen, dass wir eine gute Krankenversicherung haben, denn der kleine Kerl wird sie brauchen, und nicht zu knapp.«

»Oh nein, mein armes Kind!«, flüsterte Pete, als er näher kam und die Füße sah.

»Sarah …«, begann ich, beschämt wegen meiner Geheimniskrämerei während der letzten halbe Stunde.

»Nein, Sie haben ganz richtig gehandelt«, sagte Sarah. »Aber als ich sah, dass Sie die Beine absichtlich bedeckt hielten, wusste ich, dass es schlimm war.«

Und ich war mir so diskret, so schlau vorgekommen bei meinem Versuch, es den Eltern schonend beizubringen. Dabei hatte sie es die ganze Zeit gewusst. Aber Pete nicht. Er setzte sich auf die Bettkante. Dann nahm er Sarah das Kind ab, küsste es auf beide Wangen und wiegte es an seiner Brust, wobei ihm Tränen über die Wangen liefen. Sarah rollte herum und schmiegte sich an Petes Hüften, strich ihm tröstend über den Rücken, als er laut weinte.

Dann holte Pete tief Luft, und ich reichte ihm ein Kleenex. Er wischte sich die Augen, putzte sich die Nase, setzte sich kerzengerade hin und war plötzlich ganz Arzt. Er legte Micah auf seinen Schoß und untersuchte sorgfältig die Füße. Als Dermatologe hatte er während der Ausbildung auch eine Zeit lang in der Kinderheilkunde hospitiert. Er versuchte vergebens, die Füße richtig anzuordnen, aber die Knochen waren schon vor langer Zeit in dieser Stellung zusammengewachsen. Pete reichte Sarah den Kleinen und rief den Kinderarzt an. Als die Sprechstundenhilfe hörte, dass Pete selbst Arzt war, stellte sie unverzüglich durch.

»Hallo Paul, Pete Franklin am Apparat. Ja, Sarah hat das Kind vor einer halben Stunde bekommen und beide sind wohlauf, aber das Baby hat Klumpfüße. Nein, ich fürchte, das lässt sich nicht mit Massage und entsprechenden Schuhen korrigieren. Moment, ich gebe dich mal an die Hebamme weiter.«

Die Stimme des Kinderarztes klang, als hätte er das alles schon mehr als ein Mal gehört. »Es besteht kein Grund zur Besorgnis. Die meisten Fußprobleme sind haltungsbedingt. Sie lassen sich durch tägliche Massage und feste Schuhe von Kindesbeinen an beheben.«

»Doktor, hier liegt der Fall anders. Die Füße lassen sich nicht bewegen, nicht mit sanfter Massage, nicht mit kräftiger Massage, mit gar nichts. Die äußere Fußkante ist nach unten abgeknickt, der Vorderfuß samt Zehen einwärts geknickt, so dass sich die Fußsohlen ständig berühren. Ich habe oft Füße der Art gesehen, über die Sie sprechen. Die hier sind anders.«

Seufzend erklärte er sich einverstanden, sich das Kind am folgenden Tag anzuschauen.

In gedämpfter Stimmung, aber bemüht, sich nichts anmerken zu lassen, um dem anderen das Herz nicht noch schwerer zu machen, duschten Sarah und Pete gemeinsam. Abgesehen von den Füßen war der Kleine sehr hübsch, und er hatte offensichtlich keine Schmerzen. Als ich mich zwei Stunden später verabschiedete, stillte seine Mutter ihn gerade; er hatte die Hände unter dem Kinn verschränkt und sah aus wie ein Engel aus der Sixtinischen Kapelle.

Sechsunddreißig Stunden später kehrte ich zu einem Kontrollbesuch zurück. Pete und Sarah sahen erschöpft aus. »Was hat der Kinderarzt gesagt?«

»Nicht viel«, erwiderte Pete. »Er hat sich nur umgedreht und den Orthopäden angerufen. Sie wollen die erste Operation in drei Monaten durchführen.«

»Drei Monate«, murmelte ich. Wir saßen schweigend da, sannen darüber nach, was für eine Belastung ein operativer Eingriff von diesen Ausmaßen bei einem so kleinen Kind darstellte.

Jemand klopfte an die Tür, und Pete stand auf, um zu öffnen.

»Hallo Sarah, ich bin's, Mel. Kann ich reinkommen und das Baby anschauen?«

»Natürlich!«, rief Sarah. Sie legte ihren schläfrigen Sohn auf ihrem Schoß ab und zog den Bademantel über ihre nackte Brust.

Kaum sichtbar hinter seinem riesigen Strauß Lilien, Tulpen, Iris und Narzissen, kam Mel mit einer Flasche eisgekühltem Champagner zur Tür herein. Er pfiff anerkennend, als er Micahs friedvolles Gesicht betrachtete. Mel hatte einen Sonnenbrand von seiner Dachdeckerarbeit, wurde aber noch röter, als Pete fragte: »Mel, was fandest du eigentlich so komisch daran, dass Sarah zu Hause entbunden hat?«

»Mist, ich hatte gehofft, du hättest es vergessen.« Er stellte den Champagner auf die Frisierkommode und überreichte Sarah die Blumen. »Mein Gott, ist mir das peinlich. Ich hatte die Geräusche gehört, ich meine, von Sarah. Ich konnte ja nicht wissen, dass sie Wehen hatte, und deshalb dachte ich, na ja ... was wohl?«

Pete hatte offenbar eine lange Leitung, aber ich konnte mir denken, was er gedacht hatte, und Sarah auch.

»Oh Gott«, murmelte sie, wurde rot und steckte ihre Nase in die Blumen.

»Ich meine, das Seufzen und Stöhnen und so. Meine Güte, ich dachte, ihr ... Nun, ich dachte, ihr würdet euch einen kleinen

Spaß zur Mittagszeit gönnen. Bloß dass es stundenlang so ging, immer wieder … Ich muss schon sagen! Ich lag da oben auf meinem Dach und dachte, Mann, dieser Pete! Hätte ich ihm gar nicht zugetraut!«

Petes Röte machte Mels Sonnenbrand Konkurrenz.

»Mel, hör auf!«, flehte Sarah lachend.

Die beiden Männer gingen mit dem Champagner in die Küche, die Arme um die Schultern gelegt; ihr lautes Gelächter hallte im Gang wider.

»Diese Männer«, lachte Sarah, als der Champagnerkorken knallte. Sie drückte ihren Sohn an die Brust, legte die Wange auf sein flaumiges Köpfchen und sah zum Fenster hinaus, auf die blühenden Glyzinen. Verträumt sagte sie: »Trotzdem, es war eine fantastische Geburt. Zum Glück wussten wir nicht, was vor uns lag.«

Ich führte meine Nachsorgeuntersuchungen bei beiden durch. Bevor ich nach Hause fuhr, trank ich ein halbes Glas Champagner und aß ein Stück Geburtstagskuchen mit starker Schlagseite, den die Jungen mit Mariannas Hilfe für ihren kleinen Bruder gebacken hatten.

Nach der Abschlussuntersuchung, die ich sechs Wochen nach der Geburt durchführte, hatte ich Sarah nicht wieder gesehen – bis jetzt, als sich unsere Wege auf dem Parkplatz kreuzten. Ich betrachtete den blauäugigen Jungen, der auf dem Rücksitz in der Mitte saß. Schmutziges Gesicht. Knie mit Grasflecken. Und schwarze Fußballschuhe an den Füßen.

»Sarah, ist das Micah, in der Mitte? Spielt er Fußball?«

Sie blickte ihn an. »Ja. Kaum zu glauben, nicht wahr?«

Tränen traten in ihre Augen. In meine auch. Micah sah seine Mutter an und stöhnte. »Mom, nicht schon wieder!«

Wir lachten. »Er hatte zig Operationen und trug fast ständig einen Gips bis zum fünften Lebensjahr. Zuerst bezweifelten wir, ob er jemals in der Lage sein würde, ohne Krücken zu gehen. Dann hieß es, er würde zeitlebens hinken. Ich dachte, na gut, wenn nicht mehr zurückbleibt, damit können wir leben. Er ist ein zäher Bursche, damit wird er fertig. Und bei allem, was Pete und ich bis dahin gemeinsam durchgestanden hatten, wussten wir, das würden wir auch noch packen. Als die letzte Schiene abgenommen wurde, waren seine Beine spindeldürr und die Muskeln völlig verkümmert. Aber er ließ sich sofort auf den Boden nieder und krabbelte, keine Ahnung wie. Einen Monat später konnte er stehen, und ich schwöre Ihnen, binnen drei Monaten lief er. Und im nächsten Jahr wollte er unbedingt Fußball spielen, in der gleichen Mannschaft wie seine Brüder.«

»Ja, zeig der Hebamme, wie du dribbeln kannst, Micah«, feuerte ihn der Älteste an.

»Bloß nicht, Jordan«, stöhnte Micah, aber seine Brüder zerrten ihn aus dem Wagen und holten einen Fußball von der Ladefläche. Sarah und ich standen Seite an Seite und beobachteten die drei Jungen, sieben, neun und zehn Jahre alt, die hinter den Tribünenplätzen Pässe übten. Alle drei hatten strohfarbene Haare, grün-gelbe Fußballtrikots und ungefähr die gleiche Größe. Sie entfernten sich immer weiter, bis sie nur noch ein verschwommener Fleck waren und ich Micah nicht mehr von den anderen unterscheiden konnte. Plötzlich wurde mir klar, was ich erwartet hatte, was mir geholfen hätte, ihn zu identifizieren. Als ich mich zu Sarah umdrehte, glänzten ihre Augen.

»Aber Sarah, Micah …«

»Hinkt nicht?« Ich nickte stumm. »Nein, er hinkt nicht. Das hatte er sich geschworen, schon an dem Tag, als er zum ersten Mal stand.«

Drei kleine Jungen, die sich ähnelten wie ein Ei dem anderen, kletterten wieder in den Wagen, und Sarah fuhr los, winkte mir fröhlich zu. Ich blickte auf meine Uhr und sah, dass es für Besorgungen viel zu spät war. Ich holte ein Taschenbuch aus dem Handschuhfach und setzte mich ins Gras unter einen Eukalyptusbaum. Eine Viertelstunde später war das Fußballtraining zu Ende. Skylar kam herausgerannt und sah mich.

»Was machst du denn da?« Er ist nicht daran gewöhnt, mich untätig herumsitzen zu sehen.

»Lesen. Und auf dich warten.« Blinzelnd sah ich ihn an, er stand mit dem Rücken zur Sonne.

»Hat die Frau lange mit dir geredet? Hast du eingekauft?« Er wischte sich über die verschwitzte Wange und hinterließ einen Schmierfleck im Gesicht, als wir zum Wagen gingen.

»Nein, ich habe es nicht geschafft. Sag mal, kennst du einen Jungen, der Micah heißt?«

»Klar. War das seine Mom?«

Ich nickte.

»Micah ist echt gut«, fuhr er fort und warf seine Bälle in den Wagen. »Wir haben letzte Woche gegen seine Mannschaft gespielt, und ich habe ein paar Torschüsse von ihm gehalten, aber er ist wirklich sehr gut. Warum? Hast du ihn entbunden?«

»Ja.«

»Cool.«

»Ja. Und wie.«

SCHÖNE GRÜSSE VON ROSIE

Colin, der die Semesterferien zu Hause verbrachte und seine Finanzen als Collegestudent mit Koffertragen und Einparken der Autos für die Gäste eines Hotels aufbesserte, steckte ein dickes Bündel Trinkgeld ein und führte ein Mädchen zum Essen in ein Nobelrestaurant in unserer Nachbarschaft aus. Es war eines von den Lokalen, die Gemüse im Urzustand servieren, noch mit Blättern und Wurzeln behaftet, und für eine Vorspeise wie »gemischten grünen Salat mit Rucola, Minze, Frisée und Babyspinat an einem leichten Dressing aus importiertem Olivenöl und Balsamico-Essig mit Himbeergeschmack« einen Preis verlangen, dass einem gleich der Appetit vergeht.

Die Dame am Reservierungspult wies ihnen einen der kleinen Tische an der Wand zu. Da Rog und ich auch schon die Ehre hatten, in diesem Lokal zu speisen, weiß ich, dass die drangvolle Enge, die hier herrscht, bisweilen ärgerlich sein kann. Einmal schmeckte mein Mahi-Mahi nach Lilien, dem Duft einer eleganten Frau am Nachbartisch, die knapp einen halben Meter von meinen Ellenbogen entfernt saß.

Colin und seine Flamme unterhielten sich über einen Film, den sie beide gesehen hatten; ihr hatte er gefallen, er fand ihn »affig«. Sie hatte gerade mit einer flammenden Verteidigungsrede begonnen, als er »Warte mal kurz« murmelte und sich ein wenig zu der Frau am Tisch rechts neben ihm hinüberlehnte. Als er lauschte, hörte er, wie sie von ihren beiden Hausgeburten vor mehr als einem Jahrzehnt erzählte.

»Und meine Hebamme fuhr einen VW-Käfer, mit einem Auspuff, der wie verrückt knatterte.«

»Und einem Aufkleber ›Hebamme‹!«, mischte Colin sich ein. Die Frau starrte ihn verdutzt an.

»Entschuldigung«, sagte Colin lächelnd, »aber ich habe zufällig gehört, wie Sie über Hausgeburten sprachen.«

Die Frau wurde rot. »Tut mir Leid, das ist mir aber peinlich. Die Tische stehen so eng beieinander. Sie haben Recht, ein solches Thema gehört wirklich nicht hierher. Nichts für ungut, und entschuldigen Sie bitte nochmals, wenn wir Sie gestört haben.«

»Nein, Sie müssen sich nicht entschuldigen. Ich glaube, ich kenne Ihre Hebamme. Hieß sie Peggy Vincent?«

»Ja, aber …«

»Das ist meine Mutter.«

»Ihre Mutter? Sie sind Peggys Sohn?« Sie redete ununterbrochen weiter, wie klein doch die Welt sei, und dass man keinen Steinwurf voneinander entfernt wohne, was in Berkeley, dem größten Dorf der Welt, kein Kunststück war. Schließlich versiegte der Redefluss. »Richten Sie Ihrer Mutter doch bitte schöne Grüße von mir aus.«

»Gerne. Und von wem?«

»Donna Glover, obwohl sie sich nach all den Jahren vermutlich nicht mehr an mich erinnert. Aber sie wird sich an Rosie erinnern. Sagen Sie ihr, Rosie lässt grüßen.«

»Rosie, ist das Ihre Tochter?«

»Nein, meine Tarantel.«

»Eine Tarantel!«, rief Colin.

Einige Gäste in der Nähe sprangen erschrocken auf. Donna lachte. »Ja, ich hatte eine Tarantel namens Rosie, und Ihre Mutter brachte Ihren kleinen Bruder zum Hausbesuch mit. Wenn Taranteln wachsen, häuten sie sich. Ich bewahrte Rosies alte Häute immer in einer Petrischale auf. Das waren ihre ›Babysachen‹. Ihr Bruder war fasziniert.«

»Das kann ich mir vorstellen.«

»Oh mein Gott«, flüsterte Colins Freundin, als die Frau später aufstand und ging.

Am nächsten Morgen rief Colin mich an. »Ich habe gestern Abend im Restaurant eine Dame getroffen, du warst ihre Hebamme. Ich soll dir Grüße von Rosie ausrichten.«

»Rosie wer?«

»Rosie mit acht pelzigen Beinen, Rosie die ...«

»Rosie, die Tarantel!« Plötzlich war alles wieder da, nicht nur Rosie, sondern auch Donna und ihre Petrischalen mit Rosies Babysachen, das Muster ihrer Schlafzimmervorhänge und die afrikanischen Trommeln, auf denen ihr Mann spielte, während sie ihr erstes Kind zur Welt brachte. Ich erinnerte mich auch, dass sie nichts anderes als Dreyer's Mokkaeiscreme und kiloweise Peet's Kaffeebohnen im Tiefkühlfach hatte.

Und ich dachte an meinen Sohn, den eine meiner früheren Patientinnen aus Berkeley in einem Nobelrestaurant in ein Gespräch über Hausgeburten verwickelt hatte, für ihn eine Wildfremde, und wie er seiner Freundin mit einer Tarantel namens Rosie vermutlich den Appetit verdorben hatte. Wie oft hatte er in meinem Wagen mit der Aufschrift »Hebamme« zur Schule fahren müssen, wie oft war er in unser Gästezimmer hereingeplatzt, wo ich gerade einer Frau zeigte, wie man ein Diaphragma einführt! Und ich dachte auch an den Gesichtsausdruck seiner Freunde, die ihn besucht hatten, Fotoalben anschauen wollten und feststellen mussten, dass sie nur so wimmelten von Aufnahmen, die während einer Geburt entstanden waren. Ich stellte mir vor, wie unbehaglich meinem Sohn das alles gewesen sein musste.

»Lieber, es tut mir wirklich Leid, dass ich dich so oft in peinliche Situationen gebracht habe.«

»Jetzt hör aber auf, Mom! Hätte ich mich mit der Frau unterhalten, wenn es mir peinlich gewesen wäre?«

»Naja ...«

»Natürlich nicht. Ich war stolz, Rosies Frauchen zu erzählen, dass du meine Mutter bist. Was glaubst denn du? Natürlich war mir das nicht peinlich.«

»Wirklich nicht?«

»Wirklich nicht, Mom, jetzt mach aber einen Punkt. Bis dann, hab dich lieb.«

Na, wenn das so ist!

EINE BITTERE PILLE

Als der Frühling und der Sommer ins Land gingen, wagte ich langsam zu hoffen, dass Polly Stroud, die Repräsentantin meiner Versicherung, sich mit ihrer Warnung geirrt hatte, dass meine Police unter Umständen nicht erneuert würde. Da sich nichts dergleichen tat, hatte ich ihre Worte erfolgreich verdrängt, aber nicht vergessen. Ich erfuhr, dass die Wilsons am Ende eine einmalige Abfindung in Höhe von rund einer Dreiviertelmillion Dollar erhalten sollten, wobei ungefähr ein Drittel für das Honorar der Anwälte draufging.

Ich rief Dr. Weick in Oregon an, der mich über den letzten Stand der Verhandlungen ins Bild setzte. Allem Anschein nach hatten die Anwälte die Abfindung davon abhängig gemacht, dass vom Gericht ein Treuhandfonds eingerichtet wurde, um zu gewährleisten, dass die Summe ausschließlich für Lukes Pflegekosten verwendet wurde. Kurz bevor ich auflegte, fragte ich: »Joe, Sie sind doch früher auch schon mit solchen Schadenersatzforderungen konfrontiert worden, oder?«

»Ja, aber ich hatte nie das Gefühl, derart aufs Kreuz gelegt worden zu sein wie in diesem Fall. Das hinterlässt einen bitteren Nachgeschmack.« Kalifornien war dafür bekannt, dass man hier spielend Anwälte fand, die bereit waren, wegen nichts und wieder nichts Schadenersatz geltend zu machen. Ich fragte ihn, ob ihm jemals die Kündigung des Versicherungsschutzes angedroht worden sei.

»Nein, warum?«

»Meine Versicherung könnte auf die Idee kommen.«

»Das glaube ich nicht, Peggy. Eine Viertelmillion Dollar ist für die doch ein Klacks.«

»Hoffentlich behalten Sie Recht.«

Die Zahlung meiner Prämie war spätestens am dreißigsten November fällig. Mitte November saß ich auf heißen Kohlen, wartete auf die Benachrichtigung, dass die Police erneuert worden war. Am zwanzigsten November, meinem Geburtstag, brachte Rog die Post herein und meinte: »Du hast ein Einschreiben bekommen. Ich habe unterschrieben und es entgegengenommen.«

Seine Miene war angespannt. Ich erstarrte.

»Ein Geburtstagsgruß?« Ich drückte klammheimlich die Daumen.

»Nein, von deiner Versicherung.« Er überreichte mir den Brief erst gar nicht, sondern legte ihn auf den Tisch und nahm mich in die Arme.

»Oh Gott, das ist ein Geburtstagsgeschenk, hm?« Mir war sterbenselend. Wir klammerten uns aneinander und überlegten, was für Folgen damit auf uns zukommen mochten. Nur ein Wunder konnte noch verhindern, dass ich in zehn Tagen meine Praxis zumachen musste.

Die ersten fünf Tage nutzte ich für gepfefferte Briefe und Telefonate mit der Versicherungsgesellschaft und dem American College of Nurse Midwives. Ich sprach mit Ärzten, die mit Hebammen zusammenarbeiteten, aber keiner hatte von einem ähnlichen Fall gehört. Alle waren sicher, dass es sich um ein Missverständnis handelte, aber ich wusste, dass dem nicht so war. Eine mitfühlende Angestellte in der Rechtsabteilung unseres ACNM-Fachverbandes hatte mir erklärt, dass angesichts der kleinen Anzahl von Hebammen und der niedrigen Versicherungsprämien keine Millionen im Versicherungspool wären, um große Abfindungen zu zahlen.

»Vermutlich denken sie, wenn sie schon einmal eine Viertelmillion berappen mussten, ist die Wahrscheinlichkeit größer, dass sie bald wieder zur Kasse gebeten werden«, schloss sie.

Als ich endlich mit der Prämienabteilung der Versicherungsgesellschaft verbunden war, wurde ich umgehend abgeschmettert.

»Die Entscheidung ist endgültig«, sagte der Abteilungsleiter. Und legte auf.

Das war's also. Ich war der Bauer im Schach, der geopfert worden war. Obwohl mich die Hoffnungslosigkeit meiner Situation krank machte, funktionierte ich wie ein Automat. An die nächsten fünf Tage erinnere ich mich nur verschwommen: Ich war ständig auf Achse, um für meine fünf Schwangeren eine neue Hebamme oder einen Geburtshelfer zu finden. Am schwersten fiel mir der Abschied von den Frauen, deren Kinder innerhalb der nächsten Wochen »fällig« waren. Von denjenigen, die bereits eine Hausgeburt mit mir geplant hatten und daran festhielten, verlangte ich eine schriftliche Bestätigung, dass sie auf eigene Verantwortung handelten, in dem Wissen, dass ich weder einen Arzt, der mit mir zusammenarbeitete, eine Versicherung noch Belegbetten in einer Klinik hatte.

Das nennt man ohne Netz und doppelten Boden arbeiten, und ambulant, wie Laienhebammen es schon immer getan hatten. Aber ich hatte die Hebammenschule besucht, um genau diese Situation zu vermeiden, in der ich mich nun befand: ohne Versicherung, abhängig von Treu und Glauben meiner Patientinnen, dass alles gut gehen würde.

Alle meine Hausgeburt-Kandidatinnen unterzeichneten die Vereinbarung, einschließlich einer, die wissen wollte: »Glauben Sie, dass diese Frau Sie auch dann belangt hätte, wenn Sie nicht versichert gewesen wären?«

Ich schüttelte den Kopf. Ich war sicher, dass Patty weder Joe Weick noch mir einen Strick drehen wollte, aber sie brauchte Geld für Lukes Pflege. Bestimmt hätten sich die Wilsons nie träumen lassen, dass ich dadurch meine Praxis verlieren würde.

»Je höher Sie also versichert sind, desto größer das Risiko, auf Schadenersatz verklagt zu werden? Sehe ich das richtig?«, hakte sie nach. Ich nickte und erklärte ihr, je höher die Versicherungssumme, desto mehr Geld werde in der Regel als Schadenersatz zugesprochen. Als Folge verlangten die Kliniken, dass die Ärzte höhere Versicherungen abschlossen, und dadurch öffneten sie mehr und mehr Schadenersatzforderungen Tür und Tor, bei denen es um immer höhere Beträge ging. Eine Spirale, die sich fortwährend höher schraubte.

»Aber Sie sind als Einzige bestraft worden, oder?«

»Ja«, sagte ich, gegen die Wut und Bitterkeit ankämpfend und bemüht, mich nicht von den Sorgen um meine Zukunft erdrückt zu fühlen. Rog und die Kinder wussten, wie traurig ich über das jähe Ende meines Traumberufs war, und ihr Mitgefühl rührte mich oft zu Tränen. Unser Familienleben hatte sich in vieler Hinsicht um meine Arbeit gedreht, um meine verrückten Arbeitszeiten, die bizarren Tischgespräche. Unser aller Leben würde sich nachhaltig ändern.

Würde mir die Tatsache, dass ich zu den wenigen Hebammen gehörte, die auf Schadenersatz verklagt worden waren, die Suche nach einem neuen Arbeitsplatz erschweren? Würden Laien, die mit den besonderen Umstände dieses Falls nicht vertraut waren, denken, ich hätte Pfusch begangen? Und das finanzielle Problem machte mir auch Sorgen. Hebammen im Angestelltenverhältnis verdienten nicht annähernd so viel wie die freiberuflichen, was sich auf das Budget der gesamten Familie niederschlagen würde. Ich war mir nicht sicher, ob wir die Collegegebühren für die Kinder überhaupt noch aufbringen konnten.

Noch immer wie ein Roboter funktionierend, griff ich zum Telefon und begab mich auf Stellensuche.

ALLES GUTE ZUM GEBURTSTAG

Ich hatte drei Wochen Zeit, um mich an die Veränderungen in meinem Leben zu gewöhnen, bevor ich meine neue Stelle antrat. Ich wanderte rastlos durch das Haus, starrte aus dem Fenster in den grauen Himmel und den strömenden Regen. Ich wusste nicht, ob meine Stimmung zum Wetter passte oder der kalifornische Winter meinem Kummer Rechnung trug. Zum ersten Mal seit Jahren vermisste ich die klaren, kalten Wintermonate meiner Kindheit, die ich im Mittleren Westen Amerikas verbracht hatte.

Sowohl Rog als auch ich waren in Bundesstaaten aufgewachsen, wo es richtige Winter gab, mit Schnee, Frost, Hagel und Eis. In unserer Winternostalgie dachten wir mit Sicherheit nicht an die eingefrorenen Wasserleitungen, den Schneematsch oder das Freischaufeln der Zufahrt, sondern hatten lieb gewonnene Erinnerungen an die Schokoladenseiten dieser Jahreszeit. Tage, an denen die Kinder wegen der Schneemassen zu Hause blieben und ihre Namen auf frostklirrende Fensterscheiben malten, statt zur Schule zu gehen und Aufsätze auf blau liniertem Papier zu schreiben. Oder Schlittschuhlaufen und danach zum Aufwärmen ein Becher mit heißem Kakao, während die nassen Fäustlinge am Herd trockneten.

Skylar fragte uns einmal, ob wir jemals einen echten Weihnachtsbaum aus dem Wald gehabt hätten, und Rog erwiderte: »Natürlich, frisch geschlagen, und er wurde mit einem echten Schlitten zu unserem Auto gezogen.«

»Und ihr habt jedes Jahr einen Schneemann gebaut?«, erkundigte sich mein Kind als waschechter Kalifornier ungläubig.

»Und ob! Ganze Schneemann-Familien, dicke und dünne, kleine und große. Und Forts und Engel aus Schnee.«

Ich erzählte ihm, wie wir die Eiszapfen abgebrochen und wie Eis am Stiel gelutscht hatten. »Und die größten haben wir bis August im Tiefkühlschrank aufbewahrt.«

Skylar sah nachdenklich aus. »In der Bay Area schneit es nie.«

Das stimmt. Im Winter fahren wir drei Stunden an den Lake Tahoe, um einen Krümel Schnee zu finden. Und wenn wir dort sind, mieten wir ein Blockhaus an einem Skiort, lassen uns mit einem kleinen Zubringerbus zu den Hängen kutschieren, fahren den ganzen Tag Ski, weichen unsere müden Beine abends in der Badewanne ein, und das war's. Keine Schneemänner, keine Schlittschuhe, kein Weihnachtsbaum aus dem Wald und ganz bestimmt keine Eiszapfen im April. Sogar der Schnee ist künstlich, wie in Disneyland.

»Ich wünschte, es würde jetzt schneien statt regnen«, sagte ich zu Rog, während ich aus dem Fenster starrte. Ich war deprimiert und wusste, dass ich mich nach dem jungfräulichen Weiß einer Winterlandschaft sehnte.

Rog stand hinter mir und legte die Arme um mich. »Erinnerst du dich an die Schneetage, wenn die Schule ausfiel?«

Ich nickte und lehnte mich an ihn.

»Du brauchst eine solche Auszeit. Warum besuchst du nicht wieder einmal Sally?«

Also rief ich meine Freundin aus Collegezeiten an und fragte, ob es ihr recht sei, wenn ich auf eine Stippvisite käme.

»Jetzt? Du willst im Januar nach Maine kommen?«

»Ja, wenn es keine Umstände macht.«

»Peggy, kein Mensch, der das Glück hat, in Kalifornien zu leben, kommt im Januar nach Maine. Hier schneit es um die Zeit, falls du es vergessen hast.«

Ich buchte den Flug. Als ich in der Woche darauf landete, spielte der Wettergott mit und schickte einen Schneesturm von epischen Ausmaßen, der die kleine Stadt am Meer unter sich begrub. Schneewehen, die bis zu den Autodächern reichten, sorgten dafür, dass wir uns einigelten und um den mit Holz beheizten Ofen scharten. Die Schulen waren geschlossen, und die Kinder in der Nachbarschaft bauten Schneemänner am Strand. Ich machte einen sehr kurzen Spaziergang und kehrte mit gefrorenen Wimpern zurück. Begeistert über unsere winterliche Isolation, schaufelte ich die Treppe frei, holte Holz herein, kochte heiße Schokolade.

Aber Sally und Jim fiel die Decke auf den Kopf. Als der Schneepflug endlich ihre Straße erreichte, folgten wir ihm nach Portland, um Essen zu gehen und uns ein Theaterstück anzuschauen.

Es schneite noch leicht, als wir die tückischen, gepflasterten Bürgersteige durch die Altstadt entlanggingen und unsere Stiefel vor dem Eingang von Jims Lieblingsrestaurant abklopften. Der Maître nahm uns höchstpersönlich die Mäntel ab, wies uns auch ohne Vorbestellung blitzschnell einen Tisch zu und nahm die Bestellung für die Getränke auf.

»Drei Cosmopolitains, bitte«, sagte Jim, der mich gut kannte. »Ach übrigens, ist Jonathan heute Abend da?«

»Natürlich. Ich habe Sie an einen der Tische gesetzt, an dem er bedient.«

Kurz darauf kam ein großer lächelnder Mann mit feuerroten Haaren an unseren Tisch, brachte die Getränke und die Speisekarten.

»Jonathan, das ist unsere Freundin Peggy«, sagte Sally. »Sie ist aus Kalifornien zu Besuch. Aus der Bay Area, genauer gesagt.«

»Wirklich? Ich habe früher in Berkeley gelebt, und bei diesem Wetter frage ich mich oft, warum ich weggezogen bin. Ich habe dort fünf Jahre in einem fantastischen Restaurant gearbeitet, im Strawberry Fields. Vielleicht kennen Sie es.«

Kaleidoskopartige Erinnerungen an das Strawberry Fields gingen mir durch den Kopf. »Natürlich! War das noch in der Zeit, als Jerry Johnson Besitzer und Küchenchef war?«

»Oh ja, Jerry und ich haben das Lokal eröffnet. Ich war sein erster Mitarbeiter. Die Welt ist ein Dorf, finden Sie nicht? Kannten Sie Jerry persönlich?«

»Und ob. Ich habe Jerrys und Melissas Kind entbunden, in der großen Wohnung über dem Restaurant.«

»Sie ist Hebamme«, erklärte Jim.

Jonathan blickte mich einen Moment fassungslos an, dann murmelte er: »An dem Abend, als das Restaurant eröffnet wurde, fand eine Party statt …«

»Moment! War das, als Jerry Melissa das Versprechen abnahm, das Kind auf keinen Fall an diesem Abend zu bekommen, weil er zweihundert Gäste zur Eröffnungsfeier eingeladen hatte? Waren Sie etwa bei der Feier dabei?«

»Sie waren das also! Sie waren die Hebamme, die das Kind während der Eröffnungsfeier entbunden hat!« Er legte die Hände auf den Tisch und musterte mich. Die Blicke vieler Gäste wandten sich uns zu, und die Gespräche ringsum verstummten. »Mein Gott, das muss … wie lange her sein, zehn Jahre?«

»Richtig. Und die Hebamme war ich. Melissa machte viel Lärm, vermutlich konnte jeder sie hören. Jedes Mal, wenn eine Wehe begann, herrschte unten Totenstille.«

»Ja, wir hörten sie schreien, und alle verstummten und lauschten, als sie ihr Kind zur Welt brachte, direkt über unseren Köpfen. Und wenn eine Wehe zu Ende war, taten wir alle so, als hätten wir nichts mitbekommen.«

»Und oben hörten wir das Klirren von Gläsern, Gabeln, Gelächter. Champagnerkorken knallten, und dann kam die nächste Wehe und …«

»Und wir verharrten reglos, mitten beim Essen, Gehen, Trinken, was auch immer. Es war, als stünde die Zeit still. Und diese Geräusche, die sie von sich gab. Aber dann wurde es ruhig, nur noch hin und wieder ein Stöhnen. Wir versuchten uns vorzustellen, was gerade passierte.«

Ich drehte den Stil des Cocktailglases zwischen meinen Fingern, erinnerte mich an die Geburt, als sei es erst gestern gewesen. »Sie hatte Presswehen, aber sie war dabei ganz leise. Und die Geburt ging blitzschnell. Sobald das Kind …«

Er unterbrach mich, die Hand auf meine Schulter gelegt. »Ich werde nie den ersten Schrei des Kindes vergessen. Und wenn ich hundert werden sollte. Ein Wunder.«

Ich lächelte. »Als der Kleine schrie, brach unten die Hölle los, wir konnten es durch die Bodenbretter hören. Wir hörten, wie alle lachten und Beifall klatschten.«

»Einige weinten. Ich auch.«

»Es war wunderbar. Es war, als hätte die ganze Welt die Arme ausgebreitet, um den neuen Erdenbürger willkommen zu heißen. Und als Jerry sah, dass alles in Ordnung war, verwandelte er sich wieder in den Küchenchef und Gastgeber.«

»Ja, ja, ich erinnere mich. Er rief unten an, um etwas zu Essen zu bestellen.«

»Und eine Viertelstunde später brachte jemand riesige Tabletts und Platten mit allen möglichen Leckerbissen von der Party hoch. Champagner, Vorspeisen, Lachs, Kaviar, eine ganze Schokoladentorte und frisch aufgebrühten Kaffee.«

»Das war ich«, sagte Jonathan.

Ich blickte in sein lachendes, sommersprossiges Gesicht. »Das kann nicht sein.«

»Doch. Wir haben uns allerdings nicht gesehen, weil ich draußen vor der Tür geblieben bin. Meine Güte, Melissa war die Frau meines Chefs, und sie hatte gerade ein Kind geboren. Ich wusste nicht, ob sie überhaupt etwas anhatte oder ob Blut ... wie dem auch sei. Ich blieb vor der Tür stehen und drückte alles dieser zierlichen Frau in die Hand, die Blut auf ihrem Rock hatte.«

»Das muss Sandi gewesen sein. Sie hat immer ein paar Spritzer abbekommen.«

»Sie zeigte mir das Baby, und ich ging nach unten und erzählte allen, dass ich noch nie im Leben eine so flache Nase gesehen hatte, außer bei einem Boxer, der in einem großen Kampf besiegt wurde.«

Sally und Jim hatten geschwiegen. Sallys Ohrringe glitzerten im Kerzenschein, wenn sie ihren Kopf hin- und herdrehte, wie ein Zuschauer bei einem chinesischen Ping-Pong-Match. Alle anderen Gäste, die sich in Hörweite befanden, starrten uns an und hörten ungeniert zu. Einige hatten ihre Stühle seitwärts gestellt, damit sie alles mitbekamen. Eine Frau, die eine Kette mit großen grauen Perlen trug, hatte ihre Ellenbogen auf den Tisch und ihr Kinn auf die verschränkten Hände gestützt. Sie lächelte mit verträumter Miene vor sich hin.

Ich stand auf und umarmte Jonathan, und die Frau mit den Perlen klatschte. Andere Gäste fielen ein, und bald applaudierten zwanzig Leute und lächelten. So viel zu den reservierten Neuengländern.

»Wie wurde das Kind genannt?«, wollte die Dame mit den Perlen wissen.

»Lassen Sie mich nachdenken. Es war ein ungewöhnlicher Name. Ähm … Wolf!«

»Trinken wir auf ihn!«, sagte sie.

Alle hoben ihr Weinglas. »Auf Wolf.«

Der Besitzer eilte herbei, um zu sehen, was es mit dem Wirbel auf sich hatte. »Was? Was? Hat jemand Geburtstag?«

»Ja, das könnte man wohl sagen«, erwiderte Jim.

Als alle lachten, saß ich still da, und mir wurde bewusst, dass die Erinnerung an eine Geburt, die vor zehn Jahren stattgefunden hatte, mich in einem Schneesturm in Maine eingeholt und mir Freude geschenkt hatte, dreitausend Meilen von Berkeley entfernt, wo es nie schneit. Solche einmaligen Erinnerungen würden mich ein Leben lang begleiten, und wer weiß, vielleicht würden ähnliche hinzukommen. Ich wagte wieder zu hoffen.

SCHICHTARBEIT

Sachleistungen, bezahlter Urlaub, bezahlte Überstunden, Altersvorsorge, Krankenversicherung, Bildungsurlaub: Solche »Bonbons« hatte ich seit den Achtzigerjahren nicht mehr genossen, als ich meinen Beruf als Krankenschwester aufgegeben und umgesattelt hatte. Aber 1992, als ich als angestellte Hebamme im Kaiser Hospital in Walnut Creek arbeitete, wusste ich, dass diese Lohnnebenleistungen ihren Preis hatten. Ich würde wieder Schichtdienst machen, konnte nicht mehr selbst entscheiden, sondern war an die Anweisungen der Ärzte gebunden.

Mit Schaudern erinnerte ich mich an Dr. Clarks Worte, die mich bewogen hatten, noch einmal die Schulbank zu drücken und als freie Hebamme zu arbeiten. Er hatte behauptet: »Eine normale Geburt ist eine Diagnose, die sich nur rückwirkend stellen lässt. Alle Geburten sind kompliziert, solange sich nicht das Gegenteil erwiesen hat.«

Einige Ärzte in der Entbindungsstation der Kaiser-Klinik teilten diese Philosophie, wie ich wusste, und nach zwölf Jahren Unabhängigkeit und Autonomie war ich mir nicht mehr sicher, wie gut ich mich noch anzupassen vermochte. Ich vertrat den entgegengesetzten Standpunkt: Für mich sind alle Geburten normal, solange sich nicht das Gegenteil erwiesen hat.

Doch um in Lohn und Brot zu bleiben, musste ich Kompromisse eingehen. Zumindest befand ich mich während der Eingewöhnungszeit in guter Gesellschaft. Sandi MacKenzie, meine erste Assistentin und meine Hebamme bei Skylars Geburt, hatte vor kurzem ein zweites Mal geheiratet. Sie stellte fest, dass die Arbeitszeiten einer Solo-Hebamme mit der Rolle einer Arzt-Ehefrau nicht in Einklang zu bringen waren, und deshalb hatte auch sie eine Stellung in der Kaiser-Klinik angenommen.

Am ersten Tag, an dem wir uns mit unserem neuen Wirkungskreis vertraut machten, aßen wir zusammen Mittag und schwelgten in Erinnerungen an alte Zeiten. Nach dem Essen holte Sandi ein kleines, in Alufolie gewickeltes Päckchen aus ihrem Rucksack, das sie mir reichte. Es enthielt zwei Karamelltoffees mit Schokoglasur, die zu ihrem Markenzeichen geworden waren: Sie machte sie jedes Jahr zu Weihnachten und hatte sie im Lauf der Jahre zu vielen Geburten mitgebracht.

»Willst du uns damit die bittere Pille versüßen, dass wir ab jetzt Schichtdienst machen müssen?«

Sandi nickte, und wir genossen schweigend das köstliche Konfekt. Nachdem wir die Schokolade von den Fingern geleckt hatten, stürzten wir uns wieder ins Getümmel.

Nach der »Probezeit« hatte ich zwei- oder dreimal in der Woche Schichtdienst, der zwölf Stunden dauerte, tagsüber und nachts im Wechsel. Wie eine Fabrikarbeiterin am Fließband sah ich mich jeden Tag einer Fuhre neuer Patientinnen gegenüber, und bis zum nächsten Morgen konnte ich mich kaum an eine erinnern. Als freie Hebamme hatte ich meine Patientinnen durch die individuelle Betreuung gut gekannt, und auch ihre Kinder und Nachbarn, ihre Überzeugungen und Träume. Da ich die Kaiser-Klinik-Frauen während der Schwangerschaft nie zu Gesicht bekam, fehlten diese persönliche Beziehung und das Vertrauensverhältnis, wenn ich den Kreißsaal betrat.

Kaiser Permanente, die erste und noch immer größte private Gesundheitsvorsorgeeinrichtung mit eigenen Kliniken in den USA, versichert Frauen aus jedem sozioökonomischen Umfeld. Daher waren die Frauen, die in der Kaiser-Klinik entbanden, kunterbunt gemischt: Wanderarbeiterinnen, Anwaltsgattinnen, Biologinnen, Busfahrerinnen, alles war hier vertreten. An einem Tag leistete ich Geburtshilfe bei fünf Frauen, die kein Wort Englisch sprachen, und jede hatte eine andere Muttersprache. Deutsch, Spanisch, Chinesisch, Tagalog, Hmong und andere Sprachen, von denen ich noch nie etwas gehört hatte, rundeten das multikulturelle Bild ab.

Die Frauen kamen zu uns, weil es von ihrer Versicherung vorgeschrieben war, in einer Kaiser-Klinik zu entbinden, oder weil Walnut Creek zusätzliche Hebammendienste in einem Umfang anbot, den es in den anderen Kliniken der Kette nicht gab. Wir Hebammen betreuten die Patientinnen, weil sie uns zugewiesen wurden, aber nicht, weil sie ausdrücklich um unsere Dienste gebeten hatten. Den meisten war es egal, ob eine Hebamme oder ein Arzt sie entband. Sie hatten nur den Wunsch, die Geburt möglichst schnell und schmerzfrei über die Bühne zu bringen, und an Medikamenten wurde daher nicht gespart.

»Ich komme mir vor wie am Fließband bei Ford in Detroit«, sagte ich eines Tages zu Rog. »Mein einziger Trost ist, dass es viele andere freie Hebammen gibt, die weitermachen, auch wenn ich jetzt draußen bin.«

Als Sandi, Lindy und ich uns als Pionierinnen in Berkeley die ersten Sporen verdient hatten, gab es viele Neider in der Ärzteschaft, aber wir hatten das Gefühl, dass den freien Hebammen trotz Konkurrenzdenken und Misstrauen der Geburtshelfer die Zukunft gehörte. Ich wäre nie auf die Idee gekommen, dass diese Zukunft enden könnte, kaum dass sie begonnen hatte.

Während Sandi und ich uns in unser neues Betätigungsfeld eingewöhnten, lasen wir im Mitteilungsblatt der ACNM einen Bericht über einen Fall, der großes Aufsehen erregt hatte. 1991 hatte ein Arzt, einer der wenigen, der Hausgeburten übernahm, eine Unterwassergeburt überwacht, bei der das Kind ertrunken war. Im darauf folgenden Rechtsstreit hatte die CNA Insurance, bei der auch ich versichert gewesen war – die einzige in den USA, die zugelassene Hebammen mit Krankenschwester-Ausbildung aufnahm –, eine einmalige Abfindung von mehr als einer Million Dollar gezahlt.

»Zum Glück müssen das nicht die Hebammen ausbaden«, sagte Sandi, aber das war ein Trugschluss. Die CNA kündigte nach und nach allen Hebammen, die Hausgeburten durchführten, den Versicherungsschutz auf. Es gab inzwischen noch eine weitere Gesellschaft, die eine Haftpflichtversicherung anbot, aber dort war die Versicherungssumme zu niedrig, und die Prämien waren unerschwinglich. Binnen weniger Monate wurden Hausgeburten durch zugelassene Hebammen so gut wie nicht mehr angeboten. Die wenigen, die sich noch darauf einließen, arbeiteten ohne Versicherungsschutz. Als sich die Situation der freien Hebammen immer mehr zuspitzte, sahen sich viele gezwungen, ihren Lebensunterhalt auf andere Weise zu verdienen.

»Wir sind ganz kleine Lichter«, sagte Barbara, eine befreundete Hebamme aus Virginia. »Spatzen, auf Gedeih und Verderb den Männern mit den großen Kanonen ausgeliefert – aus der Versicherungsbranche, der AMA und der Anwaltschaft.« Sie hatte beschlossen, ihre Privatpraxis Ende des Jahres zu schließen und einen bezahlten Job in einem Kreiskrankenhaus anzunehmen.

»Trotzdem, Barb, mach weiter, jetzt erst recht. Was wäre, wenn alle Hebammen klein beigeben?«

»Das kann ich mir nicht leisten, ich muss dafür sorgen, dass der Rubel rollt.«

Und so kam es, dass immer mehr freie Hebammen in den USA aufgeben mussten und Schichtarbeit leisteten, als Angestellte in Kliniken, Gesundheitsvorsorgeeinrichtungen oder großen Gemeinschaftspraxen. Unsere Zunft wurde nahezu ausgelöscht.

In zahllosen Studien und Statistiken wurde die erstklassige Qualität der Hebammenbetreuung bestätigt, aber trotzdem zogen viele Ärzte gegen die »freien Radikalen« zu Felde. Für sie war es in Ordnung, wenn wir anämische Drogensüchtige ohne Krankenversicherung entbanden, aber eine gesunde High-School-Lehrerin, deren Entbindung voll bezahlt wurde, übernahmen sie lieber selbst. Wir waren auch für einen Stundenlohn in den Kreiskrankenhäusern gelitten, galten aber plötzlich als »Risikofaktor« in einer Geburtssituation, die ihnen ermöglichte, die Kosten direkt mit den privaten Versicherungen abzurechnen.

Eine meiner Schulhebammen hatte gesagt: »Die Ärzte reden dauernd über Sicherheit, aber in Wirklichkeit ging es immer nur um Konkurrenz.« Sprich Geld.

Hausgeburten, für viele Ärzte ein rotes Tuch, blieben von nun an wieder denjenigen Hebammen überlassen, die ohne Netz und doppelten Boden arbeiteten, engagierte weise Frauen, die es lange vor den Hebammen mit Prüfung, Zulassung und Krankenschwesterdiplom gab. Die ärztlichen Geburtshelfer hatten gehofft, die Hausgeburt mit Stumpf und Stiel auszurotten, aber sie erreichten damit nur, dass Hebammen mit Ausbildung, Zulassung, Versicherungsschutz und Belegbetten in einer Klinik dabei nicht mehr anwesend sein konnten.

Die Fortschritte, die wir in den Achtzigerjahren erzielt hatten, waren mit einem Schlag zunichte gemacht. Damals, in der Zeit des Aufbruchs, brachten wir die Betreuung durch freie Hebammen und Hausgeburten aus den finsteren Gassen mittelalterlicher Anschauungen ans Licht der Öffentlichkeit, verschafften ihnen breite Akzeptanz in der Bevölkerung. Wir brachten die Schwangeren in die Klinik, falls unerwartet Komplikationen auftraten, und mit einem einzigen Anruf stellte man uns bei einer Schnittentbindung Personal und Technik zur Verfügung, so dass eine nahtlose Versorgung gewährleistet war. Wir Hebammen kannten uns untereinander und waren stolz auf unsere Arbeit.

Die gute Zeit, die beste Zeit, war zu Ende. An manchen Abenden, wenn ich meine Zwölf-Stunden-Schicht in der Kaiser-Klinik beendet hatte, nahm ich mein altes, abgegriffenes Journal mit ins Bett und blätterte darin, nur um mich zu erinnern ...

Obwohl ich immer noch »Babys fing«, wusste ich, dass es nie mehr so sein würde wie früher. Nicht für mich, nicht für andere Hebammen, und auch nicht für Millionen schwangerer Frauen in absehbarer Zukunft, Frauen, zu denen eines Tages auch meine Tochter gehören würde. Nachdem sie vor langer Zeit miterlebt hatte, wie Sandi ihre Tochter Emily zur Welt brachte, hatte Jill gesagt, sie wünsche sich fünfundzwanzig Kinder, aber nur, wenn ich dabei sein würde, um ihre Hand zu halten. Seit sich die Hebammenbetreuung derart verändert hatte, fragte ich mich, welche Chance sie haben mochte, eine kompetente Hebamme zu finden, die auch nur eines ihrer Kinder zu Hause entbände.

Die Flamme weitergeben

Mai 1992
Walnut Creek, Kalifornien

Ich liebe Hausgeburten, vor allem wegen ihrer Vielfalt. Frauen reagieren freier in der Geborgenheit ihrer eigenen vier Wände, und ich hatte es mir schon vor langer Zeit abgewöhnt, ihr Verhalten während der Entbindung vorherzusagen. Renée verbrauchte vierzehn Rollen Toilettenpapier, mit denen sie während der Geburt ihres zweiten Kindes unsichtbare Flecken auf der Badezimmer-Ablage wegwischte. Rosie zog sich während der Wehen sechsmal um, in der Hoffnung, die richtige Farbe habe Signalwirkung auf das Baby. Bei Gelb-Grün setzte es sich in Marsch. Jessica wippte bei jeder Wehe auf den Zehenspitzen, während ihr Großer auf meinem Schoß saß und eine kleine Katze mit meinen Schuhbändern spielte. Mit Emilys struwwelköpfigen Söhnen buk ich Brownies, während die Mutter auf dem Balkon hin und her ging, um die Wehen zu beschleunigen. Bill flüsterte seiner Frau auf allen vieren Ermutigungen ins Ohr und zuckte mit keiner Wimper, als sein kleiner Sohn auf seinen Rücken stieg, um Pferd zu spielen.

Mit dem Einkommen, das ich mit vierundzwanzig Stunden Arbeit pro Woche in der Klinik-Maschinerie der Kaiser-Klinik verdiente, konnte ich die leiblichen Bedürfnisse meiner Familie befriedigen, aber für die Seele gönnte ich mir zwei Hausgeburten ohne Netz und doppelten Boden im Monat bei Frauen wie Alexis, selbst angestellte Hebamme, die ihr zweites Kind zu Hause bekommen wollte. Oder Lynett, Krankenschwester in der Notaufnahme, die nebenher als Bauchtänzerin mit einer fast zwei Meter langen Boa constrictor um die Schultern ein Zubrot verdiente. Oder Theresa, von deren ersten sechs Kindern ich fünf entbunden hatte. Wie hätte ich da bei den letzten beiden Nein sagen können?

Und nicht zu vergessen die Krankenschwestern aus der Alta-Bates-Klinik, meine ehemaligen Kolleginnen. Viele wollten zu Hause zu entbinden. Cheri beispielsweise, deren Erfahrungen im Kreißsaal immer wieder in Fragen anklangen wie: »Ist das Fruchtwasser klar? Wie sind die Herztöne?«

Lynn sagte ständig »Halt, Leute, halt«, als die Wehen mit ihr durchgingen. Ritas Sohn erschreckte mich zu Tode, als er unmittelbar nach der Geburt seiner kleinen Schwester ins Schlafzimmer marschierte und sie mit Trompetengeschmetter begrüßte. Bei Holly lachten wir Tränen, als sie meinte: »Nur sieben Zentimeter ist der Muttermund eröffnet? Das ist ja jämmerlich, und ich hasse Jammerlappen.«

Lois hatte befürchtet, sie müsse doch in die Klinik zum Entbinden, und ihr blieb die Luft weg, als ich ihr sagte, der Muttermund sei bereits neun Zentimeter eröffnet, und sie könne endlich aufatmen, wir würden nirgendwohin fahren. Marion kroch rückwärts über den Fußboden, wie ein Krebs, und verschwand halb in ihrem Kleiderschrank, bevor ihr Kind kam. Bei Cindys zweiter Hausgeburt durfte mein Sohn Skylar dabei sein, damals zehn Jahre alt. Als das Kind da war, klatschte er anerkennend in die Hände und meinte: »Super, Cindy!«

Diese Krankenschwestern und Frauen ihres Schlags hatten mir früher das Leben erleichtert. Sie hatten mir den Weg geebnet, wenn ich Patientinnen in die Klinik bringen musste, und für die Frauen, die ja eigentlich eine Hausgeburt geplant hatten, in der Alta-Bates-Klinik eine Umgebung und Atmosphäre geschaffen, die so ansprechend wie möglich war. Bei diesen Frauen musste ich Ja zur Hausgeburt sagen, nicht nur, um mich für das Gute zu revanchieren, das sie mir erwiesen hatten, sondern auch um meiner selbst willen. Ich brauchte sie im gleichen Maß wie sie mich.

In der Kaiser-Klinik wurden fast alle Frauen, bei denen keine Komplikationen zu erwarten waren, nach der Aufnahme der Hebamme zugewiesen, die gerade Dienst hatte. Ich bekam die Frauen zum ersten Mal zu Gesicht, wenn sie durch die Tür der

Entbindungsstation traten. Die meisten hatten kein Interesse an einer natürlichen Geburt.

»Das ist die reinste Geburtshilfe-Fabrik«, sagte ich zu meinem Mann. »Ich untersuche die Frauen, gebe ihnen die verlangte Epiduralanästhesie, entbinde sie, und ab in den nächsten Kreißsaal. Auf Nimmerwiedersehen.«

Zweimal in der Woche durch den Tunnel in die Vorstadt Walnut Creek zu fahren war etwas ganz anderes als mit knatterndem Auspuff in meinem VW-Käfer durch Berkeley und Oakland zu streifen. Ich kann nirgendwohin fahren, ohne dass Erinnerungen wach werden. Wenn ich zum Monterey Foods Market fahre, komme ich an dem mit Rosen überwachsenen Cottage vorbei, in dem Sirpa lebte, als ich ihr zweites Kind entband. Wenn ich ins Berkeley Bowl fahre, um Artischocken und Rucola zu kaufen, sehe ich das pastellfarbene viktorianische Haus, das Kathleen und Wolfgang gehörte und in dem ich drei Frauen entbunden hatte. Ich wusste oft als Erste, wenn eine Familie aus Platzgründen auszog und konnte einer anderen, die auf Haussuche war, einen Tipp geben. Eigentlich hätte ich Maklergebühren für all die Vermietungen und Verkäufe kassieren müssen, die durch meine Mithilfe zustande kamen.

Wenn ich mit dem Rad den Hügel am Ende der Straße hinauffahre, in der ich wohne, komme ich an Carolynns Haus vorbei. Bei der ersten Geburt in dem gemütlichen, von Kerzen beleuchteten Raum hatten alle Flitterkronen getragen, und sie hatte gelächelt, obwohl die Wehen lang und erschöpfend waren. Zwei Jahre später, im selben Haus, hatte sie die Geburt ihrer zweiten Tochter beinahe im Alleingang erledigt. Drei Monate danach hatte sie drei riesige Hunde mit Beschützerdrang in Schach gehalten, während ihre Freundin Charlotte Abbey zur Welt brachte. Jedes Mal, wenn ich zu meiner Tankstelle fahre, komme ich an dem kleinen Apartment von Anne und Hank vorbei. Ihre beiden Töchter waren die ersten Zwillinge gewesen, die ich in der Alta-Bates-Klinik entband. Es waren eineiige Zwillinge, die sich so ähnlich sahen, dass Anne in den ersten vier Monaten jeden

Morgen mit einem Marker den blauen Punkt im Nacken des erstgeborenen Kindes erneuerte.

Als freie Hebamme ging es mir ähnlich wie früher den Dorf-hebammen auf dem Lande. Obwohl niemand versuchte, mich mit Naturalien zu bezahlen, war die Verköstigung oft ein unver-zichtbarer Bestandteil der geburtshilflichen Praxis. Ich erinnere mich an Pamelas Sushi nach der Geburt ihrer Tochter Maggie, an die Rosinenbrötchen von Roseanne, an Rachels Himbeertört-chen mit englischer Creme und das Porridge von Patrick, nach-dem seine Frau Ellen ihre vierte Tochter geboren hatte. Lois und Bert luden die ganze Entbindungs-Crew zu einem Festbankett auf der *S.S. Hornblower* ein, die durch die Bucht von San Fran-cisco kreuzte, und Vani tischte das schärfste Curry auf, das ich jemals gegessen habe. Julies Mann hielt mich mit Peet's Kaffee, Marke Garuda Blend, wach, den ich seither am liebsten trinke. Ich kann kein Zwiebel-Bagel essen, keinen Rundgang durch den Garten machen, kein Cassoulet zubereiten, meinen Kindern beim Jonglieren zusehen oder Melodien aus *Mary Poppins* hö-ren, ohne dass Erinnerungen lebendig werden.

Als Naeema, die knapp sechzehn war, als ich ihr erstes Kind entband, ihr viertes bekam und mich bat, bei der Hausgeburt da-bei zu sein, konnte ich nicht Nein sagen. Die Wehen begannen direkt nach der Beendigung meiner Nachtschicht in der Kaiser-Klinik.

»Ich bin in einer Dreiviertelstunde da«, sagte ich. Ich zog mich blitzschnell um, da ich wusste, wie schnell ihr zweites Kind gekommen war, und fuhr über die San Pablo Dam Road in das Arbeiterviertel Richmond. Aber ich hätte mich nicht beeilen müssen. Naeemas viertes Kind ließ sich Zeit.

Kurz vor der Geburt ihrer dritten Tochter, vor achtzehn Mo-naten, war Naeema mit ihrem Mann Hameed in die Nähe der Moschee gezogen, die zum Mittelpunkt ihres Lebens geworden war. Naeema trug inzwischen *hijab*, das lange Gewand der strenggläubigen muslimischen Frauen, einschließlich eines Schleiers, der nur ihre Augen frei ließ.

»Bekommen Sie unter diesen Gewändern keine Platzangst?«, hatte ich sie zu Beginn der Schwangerschaft gefragt. »Sie sind in Berkeley aufgewachsen, haben Bluejeans getragen, mit Freundinnen an der Telegraph und Solano Avenue gesessen und *mochas* getrunken. Das muss doch eine gewaltige Veränderung sein.«

»Ich fühle mich auf diese Weise sicherer«, erwiderte sie. »Ich sehe doch, wie die jungen Männer auf der Straße mit Mädchen umgehen, die in Shorts und nabelfreien Tops herumlaufen. Seit ich *hijab* und Schleier trage, behandeln sie mich respektvoll und nennen mich Ma'am. Ma'am, stellen Sie sich vor!«

Als ich sie betrachtete, konnte ich mir gut vorstellen, dass sie ohne das schützende Gewand oft Ziel anmaßender männlicher Blicke und anzüglicher Bemerkungen gewesen war. Deshalb trug sie nur noch in ihren eigenen vier Wänden T-Shirts und Hosen. Ihre langen Haare waren zu einem Zopf geflochten, der ihr über den Rücken hinabfiel. Sie sah immer noch wie ein Schulmädchen aus, aber Janice, ihre Schwiegermutter, hatte mir von Naeemas Ansehen in der islamischen Gemeinde erzählt.

»Sie ist eine wunderbare Mutter«, hatte Janice voller Stolz auf ihre Schwiegertochter gesagt. »Die beiden ziehen in sechs Monaten nach Oman, und Naeema sagt, sie möchte Hebamme werden.«

»Stimmt das, wollen Sie wirklich Hebamme werden?«, fragte ich Naeema eine Woche später.

»Ja, unbedingt«, sagte sie, immer noch ein wenig scheu, aber mit Nachdruck. »Dort gibt es für Frauen keine angemessenen Gesundheitseinrichtungen. Deshalb will ich ihnen wenigstens bei der Entbindung helfen.«

»Ich bin sicher, Sie schaffen es«, spornte ich sie an, war aber gleichzeitig ein wenig traurig über den bevorstehenden Abschied.

Die Geburt des vierten Kindes zog sich hin, aber ich wagte nicht, zwischendrin nach Hause zu fahren, um zu schlafen. »Peggy, Sie sollten sich hinlegen«, sagte sie, als ich zum dritten

Mal einnickte, und baute mir ein gemütliches Nest aus Kissen. Ich rollte mich zusammen wie eine Katze und schlief beinahe drei Stunden.

Als ich aufwachte, bereitete Naeema gerade das Mittagessen zu. Bonnie war gekommen und unterhielt sich mit drei jungen Frauen, die alle lange Gewänder in gedeckten Tönen trugen. Auf dem Fußboden war ein rundes Tischtuch ausgebreitet, denn es gab keinen Tisch in der Wohnung. Überhaupt keine Möbel, außer einer Frisierkommode aus Naturholz in einem der Schlafzimmer. Sie hatten in der neuen Wohnung darauf verzichtet, materiellen Besitz anzuhäufen, wozu auch Betten und Stühle gehörten: Das vereinfache ihr Leben, hatte Hameed erklärt, und beschränke die Packerei beim bevorstehenden Umzug auf ein Mindestmaß.

»Hebammen sind Weltmeister im Schlafen«, sagte ich, als sie mich lächelnd ansahen. »Wir können es immer und überall. Wo steckt Hameed?«

»Er ist in diesem ... Wie nennt man diesen Tempel noch mal?«, sagte Bonnie.

»*Masjed.* Gleich nebenan«, murmelte eine der verhüllten Frauen.

»Sie hätten beinahe das Mittagessen verpasst«, sagte Naeema. Sie stellte eine Platte mit Tabbouleh, einen Korb mit Pitabrot und eine Karaffe mit Eiswasser in die Mitte des Tuches, und wir ließen uns den würzigen Salat mit dem Fladenbrot schmecken. Alle fünf oder sechs Minuten hielt Naeema inne, wenn eine Wehe einsetzte, wurde still und ging in sich. Wenn die Kontraktion stärker war, hob sie ihr Gesicht zur Decke, schloss die Augen und seufzte. Plötzlich schnappte sie nach Luft und sah mich mit großen Augen an. Die jungen Frauen waren wie vom Donner gerührt.

»Soll ich nachsehen?«, fragte ich in die Stille.

Sie nickte und stand vom Boden auf; ich hatte noch keine Frau gesehen, die am Ende der Schwangerschaft noch so gelenkig war. Wir gingen in das größere der beiden Schlafzimmer, wo sie ihre Baumwollhose auszog und sich auf eine dünne Bodenmatte legte, mit Plastikfolie und Handtüchern überzogen.

»Der Muttermund ist sieben Zentimeter eröffnet, und die Fruchtblase wölbt sich vor. Ich kann sie sprengen, wenn Sie müde werden, aber die Entscheidung liegt ganz bei Ihnen.«

»Nein, es geht schon.«

Hameed kam nach Hause, umrahmt von seinen Töchtern, und drehte sich kurz zur Seite, um den Frauen Zeit zu geben, ihre Gesichter mit dem Schleier zu bedecken.

»Und, was ist?«, sagte er zu Bonnie und mir. Auch er war seit unserer ersten Begegnung vor sechs Jahren gereift. Aus dem jungen Skateboardfahrer war ein hart arbeitender Mann und ernsthafter Koranschüler geworden, aber seine Augen leuchteten immer noch, wenn er Naeema ansah.

»Wir warten darauf, dass die Fruchtblase platzt«, sagte Bonnie. »Dann dauert es nicht mehr lange.«

»Naeema hatte vorher noch nie so lange Wehen. Warum sprengen Sie sie nicht?«

»Das werde ich Ihnen sagen.« Ich erzählte ihm von Barbara, die ich in der letzten Nacht betreut hatte, eine der wenigen Kaiser-Patientinnen, die Wert auf eine natürliche Geburt legten. Als sie am Abend eintraf, war der Muttermund ungefähr fünf Zentimeter eröffnet, aber die Wehen kamen nur schleppend in Gang. Die Fruchtblase war intakt, die Herztöne des Kindes perfekt, und sie marschierte lächelnd im Korridor hin und her.

Der Bereitschaftsarzt machte die letzte Runde für den Abend. »Was ist mit ihr?«, sagte er und deutete auf Barbaras Namen, der an einer Kreidetafel vermerkt war. »Bei ihr geht es zu langsam. Ich habe keine Lust, um drei Uhr morgens geweckt zu werden und eine Schnittentbindung zu machen, wenn wir die Sache gleich erledigen und danach alle in Ruhe schlafen können.«

Als ich ihm sagte, dass sie eine natürliche Geburt vorzog, verdrehte er die Augen. »Oh Gott, ihr Hebammen.«

Just in diesem Augenblick rief mich eine Krankenschwester in den Kreißsaal, um ein Kind zu entbinden. Als ich vierzig Minuten später zu Barbara zurückkehrte, war sie in Tränen aufgelöst. Während ich weg war, hatte der Bereitschaftsarzt sie untersucht, die Fruchtblase gesprengt, sie an den Wehenschreiber angeschlossen und ihr Pitozin verabreicht, was die Wehen auf Bestellung ausgelöst hatte. Nun krümmte sie sich vor Schmerzen und verlangte Medikamente.

Als ich sie zwei Stunden später entband, schien sie erleichtert, dass es so schnell gegangen war. Doch als ich später in den Ruheraum ging, um die Dokumentation zu beenden, rief sie mich an ihr Bett. »Es war schrecklich«, sagte sie. »Ich meine nicht Sie, aber der Doktor hat mir die Chance genommen, die Geburt so zu gestalten, wie ich es gerne gewollt hätte. Hier werde ich nie wieder entbinden, das steht fest. Kennen Sie Hebammen, die Hausgeburten machen?«

»Und was haben Sie gesagt?«, wollte Naeema wissen.

»Ich habe ihr meine Telefonnummer gegeben und sie gebeten, mich anzurufen, sobald sie nach Hause darf.«

»Die Kontraktionen waren immer leichter zu ertragen, wenn die Fruchtblase intakt war«, sagte Naeema, und ich erklärte ihr, das gelte auch für das Kind. Naeema war nicht erschöpft, es war kein Wehenstillstand eingetreten, es gab nicht die geringsten Komplikationen und folglich auch keinen Grund, der Natur ins Handwerk zu pfuschen.

Eine weitere Stunde verging. Dann platzte die Fruchtblase, als Naeema auf der Toilette war. Gefolgt von den Frauen in ihren wallenden Gewändern, brachten Bonnie und ich sie vornüber gebeugt zur Matte im Schlafzimmer. Hameed wusch sich gründlich die Hände, kniete sich neben sie und entband zehn Minuten später seinen ersten Sohn.

»*La ilaha illa Allah*«, flüsterte er ihm ins Ohr.

»Ein Junge? Ein Junge? Bist du sicher? Lass mich sehen«, stammelte Naeema.

»Endlich ein Sohn. Allah sei gepriesen, es ist ein Junge.« Hameed legte das Kind auf ihre Brust. Sie streckte die Hand aus, schob eines der strammen kleinen Beinchen beiseite und lachte.

Alles wie gehabt, auch dass ich Hameed nun ein Kleenex reichte, um sich die Tränen abzuwischen und die Nase zu putzen. Zehn Minuten später stand Naeema auf, das Baby im Arm. Sie ging zur Tür, wo die drei Frauen saßen, jede mit einer der Töchter von Naeema und Hameed auf dem Schoß, und plötzlich sah ich Zelda wieder vor mir.

Zelda, die auf dem Bett des Duke Hospital hin und her marschierte. Ich hatte seit Ewigkeiten nicht mehr an sie gedacht. Als ich sie betreut hatte, war sie etwa in Naeemas Alter gewesen. Zeldas Kind war inzwischen fast vierzig. In diesen vierzig Jahren hatte ich mich verändert. Ich hatte die Schwestern- und Hebammenschule absolviert, geheiratet, mich in Kalifornien niedergelassen, drei Kinder zur Welt gebracht, ein alternatives Geburtszentrum in Berkeley aus der Taufe gehoben, als Hebamme gearbeitet und mehr als zweitausend Kindern auf die Welt geholfen.

Trotz aller Veränderungen waren manche Dinge gleich geblieben. Ich fand es immer noch unbeschreiblich spannend, Geburtshilfe zu leisten, wenn auch nicht mehr auf die Weise, die ich bevorzugt hätte. Ich beugte immer noch Regeln, wenn es eben ging, im Namen der Menschlichkeit und des gesunden Menschenverstandes, und ich hatte meine Freude an der Vielfalt der menschlichen Irrungen und Wirrungen immer noch nicht verloren. Der Adrenalinschub, der mit dem Unerwarteten einhergeht, der Nervenkitzel eines Lebens auf dünnem Eis, die anrührenden Augenblicke, das Lachen inmitten des schmerzreichen Geburtsgeschehens – sie luden meine Batterien wieder auf und gaben mir die Kraft, eine weitere Nachtschicht durchzustehen. Ich konnte meine Dienste nicht mehr als freie Hebamme anbieten, aber trotzdem Babys fangen. Der Kreis, der mit Zelda begonnen hatte, hatte sich geschlossen.

Ich fuhr nach Hause, müde aber rundum erfüllt, und trug Naeemas vierte Geburt in mein Journal ein. Zwei Tage später fuhr ich zur Nachsorge.

»Ich habe etwas für Sie«, sagte ich, nachdem ich Naeema und ihren Sohn untersucht hatte.

»Was ist denn das?«, fragte sie, als ich einen Koffer die Treppe hochschleppte.

»Mein Abschiedsgeschenk, Naeema. Sie wollten sich doch in Oman der Gesundheit der Frauen annehmen und Hebamme werden. Ich bin fast am Ende meiner beruflichen Laufbahn angekommen, und deshalb gebe ich die Fackel an Sie weiter.« Ich kniete mich hin und öffnete die Schließen. Der Koffer enthielt Bücher über Geburtshilfe, Stillen und Kinderpflege, zwei Stethoskope, eine Blutdruckmanschette und einen Satz geburtshilflicher Instrumente.

Naeema war sprachlos. Dann nahm sie die Gänseblümchen und Löwenmäulchen, die in einem Mayonnaiseglas standen, wickelte sie in feuchte Papiertücher und Alufolie und überreichte mir den Strauß.

Wir umarmten uns ein letztes Mal, unter Tränen. Tränen wegen des bevorstehenden Abschieds? Tränen der Wehmut, wenn ich an meine eigene Vergangenheit dachte, oder der Freude über ihre Zukunft? Ich hätte es nicht sagen können, aber dann las ich die Antwort in ihren Augen ab.

Es waren Tränen des Stolzes und der Freude beim Anblick einer Hebamme der nächsten Generation.

EPILOG

S eit 1991, als meine Tätigkeit als freie Hebamme ein abruptes Ende fand, war es zugelassenen Hebammen mit Krankenschwesternausbildung nicht möglich, eine Berufshaftpflichtversicherung abzuschließen, die Hausgeburten einschloss. Inzwischen ist auch ein Versicherungsschutz für diesen Bereich verfügbar. Das American College of Nurse Midwives (ACNM) bietet eine Deckung bis zu einer Million Dollar an, und die Prämien werden allgemein als erschwinglich betrachtet.

Auch die Situation der Direkt-Einsteigerinnen (früher als Laienhebammen bezeichnet) unterliegt in den USA inzwischen einem rasanten Wandel. Viele US-Bundesstaaten bieten Frauen, die keine formale Ausbildung im Pflegebereich haben, Weiterbildungsprogramme an. Nach der standardisierten Prüfung erhält die Hebamme eine Zulassung und kann im Allgemeinen eine private Berufshaftpflichtversicherung abschließen.

Was sich in den USA nicht geändert hat, ist die mangelnde Akzeptanz der Hausgeburten und Hebammen ohne formale Ausbildung, quer durch sämtliche Strukturebenen der organisierten Medizin. Der Widerstand der männlichen Geburtshelfer und Kliniken, eindeutig durch ökonomische Gesichtspunkte motiviert, ist auf lokaler Ebene noch heute enorm, was die Hebammentätigkeit im Allgemeinen und die Direkteinsteigerinnen im Besonderen angeht. Freie Hebammen, die Hausgeburten in ihre Dienstleistungspalette aufnehmen möchten, haben die größten Schwierigkeiten, Ärzte zu finden, die mit ihnen zusammenarbeiten, und Kliniken, die ihnen Belegbetten anbieten.

Aber es gibt Hoffnung. Was viele als optimale Kombination der Geburtsoptionen betrachten, ist in Taos, New Mexico, verwirklicht worden. Zum Personal des Northern New Mexico Wo-

men's Health and Birth Center, eines Gesundheits- und Geburtszentrums, das von Elizabeth Gilmore gegründet wurde, gehören zugelassene Hebammen mit Krankenpflegeausbildung,
Direkteinsteigerinnen und ein Ärzteteam, ein Ehepaar. Die werdenden Eltern können ihre Geburtshelfer frei wählen und für
eine Hausgeburt, ein Geburtszentrum außerhalb der Klinik
oder die Entbindungsstation der Klinik optieren. Diejenigen, die
Hebammen, Hausgeburten und das Recht der Frau unterstützen, frei zu entscheiden, wie, wo und von wem sie entbunden
werden möchte, hegen die Hoffnung, dass dieses Modell Schule
macht.

Peggy Vincent
September 2001

DANK

In meiner fünfzehnjährigen Tätigkeit als Hebamme beschlossen viele Babys, ausgerechnet am Weihnachtsabend oder am Geburtstag meiner eigenen Sprösslinge, wenn Schulausflüge oder Familientreffen geplant waren, und in den Stunden zwischen Mitternacht und vier Uhr morgens zur Welt zu kommen. Daher würde ich jeder Hebamme einen geduldigen Partner wie Rog wünschen, mit dem ich seit 36 Jahren verheiratet bin. Er stand mir stets zur Seite, bereit, mir die Ausrüstung zu meinem VW-Käfer zu tragen, wenn ich mich wieder einmal im unpassendsten Moment zu einer Entbindung auf den Weg machen musste. Auch sonst sprang er immer für mich ein und scheute vor keiner Arbeit zurück – außer Wäsche zusammenlegen.

Liebe und Dank schulde ich auch unseren drei Kindern Colin, Jill und Skylar. Sie hätten es den neuen Erdenbürgern verübeln können, dass diese meine Aufmerksamkeit in Anspruch nahmen, aber sie machten mir nie ein schlechtes Gewissen, nicht einmal, als ich zwei Jahre hintereinander am Weihnachtsmorgen durch Abwesenheit glänzte.

Danken möchte ich auch meinen Eltern Mary und Bill Mac Robert, die schon vor meinem Mann und den Kindern in meinem Leben wichtig waren und die immer an mich geglaubt haben.

Viele Menschen haben mich seit Jahren gedrängt, ein Buch zu schreiben, aber niemand war so hartnäckig wie Sally Gambrill, meine Freundin aus der College-Zeit. Sie ließ mir keine Ruhe und versuchte, mich sogar mit der Aussicht zu ködern, das Manuskript kostenlos zu redigieren. Sie hielt ihr Versprechen und las den Text so oft, dass sie ihn wahrscheinlich auswendig kennt. Das Einzige, was sie dafür verlangte, waren Limonen einer bestimmten Sorte, aber selbst wenn ich in der Lage wäre, ihr einen ganzen Baum zu schenken, stünde ich noch in ihrer Schuld.

Eine Kette von Glücksfällen resultierte in einem Vertrag mit dem Sribner Verlag. Es begann mit einem Vortrag in einer Buchhandlung in Corte Madera, bei dem ich Dorothy Wall über den Weg lief, einer Autorenberaterin in Berkeley. Sie feilte an meinem Exposé und verwies mich an die Literaturagentin Felicia Eth. Zwei Wochen später war der Kontakt zu Scribner hergestellt, wo Jane Rosenmann mich durch die erste redaktionelle Bearbeitung bugsierte. Später übernahm Jake Morissey die Rolle des Geburtshelfers, um *Tagebuch einer Hebamme* zum errechneten Termin auf die Welt zu bringen.

Danken möchte ich auch Adair Lara vom *San Francisco Chronicle*, der mich lehrte, beim Schreiben auf den Punkt zu kommen, und die Verbindung zu Marie, Lyssa, Bibby und Holly herstellte, den ersten Mitgliedern unserer Autorinnengruppe.

Mein Dank gilt des Weiteren Philip Lopate, der mir versicherte, dass mein Buch einen Verleger finden und er sich geehrt fühlen würde, die Werbetrommel zu rühren. Ein herzliches Dankeschön geht auch an den Internet Writing Workshop, an Ann Hutchins, Barbara Mullins und viele andere für den unschätzbar wertvollen Meinungsaustausch, und nicht zu vergessen Dawn Goldsmith, die das Manuskript tippte, bis das Keyboard rauchte.

Dr. Bill Stallone war der Erste, der meine Tätigkeit als freie Hebamme unterstützte und es genauso zu genießen schien wie ich, neue Wege zu gehen. Jim Jackson, Joe Weick, seine Partner Hank Streitfeld und Betsy Kanwit und Lisa Keller folgten. Ich weiß, dass sie sich gegen den Widerstand ihrer Kollegen behaupten mussten, und bin sehr dankbar für ihre Rückendeckung und die Unterstützung der Frauen, die sich für eine Hausgeburt entschieden.

Carole Hagin, eine begnadete Hebamme, die mir während meiner ersten zehn Hausgeburten mit Rat und Tat zur Seite stand, gestattete mir, mich ein Jahr lang an ihre Schürzenzipfel zu hängen, bevor sie die Nabelschnur durchtrennte, damit ich flügge würde. Danke!

Herzlich bedanken möchte ich mich auch bei Sandi MacKenzie, die mir nicht nur bei meiner ersten Hausgeburt assistierte, sondern bei der Geburt meines jüngsten Sohnes Skylar das Regiment führte. Während Sandi die Hebammenschule besuchte, gingen mir Kathy Heilig, Margaret Love und Bonnie Bruce zur Hand. Danke für ihren schnellen Einsatz, den Enthusiasmus und die sachkundige Hilfe bei Hunderten von Hausgeburten.

Danken möchte ich auch dem Alta Bates Hospital, das meine Patientinnen mit offenen Armen aufnahm, vor allem: Ann Beckes, Cherie Campbell, Cheryl Jacques, Cindy Speltz, Doris Burleson, Holly Wagner, Irene Terestman, JoAnne Koury, Lois Carelli, Lori Prescher, Lynne Polon, Maggie Halliday, Marion Johnson, Marybeth Abarbabel, Mijo Horwich, Rita LaBarge, Robin Calo und Wencke Roed. Viele erwiesen mir überdies die Ehre, mich zu bitten, die Geburtshilfe bei ihren eigenen Kindern zu übernehmen.

Mein Dank geht auch an die Frauen, die meine Krafttrainingskurse im Oakland Hills Club besuchten. Sie lachten über meine Geschichten, berieten mich in Sachen Mode, wenn ich mich mit meiner Agentin traf, und luden mich in das Restaurant Garibaldi in Oakland ein, um die Veröffentlichung von *Tagebuch einer Hebamme* zu feiern. Der Beany-Baby-Hamster, den sie mir geschenkt haben, sitzt auf meinem Computer und ist meine Muse.

Am meisten danke ich den Paaren in Berkeley, die mir das Vertrauen entgegenbrachten, ihren Kindern auf die Welt zu verhelfen. Ich begegne ihnen auf Schritt und Tritt, oft mit ihren Sprösslingen, von denen einige inzwischen das Schul- oder Teenageralter erreicht haben. Ich bin zutiefst dankbar für die Jahre als »Babycatcher«. Sie waren sehr erfüllend.

GLOSSAR

AKUPRESSUR – Aus der chinesischen Heilkunde stammendes Verfahren, bei dem auf Körperbahnen *(Meridianen)* liegende Punkte u. a. zur Schmerzlinderung durch Fingerdruck stimuliert werden. Bei der *Akupunktur* werden an diesen Punkten Nadeln eingestochen.

ALLOPATHIE – Behandlung einer Krankheit mit Arzneimitteln, die bei einem Gesunden kein der Krankheit ähnliches Bild hervorrufen. Gegensatz: Homöopathie

ANÄMIE – *Blutarmut;* zu wenig rote Blutkörperchen und/oder zu wenig Blutfarbstoff *Hämoglobin*

ANAMNESE – Krankenvorgeschichte

BETADIN – *Betaisodona, Polividon-Iod;* Iod-Komplex-Lösung zur Haut- und Schleimhautdesinfektion und antiseptischen (keimtötenden) Wundbehandlung

BRADLEY, ROBERT A. (1917–1998) – Arzt und Geburthelfer; befürwortete schon Ende der Vierzigerjahre die Anwesenheit des Vaters im Kreißsaal. Er machte in vielen Publikation die vom Vater mitbetreute natürliche Geburt als »Bradley-Methode« bekannt.

CHRISTLICHE WISSENSCHAFT – *Christian Science;* Glaubensgemeinschaft, 1879 von Mary Baker-Eddy (1821–1910) gegründet, die eine Methode der »geistigen Heilung« entwickelte. Diese mentale Heilung beruht auf den Glaubengrundsätzen, wonach nur Gott und Menschenheit wirklich sind, Krankheit und Tod dagegen unwirklich und die Welt der Materie nur reine Illusion. Daher könne ein Kranker seine Krankheit als bloßen Irrtum erkennen, weshalb eine medizinische Behandlung nicht nötig sei.

CIMICIFUGA-TINKTUR – Silbertraubenkerzenextrakt; homöopathisches Mittel zur Förderung der Wehentätigkeit

CTG – *Kardiotokograph(ie);* Überwachungsgerät bzw. Aufzeichnung der Herztöne des Ungeborenen und der Wehentätigkeit der Mutter

DERMATOLOGE – Facharzt für Hautkrankheiten

DIAPHRAGMA – Im eigentlichen Sinn ein in die Scheide eingeführter elastischer Gummiring zur Empfangnisverhütung *(Scheidendiaphragma)*; oft gleichbedeutend mit *Spirale (Intrauterinpessar)* gebraucht, mit der die Einnistung des befruchteten Eis in der Gebärmutter verhindert wird

DOPPLER – Variante der ➔ *Ultraschall*-Untersuchung, bei der sich mit einer anderen Art von Hochfrequenz-Schallwellen die Bewegung der roten Blutkörperchen im Mutterleib verfolgen lässt. Die Hebamme kann daran erkennen, ob Plazenta und Fetus ausreichend mit Blut – und somit auch mit Sauerstoff – versorgt werden.

EPIDURALANÄSTHESIE – Betäubung der in den Bauch führenden Nerven in der Wirbelsäule, um eine schmerzfreie Geburt zu erreichen: Der Anästhesist (Narkosearzt) führt eine Hohlnadel zwischen zwei Lendenwirbeln in den Epiduralraum, der das Rückenmark umgibt. Ein dünner Katheder, durch die Nadel geschoben, ermöglicht die Zufuhr eines Betäubungsmittels nach Bedarf und über einen längeren Zeitraum.

FELDENKRAIS, MOSHE (1904–1984) – Begründete eine Bewegungslehre, bei der durch Konzentration auf den Körper und Koordination der Atmung angelernte starre Bewegungsmuster gelockert werden. Dazu gehören auch Annäherung an die verlernte Bewegungsvielfalt des Säuglings- und Kindesalters sowie die natürliche Vielfalt der Ruhe- und Schlafhaltungen.

FETAL – Den Fetus betreffend

FETUS – Medizinisch korrekte Bezeichnung für das Baby in der Zeit von sechs Wochen nach der Befruchtung bis zur Geburt

FRUCHTBLASE – *Amnion, Chorion;* Blase aus zwei schützenden Eihäuten, in der das Baby im Fruchtwasser schwimmt

GESTATION – Schwangerschaft

HOMÖOPATHIE – Von dem Arzt Samuel Hahnemann (1755–1843) entwickelte Heilmethode, bei der eine Krankheit mit solchen Stoffen in hoher Verdünnung behandelt wird, die bei einem Gesunden ein möglichst ähnliches Krankheitsbild hervorrufen. Gegensatz: Allopathie

HUNTINGTONSCHE CHOREA – *Veitstanz;* Erbkrankheit mit chronisch fortschreitendem Verlauf: auffällige Bewegungsstörungen, psychische Veränderungen (Reizbarkeit, Triebenthemmung); führt zu Demenz (Verfall der geistigen Fähigkeiten)

IV – Intravenöse Infusion

KAISERSCHNITT – Waagrechter Schnitt unterhalb des oberen Rands der Schambehaarung, durch den die Bauchdecke geöffnet und das Baby aus dem Mutterleib gehoben wird, wenn dem Baby bei einer Geburt auf natürlichem Weg Gefahr droht

KATATONISCH – *Katatonie:* Schizophrenie mit seltsamen Krampf- und Spannungszuständen der Muskeln

KINDSPECH – Siehe Mekonium

KY-GEL – *Femilind-Lubrikativum-Gel;* Gleitmittel

LACHGAS – *Entonox;* Mischung aus Distickstoffmonoxid, einem süßlich riechenden Gas, und Sauerstoff, die den Geburtsschmerz lindert (aber nicht ganz betäubt); wird durch Maske oder Mundstück inhaliert; Überdosierung nicht möglich.

LAKTATIONSHORMONE – Hormone, die die Milchbildung *(Laktation)* steuern *(Prolactin)* oder während der Stillzeit besondere Wirkung entfalten

LAMAZE, FERDINAND – Arzt und Geburtshelfer; entwickelte in den frühen Fünfzigerjahren die *Lamaze-Methode (psycho-prophylaktische Methode):* Verschiedene, teils komplizierte Atemtechniken sollen die Schmerzen während der einzelnen Geburtsabschnitte lindern, umso mehr, je konzentrierter die Technik befolgt wird. Der Partner muss am Training teilnehmen, damit er die Frau während der Geburt ständig an die richtige Technik erinnern kann.

LEBOYER, FREDERICK – * 1918; Frauenarzt und Geburtshelfer, erfuhr als Vater der »sanften Geburt«weltweit große Resonanz; lebt als Schriftsteller in London

LUPUS – Fachbegriff für verschiedene, zum Teil lebensbedrohliche Hauterkrankungen: *Wundsein, Hauttuberkulose, Schmetterlingsflechte*

MAHARANI – Indischer Fürstinnentitel

MBA – *Master of Business Administration:* in etwa Betriebswirt; der

Schwerpunkt der Ausbildung liegt auf der Unternehmungsführung.

MEKONIUM – *Kindspech;* Darminhalt des Fetus bzw. Neugeborenen

MENINGITIS – Gehirnhautentzündung

METASTASE – Tochtergeschwulst eines Tumors

MOXIBUSTION – Ostasiatisches Heilverfahren, bei dem mit Brennkegeln (Heilkraut-Röllchen) vor allem die Akupunktur-Punkte durch Hitze beeinflusst werden. Hitze an den Außenseiten der Zehen regt über die Meridiane die Muskeln der Gebärmutter an, wodurch zum Beispiel das Baby veranlasst wird, sich zu drehen, wenn es falsch liegt.

MUKOVISZIDOSE – *Zystische Fibrose;* Erbkrankheit: Alle schleimbildenden Drüsen sondern einen besonders zähflüssigen Schleim ab. Abgestorbene Zellen in der Bauchspeicheldrüse werden durch Bindegewebe ersetzt, dadurch kommt es zu Enzymmangel. Erweiterung der Bronchien, dadurch Sekretstau, Bronchitis, Lungenentzündung. Kinder, die an M. leiden benötigen außer Medikamenten stundenlange Inhalationen und krankengymnastische Übungen, um den Schleim aus der Lunge zu entfernen.

NEONATOLOGE – Facharzt für Neugeborenenmedizin

PAN – Altgriechischer Hirtengott

PERINEUM – Damm

PLAZENTA – *Mutterkuchen;* mit der Gebärmutterwand verbunden und über die Nabelschnur mit dem Kind; produziert Hormone, die die Schwangerschaft aufrechterhalten, übernimmt als Filtermembran Atmung, Verdauung und Ausscheidung für das Kind, ohne dass das Blut der Mutter und des Fetus vermischt werden.

POSTPARTUM – Nach der Geburt

RADIOLOGE – Röntgenfacharzt

REFLEXZONENMASSAGE – Gezielte Stimulierung bestimmter Körperregionen oder Organe durch Druckeinwirkung auf Bereiche der Füße, die mit diesen Regionen/Organen in Verbindung stehen

SKLERODERMIE – Seltene Bindegewebserkrankung, die, wenn sie nicht auf die Haut beschränkt bleibt, das Bindegewebe von Blutgefäßen und Organen angreift und zum Tod führt

SPEKULUM – Trichter- oder röhrenförmiges Instrument, mit dem die Hebamme oder der Arzt in Hohlräume der Körpers schauen kann

STETHOSKOP – *Schlauch-Stethoskop;* medizinisches »Hörrohr« zum Abhören von Geräuschen im Körper

ULTRASCHALL-UNTERSUCHUNG – Ein Schallkopf sendet nicht hörbare hochfrequente Schallwellen durch die Bauchdecke, die reflektiert werden, wenn sie auf Objekte in einer Flüssigkeit treffen. Dieses »Echo« lässt sich auf einem Monitor darstellen. Somit wird die Lage des Fetus und seine Größe sichtbar, es lassen sich seine Organe überprüfen, ebenso können Mehrlingsschwangerschaften frühzeitig erkannt werden.

ZAFU – Japanisches Meditationskissen

ZERVIX – Gebärmutterhals

ZERVIXDILATATION – Dehnung, Erweiterung des Gebärmutterhalses